普通高等教育"十一五"国家级规划教材

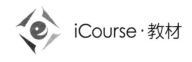

iCourse·教材

人体解剖生理学（第3版）

主编　左明雪

编者（按姓氏笔画排序）

左明雪　朱宝长　安书成　李东风　张　铭

陈其才　林　刚　郭炳冉　曾少举

RENTI JIEPOU SHENGLIXUE

高等教育出版社·北京

内容提要

本教材内容按器官、系统顺序排列,共13章,系统阐述了人体基本组织及运动、神经、感官、血液和血液循环、呼吸、消化、营养及代谢、泌尿、内分泌和生殖系统的基本知识和基本理论。第3版教材保持了第2版教材的体系,对部分内容和插图进行了修改和更新。新增"人体解剖生理学数字课程",除包括纸质教材的全部插图外,还提供拓展阅读材料和几种类型的课后同步练习题。

本书可作为高等院校生物科学、心理学和教育学专业的基础课教材及参考书。

图书在版编目（C I P）数据

人体解剖生理学 / 左明雪主编 . -- 3 版 . -- 北京 : 高等教育出版社,2015.8 （2024.5 重印）

ISBN 978-7-04-041892-7

Ⅰ . ①人… Ⅱ . ①左… Ⅲ . ①人体解剖学 – 人体生理学 – 高等学校 – 教材 Ⅳ . ① R324

中国版本图书馆 CIP 数据核字（2015）第 185528 号

策划编辑 赵晓媛　　责任编辑 李光跃　　封面设计 左映雪 王 洋　　责任印制 高 峰

出版发行	高等教育出版社	网　　址	http://www.hep.edu.cn
社　　址	北京市西城区德外大街4号		http://www.hep.com.cn
邮政编码	100120	网上订购	http://www.landraco.com
印　　刷	北京汇林印务有限公司		http://www.landraco.com.cn
开　　本	787mm×1092mm　1/16		
印　　张	22	版　　次	2003 年 8 月第 1 版
字　　数	560千字		2015 年 8 月第 3 版
购书热线	010-58581118	印　　次	2024 年 5 月第 11 次印刷
咨询电话	400-810-0598	定　　价	36.80元

数字课程（基础版）

人体解剖生理学

（第3版）

主编　左明雪

iCourse·教材

普通高等教育"十一五"国家级规划教材

人体解剖生理学（第3版）　　主编　左明雪

| 用户名 | 密码 | 验证码 | 9296 | 进入课程 |

数字课程介绍　　　纸质教材　　　版权信息　　　联系方式

　　"人体解剖生理学数字课程"与纸质教材一体化设计，紧密配合。数字课程除包括纸质教材中的全部插图外，还提供了拓展阅读材料和几种类型的课后同步练习题，以此引导学生自主学习，提升课程教学效果。

高等教育出版社

http://abook.hep.com.cn/41892

第 3 版前言

人体解剖生理学第 2 版发行至今已有 6 年。本次再版仍遵循第 2 版的基本原则，力争将此书编成一本知识体系完整、层次结构合理、内容简明的人体解剖生理学教材。第 3 版在结构上未做大的改变，仅对全书部分章节的层次进行了一定的调整。如将绪论中部分解剖和生理学家简介的内容放入了网上的数字课程中；第一章的"人体形态"内容移至绪论中。本次再版力图使内容的表述更为科学、准确和简洁，同时进一步规范了对重要名词、概念的解释。此外，这次再版亦更新和增加了部分插图，使本书插图和文字比例接近了国外同类教材的水平。

为配合此书的学习，这次再版我们还增加了"人体解剖生理学数字课程"，除包括纸质教材的全部插图外，还提供了部分拓展阅读材料和几种类型的课后同步练习题。在今后的教材建设中，我们争取每次再版都增加相应的网络内容，希望能为读者在学习时提供更多的参考信息和帮助。

感谢许多读者为本教材提出的宝贵意见和建议，这督促我们能不断发现此书编写中存在的错误和不足，成为使我们能不断改进、更新教材的基础和动力。我们衷心希望读者在阅读和学习此书时，能获得较大的收获，能更深入掌握人体机体结构的特征及机能活动的调节机制，并不断增加学习人体解剖及生理科学的兴趣。

左明雪

2015 年 8 月

目 录

绪论

一、概述

人体解剖生理学是研究人体结构和功能的一门科学。解剖生理学的创立和发展从一开始就与动物解剖和生理现象的观察和研究有关。我国人民对解剖生理学的知识在古代就有记载。公元前6世纪医书《内经》中有很多地方描述了人体的结构。

《齐民要术》（北朝北魏时期著名农学家贾思勰著）是被完整保存下来的一部杰出著作，其中的"相畜法"就对家畜的外部形态、内部脏器、家畜机体结构与功能间的关系进行了描述，具有相当高的学术价值。《本草纲目》是我国明末科学家李时珍的一部举世闻名的重要著作，在这部著作中他对许多动物的外部形态、生活习性及内部解剖等，都作了详尽的描述，其中有些内容早于林奈的《自然系统》160多年。宋代王维一铸铜人，分脏腑十三经，将人体的穴位在铜人模型中标示出来，是我国人体模型制作的创始者。

解剖学和生理学从开始建立就一直密不可分，这是因为结构和功能均不可能独立研究和存在，所有的研究结果都建立在两者有机联系的基础上。尽管现在对解剖学和生理学的研究已经进入了分子和基因水平，通过对解剖生理学的学习，我们仍会理解机体的结构是实现机体生理功能的基础这一基本原理，即使是在基因水平仍然适用。

（一）解剖学和生理学的基本概念

1. 解剖学（anatomy） 解剖学是研究机体结构的科学。解剖学研究涉及的范围很广，包括机体每一部分的结构、这些结构的显微组成，以及它们生长、发育的过程等。此外，解剖学主要研究机体的部分结构和功能之间的关系。例如，骨之所以能提供机体的支撑力量，是因为在骨细胞周围存在坚硬的、钙化的骨基质。对结构和功能联系的理解，有助于对解剖学的学习和掌握。

根据机体结构的解剖程度，解剖学可分为大体解剖学（macroscopic or gross anatomy）和显微解剖学（microscopic anatomy）两大范畴。

大体解剖学主要研究机体较大的解剖结构和形态特征，这些结构通常能够通过肉眼被直接观察到。如表观解剖学（surface anatomy），主要研究机体的表面结构和形态特征；局部解剖学（regional anatomy），主要研究机体特殊部位的解剖组构，如头、四肢、躯干等；系统解剖学（systemic anatomy），主要研究器官的结构。机体特殊生理功能的完成，需要不同的器官形成统一的功能整体，共同协调工作。如由骨组成的骨骼系统，由肌肉组成的肌肉系统，由心脏和血管组成的输送营养和代谢产物的心血管系统等。

显微解剖学研究的是必须经特殊仪器放大处理才能观察到的结构。例如，通过解剖镜能观察组织结构；通过光学显微镜能观察到细胞的基本结构；通过电子显微镜能观察到直径仅几纳米的单个分子。显微解剖学包括两个分支：细胞学和组织学。细胞学侧重分析单个细胞的内部结构。组织学侧重特殊细胞集合形成的组织以及产生特殊功能的细胞产物。不同的组织结合起来形成器官，如心脏、肾、肝、脑等。

2. 生理学（physiology）　生理学是研究活的有机体各种功能的学科。生理学研究的一个重要方面是将机体的结构作为动态的，而不是静止的或不变的成分。生理学的研究目标主要包括两方面：一是了解和预测机体对刺激的反应和规律；二是理解在不断变化的内外环境条件下，机体如何调节自身的各种生理活动，使体内各种生理指标维持在一个很窄的范围内波动。与学习机体的各种解剖结构相比，对极为复杂的生理功能的理解显然是更为困难的，因此生理学存在较解剖学更多的特殊分支。如细胞生理，主要研究细胞的功能，在化学和分子水平发生在细胞中的事件，以及细胞间的化学反应；特殊生理，主要研究特殊器官的生理，如研究心脏功能的心肌生理；系统生理，研究特殊器官系统的功能，如心血管生理、呼吸生理、生殖生理等；病理生理，在细胞、器官和系统的不同水平研究各种疾病的产生、影响及机制等。现代生理学可以通过正常生理和非正常生理的比较分析，在临床上发现某些疾病产生的重要线索，从而确定研究的主要目标。

3. 解剖学和生理学的联系　解剖学和生理学在理论和实际应用中都是紧密联系的。解剖信息能够提供生理功能的线索，而对生理功能的理解必须建立在解剖学的基础上。一个最重要的概念是：所有特殊功能的实现必然具有特殊的结构基础。解剖和生理间永远存在联系，但这种联系有时并非能正确理解。例如，有关心脏的解剖学在15世纪就已经得到了清楚的描述，但直至200多年以后心脏的泵血活动才获得证明。在本书的学习中，将介绍机体生命活动的解剖结构及生理过程。首先将从认识机体各种不同结构（如组成、形态、大小、分布位置、质量等）开始，然后涉及与这些结构相联系的功能。许多情况下，在一个系统中存在不同的器官，分别执行不同的功能，因此对它们可分别进行研究。如在消化系统中，我们将学习唾液腺的功能、胃的运动及各种营养物质在小肠的吸收等。而在有些系统中，不同器官的功能联系非常紧密，如淋巴系统和心血管系统。对系统中每一部分功能的理解，应放在系统水平进行全面考虑。

（二）机体的组构水平

机体的生理活动是一个大的范畴，它必然包括从每个分子的功能活动到细胞水平，然后到机体与外部世界的相互作用的全部过程。细胞功能的变化会发生在机体的任何一个水平，这表明不同的组织和器官是有着相互影响和作用的。一个器官和系统的独立活动必须是从分子和细胞，然后到整体所有水平的功能协调才能完成。一般来讲，生理学主要在4个不同水平展开研究，这4个水平有着各自独立的特点，但在整体上它们又是相互联系的。

1. 化学水平（或分子水平） 机体所有的结构和功能特征都是由它们的化学组成所决定的。化学水平包括原子和由它们组成的分子间的相互作用。分子的功能最终与结构有关。在大多数情况下，细胞和细胞之间必须进行信息的共享和交换，而这些活动往往发生在原子和分子水平。细胞和细胞间的联系可能涉及如 H^+、K^+ 或 Ca^{2+} 这样的原子，或一些复杂的化学分子。细胞可能释放一些分子，作用到周围的细胞或进入血液中，通过血液循环到达机体的不同部分发挥作用。现代生理学的发展理论认为，控制所有这些活动的最重要的组织者，是基因在不同空间和时间的顺序而有规律的表达。过去传统生理学的研究水平只能停留在细胞和亚细胞器水平，而现在由于分子生物学的迅速发展，我们可以在分子水平研究执行特定功能的蛋白质是由何种基因编码并发挥作用的。化学水平的变化有时会直接反应功能的变化。例如，胶原纤维分子类似绳索的作用，使年轻人的皮肤具有很强的张力和柔韧性。然而到老年时，胶原纤维的结构发生了变化，皮肤的脆性逐渐增大，变得容易撕裂。这表明，即使在最简单的水平，形式也决定着功能：特殊分子的功能特征是由这些分子三维结构的唯一构型所决定的。

2. 细胞水平 细胞是生命活动赖以进行的最小结构单位。分子的相互结合能够形成细胞内各种不同类型的细胞器，它们是组成细胞的最小的结构单位。在细胞内存在和合成各种维持细胞生存、生长和执行特殊功能的蛋白质和其他细胞内成分。细胞外的质膜将细胞内成分与其他细胞分隔开，使它成为一个相对独立的功能单位，控制着细胞与周围环境的物质交换和代谢。细胞除了具有这些普遍功能外，在进化中许多细胞还形成了许多特异能力：如腺细胞能分泌各种酶或激素类物质，感觉细胞和神经细胞能传导电的、化学的和机械的各种不同信号，肌肉细胞能完成收缩功能等。没有单个细胞相对独立的生理活动，机体就不可能完成整体功能的调节。

3. 组织水平和器官水平 组织是由结构和功能相同的细胞有序组合形成的集合。细胞只有被特异性地组织在一起，才能共同完成功能。这就好比一台由许多零件组成的机器，只有将每个分散的零件有序地组装在一起，机器才能运转。由不同细胞构成的组织，按功能可分为肌肉组织、神经组织、上皮组织和结缔组织等。

器官是由两种或多种类型的基本组织组成的联合体，来共同完成一些特殊的或普遍的功能。例如，胃是一种器官，它的组成包括所有的4种基本组织。胃的上皮组织将未被消化的粗糙的食物分离，使它们不能进入血液；上皮组织中存在的腺细胞可将消化蛋白质的酶分泌到胃腔中；内分泌细胞分泌的激素可调节外分泌和胃的肌肉收缩；胃壁的平滑肌通过收缩可将与消化液混合的食物送进消化管道。所有这些组织都通过结缔组织连接在一起。当然，胃的收缩和腺细胞的分泌活动，是在神经系统的控制下完成的。

4. 系统水平 一些功能相关的器官连接在一起形成系统。每个系统都由不同的器官连接起来，完成相关的功能和经过整合完成共同的生理活动，这些活动一般对整个机体的存活都是至关重要的。例如排泄系统由肾、输尿管、膀胱和尿道组成。由肾产生的尿液通过输尿管运输并贮存在膀胱里，并最终通过尿道排出体外，这些不同器官的共同活动均是为了机体的尿的排泄。机体存在许多系统，如循环、消化、呼吸、神经、免疫、内分泌、生殖等系统。本书将在后面分别介绍这些系统的组成和生理调节机制。

5. 整体水平　不同系统联合起来在整体水平完成同一功能。机体是一个由多种不同类型细胞有机结合在一起而形成的生命维系系统。实际上，机体中的各个不同系统并非相互独立地去完成某一功能，许多复杂的生理活动需要多种系统的相互配合。例如，血压的调节就需要循环系统、泌尿系统、内分泌系统和神经系统的共同协调才能完成。我们在科学研究中有时可能仅从细胞到器官的某一水平去研究某些生理功能，我们得到的仅是关于相关组织或细胞、甚至仅在分子表达方面的信息，尽管这些在某一水平或某一点上获得的信息是重要的，但它们对理解整体水平的功能调控机制仍然是片面的。对于一个完整的有机体来说，体内的各种器官和系统间必须相互联系和协调，使机体形成一个完整的整体，才能共同维持正常的生命活动。

（三）人体解剖生理学的研究方法

解剖生理学是一门实验性科学，欲了解人体器官、组织和细胞的生理活动，必须运用实验的方法，了解其活动的机制。有些生理实验，在不损害人体健康的前提下，可以而且必须尽可能地在人体上进行，才能真实反映机体正常生理活动的机能状态。然而，大多数生理实验对人体健康都可能有一定损害，因此这些实验无法在人体上进行，而必须在动物体上进行。因哺乳动物各器官、系统的结构与功能基本上和人体的相似，所以用动物实验方法所获得的生理知识，可以间接丰富人体生理学的内容。当然，将哺乳动物生理学的知识应用到人体时，必须考虑到人体的特点，必须在人体上做验证的工作，不能机械地搬用。

解剖生理学的实验方法主要分为急性实验和慢性实验两类。

1. 急性实验法　由于研究目的的不同，又可分为两类：

（1）离体组织、器官实验法　把要研究的组织或器官从活的或刚死去的动物体上分离出来，放在一个能使其生理机能保持一定时间的人工环境中，作为实验研究的对象。例如，将蛙的心脏取出，用近似血浆成分的溶液进行灌流，这样蛙心就能搏动数小时以上，从而可以进行对于心脏的各种研究。

（2）活体解剖实验法　在动物处于麻醉状态下研究某些器官、组织或细胞的活动，从而了解其功能。例如通过电生理方法，研究肌肉收缩的机制等。

由于离体组织或器官的实验过程时间较短，实验后动物一般死亡，所以将此称为急性实验法。此法的优点在于实验条件和研究对象较为简单，影响实验最终结果的因素较少，因此可以较快获得结果。其缺点是实验是在脱离整体条件下，或者是在受到解剖或麻醉状态下进行的，故所得的实验结果常有一定的局限性。

2. 慢性实验法　是以完整、清醒的动物为研究对象，在保持比较自然的外界环境条件下进行实验。慢性实验可以研究复杂的生理活动、器官之间的协调关系，以及机体的生理活动如何与外界环境相适应。例如，将电极埋藏植入动物脑内某一部位，施予电刺激以观察分析与此部位相关的生理机能活动的变化。又如，在正常的狗身上进行胃的无菌手术后，给予不同的食物刺激，来研究影响胃液分泌的条件、数量等。这种实验方法常需预先进行无菌外科手术，待手术创伤恢复后才能进行实验。

慢性实验法的优点在于研究对象处于正常状态下，所得的实验结果是在机体正常生理活动状态下获得的，其结论可以用来分析整体动物及各种生理活动的调节机制，其缺点是应用范围常受限制，如许多生理学问题目前仍然无法找到合适的方法加以解决。

由于急性实验和慢性实验各有其优缺点，所以有时常把二者结合起来，以便对某一生理活动机制进行深入的探讨。

解剖生理学的研究与其他学科的发展密切相关。随着电子学、生物化学、生物物理学、神经生物学和分子生物学的发展，促进了解剖生理学的研究从宏观向微观领域的不断深入。例如，应用神经生理和药理学相结合方法，已经能在细胞水平研究单个细胞膜受体活动的特性。应用多学科高度综合技术，如目前使用的计算机断层扫描、磁共振成像、正电子发射断层扫描等已能对脑的活动进行更为精细的研究，研究人员可以在荧光屏上直接观察到大脑不同部位的功能活动变化，这对研究脑的高级神经活动，如学习和记忆的生理机制具有划时代的重要意义。

二、生命活动的基本特征

（一）新陈代谢

新陈代谢（metabolism）是指机体主动与环境进行物质和能量交换的过程。新陈代谢过程包括两个基本方面：一方面机体从外界不断摄取各种物质，如糖类、脂肪、蛋白质、维生素、无机盐等，综合形成自身的物质，或暂时贮存起来，这种过程称为同化作用（或组成代谢）；另一方面是将组成自身的物质或贮存于体内的物质分解，并把分解后的终产物废物排出体外，这种过程称为异化作用（或分解代谢）。在进行同化作用时要吸收能量，在进行异化作用时要释放能量。后者所释放的能量，除一部分用于同化作用外，其余的供应机体各种生命活动的需要及产生热量。因此，新陈代谢又可分为物质代谢与能量代谢两个方面，二者密切联系，物质的变化必定伴有能量的转移。在新陈代谢过程中，存在各种不同形式的化学反应，这些化学反应主要有以下几种形式：

1. 合成反应　两种或两种以上的反应物结合形成一个大的、复杂产物的过程称为**合成反应**（**synthesis reaction**）。可用公式表示：

$$A + B \rightarrow AB$$

机体从血液中获得各种"材料"来合成机体中的各种复杂分子，最典型的例子是高能磷酸化合物腺苷三磷酸（ATP）的合成。ATP由腺苷和三个磷酸基团组成，它是由腺苷二磷酸（ADP，含二个磷酸基团）和一个无机磷酸基团反应后生成。

ATP在细胞产能和需能过程中发挥重要的桥梁作用。机体在物质氧化过程中释放出的大量自由能往往先被合成ATP。在大多数细胞中，ATP的浓度是ADP的$10 \sim 100$倍，这种浓度比例是细胞化学反应发生的关键。如果一个细胞内的ATP，ADP和Pi的数量处于平衡状态，即使细胞内存在再多的ATP也不会产生做功的驱动力。

2. 分解反应　反应物分解后形成小的、相对简单产物的过程称为**分解反应**（**decomposition reaction**），分解反应是合成反应的逆反应过程，可用下列公式表示：

$$AB \rightarrow A + B$$

分解反应的最典型的例子是ATP的水解反应，可用公式表示：

$$ATP + H_2O \rightarrow ADP + Pi$$

ATP水解为ADP和无机磷酸，其水解产生的能量被用于驱动细胞内大多数吸能反应，如细胞活动过程中发生的许多化学反应、电荷的跨膜运动、溶质的浓缩、肌细胞的收缩及产热等。

3. 交换反应　合成反应和分解反应产物中成分的重新组合，称为**交换反应**（**exchange

reaction），用公式表示：

$$AB + CD \rightarrow AC + BD$$

如 HCl 和 NaOH 的反应生成交换产物盐和水：

$$HCl + NaOH \rightarrow NaCl + H_2O$$

应注意的是，许多细胞内的化学反应都是可逆的，即反应物和生成物是可相互转换并最终达到平衡状态。当达到平衡时，反应物的量与生成物的量处于相对恒定水平。

（二）生殖和生长发育

1. 生殖　生命体生长发育到一定阶段后，能够产生和自己相似的子代，称为**生殖**（reproduction）。生殖是生物通过自我复制延续种系的过程，是生命的最基本特征之一。在生殖过程中，机体会表现出另一些生命特征，即遗传变异。各种生物都能通过生殖产生子代。亲代和子代之间无论在形态结构或生理功能方面都很相似，这种现象称为**遗传**（heredity）。亲代和子代每个个体间又不会完全相同，总会产生一定的差异，这种现象称为**变异**（variation）。

2. 生长和发育　生长和发育一般指生命个体的生长，从生物学意义上说，当受精卵开始发育时，即意味着生命开始了其生长的过程。机体的生长和发育体现在各个方面，如细胞的分裂、增殖、分化，各组织和器官的形成，体积和质量的增加，个体的长大等。生命个体在生长和**发育**（development）过程中，各系统、器官和组织都要经历从简单到复杂的变化过程，直至机体各部器官系统功能的完善和成熟。一般性机能的成熟即表明该个体发育的成熟，具有了生殖的能力。从广义上讲，发育也包括心理、智力和行为的改变。

三、人体生理机能的稳态调节

机体内各器官、系统各自进行着各种生理机能活动，而机体内、外环境又经常处于变动之中，因此机体内必须具有一整套精确的调节机构，以不断地调节体内各器官、系统的活动，使其相互密切协调配合，使机体形成一个统一的整体；同时也要不断地调节机体的各种机能活动，以便与内、外环境的变化相适应。机体的这种调节作用主要是通过神经调节、体液调节和自身调节几种方式进行的（图绪 –1）。

（一）稳态调节的方式

1. 神经调节　机体不同部位之间的信号传递，可通过神经系统的快速传递完成，它可能仅需要几毫秒的时间。神经系统建立了一种相互独立活动的组构形式，它能够将信息从一个部位传到另一部位而相互独立、互不干扰。信息以动作电位的形式在神经纤维上传导，经过神经元之间或神经元与效应器之间的突触，将信息传递到靶细胞。神经细胞间的传递是通过神经终末释放的**神经递质**（neurotransmitter）来实现的。在神经终末与其相连的靶细胞膜上存在特异的蛋白质分子，称其为**受体**（receptor），可与神经递质特异性结合。在今后有关章节中我们将详细介绍各种神经递质与受体的作用，细胞间的信号传递，以及神经系统在协调和控制机体活动中的神经调节（nervous regulation）作用。

通过神经系统实现的调节，不仅使机体内部相互联系起来，而且使机体与外部环境相联系。神经调节主要是通过**反射**（reflex）活动来实现的。反射是指在中枢神经系统参与下，机体对内、外环境刺激所发生的反应。反射的结构基础称为**反射弧**（reflex arc）。反射弧包括感受器、传入

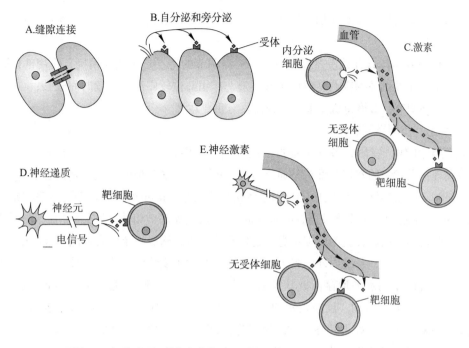

图绪 -1 机体生理调节的方式（Ober W C，Human Physiology，1998）

A. 信号通过缝隙连接在两个相邻细胞间直接传递；B. 一个细胞分泌的调节因子可通过旁分泌形式作用于邻近的细胞，还可通过自分泌形式作用于自身；C. 内分泌细胞或内分泌腺分泌的激素进入血液循环，只有具有特异受体的靶细胞才能与激素结合并发挥作用；D. 电信号沿神经细胞的轴突作长距离传导，其末端释放的神经递质与靶细胞上的特异受体结合；E. 某些神经细胞分泌的神经激素类物质进入血液，随血液循环到达机体的靶细胞处，与靶细胞上的特异受体结合并发挥生理作用

神经、神经中枢、传出神经和效应器 5 个部分。机体中存在能感受各种不同刺激形式的感受器，它们将感受到的体内或周围环境的变化通过电信号形式传给中枢，中枢对这些信号进行分析后，发出指令使机体对这些刺激能迅速做出相应的反应。在后面的章节中我们会进一步理解，神经系统调节的机体各种活动、行为甚至感觉，几乎都含各种不同的反射活动。

2. 体液调节　机体中的某些细胞能产生某些特异性化学物质，如内分泌腺（endocrine gland）细胞所分泌的**激素（hormone）**，可通过血液循环输送到全身各处，调节机体的新陈代谢、生长、发育、生殖等机能活动，这种调节称为**体液调节（humoral regulation）**。

与神经系统不同的是，在体液调节中激素激起的反应常常是相当缓慢的（数秒到几小时），而且持续的时间很长。激素可以通过血液循环流经身体的所有部位，但仅具有特异受体的细胞才能对特异的激素发生反应。激素的作用具有选择性，例如，抗利尿激素能增加肾集合管细胞对水的通透性，但却不能改变对其他细胞的通透性。激素的作用又可能是弥散的，不具体针对一种类型的细胞，如甲状腺素能刺激机体总的代谢的改变。激素在控制机体代谢、生长和生殖功能中发挥着至关重要的作用。

3. 自身调节　许多组织、细胞自身也能对周围环境的变化发生适应性反应，这种反应是组织、细胞本身的生理特性，不依赖于外来神经和体液因素的作用，因此称为**自身调节（autoregulation）**。例如，当组织细胞的一些代谢产物在组织中含量增加时，能引起局部的血管舒张，使局部血流量增加，从而使积蓄的代谢产物能迅速地被运走，这种现象又可称为局部体液因素调节。

上述三种调节，各具有其重要性和特点：神经调节的特点是迅速而精确，作用部位较局限，持续时间较短；体液调节的特点是效应出现缓慢，作用部位较广泛，持续时间较长；自身调节是作用精确的局部调节，对维持机体细胞自稳态具有重要意义。

（二）稳态的负反馈调节机能

20世纪40年代，在研究各种工程技术的控制过程中，产生了一个新的学科，这就是控制论。人们发现稳定状态的实现和维持是通过负反馈控制系统来实现的。反馈是信息沿着一个封闭环路（closed loop）的流动。最简单的反馈系统由输出变量（regulated variable）、感受器（或监测器，detector）、控制中枢（或比较器，comparator）和效应器环节组成（图绪-2）。输出变量的部分信息经监测装置检测后转变为反馈信息，返回到比较器，构成一个闭合回路。环路中的每一个成分都控制下一个成分，系统内外的各种干扰可能引起输出变量的变化。人体在分子、细胞、组织、器官和系统的不同水平均存在极其复杂的类似工程上的控制系统，因此，控制论原理可以被用来分析人体的调节活动。反馈表示的即是生理变化过程中产生的终产物或结果，反过来影响这一过程的发展速度。如果其终产物或结果降低这一过程的发展，则称之为**负反馈（negative feedback）**。例如通过负反馈环路，输出变量的信息经监测器检测后转变为反馈信息，回输到控制器。反馈信息与原设定的信息比较后，即获得偏差信息，这些将通过效应装置使其向相反方向活动，使输出变量回到原有的水平。

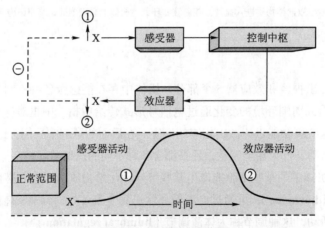

图绪-2　负反馈调节示意图

内环境中某些因子的变化（↑X）被感受器所监测，变化的信息被转送到控制中枢（比较器），控制中枢发出指令使效应器产生一个相反方向的变化（↓X），因此开始时出现的偏差得到了纠正。图中的数字表示变化的顺序

我们知道，机体中绝大部分细胞都不直接暴露在外界中，而是生活在一个充满液体的细胞外液中。细胞外液由心血管中流动的血浆、组织间隙液、淋巴液和脑脊液组成。机体就是通过血液循环系统，不断更新细胞外液，使细胞与细胞外液时刻进行着物质交换，排出 CO_2 和代谢的废物，吸收氧和各种营养物质。我们将细胞生活的这种环境称为**内环境（internal environment）**。显然，对于处于理想状态的细胞、组织和器官来说，机体的内环境必须在一个相对窄的范围内变动，才能使细胞的代谢活动不受干扰维持正常的生命活动。机体稳定状态的维持是在不同生理机

制的协调下完成的。内环境各种理化因素的相对稳定是高等动物生存的必要条件。然而，内环境的理化性质不是绝对静止的，而是各种物质在不断变化中达到相对平衡状态，即处于一个动态平衡状态，这种平衡状态即为**稳态（homeostasis）**。

负反馈调节是机体实现其稳态的重要保证。例如，人的体温经常可稳定在37℃左右，就是负反馈调控的结果。现在认为在下丘脑存在有决定体温水平的调定点神经元，这些神经元发出参考信息使体温调节中枢发出控制信息来调节机体的产热和散热过程，保持体温维持在37℃左右。当人体剧烈运动时，产热突然增加（产生的干扰信息使输出变量增加），体温也随着增加，则下丘脑中的温感神经元（监测装置）就发出反馈信息与参考信息进行比较，由此产生的偏差信息作用于体温调节中枢，通过各种调节作用，使散热增加，产热受到抑制，降低体温。当体温低于37℃时，又可通过各种调节作用，使散热降低，产热增加，体温回升。通过这种负反馈调节使体温维持在正常水平（见第九章：体温调节）。正常体温是这一负反馈调节的调定点（setpoint）。人体的稳态是通过大量各种各样不同的负反馈作用实现的。

反馈系统中的另一个调节方式为**正反馈（positive feedback）**。如果生理过程中的终产物或结果可使某一反应的进程加速或加强，使其到达过程的极端或结束这一进程，这种现象则称之为正反馈。例如，当膀胱内的尿液达到一定量时，可以刺激膀胱的牵张感受器，冲动经盆神经传入脊髓，由脊髓发出的传出冲动经盆神经到达膀胱引起膀胱平滑肌的收缩，使尿液排出体外。当尿液经过尿道时又刺激了尿道的感受器，由尿道感受器传入的冲动到达脊髓后，进一步加强了排尿反射的作用，使膀胱进一步持续收缩，形成正反馈，直到将膀胱中的尿液全部一次排尽。

四、人体解剖学常用术语

解剖学和生理学有着特殊通用的规则和术语。这些规则和术语规定了解剖学姿势、方位、轴和面的术语，因此学习解剖学必须使用这些通用定义的"解剖学语言"，才能使我们在相互交流过程中准确理解所描述的机体的部位、结构和特征。例如我们说"手腕是在手指的上面"这句话，描述了手和手腕的位置，几乎没有人认为是不正确的，但如果我们将手举在头的上方，而不是手臂正好放在肢体的两侧时，这句表述就可能引起歧义。因此解剖学家必须使用标准的解剖学术语，去描述身体不同部位间的相互关系。

（一）人体标准解剖学姿势

标准**解剖学姿势（anatomical position）**规定身体直立，头呈水平，两眼平视，面向正前方，上肢垂于肢体两侧，掌心向前，两足平放地面，足尖向前。如果肢体面部朝下，则称俯卧姿势（prone position），如果肢体面部朝上，则称仰卧姿势（supine position）。

（二）人体解剖学常用方位术语

大多数解剖学方位术语用来描述身体的一部分与另一部分之间的相对关系，这些术语中许多是被成对使用的，但彼此之间有着完全相反的意思。例如，"上"表示的是身体向上的部分，"下"表示的是身体朝下的部分，但在这里"上"和"下"却是相对的。例如，尽管膝关节和足关节都是在身体的下半部，但在解剖学中却用"膝关节在足关节之上"来表述两者的相互关系。因此，必须正确理解解剖学术语所包含的相对含义。表绪-1列出了一些常用的解剖学方位术语及定义，图绪-3显示了身体不同部位之间的相对关系。

表绪 –1 常用解剖学方位术语

术语	释意	定义	举例
上	距颅顶和足底的相对距离	接近头部者，或位于结构的上方	头位于肝的上方
下		远离头部者，或位于结构的下方	胃位于肺的下方
前	距身体前、后相对距离	接近或位于身体腹面	胸骨位于心脏前方
后		接近或位于身体背面	食道位于气管后方
内侧	距身体正中矢状面相对距离	接近正中矢状面	尺骨位于桡骨的内侧
外侧		远离正中矢状面	肺位于心脏的外侧
内	两结构间位置	两个结构之间	横结肠位于升结肠与降结肠之间
同侧	与身体两侧作对照	与另一结构位于身体相同侧	胆囊和升结肠位于同侧
对侧		与另一结构位于身体相反侧	升结肠位于降结肠的对侧
近侧	多用于四肢	接近躯干或结构起始处	肱骨位于桡骨的近端
远侧		远离躯干或结构起始处	指骨位于腕骨远端
浅	与体表相对距离	接近或位于体表者	肋骨位于肺表层上方
深		远离体表者	肋骨位于胸、背皮肤的深层

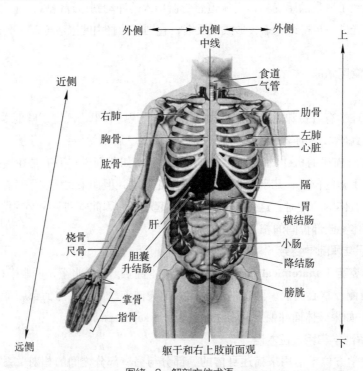

图绪 –3 解剖方位术语

结合表绪 –1 中总结的方位术语定义，图中显示了身体不同部位相互间的解剖学关系

（三）人体解剖学的轴和面

轴和面均是解剖学的重要术语。按人体直立位置，人体有三种相互垂直的轴：矢状轴，与身体长轴和冠状轴相垂直，呈前后方向的水平线；冠状轴，与身体长轴和矢状轴相垂直，呈左右方

向的水平线；垂直轴，与身体长轴平行，与水平线垂直的轴（绪图 –4A）。

面是通过身体部分位置的切面。常用以描述解剖位置的切面有：

① 水平面（横切面） 从身体上下方向，通过矢状轴和冠状轴所作的与地面平行的切面，可将身体分为上、下两部分。

② 矢状面（纵切面） 从身体前后方向，通过矢状轴和垂直轴所作的切面，可将身体分为左、右两部分。

③ 冠状面（额状面） 从身体左右方向，通过冠状轴和垂直轴所作的切面，可将身体分为前后两部分。

绪图 –4B 显示了在脑的不同部位形成的三种切面。

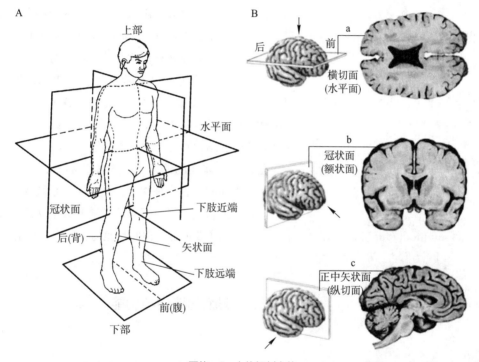

图绪 –4　人体解剖方位

图 A 为人体解剖学方位，示三个互相垂直的解剖切面。图 B 为通过脑不同部位的三种切面。箭头示观察切面的方向

（北京师范大学　左明雪）

参 考 文 献

［1］Ober W C，Garrison C W，Silverthorn A C. Human Physiology. New Jersey：Prentice–Hall Inc.，1998.

［2］Tortora G，Derrickson B. Principles of anatomy and physiology. 12th ed. Danvers：John Wiley & Sons Inc.，2009.

网上更多……

课后同步练习

第一章
细胞和组织的基本组成和功能

人体结构按其功能可以分为不同系统（system），如运动、消化、呼吸、循环、泌尿、生殖、内分泌和神经系统等。每一系统由若干器官（organ）组成，如消化系统由口腔、食管、胃、肠及多种消化腺等组成。每种器官又由几种组织（tissue）组成。人体有 4 种基本组织，即上皮组织、结缔组织、肌肉组织和神经组织。各种组织又由大量细胞和细胞间质（intercellular substance）组成。因此，细胞是人体形态结构和功能的基本单位。

在神经与体液的调节下，人体各器官、系统协调配合，执行人体的各种生理功能。虽然某一系统的器官主要执行该系统的特定功能，但有的常兼有其他功能，如骨骼是运动系统的主要成分，但它也是身体的重要造血器官。

第一节 细胞的结构与功能

细胞是人体结构和功能的基本单位。其形态大小依其所处的环境、生理功能不同而有很大的差别（图 1-1）。例如，游离在血浆中的红细胞，呈双面凹的圆盘状；分布在身体表面及衬贴于体内各种管、腔、囊内表面的上皮细胞，呈扁平形、立方形、柱状等不同形态；能传导冲动的神经细胞具有大量突起的树突和长的轴突；执行收缩功能的肌细胞呈梭形或细长的纤维状。细胞的大小变化很大，人的成熟卵细胞直径可达 200 μm，而红细胞直径只有 7.5 μm，某些神经细胞的突起（神经纤维）可达 1 m 以上。尽管各种类型的细胞形态多样，大小不一，但其结构及组成的化学成分却大致相同。

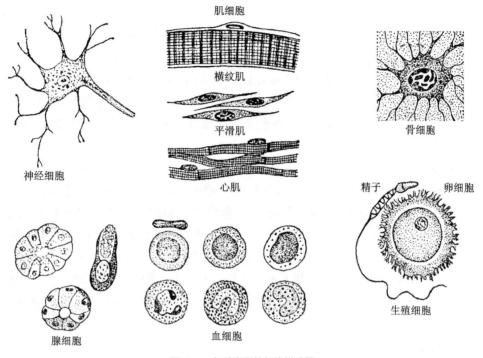

图 1-1　各种类型的细胞模式图

一、细胞的化学组成

细胞内的生活物质称为原生质（protoplasm）。已知自然界中存在的元素有 93 种，其中有 41 种存在于人体中。组成原生质的元素有碳（C）、氢（H）、氧（O）、氮（N）、磷（P）、钾（K）、钠（Na）、硫（S）、氯（Cl）、铁（Fe）和镁（Mg）等，其中氧、碳、氢、氮在人体中的含量最高，分别占体重的 63.6%、18.0%、10.0% 和 3.0%，总计占体重的 94.6%。这些元素组成了机体中的无机物与有机物。无机物如水和无机盐等，有机物可分为 5 类：糖类、脂质、蛋白质、核酸和维生素。

（一）蛋白质

蛋白质的基本组成单位是氨基酸。氨基酸按一定顺序结合形成多肽链，一条或一条以上的多肽链按一定空间结构形成蛋白质。构成人体的氨基酸有 20 种，其中 8 种为必需氨基酸，人体自身不能合成或合成速度不能满足人体需要，必须从食物中摄取。蛋白质是一切生命的结构基础，是机体细胞的重要组成部分，是人体组织更新和代谢等生命活动必需的物质。人体细胞里每分钟要进行 100 多次生物化学反应，而这些生物化学反应大多需要酶的催化，这些作为催化剂的酶基本都属于蛋白质。此外，蛋白质还具有其他许多功能，如作为物质转运的载体，通过存在于细胞膜上的转运蛋白，转运各种不同的物质进出细胞；维持机体内的渗透压及体液平衡中发挥重要作用的白蛋白，参与机体免疫防御的白细胞、淋巴细胞以及巨噬细胞产生的抗体、补体和干扰素等多为蛋白质。

（二）糖

糖是多羟基（两个或以上）醛类或酮类化合物。由碳、氢、氧元素构成，是自然界中存在最为丰富、分布最为广泛的有机物。糖在化学式的表现上类似于"碳"与"水"聚合，故又称碳水化合物。糖分为单糖、双糖和多糖。单糖如葡萄糖，人体可以直接吸收转化。双糖如蔗糖、乳糖和麦芽糖等，人体不能直接吸收，须经消化酶转化为单糖再被人体吸收利用。多糖是由10个以上单糖通过糖苷键连接形成的线性或分支聚合物。糖的生物学功能包括：提供能量，植物的淀粉和动物的糖原都是能量的贮存形式；为蛋白质、核酸、脂质的合成提供碳骨架，纤维素、半纤维素、木质素是植物细胞壁的主要成分；细胞膜表面糖蛋白的寡糖链参与细胞和生物分子间的识别。

（三）脂质

脂质是由脂肪酸和醇化合生成的酯及其衍生物。脂质一般不溶于水而溶于脂溶性溶剂。脂质包括油脂（甘油三酯）和类脂（磷脂、固醇类）。脂质是机体能量贮存的最佳形式（糖或蛋白热价 4.1 kcal/g，脂 9.3 kcal/g，1 kcal=4 186 J）。所有生物膜的基本骨架（磷脂、胆固醇、糖脂、甘油磷脂和鞘磷脂）都有脂质参与。神经细胞高度绝缘的髓鞘，主要由脂质构成。生命活动中的许多重要成分，如激素（固醇类）和维生素的前体分子（萜类、固醇类），酶的一些激活剂（卵磷脂激活 β- 羟丁酸脱氢酶），糖基的载体（合成糖蛋白时，磷酸多萜醇作为羧基的载体），都有脂质参与组成。

（四）核酸

核酸最早是由瑞士的 Miescher 于 1870 年从细胞核中分离出来，由于其呈酸性而得名。核酸可分为两类：核糖核酸（RNA）和脱氧核糖核酸（DNA）。核糖核酸的主要功能是直接参与合成蛋白质；脱氧核糖核酸是遗传信息的携带者，其主要功能是参与细胞合成 RNA、遗传变异等。由核酸和蛋白质结合而成的核蛋白是原生质中最重要的成分。

正如蛋白质的结构单体是氨基酸一样，DNA 和 RNA 的结构单体是核苷酸。每一核苷酸分子由一个糖分子、一个磷酸分子和一个含氮的有机碱（碱基）组成。多个核苷酸相互连接而形成长链的多核苷酸分子，即核酸。

二、细胞的结构

生命体中的所有细胞都由细胞膜、细胞质和细胞核三部分组成（图 1–2）。

（一）细胞膜

1. 细胞膜的结构　**细胞膜（cell membrane）**是包围在细胞最外层的薄膜，又称质膜。细胞以质膜为界，使细胞成为具有一定形态的结构单位。细胞膜主要由磷脂和蛋白质、糖组成。脂质约占细胞膜组成成分的一半，其中以磷脂占多数，其余还有胆固醇、糖脂等。磷脂分子可分头、尾两部分，头部是一个极性或带电（如磷酸基）基团；尾部是由两个脂肪酸链构成的非极性疏水基团，因此磷脂分子又被称为双嗜性分子。由于疏水基团间的相互作用，亲水基团与膜两侧液体中的水相结合，而插入双分子层内的脂肪酸则避开了与水的作用，彼此靠在一起（图 1–3）。在生理体温条件下，膜分子会发生热运动，磷脂双分子层具有侧向流动性，能防止磷脂碳氢链变成凝胶或结晶状态。膜的流动性与膜脂质分子脂肪酸链的长短、脂质分子的构成有关。由于胆固醇分子较短，可加强膜双分子层的流动性。细胞膜的功能主要通过膜蛋白来实现。组成细胞膜的蛋白质可分为表面蛋白和整合蛋白。表面蛋白附着在脂质双层的表面（图 1–3），多数附着在膜的内表

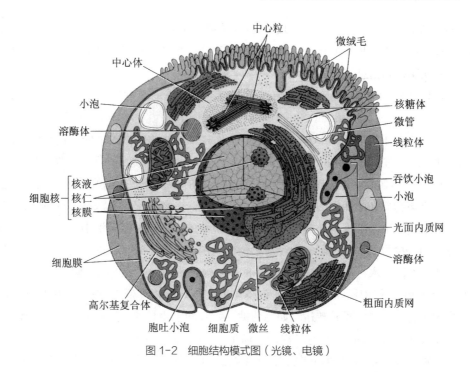

图 1-2　细胞结构模式图（光镜、电镜）

面。镶嵌在脂质双层间的为整合蛋白，它们以其肽链一次或反复多次穿过膜的脂质双分子层。横跨磷脂双分子层的部分为 α- 螺旋（图 1-3）：与磷脂双分子层中疏水脂肪酸链接触的为疏水性氨基酸残基，而构成 α- 螺旋通道内部的则为亲水性带电或极性氨基酸残基，从而可使一定大小的极性分子或带电离子从 α- 螺旋通道内进出细胞膜内外。事实上，许多离子通道蛋白就是这类跨膜蛋白。在电镜下，细胞膜呈 3 层结构，即内、外两层的亲水极（可吸附重金属电镜染料四氧化锇）与中间层的疏水极。一般将这 3 层结构称之为"单位膜"。除质膜为单位膜外，细胞内的其他膜如内质网膜、高尔基复合体膜、线粒体膜和核膜等也为单位膜，统称生物膜。单位膜是生物膜的基本结构。

2. 细胞膜的功能　细胞膜是细胞的界膜，细胞通过细胞膜与其周围环境进行复杂的物质、能量与信息的交换和传递。细胞膜控制着细胞内外物质的转运，维持细胞内环境的相对稳定。磷脂双分子构成的单位膜限制了带电或大分子的自由穿越。细胞膜中有的蛋白质作为载体分子，协助

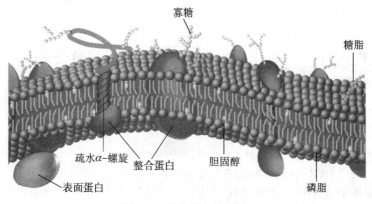

图 1-3　细胞膜结构模式图

某些物质通过细胞膜；有的作为化学"泵"，将分子或离子逆浓度梯度由低浓度向高浓度处转运；有的作为受体，接受外界传来的化学信号，引起细胞内的变化。通过这些膜蛋白，细胞能够和周围细胞进行物质交换和信息传递。

（1）物质转运作用　细胞膜的物质转运作用包括膜的被动转运、主动转运、胞饮和胞吐等作用。

一些脂溶性小分子物质，如 CO_2、O_2、NH_3 以及 H_2O 能从浓度高的一侧通过胞膜自由扩散至浓度低的一侧，这一过程称**单纯扩散**（simple diffusion）。单纯扩散是一种简单的物理过程。如一滴染液滴入一杯水中，染液会很快向四周扩散，直到染液在杯中各处的浓度都相等。物质透膜的方向和速度取决于该物质在膜两侧的浓度梯度或电位梯度。一般情况下，浓度梯度越大，扩散速度也越快。水的通透取决于细胞内外溶液的渗透压。溶液的渗透压是指溶液中的溶质颗粒通过半透膜吸取水分子的一种力量，渗透压的大小与单位体积中溶质分子或颗粒的数目有关。如果细胞膜内、外的渗透压不同，水将从膜的低渗透压一侧，穿过细胞膜向高渗透压一侧流动。

一些难溶于脂质的物质，也可以经细胞膜从浓度高处向浓度低处移动，但须与镶嵌在膜上的载体蛋白质结合，才能实现其转运。如葡萄糖、氨基酸主要是通过这种方式进入细胞。许多离子和小分子如 H_2O 通过镶嵌在细胞膜内的"通道"（channel）蛋白进行扩散（图1-4）。这些通道经常处于开放状态（如 H_2O 通道蛋白），而多数通道的开放是受控制的，在有些条件下才能开放：如受膜电位变化的影响，这类通道称为电压门控离子通道，如 Na^+、K^+ 通道；有的依赖于与特殊化学分子的作用，如神经递质、激素或药物等与其结合引起通道的开放，这类通道称化学门控离子通道。通道蛋白处于开放状态时，或被"激活"（activation）时，组成通道蛋白质的构

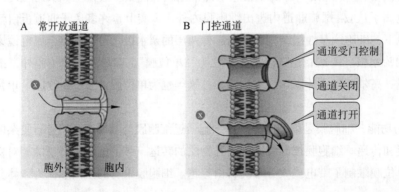

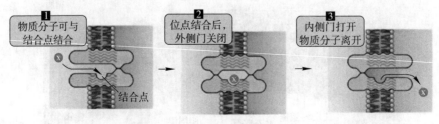

图1-4　膜通道蛋白的3种类型以及载体蛋白转运过程示意图
A. 膜蛋白形成的通道，允许某些离子和小分子自由通透；B. 门控通道，可开放或关闭，选择性允许某些物质通透；C. 经载体蛋白介导的物质转运

型发生改变，导致通道口开放，一些离子能够顺浓度梯度差快速进出细胞；当通道处于"失活"（inactivation）状态时，通道关闭，此时通道蛋白质的构型恢复原来状态而不允许离子通过，因此膜对某种离子的通透性减少。离子或小分子物质顺着浓度梯度和电位梯度通过细胞膜的跨膜转运方式称**被动转运（passive transport）**，其特点是不需要细胞供给能量。

主动转运（active transport）是把物质从浓度低的一侧运输至浓度高的一侧，需要消耗细胞代谢所产生的能量，如同用水泵把水从低处泵向高处需要消耗电能一样。这种跨膜转运依靠细胞膜上的嵌入蛋白质，此种蛋白质称为"泵"。细胞膜上存在各种不同的泵，如钠-钾泵、钙泵、氧泵、氢泵等，其中最重要而且研究得最为清楚的是钠-钾泵，它是完成 Na^+、K^+ 主动转运的载体，几乎存在于所有类型的细胞膜上。钠-钾泵能从细胞内向细胞外转运 Na^+，从细胞外向细胞内转运 K^+。在 Na^+、K^+、Mg^{2+} 存在时，钠-钾泵能被细胞内的 Na^+ 和细胞外的 K^+ 激活，在 Mg^{2+} 调控下分解 ATP 获得转运能量，将细胞内的 Na^+ 转运到细胞外，将胞外的 K^+ 转运入胞内。因此，钠-钾泵又称为 Na^+-K^+ 依赖式 ATP 酶。一般情况下，每分解一分子 ATP 可以使 3 个 Na^+ 逆浓度梯度移出膜外，同时将 2 个 K^+ 逆浓度梯度移入膜内。Na^+ 的泵出和 K^+ 的泵入的过程是偶联在一起同时进行的（图 1-5）。

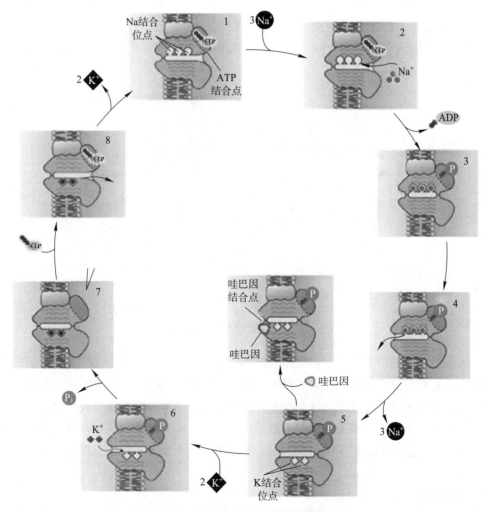

图1-5　钠-钾泵离子转运模式图

钠－钾泵的转运

通过多年的研究，钠－钾泵的运转过程已经基本弄清楚。它大致分为8个步骤（图1-5）1. ATP与钠－钾泵上的ATP位点结合；2. ATP与其位点的结合，促进了3个Na^+与对应的Na^+结合位点结合；3. ATP水解，钠－钾泵被磷酸化；4. 磷酸化后的钠－钾泵构象改变，使Na^+结合位点朝向胞外开放；5. Na^+被释放到胞外，空出结合位点，若有钠－钾泵抑制剂哇巴因（ouabain）与其结合将导致钠－钾泵失活，失去转运功能；6. 胞外两个K^+进入K^+的结合位点；7. 钠－钾泵发生去磷酸化，磷酸基团丢失，引起整个分子构象改变，K^+结合位点转向胞内，K^+被释放到胞内；8. ATP结合到空出的位点，钠－钾泵开始新一轮离子转运

大分子物质不能渗透入细胞内，其进出细胞是通过细胞膜的**胞饮作用（endocytosis）**与**胞吐作用（exocytosis）**方式进行的。胞饮作用是通过细胞膜的运动，将细胞外某些物质团块吞进细胞内的过程，如肠上皮细胞对液态物质的吞饮。吞噬作用是指颗粒状物质通过细胞膜的运动进入胞内，如巨噬细胞对细菌、异物、衰老红细胞的吞噬作用。胞饮进行时，细胞外液中的大分子物质接近细胞膜，与膜上的蛋白质相结合，附在膜上，该处细胞凹陷，形成小囊，将此物质包围在里面并进入细胞内，随后从膜上脱离下来，形成分离的小泡；当细胞内的大分子物质排出时，此物质在细胞质内先被一层膜包围，形成小泡，逐渐移到细胞膜附近。当小泡接触细胞膜时，与细胞膜融合、破裂，物质被排出胞外（图1-6）。某些腺体的分泌、神经末梢递质的释放，都是以这种出胞方式进行。

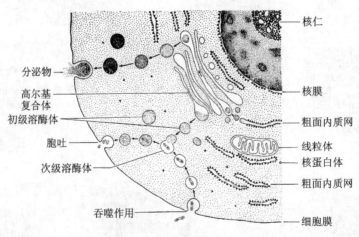

图1-6　细胞的入胞、出胞和分泌过程模式图

（2）细胞膜受体的识别作用　细胞膜受体（receptor）是指镶嵌在细胞膜上的一类蛋白质，它能与胞外特定的化学物质如神经递质、激素、药物等进行特异性结合，引起相应的细胞内生理效应。如肾上腺素与肝细胞膜上的肾上腺素受体结合，可激活膜内侧的腺苷酸环化酶，产生环腺苷酸，并进一步引起细胞内糖原分解等一系列反应。细胞膜受体是识别和转导细胞外信号，介导细胞间通讯（信息交流）的重要细胞成分。有关受体的类型和作用特点见第三章"递质和受体"部分。

（二）细胞质

细胞质（cytoplasm）　是填充于细胞膜和细胞核之间的半透明胶状物质，由基质和其中的细

胞器（organelle）构成。膜状细胞器有内质网、高尔基复合体、线粒体、溶酶体，非膜状细胞器有中心体、核糖体等。除基质、细胞器外，还有无特殊名称的细胞内含物，如糖原、脂滴、蛋白质、色素等。它们有的是贮藏物，有的是排泄物或分泌物等。

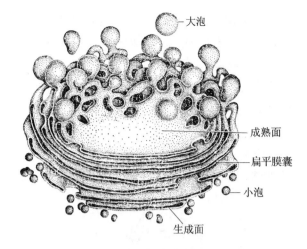

内质网（endoplasmic reticulum）是细胞质内的膜性管道系统，互相连通成网状。内质网的膜与核膜、高尔基复合体、细胞膜相连续。表面附有核糖体的内质网，称粗面内质网，它参与细胞内蛋白质的合成，以及蛋白质分子的折叠，也是细胞内物质运输的通道。表面无附着核糖体内质网，称光面内质网。内质网除作为细胞内物质运输的通道外，还参与糖类、脂肪等的合成与分解。

高尔基复合体（Golgi complex） 位于细胞核附近的细胞质中，电镜下为数层扁平囊泡，由若干大泡、小泡组成。高尔基复合体参与分泌颗粒的形成。小泡接受粗

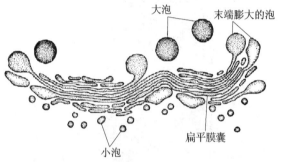

图 1-7　高尔基复合体的立体和剖面模式图

面内质网转运来的蛋白质，在扁平囊泡中进行加工（如加上糖基，形成糖蛋白）、浓缩，最后进入大泡形成分泌颗粒，移至细胞的顶部，然后移出胞外（图 1-7）。

溶酶体（lysosome） 电镜下可见溶酶体为圆球形，周围由膜包绕。溶酶体内含有酸性磷酸酶和多种水解酶，这些酶能消化大分子物质。通过吞噬和胞饮作用进入细胞内的细菌、异物与溶酶体接触后，两者的膜互相融合，溶酶体酶可对这些异物进行消化分解。溶酶体也能消化一些衰老的细胞或损伤的细胞结构，使细胞内的一些结构不断更新，以维持细胞的正常解剖结构和生理功能。

核糖体（ribosome） 为微细的球状结构，由核糖核酸和蛋白质组成，大多数与内质网相连。其功能是合成蛋白质。与内质网相连的核糖体主要合成细胞分泌蛋白和膜蛋白，而游离的核糖体主要合成分布于细胞质中的蛋白。

中心体（centrosome） 位于细胞核的附近，呈圆筒状小体，成对存在，互相垂直。因其靠近细胞的中心，故称中心体。中心体的功能主要是参与细胞的有丝分裂活动，与细胞分裂过程中纺锤体的形成、染色质的移动有关。

微丝（microfilament） 为细胞质中一种实心的丝状结构。包括粗肌丝、细肌丝和中间纤维。神经元中的神经原纤维、星形神经胶质细胞中的胶质纤维酸性蛋白和上皮细胞中的角蛋白等均属中间纤维，它们参与细胞质运动、肌肉收缩、微绒毛收缩、胞内运输等活动。

微管（microtubule） 电镜下微管呈中空纤维状，具有一定弹性，可以弯曲。微管构成细胞的支架，与纤毛、鞭毛的运动及细胞分裂、胞内物质的运输有关。

线粒体（mitochondria） 为一种体积较大的细胞器。在光镜下可见典型的线粒体呈粗线状、粒状。线粒体为双层单位膜构成的囊，外膜平整，内膜向内伸突，在线粒体腔中形成许多间隔排列的双层隔膜，称嵴（图1-8）。这些嵴将线粒体腔分隔为若干小腔，小腔内充满液态物质，称线粒体基质。线粒体是细胞内物质氧化还原的重要场所，细胞内生物化学活动所需的能量大都由此供给，故被称为细胞的"动力工厂"。

（三）细胞核

细胞核（nucleus） 一般位于细胞中央，为球形，多数细胞仅有一个核，但也有两个或多个的（如肝细胞和骨骼肌细胞）。人成熟红细胞无核。细胞核由核膜、核液、核仁和染色质组成（图1-9）。

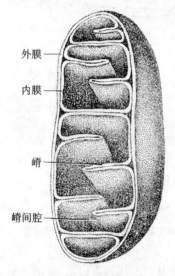

图1-8 线粒体的超微结构模式图

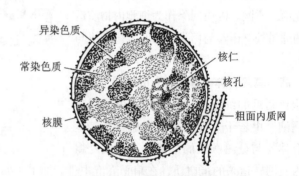

图1-9 细胞间期时的细胞核

核膜（nucleus membrane） 细胞核表面的薄膜，是细胞核与细胞质的分界膜。电镜下，核膜由两层单位膜构成，中间的腔隙称核周隙。核膜外层面向细胞质，表面附有核糖体，它可向细胞质延伸与细胞质中的内质网相连。核膜上有孔，称核孔，核孔的直径为80～120 nm，每个核孔包含有一个多种蛋白质组成的复杂而精细的核孔复合体，对进出核孔的物质具有严格的调控作用。

核仁（nucleolus） 为核内的球状小体。一个细胞核可有一个或数个核仁。核仁含有核糖核酸、蛋白质。其功能是形成核蛋白体的RNA。

染色质（chromatin）与**染色体（chromosome）** 主要由脱氧核糖核酸和蛋白质组成。在未分裂的细胞中常呈颗粒状或块状，分散于细胞核内，为染色质。染色质依据缠绕程度分异染色质和常染色质（图1-9）。只有常染色质上的基因方可转录表达。细胞通过调控染色质的缠绕状态可调节基因的转录。此外，细胞还可以通过染色质丝所缠绕组蛋白的甲基化或乙酰化，更精细调节基因的表达。细胞进行有丝分裂时，所有染色质都发生螺旋化，绕成粗短、浓缩的染色体（图1-10）。每种生物都具有一定数目和一定形态的染色体。人的体细胞含有46个染色体，一半来自父本，一半来自母本，形成23对，其中22对是决定身体各种性状的常染色体，另外一对是决定性别的性染色体。性染色体在女性中形态一致，称XX染色体；在男性中，一条与女性X染色体相似，另一条形态与X不一致，称Y染色体。染色体携带的遗传信息控制着细胞分化和机体的形态发育和生理过程，对于生物的遗传、变异有重要意义。

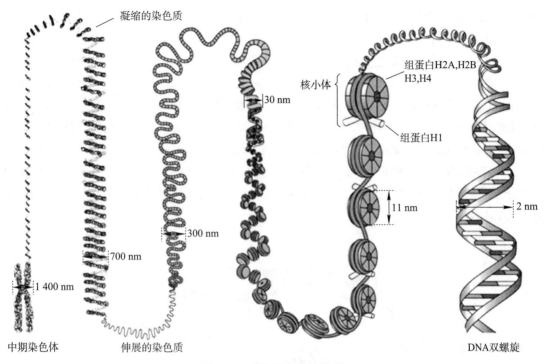

图 1-10　染色体的浓缩过程图

核小体是由 H2A、H2B、H3 和 H4 四对组蛋白分子构成八聚体缠绕 DNA 形成。两个相邻核小体由 DNA 连接，形成一级结构。核小体相互连接，形成中空螺线管（直径 300 nm），螺线管再螺旋化成筒状超螺线管（直径 700 nm）并进一步螺旋折叠形成染色体，DNA 总共压缩约 8 400 倍。

（四）细胞的增殖

由一个细胞分裂成两个新细胞的现象称细胞分裂（cell division），亦称细胞增殖。人体细胞分裂的主要方式是有丝分裂（mitosis）。其全过程分为 4 个时期（图 1-11）。

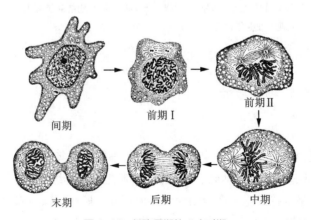

图 1-11　细胞周期的 4 个时期

细胞开始分裂时，复制后的中心体、中心粒相互分开（原来只有一粒，经过复制变为两粒）并向细胞两端移动，中间以细丝（纺锤丝，spindle）相连。核膨大，核内染色质浓缩，逐渐变短变粗，形成具有一定形态和数目的染色体，并聚集于细胞中央。染色体形成时，核仁、核膜逐渐消失。这时可见每条染色体已经复制，并分裂为两条，只是在纺锤丝附着于染色体着丝点处仍相连，以上过程称前期。染色体逐渐移向细胞中央排成一个平面，与纺锤丝的纵轴垂直，此时期称中期。然后着丝点一分为二，分别与两端的纺锤丝相连，这时纵裂的染色体分为两个染色单体（chromatid）。分出的染色体各向细胞两端移动，形成数目相等的两组染色体。此时期称后期。之后，染色体解螺旋，又变为细长的染色丝，最后恢复成染色质状态，核仁与核膜重新出现，各自形成一个新的细胞核。与此相应，细胞质也分成两等份，细胞膜从中部凹陷分离，形成两个新细胞，这时期称末期。在有丝分裂中，染色体复制一次，细胞分裂一次，这样每个子细胞的染色体数目仍与原来母细胞染色体的相同。所以在同一物种内，细胞的染色体数目和形态都恒定保持不变（图1-12）。

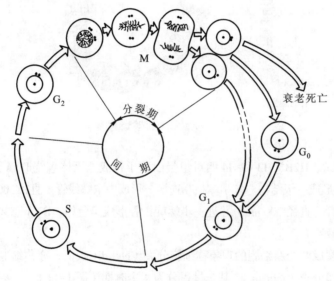

图 1-12　细胞的分裂过程

G_1. M 期结束到 S 期之间的间隙；S. DNA 合成期；G_2. S 期结束到 M 期之间的间隙；

M. 有丝分裂期。细胞分裂经 $G_1 \rightarrow S \rightarrow G_2 \rightarrow M$ 期顺序完成其增殖

第二节　基本组织

　　组织（tissue）是由结构相似、功能相关的细胞和细胞间质集合而成。所谓间质是指存在于细胞之间不具有细胞形态的物质。血浆、组织液、细胞之间的纤维等都是间质。所有细胞都生活在细胞间质中，它们是维持细胞生命活动的重要内环境。根据组织的起源、结构和功能上的特点，人体组织分为四大类：上皮组织（epithelial tissue）、结缔组织（connective tissue）、肌肉组织（muscular tissue）和神经组织（nervous tissue）。

一、上皮组织

上皮组织是由许多密集的上皮细胞和少量的细胞间质组成。上皮组织的细胞排列紧密，形状规则，并有极性。朝向细胞表面和腔面的一极称游离面，另一极称基底面。上皮组织与结缔组织之间以一层基膜相连。上皮组织内缺少血管、神经，其营养靠深层结缔组织内的血管供应。靠近基膜的细胞分裂能力强。上皮组织又分被覆上皮和腺上皮两种类型。

（一）被覆上皮

被覆上皮由排列成一层或多层上皮细胞组成，覆盖在身体表面或作为管道和囊腔的内壁，起保护、分泌、吸收等作用。被覆上皮可进一步分为单层（扁平、立方、柱状）上皮、复层上皮等。

1. 单层上皮　由单层细胞组成的上皮结构。

单层扁平上皮（simple squamous epithelium）
由单层扁平细胞组成（图 1-13）。被覆于心血管腔面的扁平上皮很薄、表面光滑，有利于血液流动及物质交换，通常称内皮（endothelium）。在毛细血管和管壁处，仅由1~3个内皮细胞围成。覆盖于体腔内壁的腹膜、肠系膜、胸膜、心包膜等处浆膜表面的扁平上皮称间皮（mesothelium），它能生成少量浆液，使细胞表面湿润、光滑，减少胸膜腔的腔面与器官之间的摩擦，便于内脏活动。

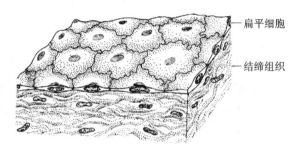

图 1-13　单层扁平上皮细胞

单层立方上皮（simple cuboidal epithelium）
由一层立方状细胞组成（图 1-14）。如分布于甲状腺滤泡、肾小管等处的上皮，细胞游离面常有微绒毛。这类上皮具有分泌和吸收等功能。

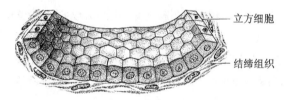

图 1-14　单层立方上皮细胞

单层柱状上皮（simple columnar epithelium）由一层柱状细胞组成（图 1-15），常分布于胃、肠、胆囊和子宫等腔面，有分泌与吸收等功能。

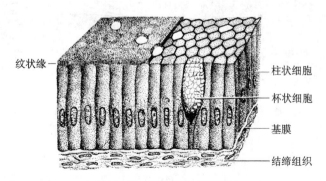

图 1-15　单层柱状上皮细胞

假复层纤毛柱状上皮（pseudostratified ciliated columna epithelium）的上皮细胞高低不一，都排列在同一基底面上，核的位置也高低不同，在切片中形似多细胞层，但实际仅由一层细胞组成（图1-16）。此类上皮顶端常附有纤毛，故称假复层纤毛柱状上皮。常分布于呼吸道表面，具有保护和分泌功能。

2. 复层上皮　由多层上皮细胞组成。

复层扁平上皮（stratified squamous epithelium）由十至数十层细胞组成。浅层细胞呈扁平形状，不断角质化脱落；中间的数层细胞为多角形；基底层细胞为矮柱状，基底细胞可不断分裂增生，补充衰老损伤的细胞（图1-17）。复层扁平上皮广泛分布于身体表面，构成皮肤的表皮，也分布于与外环境接触的口、唇、食管、肛门及阴道等处。

变移上皮（transitional epithelium），又称移行上皮，常见于肾盂、输尿管、膀胱等处。细胞无固定形状和层次，常随器官充盈情况而变化。如当膀胱中的尿液排空缩小时，上皮细胞可呈5~6层，表层细胞呈立方形，胞体较大；当膀胱充满尿液膨大时，膀胱壁仅现2~3层扁平细胞（图1-18）。

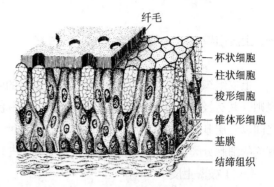

图1-16　假复层纤毛柱状上皮

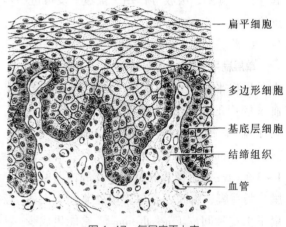

图1-17　复层扁平上皮

（二）腺上皮

凡是以分泌作用为主要功能的上皮称腺上皮，以腺上皮作为主要成分的器官称腺。腺分外分泌腺（如汗腺、消化腺）和内分泌腺（如甲状腺、肾上腺）两种，前者有导管与腺上皮相连，后者无导管，分泌物直接进入血液。

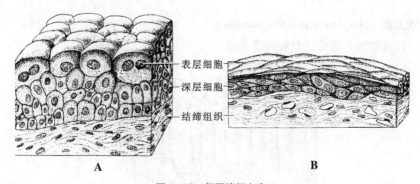

图1-18　复层移行上皮

A. 膀胱空虚时；B. 膀胱膨胀时

内分泌腺（endocrine gland）由一团有分泌能力的腺细胞组成。在上皮细胞分化过程中，部分组织向深部凹陷，与上皮脱离形成。内分泌腺分泌的特殊物质称激素，如甲状腺素、肾上腺素、胰岛素分别由对应的内分泌腺分泌。分泌的激素进入血液中后，随血液循环输送到身体各处（图 1–19）。

外分泌腺（exocrine gland） 由导管和腺泡组成（图 1–18）。与身体表面和管腔上皮相连接的管道称导管；腺体末端呈管状或泡状，称腺泡。腺泡具有分泌功能，分泌物由导管排出。

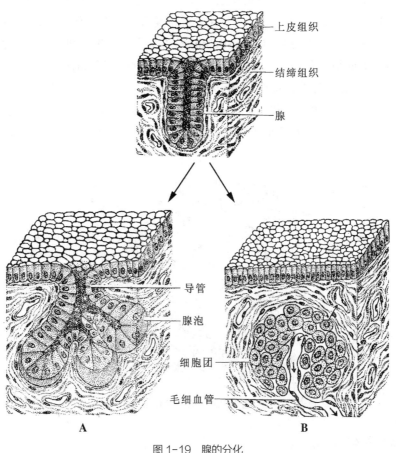

上皮组织

结缔组织

腺

导管

腺泡

细胞团

毛细血管

A　　　　　　　　　　B

图 1-19　腺的分化
A. 外分泌腺；B. 内分泌腺

二、结缔组织

结缔组织广泛分布于身体各部，种类多，形态多样。结缔组织由细胞和大量细胞间质构成，细胞间质包括基质和纤维两部分。基质呈均质状，纤维为细丝状。细胞种类多，无极性，散在于细胞间质中。根据结缔组织的性质和成分可分为疏松结缔组织、致密结缔组织、脂肪组织、网状结缔组织等。骨、软骨、血液、肌腱及筋膜等均为结缔组织。

（一）疏松结缔组织

疏松结缔组织（loose connective tissue）充满于器官与器官之间、组织与组织之间，血管、淋巴管、神经通过处均存在疏松结缔组织。疏松结缔组织的基质多，纤维较疏松，细胞数量少（图 1–20），具有连接、营养、保护、支持和修复等功能。

1. **细胞种类**　**成纤维细胞**（**fibroblast**）为主要细胞成分，数量多且分布广。细胞扁平不规则。成纤维细胞组成细胞间质中的3种纤维，即胶原纤维、弹性纤维和网状纤维。**巨噬细胞**（**macrophage**）多突起，核小，可吞噬外来异物、衰老细胞的碎片、细菌、病菌等。**肥大细胞**（**mast cell**）多分布于小血管周围，胞质内有粗大均匀颗粒，可产生肝素和组织胺。肝素有抗凝血作用，组织胺可使毛细血管扩张，通透性增强。**浆细胞**（**plasma cell**）数量较少，主要存在于消化管、呼吸道固有层结缔组织内，在慢性炎症时其数量增多。浆细胞可分泌抗体，参与机体的免疫反应。

2. **间质**　由纤维和基质组成。存在3种主要纤维类型：**胶原纤维**（**collagenous fiber**），呈白色，较粗，索状，韧性强；**弹性纤维**（**elastic fiber**）呈黄色，较细，细丝状，有弹性；**网状纤维**（**reticular fiber**）短而细，有分支，互相吻合成网状，无弹性而有韧性，多分布于组织交界处，以及造血器官、淋巴器官等处。**基质**（**ground substance**）为无定形胶状物，化学成分主要为黏多糖和蛋白质。黏多糖与水的亲和力强，可保持水分，并使细胞与纤维黏合，使其维持一定形态，限制毒素、病菌的扩散。从毛细血管中渗出的液体进入细胞间质中，称组织液。

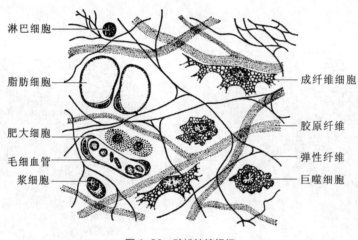

图 1-20　疏松结缔组织

（二）致密结缔组织

致密结缔组织（dense connective tissue）纤维较疏松结缔组织多，主要为胶原纤维和弹性纤维。皮肤、真皮、肌腱等主要为致密结缔组织。

（三）脂肪组织

脂肪组织（adipose tissue）由大量聚集的脂肪细胞构成，被疏松结缔组织分隔成小叶（图 1-21）。体内常见的脂肪组织呈黄色。脂肪细胞中央有一大脂滴，胞质呈薄层，位于细胞周边。核扁圆形，被推挤到细胞一侧，连同部分胞质呈新月形。脂肪主要分布于皮下网膜，其质量约占人体重的10%，为体内最大的贮能库，并具维持体温、缓冲、支持等作用。

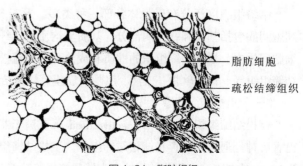

图 1-21　脂肪组织

三、肌肉组织

肌肉组织由肌细胞组成。肌细胞细长似纤维状，又称肌纤维。细胞质称肌浆，内含大量可产生收缩的肌原纤维（myofibrils）。据肌肉组织的形态和功能，可分为骨骼肌、心肌、平滑肌3种类型。

（一）骨骼肌

骨骼肌（skeletal muscle） 附着于骨骼，与身体运动相关。骨骼肌由大量成束的肌细胞组成，肌细胞又称肌纤维。骨骼肌纤维呈长圆柱形，长度变化范围很大，如镫骨肌纤维长度为 1 mm，缝匠肌纤维为 125 mm，而臀大肌为 40 mm。肌纤维为多核细胞，有的可多达几十个至上百个核，这是由于肌细胞在胚胎发育过程中，出现多个细胞融合的结果。核被胞内大量排列的肌原纤维挤到细胞周边。肌原纤维呈细丝状，直径 1～2 μm。电镜下，每条肌原纤维又由许多粗、细肌丝组成，由于粗、细肌丝的排列使肌原纤维显示出明暗相间的条纹，故又称横纹肌（图 1-22）。骨骼

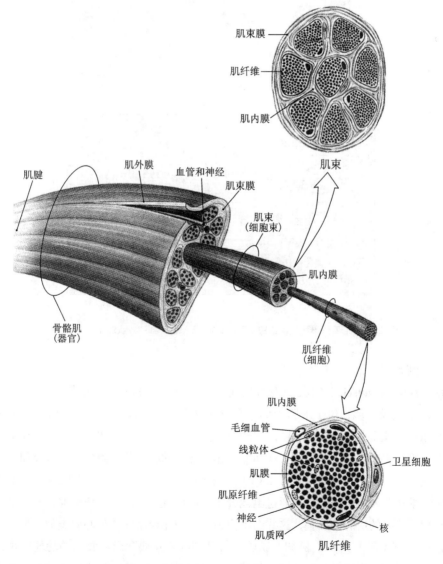

图 1-22　骨骼肌的组成示意图（Martini F H，Anatomy & Physiology，2004）

肌的收缩受意识支配，故又称随意肌，骨骼肌的详细情况请见第三章第二节。

（二）心肌

心肌（cardiac muscular tissue） 细胞呈细长圆柱形，有分支，并互相连接成网。细胞核位于细胞中央。心肌细胞中含有极为丰富的线粒体。心肌细胞间通过缝隙连接和桥粒相互紧密连接在一起，它们对稳定相邻细胞的位置和组织的三维结构具有重要作用。缝隙连接能允许离子和小分子从一个细胞转移进入另一个细胞。心肌细胞相连处细胞膜特化，凹凸相连，形状呈阶梯状，称**闰盘（intercalated disc）**（图 1-23）。闰盘有利于电冲动在心肌细胞间的快速传导。心肌的收缩具有节律性，为不随意肌。

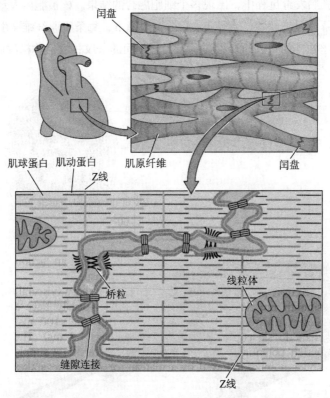

图 1-23　心肌纤维和闰盘结构（Boron W F. Medical Physiology，2003）

（三）平滑肌

平滑肌（smooth muscle） 的肌细胞为长柱形，长 20 ~ 200 μm，怀孕期子宫平滑肌可长达 500 μm。平滑肌核长圆形，位于细胞中部。平滑肌有的可成束排列，如立毛肌；有的可成层排列，如胃肠道的平滑肌层。同一层内的肌纤维平行排列，一条纤维的粗部与另一纤维的细部相嵌。有些平滑肌细胞可由多个分离的、在功能上相互独立的收缩单位组成，与骨骼肌类似，每个单位都需接受神经刺激才能收缩（图 1-24A），这种连接方式可实现对平滑肌细胞收缩的精确控制。平滑肌纤维相互间能以缝隙连接通过电耦合来传递信息，因此，在任何部位产生的兴奋都会很快扩散至相互连接的所有的细胞，这些细胞作为一个功能合胞体（与心肌类似）形成一个共同单位同步产生收缩（图 1-24B）。例如在膀胱，很多细胞相互偶联形成收缩的功能单位，当受到刺激时膀胱壁平滑肌能形成强有力的同步收缩。支配平滑肌的神经末梢常常直接与每个平滑肌细胞相连，连接处神经末梢形成膨大的曲张体（varicosities），肌纤维间分布网状纤维及弹性纤维。平滑肌内的肌原纤维较骨骼肌明显少，且排列不整齐。肌原纤维的分子结构与骨骼肌和心肌大致一样，也分粗肌丝和细肌丝。平滑肌的收缩有节律性，具较大伸展性，为不随意肌。

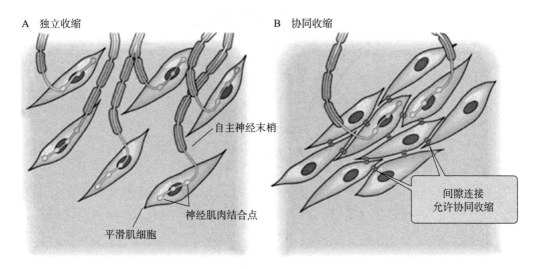

图 1-24 平滑肌的神经支配

A. 每个平滑肌细胞都能接受各自的神经控制，这种细胞间相互分离的连接方式可对细胞收缩实现精细的调控；
B. 平滑肌细胞通过缝隙连接方式形成独立的类似"单个"结构单位，这种连接方式可实现许多细胞的协同活动

四、神经组织

神经系统主要由神经细胞（neuron）和神经胶质细胞（neuroglia）组成。神经细胞又称神经元，是神经系统中最基本的结构和功能单位。神经胶质细胞不参与神经冲动的传导，但对神经细胞起营养、支持作用和参与髓鞘的形成。神经元由胞体和突起组成。突起分轴突和树突。树突和胞体接受其他神经元传来的神经冲动，通过轴突将兴奋传至另一与之相连接的细胞。神经元的轴突末梢含有大量神经递质，当兴奋到达轴突末梢时能引起这些递质的释放，递质与其相连的细胞受体结合，引起这些细胞（效应器）的反应，如产生肌肉的收缩、腺体的分泌等。在神经系统的不同部位，神经细胞的形态和大小有着极大的差别。脊椎动物中最小的神经元胞体直径仅为 $5 \sim 6 \, \mu m$，如小脑的颗粒细胞；大的神经元直径可达 $25 \sim 100 \, \mu m$，如脊神经节细胞、脊髓腹角的运动神经元和大脑皮层的贝茨（Betz）细胞等。

大多数神经元一般只有一个细胞核，核内含有遗传物质。核周围的部分叫核周质，内有多种细胞器，如核糖体、粗面内质网、高尔基体、微管、神经微丝和溶酶体等。神经细胞膜与其他细胞的质膜基本相似，但它有着许多更为特化的功能。在膜上存在各种受体，可与递质特异性结合传递信息。在神经细胞膜上还存在大量的离子通道，它们与膜电位的维持、变化和信息的传递有密切关系。

（一）神经元的结构

神经元由胞体和突起两部分组成（图 1-25）。

1. 胞体 神经元胞体呈不规则的多角形、圆形、梭形或锥体形等。核大而圆，多位于细胞中

央。核仁明显。胞质内主要含丰富的线粒体、神经原纤维、尼氏体等。**神经原纤维（neurofibrilis）** 呈线状交织分布，在神经元内起支持和运输的作用。**尼氏体（Nissl body）** 为碱性颗粒或小块，由粗面内质网和游离核糖体组成，主要功能是合成蛋白质供神经活动需要（图1-25）。

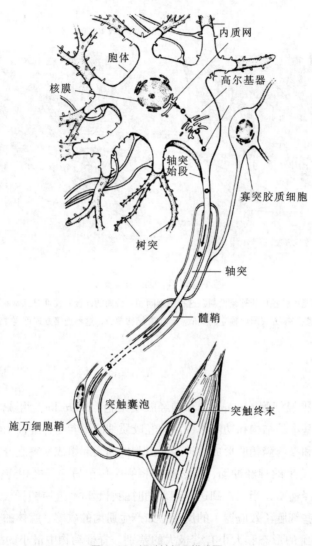

图1-25　运动神经元模式图

2. 突起　神经元突起包括树突和轴突。

树突（dendrite） 分支多，呈树枝状，愈向外周分支越细，表面有刺状物，是其他神经元终末支与树突的接触点。树突内的结构与胞体相同。树突的功能是接受刺激，将神经冲动传至胞体。

轴突（axon） 每个神经元只有一根粗细均匀的轴突。胞体发出轴突的部分呈圆锥形，称轴丘。轴丘内无尼氏体。轴突主干上有时可分出侧支，一个神经元通过轴突及其侧支可与其他细胞相连接。轴突的功能是将神经冲动从胞体传向外周。

（二）神经元的分类

神经元分类有多种方法，如根据神经元分布的位置、神经元释放的递质类型、神经元的突起数目以及神经元的功能等进行分类。

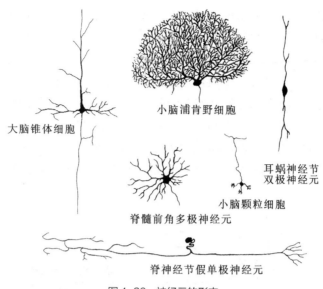

大脑锥体细胞

小脑浦肯野细胞

耳蜗神经节
双极神经元

小脑颗粒细胞

脊髓前角多极神经元

脊神经节假单极神经元

图 1-26　神经元的形态

1. 根据神经元的突起数目分类

假单极神经元（pseudounipolar neuron） 胞体只发出一个突起，但离胞体一定距离后分成两支，一支伸向脊髓和脑，称为中枢突（相当于轴突）；另一支伸向其他器官，其末端构成感受器，称为外周突（相当于树突）（图 1-26）。假单极神经元的胞体位于脑神经节和脊神经节内。

双极神经元（bipolar neuron） 从胞体相对的两端各发出一支突起，一支是树突（外周突），另一支是轴突（中枢突），如嗅黏膜和视网膜中的感觉神经元等。

多极神经元（multipolar neuron） 由神经元的胞体发出多个树突和一个轴突。树突多，可扩大神经元之间的联系。脑、脊髓和自主神经节（植物性神经节）内的神经元多数是多极神经元。

2. 按神经元的功能分类

感觉神经元（传入神经元）（sensory neuron） 其外周突止于身体各部，末梢形成各种感受器，接受环境中各种不同的刺激，并将刺激转化为神经冲动，沿外周突传向胞体，再经中枢突传入中枢。假单极神经元和双极神经元均属于此类神经元。

运动神经元（传出神经元）（motor neuron） 分布于中枢神经系统中，传出冲动至外周，支配骨骼肌、平滑肌和腺体的活动。如脊髓前角运动神经元和脑神经核中的神经元。

中间神经元（interneuron） 在中枢神经内，位于感觉神经元和运动神经元之间，起联络作用，故亦称联络神经元。

（三）神经胶质细胞

神经胶质细胞或称胶质细胞（glial cell），广泛分布于中枢和周围神经系统，其数量与神经元数量之比为 10∶1 ~ 50∶1，因而其数量远大于神经元的数量。胶质细胞与神经元一样具有突起，但无树突和轴突之分，也没有传导神经冲动的功能。根据胶质细胞的形态和功能特点可将其分为以下几种（图 1-27）：

1. **星形细胞（astrocyte）** 胶质细胞中体积最大的一种，与少突胶质细胞一起称为大胶质细胞。细胞呈星形，其突起呈树枝状，突起的末端膨大，包裹在毛细血管的表面，称血管周足，其他胶质细胞的突起则附于神经细胞的胞体和树突上。脑内毛细血管表面85%以上的面积被血管周足所包绕。星形胶质细胞的核呈圆形或卵圆形，较大，染色较浅。星形胶质细胞分为纤维性及原浆性两种：①**纤维性星形胶质细胞（fibrous astrocyte）**，多分布在白质，细胞的突起细长，分支较少，胞质内含大量胶质丝（glial filament）。组成胶质丝的蛋白质称胶质原纤维酸性蛋白（glial filament），为该类细胞的特异分子。②**原浆性星形胶质细胞（protoplasmic astrocyte）**，多分布在灰质，细胞的突起较短粗，分支较多。星形胶质细胞的突起伸展充填在神经元胞体及其突起之间，起支持和分隔神经元的作用。星形胶质细胞能吸收细胞间隙的 K^+，维持其含量的稳定性，它还能摄取和代谢某些神经递质（如 γ - 氨基丁酸），对神经元的正常活动具有重要作用。中枢神经系统损伤时，星形胶质细胞增生、肥大，充填缺损的空隙，形成胶质瘢痕（glial scar）。

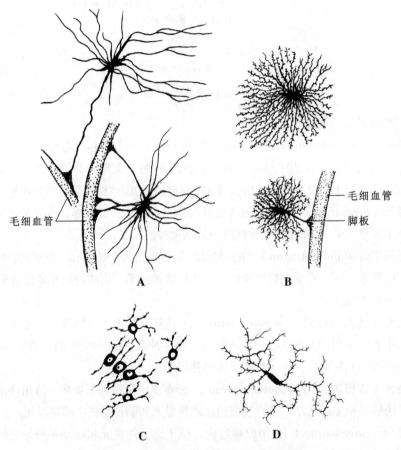

毛细血管

毛细血管
脚板

A

B

C

D

图 1-27 中枢神经系统内的几种神经胶质细胞
A. 纤维性星形胶质细胞；B. 原浆性星形胶质细胞；C. 少突胶质细胞；D. 小胶质细胞

2. **少突胶质细胞（oligodendroglia）** 胞体小，胞质少，胞突分支少。其突起末端扩展成片状，包裹神经元的轴突形成髓鞘，是中枢神经系统中的髓鞘形成细胞。

3. **小胶质细胞（microglia）** 胞体小，短棒状，有数条树枝状突起。胞质少，胞突分支少。分布于大、小脑和脊髓的灰质内。可吞噬和清除坏死组织。

4. **施万细胞（Schwann cell）** 包绕于周围神经的周围，参与外周神经轴突髓鞘的形成。周围神经纤维受损伤或离断后，施万细胞对神经纤维的再生具有重要作用。

（四）神经纤维

神经纤维（nerve fiber）由神经元的突起和包绕在外面的神经胶质细胞组成。许多神经纤维常常集合成束。如脑和脊髓的白质及周围神经系统的每条神经，都是由许多神经纤维集合而成。神经纤维分为以下两种：

1. **有髓神经纤维（myelinated nerve fiber）**　即突起外面包有髓鞘结构。髓鞘由磷脂和蛋白质层层相间组合而成，呈圆筒状包在突起外面，有绝缘作用，可防止神经冲动扩散到相邻的神经纤维。组成神经纤维的髓鞘并非是连续不断的，而呈有规则的节段，节段之间细窄部分称为**郎飞结**（**Ranvier node**）。神经冲动可从一个朗飞结直接跳跃到下一个或几个朗飞结。脑神经和脊神经多数是由有髓神经纤维组成的（图 1-28）。

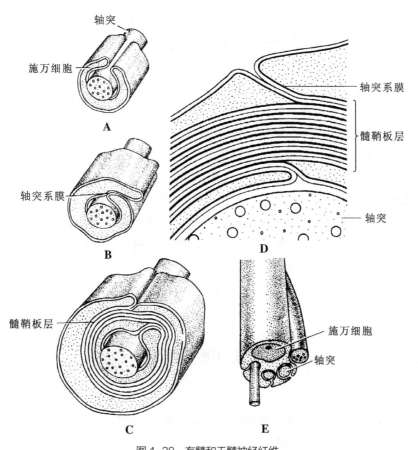

图 1-28　有髓和无髓神经纤维
A、B、C. 髓鞘发生过程；D. 有髓神经纤维超微结构；E. 无髓神经纤维超微结构

2. **无髓神经纤维（unmyelinated nerve fiber）**
无髓神经纤维实际上也有一薄层髓鞘，但比有髓纤维薄。自主神经（支配内脏器官的神经）系统中的纤维多属无髓神经纤维（图 1-28）。

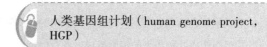

人类基因组计划（human genome project, HGP）

小　结

　　人体结构按其功能可以分为几大系统。每一系统由若干器官组成。每种器官又由不同组织组成。

　　人体有4种基本组织，即上皮组织、结缔组织、肌肉组织和神经组织。组织由细胞和细胞间质组成。细胞是人体形态结构和功能的基本单位。细胞由细胞膜、细胞质和细胞核3部分组成。细胞膜是细胞的界膜，细胞通过细胞膜与外界不断进行物质、能量与信息的交换和传递。细胞膜中的蛋白质有的作为载体或"泵"，起转运分子或离子的作用；有的作为受体，接受和转导外界的化学信号，引起细胞内的变化。细胞质填充于细胞膜和细胞核之间，由基质和其中的细胞器构成。

　　上皮组织由上皮细胞和少量的细胞间质组成。上皮组织可分为被覆上皮和腺上皮。被覆上皮排列成一层或多层，覆盖身体表面或作为管道和囊腔的内壁，起保护、分泌、吸收等作用。腺上皮是以分泌作用为主要功能的上皮。

　　结缔组织广泛分布于身体各部，种类多，形态多样，由细胞和大量细胞间质构成。结缔组织可分为疏松结缔组织、致密结缔组织、脂肪组织和网状结缔组织。骨、软骨、血液、肌腱和筋膜等均为结缔组织。细胞间质包括基质和纤维两种成分。基质呈均质状，纤维为细丝状。

　　肌肉组织由肌细胞组成。肌细胞又称肌纤维，内含肌原纤维。肌肉组织可分骨骼肌、心肌、平滑肌3种类型。骨骼肌的收缩活动受意识支配，为随意肌；心肌具有收缩性和节律性，为不随意肌；平滑肌有较大伸展性，其收缩有节律性，为不随意肌。

　　神经组织由神经细胞和神经胶质细胞组成。神经细胞是神经系统的基本功能单位，它们具有接受刺激和传导神经冲动的功能。神经胶质细胞在神经组织中具有支持、营养和稳定神经细胞正常电活动的功能。

（北京师范大学　曾少举）

复习思考题

1. 名词解释

　　单位膜　主动转运　被动转运　闰盘　神经原纤维　尼氏体　郎飞结

2. 细胞中存在哪些细胞器，各有何功能？

3. 物质进入细胞内可通过哪些方式，各有何特点？

4. 细胞膜上的通道蛋白有哪些种类，各是如何转运的？

5. 结缔组织有哪些种类？简述其结构和功能。

6. 肌肉组织包括几种类型？比较不同肌肉的结构和功能特点。

7. 神经组织由几种类型的细胞组成，各有何特点？

参 考 文 献

邹钟之.组织胚胎学.北京：人民卫生出版社，2008.

网上更多……

✎ 课后同步练习

第二章
运动系统

　　骨、骨连结和骨骼肌组成运动系统。骨和骨连结构成人体的支架（图 2-1），称**骨骼**（skeleton）。骨骼肌跨过关节，附着在关节两端的骨面上，在神经系统的支配下，当肌肉收缩时，牵动骨骼产生各种运动。运动系统具有维持人体形态、保护内脏器官、运动等功能。

　　体育锻炼可以促进全身的新陈代谢，加速血液循环，使骨骼和骨骼肌得到更多的营养。经常参加体育锻炼的人，尤其是青年人，肌纤维会变粗，肌肉质量会增加。经常锻炼也可促进骨骼的生长发育，加速骨的钙化，使骨更加粗壮坚实，同时又促进了韧带的发育，增加关节的牢固性和灵活性。因此，经常参加体育锻炼的青少年在身高、体重、胸围等方面都会比一般同年龄的青少年明显地增加。

第一节　骨骼

一、骨

　　成人**骨**（bone）共有 206 块，约占体重的 20%。每一块骨都有一定的形态结构，并有血管、神经分布，故每块骨都是一个器官。

　　（一）骨的形态分类

　　全身骨的形态多样，其形态与所担负的功能相关，一般分为长骨、短骨、扁骨和不规则骨 4 类（图 2-2）。

　　1. 长骨　长骨呈长管状，中部细长称骨干，两端膨大称骺。主要分布在四肢，如肱骨、股骨等。在运动中起杠杆作用。

　　2. 短骨　短骨呈立方形，位于连结牢固、运动较复杂

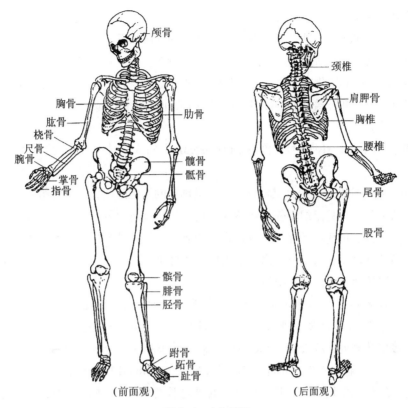

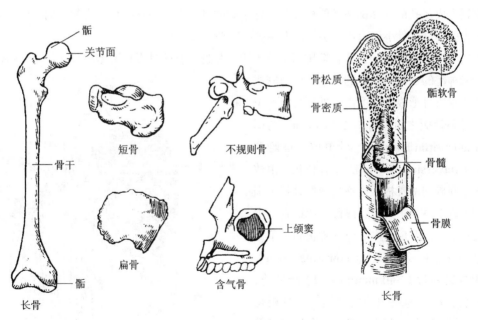

图 2-1　人体骨骼

图 2-2　骨的形态构造

的部位。主要分布在手和足，如腕骨、跗骨等。

3. 扁骨　扁骨呈板状，主要参与构成颅腔、胸腔和盆腔的壁。如顶骨、胸骨等。

4. 不规则骨　不规则骨形状不规则，如椎骨、颞骨等。有的不规则骨中含有空腔，为**含气骨**（pneumatic bone），如上颌骨、蝶骨等。某些肌腱内的扁圆形小骨，称为**籽骨**（sesamoid bone），每人的籽骨只有一对，即膝盖前方的髌骨，由股四头肌肌腱骨化而成。

（二）骨的构造

骨由**骨组织**（osseous tissue）和**骨膜**（periosteum）构成，骨内有骨髓腔，内含**骨髓**（bone marrow）。

1. 骨组织　是一种结缔组织，其特点是有大量钙化的细胞间质，并使骨组织成为一种坚硬而有一定韧性的结缔组织。骨组织不仅有年龄性变化，并且可随所承受的压力进行改建，从而保证了骨骼对机体的支持、负荷以及保护内脏器官等功能。此外，骨组织中含有钙和磷，当机体需要时还可通过细胞的活动动员大量钙、磷离子入血，或将血中过量的钙、磷离子贮存于骨组织。因此，骨组织与机体的钙、磷代谢密切相关。

骨组织由细胞和钙化的细胞间质组成。骨细胞分4种：骨原细胞、成骨细胞、骨细胞和破骨细胞。其中骨细胞数量最多。骨组织的细胞间质习惯上称为**骨基质**（bone matrix），简称骨质。骨基质呈板层状排列，称**骨板**（bone lamella）。骨细胞单个分散于骨板内或骨板间的**骨陷窝**（bone lacuna）中，骨陷窝依彼此之间的**骨小管**（bone canaliculi）相连通。

成年骨的骨组织几乎均为板层骨，按骨板的排列形式和空间结构分为**松质骨**（spongy bone）和**密质骨**（compact bone）。

松质骨位于骨的深部，由许多**骨小梁**（bone trabecula）构成。骨小梁呈针状或不规则的片层状，交错形成多孔的立体网格样的松质骨。骨小梁的排列方向与骨所承受力的方向一致，故也能承受较大的重量。骨小梁由若干层骨板不甚规律地平行排列组成。

密质骨位于骨的表层，其骨板排列十分规律，并且所有的骨板均紧密结合，仅在一些部位留下血管和神经的通道。长骨的骨干主要由密质骨构成，密质骨形成骨干的内、外环骨板和位于内、外环骨板之间的**骨单位**（osteon）与**间骨板**（interstitial lamella）。骨单位又称**哈弗斯系统**（Haversian system），呈长柱状，由数层呈同心圆排列的骨板（也称哈弗斯骨板）围成，骨单位中央为中央管，或称哈弗斯管。中央管与骨小管以及位于内、外环骨板和骨单位间的横向穿越的**穿通管**（perforating canal），也称**福尔克曼管**（Volkmann canal）相通连，成为血管、神经和组织液的通道。间骨板是位于骨单位之间的一些平行骨板，是原有骨单位或内、外环骨板更新改建过程中的残留部分（图2-3，图2-4）。

2. 骨膜　骨的内、外表面分别有骨内膜

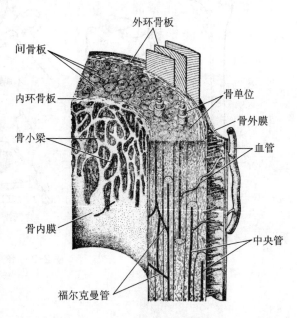

图2-3　长骨骨干的结构

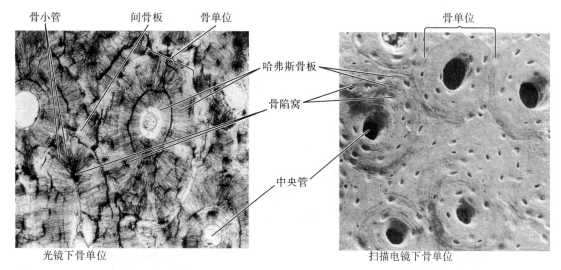

图2-4　骨单位

和骨外膜，主要由纤维性结缔组织构成。骨膜还含有幼稚的骨细胞，丰富的血管、淋巴管和神经，对骨的营养、生长及损伤后的修复等有重要作用。

3. 骨髓　充填于骨髓腔和松质骨的间隙内，分红骨髓和黄骨髓。红骨髓分布于全身骨的松质骨内，具有造血功能。胎儿和婴儿的骨髓都是红骨髓。大约从6岁开始，骨髓腔内的红骨髓逐渐被脂肪组织代替变成黄骨髓。黄骨髓无造血功能，但在某些病理情况下可转变为红骨髓恢复造血。成人的红骨髓主要存在于扁骨、不规则骨和长骨两端的松质骨内。

（三）骨的化学成分

骨的化学成分包括有机质和无机质。有机质主要是骨胶原纤维，使骨具有韧性和弹性；无机质主要是骨盐（主要成分是羟磷灰石结晶），使骨具有脆性并坚硬。骨的化学成分可因年龄、营养状况等因素的影响而变化。青、壮年的骨有机质约占1/3，无机质约占2/3；幼儿的骨有机质含量相对较多，韧性较大，不易骨折，但易弯曲或变形；老年人的骨无机质含量较多，骨的脆性较大，易骨折。

（四）骨的发生和生长

骨由幼稚的结缔组织发育而成。其发生有两种形式：一种叫膜内成骨，是幼稚的结缔组织先增殖成结缔组织膜，膜再形成骨。如颅盖各骨都是以此方式成骨。另一种叫软骨内成骨，是幼稚的结缔组织先形成软骨雏形，再由软骨改建为骨。如躯干骨和四肢骨主要以此方式成骨。

骨的生长有加长和加粗生长两种方式，现以长骨为例说明骨的生长过程。在骨干和骺的交界处有一层软骨称**骺软骨（epiphysial cartilage）**，骺软骨不断增殖，又不断地骨化，因此骨的长度不断地增加，到成人骺软骨才完全骨化、消失，遗留一条骺线。在长度不断增加的同时，骨膜深层的成骨细胞在骨干周围也不断形成新的骨质，使骨逐渐加粗。

骨在生长发育过程中，受年龄和外界环境的影响，骨的成分、结构和形状都可发生一定的变化。例如，经常进行劳动和体育锻炼的人，骨粗壮坚实。而营养缺乏或因疾病，特别是小儿缺钙可产生佝偻病、"O"形或"X"形腿、鸡胸等。

骨质疏松

二、骨连结

连结骨与骨之间的结构称骨连结。分直接连结和间接连结两类（图2-5）。

直接连结是由相邻的骨之间借致密结缔组织、软骨或骨直接相连。特点是活动幅度小或不能活动，如颅骨之间的缝、椎骨之间的椎间盘等。间接连结又称**关节**（**articulation**）。由相邻的骨之间借结缔组织构成的囊相连。相对的骨面之间有腔隙，腔内含有少量滑液。特点是活动幅度较大，如肩关节、髋关节等。

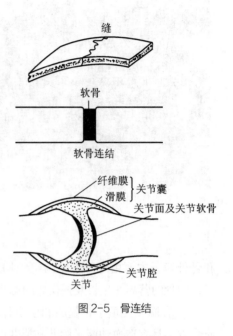

图2-5 骨连结

（一）关节的基本结构

每个关节都由**关节面**（**articular surface**）、**关节囊**（**articular capsule**）和**关节腔**（**articular cavity**）三部分。

1. 关节面 是构成关节的骨面之间的邻接面，其形状是相互适应的，一般一个为凸面，另一个为凹面。关节面上覆盖一层关节软骨，表面光滑又有弹性，可减轻运动时关节面之间的摩擦，缓冲运动时的冲击和震荡。

2. 关节囊 为膜性囊，分内、外两层。外层为纤维膜，由致密结缔组织构成，厚而坚韧，附着于关节面的周缘及附近的骨面上，并与骨膜相延续。内层为滑膜，衬贴于纤维膜内面，能分泌滑液，起润滑作用。

3. 关节腔 是关节囊与关节软骨共同围成的密闭腔隙，含少量滑液，腔内为负压，有助于关节的稳固。

（二）关节的辅助结构

某些关节除基本结构以外，还有**韧带**（**anadesma**）、关节盘和半月板等辅助结构。韧带是位于关节囊周围或关节囊内的致密结缔组织束，可增强关节的稳固性。**关节盘**（**articular disc**）是介于两关节面间的软骨板，膝关节内的关节盘呈半月形，故称半月板。关节盘使其两关节面的接触更加适合，能增强关节的稳固性和灵活性。

（三）关节的运动

在肌肉的牵引下，关节的运动主要有屈和伸、内收与外展、旋内与旋外、环转等形式。关节的运动范围与关节的形状有关，关节的灵活性和牢固性与关节的构造有关，一般灵活性大，牢固性就小，灵活性小，牢固性就大。加强体育锻炼，既可增强关节的灵活性又可增强牢固性。

关节炎

关节受到强大的外力作用时，如用力过猛或跌倒时，可能使关节凸与关节凹失去正常位置，称为脱臼。脱臼时，常伴有关节囊撕裂和韧带损伤，脱臼部位出现肿胀、疼痛，并失去运动功能，此时应特别注意保护脱臼关节的稳固。

三、全身骨的分布概况与特征

全身 206 块骨按其所在部位可分为颅骨、躯干骨和四肢骨（图 2-1），颅骨和躯干骨又称中枢骨。全身骨组成如下：

颅骨
（29）
- 脑颅骨：额骨（1）、枕骨（1）、蝶骨（1）、筛骨（1）、顶骨（2）、颞骨（2）
- 面颅骨：上颌骨（2）、颧骨（2）、腭骨（2）、鼻骨（2）、泪骨（2）、下鼻甲骨（2）、下颌骨（1）、犁骨（1）、舌骨（1）
- 听小骨：锤骨（2）、砧骨（2）、镫骨（2）

躯干骨
（51）
- 脊柱：颈椎（7）、胸椎（12）、腰椎（5）、骶骨（1，由 5 块骶椎骨愈合而成）、尾骨（1，由几块尾椎骨愈合而成）
- 胸骨（1）
- 肋骨（24）

四肢骨
（126）
- 上肢骨（32×2）
  - 上肢带骨：肩胛骨（1）、锁骨（1）
  - 上肢游离骨：肱骨（1）、桡骨（1）、尺骨（1）、手骨（腕骨 8 块，掌骨 5 块，指骨 14 块）
- 下肢骨（31×2）
  - 下肢带骨：髋骨（1，由髂骨、耻骨、坐骨各 1 块愈合而成）
  - 下肢游离骨：股骨（1）、髌骨（1）、胫骨（1）、腓骨（1）、足骨（跗骨 7 块、跖骨 5 块、趾骨 14 块）

（一）颅骨

颅骨共有 29 块，除 3 对听小骨构成听骨链外，其余骨通过骨连结相连成颅。

颅分脑颅和面颅两部分。脑颅位于颅的后上部，由 8 块颅骨构成，它们围成颅腔，容纳脑。面颅位于颅的前下部，由 15 块颅骨构成，围成眶、骨性鼻腔和骨性口腔，构成面部的支架（图 2-6，图 2-7）。

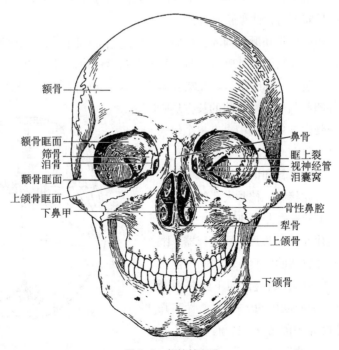

图 2-6　颅的前面观

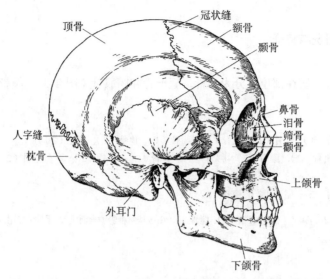

图 2-7 颅的侧面观

1. 脑颅　脑颅分为颅顶和颅底两部分。

颅顶各骨之间借缝紧密相连。可见额骨与顶骨之间的冠状缝；两顶骨之间的矢状缝；顶骨与枕骨之间的人字缝。新生儿颅骨尚未完全骨化，留有结缔组织膜，称颅囟（图 2-8）。主要有：前囟，位于额骨与矢状缝前端之间，呈菱形，出生后 1~2 岁闭合；后囟，位于人字缝与矢状缝相交处，多呈三角形，出生后 2~3 个月闭合。佝偻病患儿颅囟闭合期会延迟。

颅底内面凹凸不平，有很多脑神经和血管穿行的孔、管和裂隙。颅底内面由前向后依次可分为颅前窝、颅中窝和颅后窝（图 2-9，图 2-10）

（1）颅前窝　主要由额骨和筛骨构成。中部低陷处的长方形薄骨片是筛骨的筛板，板上有许多小孔，为筛孔。筛骨向下与骨性鼻腔相通。

（2）颅中窝　主要由蝶骨和颞骨构成。中部隆起，外侧部凹陷。中部由蝶骨体构成。蝶骨体上面的凹窝叫垂体窝。垂体窝的前外侧有一与眶相通的圆形短管，叫视神经管。在视神经管的外侧，有一条与眶相通的裂隙，称眶上裂。在蝶骨体的外侧，自前内向后外依次有圆孔、卵圆孔和棘孔。颅中窝的后外侧部与颅后窝之间的长方形隆起是颞骨的岩部，颞骨岩部后面的中央有一个较大的孔，称内耳门。由此向后外通入内耳道。

（3）颅后窝　主要由枕骨和颞骨构成。中部有枕骨大孔，向下与椎管相接续。枕骨大孔的前外侧缘有一条通向颅外的短管，称舌下神经管。

2. 面颅　面颅的眶呈四棱锥形，容纳视器，眶尖斜向内后，经视神经管通颅中窝，眶内侧壁前份有泪骨和泪囊窝（图 2-6），泪囊窝向下经鼻泪管通鼻腔。骨性鼻腔位于面颅中央，被由犁骨和筛骨垂直板构成的骨性鼻中隔分为左、右两腔（图 2-6，图 2-11）。鼻腔外侧壁自上而下有 3 片卷曲

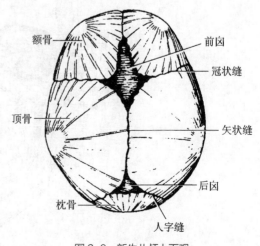

图 2-8 新生儿颅上面观

的骨片，分别称上鼻甲、中鼻甲、下鼻甲，鼻甲下方分别为上鼻道、中鼻道、下鼻道。在鼻腔周围的颅骨内有一些与鼻腔相通的含气腔，总称鼻旁窦。共4对：额窦、上颌窦、筛窦和蝶窦。骨性口腔由上颌骨、腭骨及下颌骨围成。

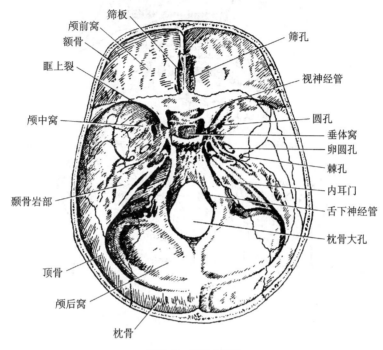

图 2-9　颅底内面观

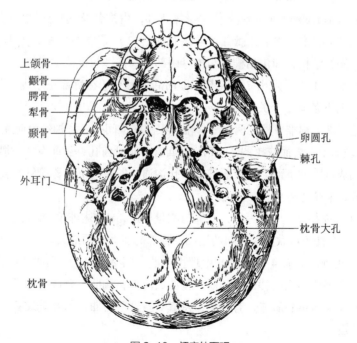

图 2-10　颅底外面观

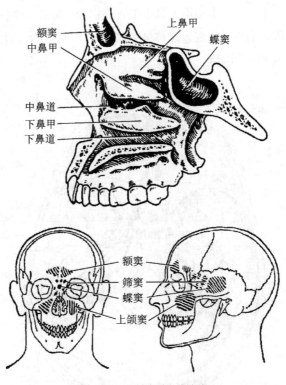

图 2-11 骨性鼻腔和鼻旁窦

（二）躯干骨

躯干骨包括椎骨、肋骨和胸骨，借骨连结组成脊柱和胸廓。

1. 脊柱 脊柱（vertebral column）位于身体背部，由椎骨及其骨连结所组成，椎骨根据分布的部位可分为颈椎、胸椎、腰椎、骶骨和尾骨（图 2-12）。各部分的椎骨大小、形状各有不同，但每个椎骨都有共同的结构，即包括椎体与椎弓两部分。椎弓与椎体围成椎孔。在整体上，椎孔连成椎管，容纳脊髓。由椎弓发出 7 个突起，即向后的棘突（在背部正中皮下可以摸到），向两侧的横突，向上、向下各有 2 个关节突。向上和向下的 4 个关节突分别与上、下椎骨形成关节。椎弓与椎体相连处很细，称椎弓根。两个相邻椎弓根围成椎间孔，脊神经由此通过（图 2-12，图 2-13）。骶骨由 5 块骶椎融合而成（图 2-14），前面有 4 对骶前孔，后面有 4 对骶后孔。骶骨内有纵行的骶管。它构成椎管的下部，并与骶前、后孔沟通。骶管的下口称骶管裂孔。尾骨由 4 块退化的尾椎融合而成，末端游离。

脊柱是人体躯干的支架，上承头颅，下部与髋骨相连，相邻椎骨的锥体之间借椎间盘和韧带等连结（图 2-15）。脊柱还可做各种方向的运动，腰部的运动范围最大。

人类的脊柱，从侧面看有 4 个明显的生理性弯曲（图 2-12），即颈曲、胸曲、腰曲、骶曲，这是由于人类直立姿势所形成的特征。颈曲、腰曲面向前，胸曲、骶曲凸向后，这样可增大胸腔和盆腔的容积，并使人体重心后移，有利于保持直立。这些弯曲还像弹簧装置，可减少走路与跳跃时对脑的冲击和震荡。

新生儿的脊柱只有简单的向背侧面的弯曲。上述生理性弯曲是随着小儿的生长发育逐渐形成的。出生 3 个月左右，婴儿开始抬头、学坐，一岁左右学习站立、走路，在这一过程中逐渐形成4个弯曲。儿童和青少年的脊柱发育时间较长，在整个生长发育时期，易受多种因素的影响。因此，应该注意预防脊柱畸形，如脊柱侧曲、驼背等。

2. 胸廓　胸廓（thorax）是由胸椎、胸骨、肋骨及其骨连结共同围成的，其中肋骨一端与胸椎相连，另一端除第11和12肋骨外，通过肋软骨与胸骨相连（图2-16）。人类的胸廓与其直立姿势是相适应的，前后直径略短，左右直径略长，形似圆锥形的笼子。其功能是容纳并保护心、肺等器官，并参与呼吸。

胸廓的形状与年龄、性别、健康状况有关。如果婴幼儿缺钙，易使胸廓前后径扩大，胸骨突出形成鸡胸，影响心、肺的正常发育和生理功能。

（三）四肢骨

1. 上肢骨　上肢骨由上肢带骨（肩胛骨、锁骨）和上肢游离骨（肱骨、桡骨、尺骨、手骨）组成（图2-1）。上肢带骨与躯干骨相连结。上肢骨一般较轻、小，关节灵活度大。例如，肩关节是由肱骨头和肩胛骨的关节盂构成的关节，关节头大，关节盂浅，关节囊较松，韧带也较弱，灵活性较大，可以做各种方向的运动。小儿此关节容易脱臼。手部腕骨较小，拇指可以对掌，适合于握持工具及灵活运动，进行生产劳动。儿童的腕骨约在10～13岁才能完成骨化，因此，应注意儿童的书写和劳动量。

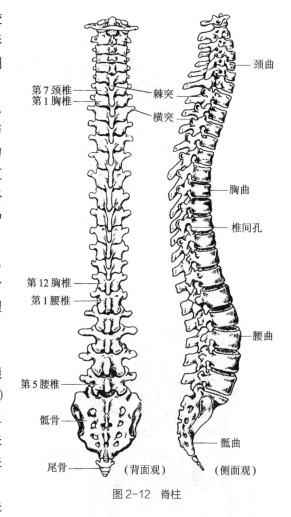

图2-12 脊柱

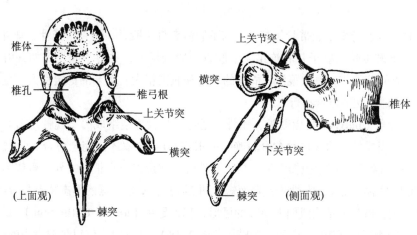

图2-13 椎骨

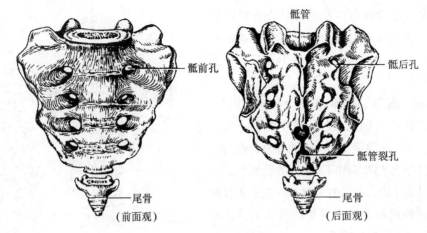

图 2-14　骶骨和尾骨

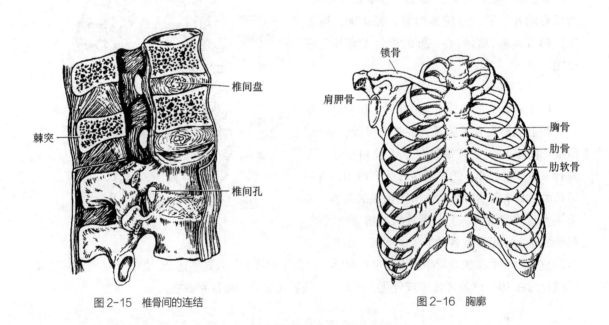

图 2-15　椎骨间的连结

图 2-16　胸廓

2. 下肢骨　下肢骨由下肢带骨（髋骨）与下肢游离骨（股骨、髌骨、胫骨、腓骨、足骨）组成（图 2-1）。下肢带骨与躯干骨相连结。下肢骨一般较粗大，关节牢固。例如，由股骨头和髋骨的髋臼所组成的髋关节，髋臼很深，周围的韧带和肌肉粗大，关节的稳定性大。足部跗骨较粗大，足趾短小，适于支持体重和行走。

3. 骨盆　**骨盆（pelvis）**是由髋骨、骶骨、尾骨及其骨连结组成的。髋骨是由髂骨、坐骨和耻骨 3 块骨愈合而成的。这 3 块骨愈合较晚，一般在 20～25 岁才能完全愈合。骨盆内容纳并保护盆腔脏器——直肠和泌尿生殖器官等。男、女性骨盆在形态上有很大差异，可作为性别区分的骨性标志。男性骨盆狭而长，女性骨盆宽而短（图 2-17），女性骨盆的形态特点与分娩功能有关。

4. 足弓　足骨借骨连结构成向上突隆的弓形，称为**足弓（arches of the foot）**。足弓可分为前后方向的内、外侧纵弓和内外方向的一个横弓（图 2-18）。站立时，仅以足跗骨中的跟骨和第一、五跖骨头着地，使人体重量分散在与地面接触的 3 个点上，增加了站立的稳定性，有利于长时间地站立。足弓具弹性，能缓冲行走与跳跃时对身体和脑所产生的震荡。如果足弓变低或消失，会形成扁平足。扁平足弹性差，当长时间站立或行走时，压迫足底神经和血管，易造成疲劳或足底疼痛。

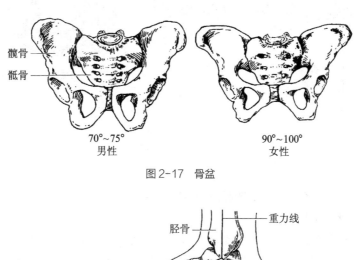

图 2-17　骨盆

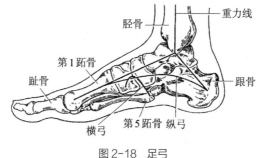

图 2-18　足弓

第二节　骨骼肌

一、骨骼肌的一般形态与作用

运动系统的肌肉一般都是骨骼肌，附于骨骼，运动受意识支配，故又称随意肌。骨骼肌的收缩和舒张是机体的主要运动形式，骨骼肌的收缩和舒张，导致运动器官的位移，从而完成各种躯体运动。人体全身肌约有 600 多块，在成人约占体重的 40%。每块肌都有一定的形态结构，并有血管、神经分布，故每块肌都是一个器官。

（一）肌的形态和分类

肌的形态多种多样，根据其外形可分为长肌、短肌、扁肌和轮匝肌（图 2-19）。长肌主要分布于四肢；短肌多位于躯干深部；扁肌多位于躯干浅部；轮匝肌分布于孔裂周围。根据其作用肌可分为屈肌、伸肌、内收肌、外展肌、旋内肌和旋外肌等。

（二）肌的构造

肌由肌腹和肌腱构成。肌腹位于中部，由骨骼肌纤维构成，肌腱位于两端，由致密结缔组织构成（图 2-19）。肌腹通过收缩产生力。肌腱无收缩功能，一端牢固地附着在骨的表面，起传递

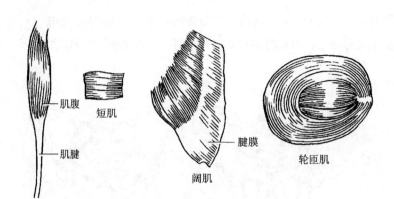

图2-19 肌的形态

力的作用。长肌的腱多呈索状，扁肌的腱薄而宽阔称腱膜。

（三）肌的起止和作用

肌至少跨过一个关节，肌肉收缩时牵动它所附着的骨产生运动。一般把肌附着在相对固定骨上的点叫起点，附着在相对活动骨上的点叫止点（图2-20）。起点多在身体的近侧，而止点在远侧。

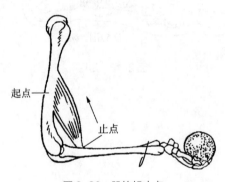

图2-20 肌的起止点

（四）肌的配布

大多数肌都成群分布在关节的周围。其配布形式取决于关节的运动。一般屈肌位于关节的前方，伸肌位于关节的后方，内收肌位于关节的内侧，外展肌位于关节的外侧。通常把使关节完成同一运动的肌称协同肌，使关节产生相反运动的肌称拮抗肌。

二、全身骨骼肌的分布概况

全身肌可分为头颈肌、躯干肌和四肢肌（图2-21，图2-22）。人体肌的分布与直立姿势、劳动和情感与语言有密切关系。为适应直立姿势和劳动，项部（颈后）、背部、臀部和小腿后面的肌特别发达；上肢为适应劳动，屈肌比伸肌发达，运动手指的肌也较其他动物分化的程度要高；下肢肌粗壮。为适应表达情感与语言，口周围肌和面肌（表情肌）发达。现将部分骨骼肌的名称、部位和作用简单列表如下（表2-1）：

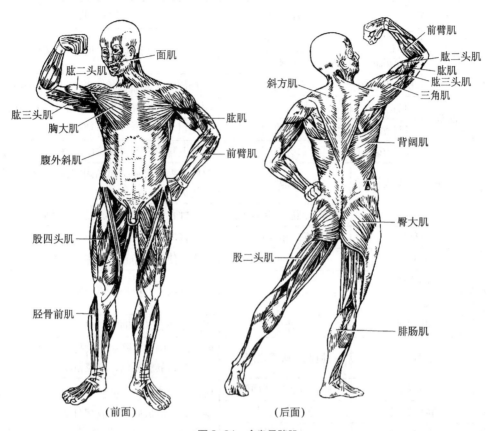

面肌
肱二头肌
肱三头肌
胸大肌
腹外斜肌
股四头肌
胫骨前肌
肱肌
前臂肌

斜方肌
前臂肌
肱二头肌
肱肌
肱三头肌
三角肌
背阔肌
臀大肌
股二头肌
腓肠肌

（前面）　　　　　　　（后面）

图2-21　全身骨骼肌

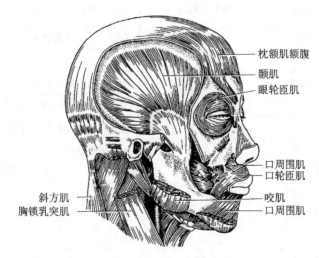

枕额肌额腹
颞肌
眼轮匝肌
口周围肌
口轮匝肌
斜方肌
胸锁乳突肌
咬肌
口周围肌

图2-22　头肌

表 2-1 部分骨骼肌的名称、部位、作用简表

名称			部位	作用	
头颈肌	头肌	咀嚼肌（咬肌）	下颌支外侧	使下颌骨运动，进行咀嚼	
		咀嚼肌（颞肌）	颞窝部		
		面肌（枕额肌额腹）	额部皮下	扬眉	面肌均止于皮肤，属于皮肌，收缩时面部出现皱褶，以表达各种感情并参与语言活动
		面肌（眼轮匝肌）	眼裂周围	眼睑闭合	
		面肌（口轮匝肌）	口裂周围	闭口	
		面肌（口周围肌）	口裂周围	上提上唇，降下唇或拉口角向上、下或内、外	
	颈肌	胸锁乳突肌	颈部两侧	单侧收缩，可使头向同侧倾斜，两侧同时收缩时使头后仰	
躯干肌	背肌	斜方肌	项部（颈后）和背上部	使肩胛骨向脊柱靠拢，提肩，降肩	
		背阔肌	背下部和胸侧部	使上臂内收、内旋和后伸	
		竖脊肌	脊柱棘突两侧深层	仰头，使脊柱伸直，维持人体直立	
	胸肌	胸大肌	胸前	使上臂内收，内旋，协助深吸气	
		胸小肌			
		肋间肌	肋骨之间	提肋或降肋，以助吸气或呼气	
	膈肌		胸腔与腹腔之间	收缩时，膈肌下降，扩大胸腔，助吸气；舒张时，膈肌复位，胸腔缩小，助呼气	
	腹肌	腹直肌	腹前壁正中线两侧	腹部肌肉收缩，可使躯干前屈、侧屈或左右回旋。腹肌围成腹腔，收缩时增加腹压维持腹部脏器的位置，并协助呼吸、排便、分娩、咳嗽等	
		腹外斜肌	腹侧面浅层		
		腹内斜肌	腹侧面深层		
		腹横肌	腹侧面最深层		
四肢肌	上肢肌	肩带肌（三角肌）	肩关节周围	外展上臂，常用的肌肉注射部位	
		上臂肌（肱二头肌）	上臂前面	屈肘，并能使前臂旋后	
		上臂肌（肱肌）	上臂前面	协助肱二头肌屈肘	
		上臂肌（肱三头肌）	上臂后面	伸肘，并协助上臂内收	
		前臂肌	上臂前面和后面	运动腕关节，并能使前臂旋内、旋外等	
		手肌	手部	指关节运动，拇指对掌等	
	下肢肌	髋肌（臀大肌）	臀部	髋关节运动，使大腿伸直与外旋，维持身体重心和直立。常用的肌肉注射部位	
		髋肌（臀中肌）			
		髋肌（腰大肌）	髋关节前方	屈大腿	
		大腿肌（股四头肌）	大腿前面	伸小腿，屈大腿	
		大腿肌（股二头肌）	大腿后面	屈小腿	
		小腿肌（腓肠肌）	小腿后面	是踝关节的有力屈肌，收缩时使足跖屈，对于维持身体直立，防止前倾起重要作用	
		小腿肌（比目鱼肌）	小腿后面		
		小腿肌（胫骨前肌）	小腿前面	使足背屈及内翻	
		足肌	主要位于足底	运动足趾和维持足弓	

三、骨骼肌收缩的能量代谢

骨骼肌收缩时发生一系列极其复杂的能量代谢，有些是需氧的，有些可在无氧条件下进行。现将骨骼肌收缩时的化学变化简单概括如下：

1. 腺苷三磷酸（ATP）的分解与合成

$$腺苷三磷酸 \underset{b}{\overset{a}{\rightleftharpoons}} 腺苷二磷酸（ADP）+ 磷酸 + 能量（供骨骼肌收缩）$$

2. 磷酸肌酸（CP）的作用

$$磷酸肌酸 \underset{d}{\overset{c}{\rightleftharpoons}} 肌酸 + 磷酸 + 能量（供 ATP 复原）$$

3. 肌糖原的酵解

$$肌糖原 \underset{f}{\overset{e}{\rightleftharpoons}} 丙酮酸 \underset{h}{\overset{g}{\rightleftharpoons}} 乳酸 + 能量（供 1、2 过程复原）$$

4. 丙酮酸与脂肪酸的氧化

$$丙酮酸 \overset{i}{\longrightarrow} CO_2 + H_2O + 能量（供上列过程复原）$$

在上述反应中，a、b、c、d、e、g 为无氧反应，f、h、i 为需氧反应。

ATP 是一种含有高能磷酸键的化合物，在生物组织中分布很广。骨骼肌收缩时，ATP 分解所释放的能量直接供骨骼肌收缩，是骨骼肌收缩的直接能量来源。

在骨骼肌收缩过程中，CP 分解释放的能量可供 ATP 的重新合成，肌糖原酵解所放出的能量，大部分供 ATP 和 CP 的合成。因此，在变化过程中，ATP 和 CP 的含量不变，肌糖原和脂肪酸则不断被消耗。

无论在有氧或无氧条件下，肌糖原酵解的最终产物均为丙酮酸。在无氧时，丙酮酸进一步转化为乳酸，如果供氧充足，乳酸可重新合成肌糖原。在有氧条件下，丙酮酸和脂肪酸立即被氧化释放出大量能量，除供给 ATP、CP 和部分肌糖原再合成外，剩余的转变成热能。由此可见，肌糖原和脂肪酸氧化所释放的能量是骨骼肌收缩的最终能量来源。

骨骼肌收缩的化学变化中所释放的能量，一部分变成骨骼肌收缩的机械能，即做功，大部分则以热能的形式放出，与维持体温有关。因此认为运动时骨骼肌是全身最大的产热器官。

在氧供应充足的条件下，如骨骼肌在静息状态时，肌糖原可经丙酮酸直接氧化为二氧化碳和水，并释放能量。在氧供应不足的情况下，如剧烈运动时，肌糖原经丙酮酸转化为乳酸蓄积于骨骼肌内，此时会感到酸胀，产生疲劳。因此在运动后，机体必须摄取较多的氧使乳酸充分氧化，消除疲劳。

由于持久的活动而引起骨骼肌工作能力逐渐减弱甚至停顿的现象，称为疲劳。疲劳的骨骼肌兴奋性降低，甚至暂时丧失。疲劳的原因很多，离体骨骼肌的疲劳可能是由于代谢原料，如肌糖原和磷酸化合物的消耗或代谢产物的堆积所造成的，此种疲劳称为收缩性疲劳；也可能是由于神经肌肉接点的疲劳，称为传递性疲劳；在完整的机体内，骨骼肌受中枢神经系统支配，疲劳首先发生在中枢的，称为中枢性疲劳。

适宜的收缩节律和负荷，可以使疲劳延缓发生。合理的休息可以消除疲劳，恢复骨骼肌的工作能力。经常进行劳动和体育锻炼，可以增强骨骼肌的耐劳性，从而培养持久工作的能力。

小　结

运动系统由骨、骨连结和骨骼肌构成。体育锻炼可以促进运动系统的生长与发育。

成人骨有206块，可分为长骨、短骨、扁骨和不规则骨4种类型。骨由骨组织和骨膜构成。骨组织由骨细胞和骨基质构成。骨基质呈板层状构成骨板，骨细胞分散位于骨板内，骨组织构成密质骨和松质骨。组成骨的化学成分包括无机质和有机质，无机质主要是骨盐，它使骨具有脆性和硬度；有机质主要是骨胶原纤维，它使骨具有韧性和弹性。骨的发生有膜内成骨和软骨内成骨两种方式，骨的生长有加长和加粗生长两种方式。

骨与骨之间的连结称为骨连结，包括直接连结和间接连结，间接连结又称关节。关节的基本结构有关节面、关节腔和关节囊三部分。

全身的骨通过骨连结构成人体骨骼，全身骨可分为颅骨、躯干骨和四肢骨。颅骨连结成颅，可分为脑颅和面颅。躯干骨包括椎骨、肋骨和胸骨。椎骨又可分为颈椎、胸椎、腰椎、骶骨和尾骨，它们通过骨连结构成脊柱。胸椎、胸骨和肋骨通过骨连结构成胸廓。四肢骨包括上肢骨和下肢骨，上肢骨和下肢骨又分别分为上（下）肢带骨和上（下）肢游离骨。上、下肢带骨分别把上、下肢骨与躯干骨相连结。全身骨的结构特点是与人类直立行走、劳动和中枢神经系统发达相适应的，如颅骨的脑颅发达，上肢骨轻巧，下肢骨粗壮等，骨盆和足弓也有相应的形态特征与之相适应。

骨骼肌构成全身的肌肉。全身肌肉可分为头颈肌、躯干肌和四肢肌。头颈肌主要包括咀嚼肌、面肌和颈肌。躯干肌包括背肌、胸肌、膈肌和腹肌。四肢肌又可分为上肢肌和下肢肌。上肢肌包括肩带肌、上臂肌、前臂肌和手肌；下肢肌包括髋肌、大腿肌、小腿肌和足肌。全身肌肉的配布也与直立行走，劳动和语言有密切关系。

骨骼肌的收缩和舒张活动是躯体完成各种运动及实现许多生理活动的基础。骨骼肌收缩时也发生一系列的能量代谢，有无氧代谢和有氧代谢两种形式。

（南昌大学　林　刚）

复习思考题

1. 简述人类骨骼的组成和特征。
2. 与人类的直立行走、劳动和语言相适应，人体肌肉的配布有什么特点？

参 考 文 献

［1］柏树令.系统解剖学.2版.北京：人民卫生出版社，2010.

［2］段相林，郭炳冉，辜清.人体组织学与解剖学.5版.北京：高等教育出版社，2012.

［3］全国自然科学名词审定委员会.人体解剖学名词.北京：科学出版社，1992.

［4］全国自然科学名词审定委员会.组织学名词 胚胎学名词.北京：科学出版社，1994.

［5］王玢，左明雪．人体及动物生理学．3 版．北京：高等教育出版社，2008.

［6］Patton K T，Thibodeau G A. Anatomy and physiology. 7th ed. St Louis：Mosby/Elsevier，2010.

网上更多……

📝 课后同步练习

第三章

神经系统

第一节　概述

一、神经系统的组成

神经系统由中枢神经系统和周围神经系统组成。中枢神经系统由位于颅腔内的脑和椎管中的脊髓组成。周围神经系统是中枢神经系统以外的神经系统的总称。脑由4个主要部分组成：脑干（包括延髓、脑桥和中脑）、小脑、间脑和大脑。周围神经系统由包括脊髓发出的31对脊神经和脑发出的12对脑神经组成，其中包括支配内脏器官活动的自主神经神经系统（又称内脏神经系统或植物性神经系统）。周围神经又根据其功能不同，将其分为传入神经和传出神经两部分。传入神经（又称感觉神经）是将外周感受器发生的神经冲动传至中枢的神经纤维；传出神经（又称运动神经）是将中枢发出的神经冲动传至外周效应器的神经纤维。实际上，周围神经系统中的大多数神经为混合神经，它们中既含有感觉神经纤维又含有运动神经纤维。传出神经又可进一步分为支配骨骼肌的躯体运动神经和支配内脏器官的自主神经。自主神经由**交感神经**（**sympathetic nervous**）和**副交感神经**（**parasympathetic nervous**）两部分组成。部分脑神经和脊神经中含有自主神经成分。

神经系统的分部列表如下：

$$
神经系统
\begin{cases}
中枢神经系统
\begin{cases}
脑：延髓、脑桥、中脑、间脑、小脑、大脑 \\
脊髓
\end{cases} \\
\\
周围神经系统
\begin{cases}
按解剖分
\begin{cases}
脑神经（12 对） \\
脊神经（31 对）
\end{cases} \\
按功能分
\begin{cases}
感觉（传入）神经 \\
运动（传出）神经
\end{cases}
\begin{cases}
躯体运动神经 \\
自主神经
\begin{cases}
交感神经 \\
副交感神经
\end{cases}
\end{cases}
\end{cases}
\end{cases}
$$

神经系统常用术语

1. 灰质　在中枢神经系统内，神经元胞体及其树突聚集在一起，在新鲜标本上色泽呈灰暗，称**灰质**（**gray matter**）。在大脑和小脑表面的灰质层亦称**皮质**（**cortex**）。

2. 白质　在中枢神经系统内，神经纤维聚集的部位，颜色苍白，称**白质**（**white matter**）。分布于大脑和小脑内的白质位于皮质的深层，亦称**髓质**（**medulla**）。

3. 神经束（nervous tract）　在中枢神经系统内，功能相同、起止点基本相同的神经纤维集合在一起形成的束状结构，又称纤维束（fasciculus）或传导束（tract），许多传导束又集合为索（funiculus）、脚（eduncle）。

4. 神经核（nerve nucleus）　在中枢神经系统中，除皮质外的其他部位，功能相同的神经元胞体（包括树突）常集合在一起形成的集团。

5. 神经节　在周围神经系统中，形态和功能相似的神经元胞体聚集成团，称神经节（nerve ganlion）。

二、神经系统的进化

人类的神经系统是在长期进化过程中逐渐演变而发展起来的。动物在从低等到高等的进化过程中，其结构与功能日趋复杂。在演化过程中变化最显著的是神经系统，即演化地位越高的动物，其神经系统越发达，复杂程度也越高。神经系统的进化集中表现在以下几个方面：神经的分布经历分散—辐射对称—双侧对称的过程，以及在头部的集中发展成脑和**梯级原则**（**hierarchical**）的建立。

无脊椎动物中的原生动物仅是一个单细胞，没有神经系统，但其细胞的原生质则具有接受外环境刺激的功能，并能对刺激作出相应的反应。原始的后生动物，如海绵动物，虽由多细胞组成，但仍不具神经细胞，它们是由组成体壁的原始状态的伸缩细胞和具有分泌作用的腺细胞对外界刺激直接发生反应。

腔肠动物已开始分化出感觉细胞和原始的神经细胞，一般具有多个突起。神经细胞依赖突起相互连接形成疏松的网状神经系统，这是动物界中最简单和最原始的神经系统形式（图3-1）。

扁形动物的神经细胞开始初步向身体前部集中，发展成两侧对称的神经系统。在扁形动物门的涡虫纲，大量神经细胞集中成身体前部的一对脑神经节和身体腹面的两条纵神经索，纵行的神经索之间有横行神经相连，形成了"梯形神经系统"，而"脑"与神经索发出神经纤维与全身各部分联系，神经系统出现最初级的中枢和外周分化。但涡虫的"脑"还仅是形态学的脑，还未有明显的分析、协调功能。

环节动物（如蚯蚓）的神经系统进一步集中，神经细胞集中形成神经节，由"梯形神经系统"过渡到"链状神经系统"。例如在蚯蚓，每一体节腹面形成一个神经节，前后神经节以纵行神经相连，形成一条腹神经索，沿身体腹侧纵贯全身。蚯蚓的脑已具有一定的学习能力。脑及神经节发出的神经纤维到达全身各处，其中包括感觉神经纤维和运动神经纤维，构成周围神经系统。

节肢动物的中枢神经系统与环节动物相似，保持链状结构，但腹神经索仍呈梯形。此外，神经节发生了愈合，神经系统更加集中。如在昆虫，头部最前面的3对神经节愈合成脑，分别形成前脑、中脑和后脑，比环节动物由一对神经节愈合形成的脑发达得多。神经节的愈合提高了神经系统对信息的整合和反应效率，使动物能完成更为复杂的活动，如飞翔、行走等行为。

脊椎动物在进化过程中，前脑经历了巨大的变化，其体积不断增大，结构和功能日趋精细、复杂化，在神经系统中占据重要地位，而中脑相对变小，退居次要地位。脊椎动物开

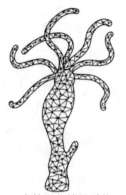

水螅网状神经系统

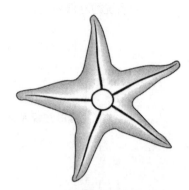

海星辐射状神经系统

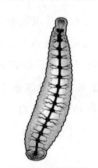

水蛭索式神经系统

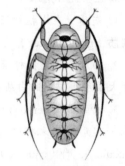

蟑螂链状神经系统

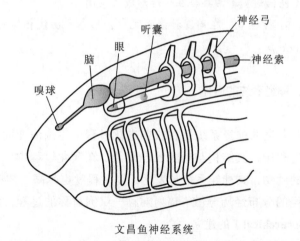

文昌鱼神经系统

图3-1 神经系统的演化

始出现神经管作为神经系统的中枢部分，已有了中枢神经系统和周围神经系统的区分。神经细胞体主要集中在中枢神经系统，而神经纤维则构成周围神经系统。中枢神经系统的头端为脑，尾端为脊髓。随着演化，脑的体积、形状和神经联系的形式均发生了变化，由最原始的3个脑部，即前脑、中脑和菱脑发展成为端脑、间脑、中脑、后脑和脊髓5个部分（圆口类即属于此种类型）。端脑进一步发展，分化成左右大脑半球，后脑分化为小脑及脑桥。脑中的神经管腔发展成为脑室。

脑的进化最突出的表现为大脑皮质的发展。根据大脑皮质在系统发生中出现的先后不同，可分为古皮质、旧皮质和新皮质（新皮层）。古皮质为原始类型的脑皮质，灰质的内部靠近脑室处；

旧皮质出现于肺鱼和两栖类。古皮质与旧皮质主要与嗅觉相联系。从爬行类开始出现新皮质，在哺乳类获得高度发展，进化至人类时，神经元数量已增至一千多亿个。神经元高度有序地排列在大脑表层，形成不同的功能区，通过联络纤维错综复杂地相互联系，又通过"高速公路"——胼胝体将两大脑半球连接起来。每一大脑半球都能发出和接收上、下行纤维并与脑干各部分相连接，形成了强大的高级神经活动的指挥中枢。在灵长类等高等动物，大脑表面形成沟、回，极大地增大了皮质面积，形成了不同的功能区。原有的古皮质、旧皮质部分退居次要地位，成为大脑的低级中枢，它们的功能逐渐被新皮质所取代。

第二节　神经的兴奋与传导

一、神经细胞的生物电现象

生物体在生命活动中所表现出的电现象称为生物电。机体中几乎所有的细胞或组织在受到适宜的刺激发生反应时，都会伴有电位的变化，如肌肉的收缩、神经冲动的传导等。随着电子技术的发展，人们现在已经能够记录人体各种细胞和组织的电位变化，如心电图、肌电图、视网膜电图、脑电图等，有关生物电的研究已经形成专门的生理学分支：电生理学。利用电生理学方法可以深入研究细胞和组织的电学特性及在不同条件下的变化，这对于深入揭示机体生理功能活动的规律具有重要意义。

（一）兴奋与兴奋性

1. 刺激与兴奋　机体中的细胞或组织在受到一定环境因素的影响时，能够改变其本来的活动状态。凡是能引起机体活的细胞、组织活动状态发生改变的任何环境因子，均称为**刺激**（**stimulation**）。例如，我们给神经－肌肉标本的神经干施加一适当的电流时，将引起与神经相连的肌肉的收缩。刺激的种类有很多，如机械的、温度的、化学的和电的刺激等。由刺激而引起机体活动状态的改变，称为**反应**（**response**），如上述肌肉的收缩就是一种反应。

可以设想，当电流刺激神经－肌肉标本时，在神经纤维上能产生一种快速的、可传导的电的变化，这种电变化迅速传到肌肉内部，引起肌肉的收缩。这种快速、可传导的生物电的变化，被形象地称为**冲动**（**impulse**），冲动也即是我们在后面将要详细介绍的动作电位。生理学中把活组织因刺激而产生的冲动的反应称为**兴奋**（**excitation**）。能产生兴奋的组织称为可兴奋组织，可兴奋组织具有产生兴奋（冲动）的能力，称为兴奋性。当然，并非所有的组织都有兴奋性。

2. 引起兴奋的条件

（1）刺激强度　欲使组织兴奋，必须使刺激达到一定的强度并维持一定的时间。也就是说，每一个具有一定持续时间的刺激，都必须达到一定的强度水平，才能引起组织兴奋。刚能引起组织兴奋的临界刺激强度称为**阈强度**（**threshold intensity**），或阈值。达到这一强度的临界强度的刺激才是有效刺激，称为**阈刺激**（**threshold stimulus**）。高于阈强度的刺激当然也是有效刺激，称为阈上刺激，低于阈强度的刺激则不能引起兴奋，称为阈下刺激。阈值的大小可反映组织兴奋性的高低：阈值低，表示兴奋性高；阈值高，则表示兴奋性低。

（2）刺激的作用时间　在一定的刺激条件下，刺激的时间越短，则作用越弱，以至不能引起组织的反应。例如，临床上应用的高频电热治疗，刺激强度可高达 10 A，但因其刺激频率高达 10^6 次 /s 以上，持续作用的时间极短，所以当电流通过人体时只发生产热效应，而实验中通常使用 2 μA 的电流即可使蛙的神经兴奋。反之，如刺激的作用时间长，则引起的反应也相应较强。

（3）强度变化率　强度变化率是刺激强度随时间而改变的速率。同样强度的刺激，如果其刺激强度上升的速率很快，则容易引起组织的兴奋；反之，则不易引起组织的兴奋。在生理学中经常使用电刺激作为引起组织兴奋的刺激因子。电刺激虽然不是生理性刺激，但电刺激的强度、时间和强度变化率都很容易精确控制，在一定的参数范围内可多次重复使用而不会对组织产生损伤，所以在生理实验中被广泛使用。

（二）静息电位

细胞在没有受到外来刺激时，即处于静息状态下的细胞膜内、外侧所存在的电位差称为静息膜电位，也称**静息电位（resting potentiall）**。如果我们将一个记录玻璃微电极和一个参考电极置于静息状态时的细胞膜表面，通过输入放大器和电流计将两电极联成一个电路，就会发现两电极之间的电位差为零，这表明神经细胞膜表面的电位差是相等的。如果将玻璃微电极插入细胞内，而参考电极仍放在细胞膜的外表面，这时则发现电流计的指针出现了偏转，表明细胞膜内外存在一定的电位差。对于机体中的大多数细胞来说，只要处于静息状态，维持正常的新陈代谢，其膜电位总是稳定在一定水平。细胞膜内外存在电位差的这一现象称为**极化（polarization）**。在生理学中，一般规定将细胞膜外的电位定为零电位，如果胞内的电位较胞外电位负 10 mV，那么这时的细胞膜电位即为 –10 mV。研究发现，大多数无脊椎动物和脊椎动物的神经纤维，各种肌细胞（骨骼肌、平滑肌和心肌）的膜电位，都是约 –50 ~ –100 mV 的直流电位，膜内电位为负，膜外电位为正。膜电位的 "+" "–" 仅表示膜内电位与膜外电位的相对关系。当膜电位由 –90 mV 变为 –60 mV 时，这时我们说膜电位变小了，注意，它与数学意义上数值的增大正好相反。

细胞静息电位的形成是由细胞膜对特异离子的相对通透性不同和离子的跨膜浓度梯度决定的。细胞膜内外存在各种不同浓度的大分子和离子，其中最重要的是带正电荷的 Na^+、K^+，带负电荷的 Cl^- 和细胞内不易透膜扩散的大的有机负离子。细胞外的 Na^+ 和 Cl^- 的浓度高于细胞内，细胞内 K^+ 的浓度高于细胞外。在人体神经细胞中，细胞内、外 K^+ 的浓度比为 150 : 5 mEq/L。在静息状态下，膜对不同离子的通透性是不同的，膜对 K^+ 的通透性远远大于 Na^+，因此 K^+ 很容易顺着浓度梯度向细胞外流动。虽然 Na^+ 也可以按浓度梯度差从胞外向胞内扩散，但不及 K^+ 那样容易通透。Cl^- 虽然也存在一定的由胞外向胞内扩散的梯度，但由于向膜内扩散时会受到膜内带负电荷的大分子排斥，因此通透量也不大。因此，在静息状态下，膜对离子的通透性主要表现为 K^+ 的外流，总的效应是在膜的外侧聚集较多的正离子，在膜的内侧聚集较多的负离子，从而在膜两侧建立起电位差，即膜内电位较膜外为负。当然，这种电位差能阻止 K^+ 的进一步外流，这是因为离子本身是带电荷的，因此膜电位不但与离子浓度的分布有关，还与离子在膜两侧建立的电势差有关。当细胞膜两侧逐渐形成的电势梯度逐渐增大，直到有一时刻足以对抗由于浓度梯度所引起的 K^+ 向胞外的扩散时，离子的移动就达到了平衡。此时，K^+ 的净外流量等于 K^+ 的净内流量，K^+ 的跨膜流动达到了平衡，膜对 K^+ 的跨膜净通量为零，膜两侧的电位差也稳定于某一相对恒定水平。这时的膜电位称为 **K^+ 平衡电位（K^+-equilibrium potential）**（图 3-2）。

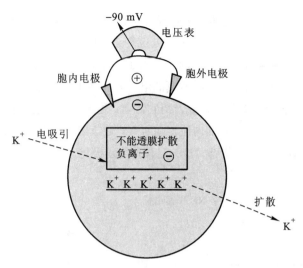

图 3-2　K^+ 平衡电位的形成

如细胞膜仅允许 K^+ 通透，胞内外 K^+ 的浓度将很快达到平衡。由于胞内存在不能跨膜扩散的带负电荷的有机大分子，部分 K^+ 将留在胞内，部分将向胞外扩散。当最终达到电化学平衡时，由于胞内 K^+ 的数量不足以抵消带负电荷大分子的作用，因而此时胞内的电位较胞外电位低 90 mV

　　大量实验证明，当细胞外 K^+ 浓度降低时，静息电位增大；相反，膜外 K^+ 浓度增高，则静息电位减小，而改变 Na^+ 的浓度时则不影响静息电位值。这表明静息电位主要是由 K^+ 的平衡电位所决定的，或者说，膜内 K^+ 向膜外扩散并最终达到膜内外动态平衡的水平，是形成静息电位的主要离子基础。

（三）动作电位

　　1. 动作电位形成的离子机制　　当可兴奋细胞由静息状态转为活动状态时，膜对离子的通透性将发生很大的变化。随着离子的跨膜流动，膜两侧的极化状态将被破坏。一般将膜极化状态变小的变化趋势称为**去极化（depolarization）**，将膜极化状态变大的变化趋势称为**超极化（hyperpolarization）**。神经细胞兴奋时将产生去极化，细胞兴奋产生的电位变化称为**动作电位（action potential）**，或**神经冲动（nerve impulse）**。神经细胞产生的动作电位具有再生性质，即在膜的一个部位产生的兴奋足以引起邻近膜的兴奋，并且这种兴奋可沿轴突不衰减地向周围扩布。下面我们讨论动作电位产生的离子机制。

　　在神经细胞膜上，存在大量的 Na^+ 通道和 K^+ 通道，细胞膜对离子通透性的大小主要由这些离子通道开放的程度所决定。我们已经知道，在静息状态下，神经细胞膜的静息电位在数值上接近于 K^+ 的平衡电位（由于存在少量的 Na^+ 向细胞内扩散，因而静息电位值稍小于 K^+ 的平衡电位），膜的通透性主要表现为 K^+ 的外流。当细胞受到一个阈刺激或阈刺激以上强度的刺激时，膜上的离子通道将被激活。由于不同离子通道激活的程度和激活的时间不同，当膜由静息电位转为动作电位时，膜对不同离子的通透性将产生巨大的变化。

　　Hodgkin 和 Katz 用电压钳等大量实验证明，当膜受到一个阈电位刺激时，膜对 Na^+ 和 K^+ 的通透性均增高，但两者在增大的程度和时间上是不一致的。在膜的去极化初期，Na^+ 通道几乎立即被激活，大约在 0.5 ms 内，Na^+ 的通透性即比静息时增大了 500 倍。由于 Na^+ 在膜内外存在着巨大的浓度梯度，细胞外的 Na^+ 将迅速向膜内扩散，使膜两侧的电位差急剧变小，膜电位由原来静

息状态的 –80 mV 逐渐减小至零，进而出现膜极化状态的倒转，即由原来的膜外电位为正、膜内电位为负的状态，反转为膜外电位为负、膜内电位为正。膜电位发生反转的部分，称为反极化，又叫超射（图 3–3）。随着膜电位接近锋值时，膜内正、外负的电势差阻止了 Na⁺ 向细胞内的进一步扩散，并最终达到了新的平衡，此时膜两侧的电位差相当于 Na⁺ 的平衡电位。几乎在 Na⁺ 通道开放的同时，实际上 K⁺ 通道也被激活开放，但它比 Na⁺ 通道开放的速率慢，因此对 K⁺ 的通透性增加也较缓慢。K⁺ 的外流对抗了 Na⁺ 的内流，随着 Na⁺ 通道的逐渐失活，K⁺ 的外流超过 Na⁺ 的内流，膜电位又开始逐渐恢复到静息状态，这一过程称为复极化。

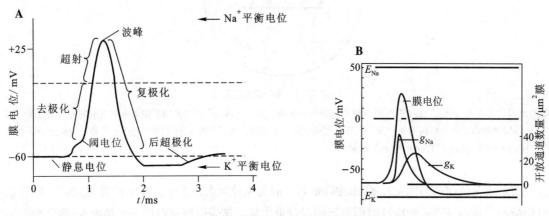

图 3-3　动作电位的时相和离子流动

A. 动作电位的时相，首先去极化到阈电位水平，产生动作电位的上升相，超射，复极化，后超极化，然后恢复到静息态；B. 动作电位期间，Na⁺ 和 K⁺ 跨膜流动的电导的变化。电导（g）为电阻的倒数，电导数值大，表明膜对离子的通透性高；反之，则表示对该离子的通透性低

2. 电压门控离子通道　　可兴奋细胞的特征之一是在它们的细胞膜上存在大量离子通道，这些通道中存在对膜电位变化敏感的基团，当膜去极化达到一定水平时，通道蛋白质的分子构象发生变化，于是通道开放允许离子跨膜转运，这种类型的离子通道统称为**电压门控通道（voltage gated channel）**，如 Na⁺、K⁺ 和 Ca²⁺ 通道等。所有门控通道都是由镶嵌在细胞膜上的特异蛋白质构成。我们知道，大多数细胞的静息电位为 –60 ~ –80 mV，而细胞膜的厚度却仅有 6 ~ 7 nm，这意味着在 6 nm 的范围内，–60 mV 的电压梯度将达到 10^5 V/cm，如此陡峭的电压降落表明，离子通道蛋白构象的任何微小变化都将对通道的启闭产生影响。

Na⁺ 通道（图 3–4）是迄今为止了解得最为清楚的电压门控离子通道。哺乳动物的 Na⁺ 通道由一个 α 大亚单位和 β₁、β₂ 两个小亚单位组成。

α 大亚单位是一种跨膜的多肽，含 4 个重复的功能域，由 1 820 个氨基酸组成。Na⁺ 通道的 4 个功能域由相对亲水的氨基酸序列连接，形成通道壁。当膜电位发生变化时，Na⁺ 通道中的电压敏感器（特异排列的氨基酸分子结构）感受到电压的变化，通过电荷的移动而使通道开放。

膜电位经过短暂的去极化、超射、复极化后，又很快恢复到静息状态水平。细胞膜电位的恢复须消耗能量，它与细胞膜上存在的 **Na⁺-K⁺ 泵（sodium-potassium pump）** 有关。钠 - 钾泵又称 Na⁺-K⁺-ATP 酶，是镶嵌在膜的脂质双分子层中的一种特殊蛋白质分子，具有 ATP 酶的活性。它通过分解 ATP 产生的能量，能逆浓度梯度跨细胞膜转运 Na⁺ 和 K⁺。Na⁺-K⁺ 泵每分解 1 分子 ATP

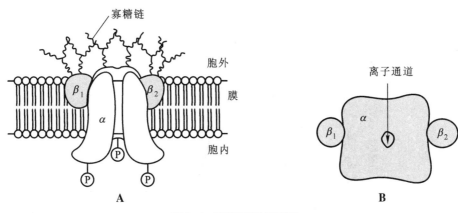

图 3-4　钠通道结构示意图

A. 插入膜中的通道横断面，通道复合体由一个相对分子质量为 260×10^3 的 α 亚单位和两个较小的 β_1 和 β_2 亚单位组成，3 个亚单位的胞外表面都存在大量糖基化位点，α 亚单位的细胞膜内面存在大量磷酸化位点（P）；B. 胞外表面俯视图。箭头示 α 亚单位中间的离子通道

可将 3 个 Na^+ 移出胞外，同时将 2 个 K^+ 移入胞内。在 Na^+-K^+ 泵的作用下，动作电位期间流入胞内的 Na^+ 被排出，同时外流的 K^+ 被重新移入膜内，恢复了膜内外离子分布的初始浓度梯度，膜电位迅速恢复到静息电位水平，为下一个动作电位的产生做好了势能贮备。

（四）神经细胞兴奋性的变化

1. 细胞膜不应期　应用示波器记录动作电位波形的变化时发现，动作电位由锋电位和后电位时相组成。**锋电位（spike potential）**是动作电位的主要成分，在刺激后立即出现，电位幅度最大。用慢扫描记录时发现，这部分波形为一高幅尖波，随后是持续数十毫秒长的微小电位波动，为后电位。

可兴奋细胞在接受一次刺激后的短暂时间内，无论是否导致兴奋，兴奋性均有所改变，从而影响第二次刺激的效应。当单个阈上刺激引起细胞产生一次动作电位后，直到膜电位恢复到正常静息膜电位水平，在此期间细胞膜通常将不再对下一次刺激产生反应，这种现象称为**不应期（refractory period）**。从阈电位时钠通道的开放，到钠通道的失活，在此期间细胞膜对任何刺激均不发生反应，这个时期称为**绝对不应期（absolute refractory period）**（图 3-5）。绝对不应期标志细胞膜的兴奋性由原来的最高水平（100%）降到零，此时无论给予它的刺激强度有多大，都不能再次引起它的兴奋。绝对不应期产生的原因是由于此时绝大多数的电压门控钠通道都已处于开放、或已处于失活状态，能开放的通道数量极少。这个时间持续 0.4 ~ 1 ms。

当钠通道逐渐恢复到正常静息状态并稳定在静息电位水平期间，膜的兴奋性逐渐上升，但仍不能恢复到原有水平，这时需要用超过正常阈值强度的刺激才能引起组织的兴奋，这个时期称为**相对不应期（relative refractory period）**。相对不应期产生的原因是由于在此期间必须开放更多的钠通道，才能产生足够数量的 Na^+ 来抵消向胞外扩散的 K^+ 的作用。

可兴奋组织存在不应期的现象表明，单位时间内组织只能产生一定次数的兴奋。

2. 总和　当给予神经纤维单个阈下刺激时，虽然不能引起神经纤维的兴奋，但却能引起局部电位反应。但如果同时给予神经纤维两个或多个阈下刺激，或在短时间内连续给予神经纤维两个或多个阈下刺激，则可能引起组织的兴奋，这种现象称为**总和（summation）**。总和现象说明阈下

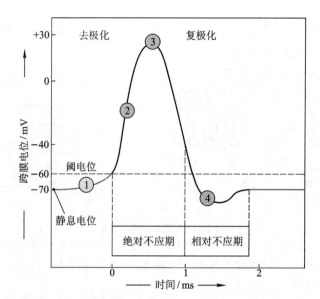

图 3-5 动作电位的产生和对应的不应期（Martini F H，Fundamentals of Anatomy and Physiology，2008）
①去极化至阈电位；②钠通道被激活、开放，膜快速去极化；③钠通道失活、关闭，钾通道开始开放，复极化开始；
④电压门控钠通道在 0.4～1 ms 内恢复静息时的正常状态，此时如果给予较正常阈强度大的一个刺激将能再次引发动作电
位；大约在 –70 mV 时，由于并非所有的钾通道全部关闭，仍有一些 K^+ 向胞外持续扩散导致细胞膜出现超极化，然后才
逐渐恢复到静息膜电位水平

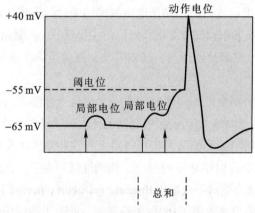

图 3-6 局部电位的总和
给神经纤维连续阈下刺激能够发生总和。当神经纤维接受一次阈下刺激后，仅产生一局部电位；当给予
第 2 次阈下刺激时，两次刺激经总和后，达到了兴奋的阈强度值，因此引发了一次神经冲动

刺激虽然不足以引起神经的兴奋，但却可以提高它的兴奋性（图 3-6）。

二、神经冲动的传导

（一）神经纤维传导的基本特征

细胞受到一个阈下刺激，不能产生动作电位；如果受到一个阈刺激，膜将引发一个可向外
扩布的动作电位。这表明神经冲动具有"全或无"的性质：刺激小于阈电位时，将不会有冲动发

生；刺激等于阈电位时，将产生一个扩布的动作电位，在两者之间没有中间状态。神经传导具有以下一般特征：

1. 生理完整性 神经传导首先要求神经纤维在结构与生理功能上都是完整的。纤维被切断后，冲动不能通过断端；使用机械压力、冷冻、电流、化学药品等因素引起局部机能改变，也会中断冲动的传导，后者称为传导阻滞。

2. 双向传导 刺激神经纤维上的任何一点，所产生的冲动均可沿纤维向两侧方向传导，但在正常机体内，冲动的传导则是单向的。

3. 非递减性 在传导过程中，锋电位的幅度和传导速度不因距离兴奋点渐远而有所减小，这是由于神经传导的能量来源于兴奋神经的本身所致。

4. 绝缘性 在神经干内包含许多纤维，它们各自传导本身的冲动而不会相互干扰，这种绝缘性传导的特点保证了神经调节的精确性。绝缘性产生的原因是由于在神经纤维外包绕着电阻极高的髓鞘。

5. 相对不疲劳性 与肌肉组织相比，神经具有相对不易疲劳的特性。例如，在适合条件下，以 50～100 次 /s 的电脉冲连续刺激神经 9～12 h，神经纤维仍可产生和传导冲动。

（二）神经冲动在同一细胞中的传导

动作电位能够沿细胞膜向周围传导。兴奋从神经干的一端流向另一端，是由于存在一个局部电流回路。可以想象，已兴奋的细胞膜由于去极化，其电位低于邻近尚未去极化的部位，于是在去极化和未去极化部位之间便出现了电位差，导致局部电流的流动，这种局部电流对于膜的未兴奋部位将是一个有效的刺激，于是引起邻近部位膜的兴奋（图 3-7）。

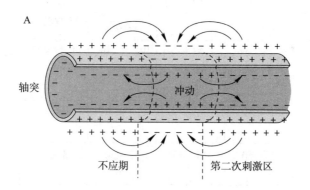

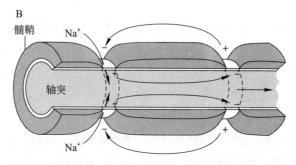

图 3-7 神经冲动传导的局部电流学说

A. 神经冲动在无髓鞘神经纤维上的连续传导 B. 神经冲动在有髓鞘神经纤维上的跳跃传导

根据神经纤维表面有无髓鞘包裹，可将其分为有髓纤维或无髓纤维。无髓纤维的轴突表面仅含一层均匀而极薄的髓，神经冲动基本是沿轴突连续而均匀地进行传导（图3-7A）。有髓纤维则为多层髓鞘所包绕，这种包绕并不是连续的，而是每隔0.2～2 mm距离即为一裸露的**朗飞结（Ranvier node）**所中断，这种结构特点对于神经冲动的传导是极为有利的。在结间区，由于多达300多层髓鞘包绕的高度绝缘作用，致使有髓鞘处的电阻极高，而电容仅为正常膜的1/300，这种结构最大限度防止了电流的跨膜泄漏，而且有利于驱动电流在纤维内沿纵向快速向前推进。此外，由于结区电压门控Na^+通道的密度极高，轴突膜直接接触细胞外液，电阻很小，因此电流只能通过结区而不能通过结间区流动。电流在有髓纤维上的流动是以一种非均匀的、非连续的方式由兴奋区向静息区流动，即电流只能从一个朗飞结跳到另一个或下几个朗飞结，冲动的这种传导方式称为**跳跃传导（saltatory conduction）**（图3-7B）。跳跃传导具有重要的生物学意义：一方面它大大加快了传导的速度；另一方面，由于兴奋仅发生在朗飞结处，使Na^+内流的数量显著减少，大大节约了能量。例如，哺乳动物直径仅为4 μm的有髓纤维的传导速度却与直径比其大150倍的枪乌贼无髓神经轴突的传导速度相同。

（三）神经纤维的传导速度

1. 神经纤维的传导速度　由于神经纤维的粗、细不同，以及存在有无髓鞘等差异，神经冲动在不同神经纤维上的传导速度有很大的区别。根据神经纤维的生理特性和直径大小，可将神经纤维进行分类（表3-1）。

表3-1　神经纤维的分类

纤维分类	A类（有髓）				B类（有髓）	C类（无髓）	
	Aα	Aβ	Aγ	Aδ		sC	drC
来源	初级肌梭传入、支配梭外肌的传出	皮肤触、压觉传入	支配梭内肌传出	皮肤痛、温觉传入	自主神经节前	自主神经节后	脊髓后根痛觉传入
纤维直径/μm	13～22	8～13	4～8	1～4	1～3	0.3～1.3	0.4～1.2
传导速度/（m·s^{-1}）	70～120	30～70	15～30	12～30	3～15	0.7～2.3	0.4～2.0

除B类纤维外，每一类纤维还可再细分为不同亚类。由表可见，纤维越粗，其传导速度越快，其兴奋阈也越低，动作电位的幅度也越大；反之，纤维越细，则传导速度越慢，兴奋阈也越高，动作电位的幅度也越小。当神经纤维受到药物的阻滞后，受影响最大的首先为细纤维，粗纤维最后丧失其活动能力。从功能方面看，一般认为感觉功能丧失的顺序依次为：痛觉、冷觉、温觉和触觉。

2. 单相和双相动作电位　如果仔细剥离蛙的一条坐骨神经，就会发现该神经是由许多条神经纤维混合在一起的，我们将其称为神经干。以不同强度的电流刺激神经干，可观察到动作电位从无到有逐渐增大到最大幅度。事实上，这一现象与动作电位的"全或无"理论并无矛盾，因为神经干是由各类具有不同阈值的神经纤维混合而成。在一定强度的刺激下，只能激活一部分兴奋阈较低的神经纤维。随着刺激强度的增加，兴奋阈较高的纤维也逐渐兴奋。当神经干中所有纤维均被兴奋时，神经干动作电位的幅度达到最大。

由于记录方法不同，刺激神经干可获得两种不同类型的动作电位波形（图 3-8）。

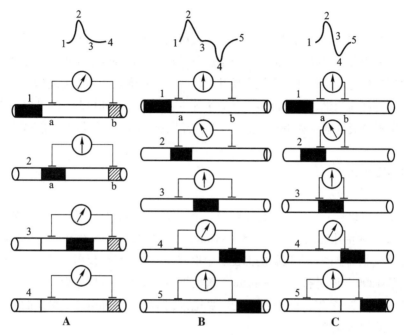

图 3-8　双相和单相动作电位

A. 示单相电位记录法；B、C. 示双相电位记录法。上方的曲线为动作电位，数字表示当冲动传导至神经干
不同部位（涂黑区）时的瞬时电位差，阴影区代表神经干损伤或阻断部位

（1）单相动作电位　如图 3-8A 所示，在神经干上放置一对电极 a 和 b，a 电极放于无损伤部位，而 b 电极所在部位的神经已被损伤。显然，在刺激神经干之前就能记录到 a、b 两点间存在电位差，这是由于 a 电极位于膜外表面，而 b 电极实际上是相当于位于膜内。当冲动恰好到达 a 电极部位时，a、b 两电极间无电位差；当冲动到达 b 电极处时，b 电极部位由于损伤已丧失了兴奋性，不能引起电位变化，因此，整个记录呈现为**单相动作电位**（**monophasic action potential**）。

（2）双相动作电位　如图 3-8B 和图 3-8C 所示，在神经干上放置一对电极 a 和 b。静息时，两电极下为等值电位，无电位差。当在神经干一端给予电刺激时，冲动从刺激点开始从左至右传导。当冲动到达 a 电极部位时，a、b 两点间出现电位差，b 为正，a 为负，示波器扫描线向上偏转；当冲动传导到 a、b 两电极之间时，a、b 两点则处于等电位状态，扫描线回到基线；当冲动进一步推进到 b 电极部位时，a、b 两点间又出现电位差，此时则 a 为正、b 为负，与冲动到达 a 电极时正相反，扫描线向下偏转。其后，冲动越过 b 电极后，扫描线又回到零位。如此获得的呈双相变化的记录称为**双相动作电位**（**diphasic action potential**）。

第三节　神经元间的功能联系及活动

神经系统是机体的主要功能调节系统，它直接或间接地调节机体各器官、系统的功能，来适应机体内外环境的变化，维持生命活动的正常进行。神经元是神经系统中最基本的结构和功能单位，神经元之间的信息流动是神经系统实现其功能的最基本形式。神经元之间或与其他细胞间的信息流动，又称神经元通讯，涉及许多复杂的生理生化反应过程和机制。本节将重点讨论神经元通讯所涉及的突触及突触电位、递质及受体以及神经反射活动的一些基本概念和活动规律。

一、突触的结构及传递

神经动作电位可以从一个神经元传递到另一个神经元，然而神经元之间在结构上并无直接的联系，而是通过一种特殊的结构——**突触（synapse）**来完成的。突触是使一个神经元的冲动传到另一个神经元或肌细胞的相互接触的部位。中枢神经系统中任何反射活动，都须经过突触传递才能完成。自从 1890 年谢灵顿（Sherrington）首次提出"突触"的概念后，有关突触传递的神经生物化学细节争论了 30 多年，直至 20 世纪时微电极技术的发展和电子显微镜的应用才最终揭示了突触传递的本质和基本过程。

（一）突触的结构

突触由**突触前膜（presynaptic membrane）**、**突触间隙（synaptic cleft）**与**突触后膜（postsynaptic membrane**，或称突触下膜）3 部分（图 3-9）组成。神经元的轴突末梢分支膨大成小球状，称为突触小体，与另外一个神经元的胞体或突起相接触。突触前膜即是轴突终末突触小体的膜，与突触前膜相对应的突触后神经细胞膜为突触后膜。突触前膜和突触后膜较一般神经细胞膜略为增厚，是特化的神经细胞膜。突触前、后膜之间存在的间隙称突触间隙，宽约 100 nm。在突触小体的轴浆内，含有较多的线粒体和大量聚集的**突触囊泡（synaptic vesicle）**。突触囊泡内含有高浓度的化学**递质（transmitter）**，线粒体可以提供合成新递质所需要的能量 ATP。在不同类型的神经元中，突触囊泡的形态和大小不完全相同，并且所含递质也不相同。囊泡中的有些递质是兴奋性的，有些是抑制性的。突触后膜上存在一些特殊的蛋白质结构，称为**受体（receptor）**。受体能与一定的递质发生特异性结合，从而改变突触后膜对离子的通透性，激起突触后神经元产生电位的变化。此外，在突触后膜上还存在能分解递质使其失活的酶。

一个神经元的轴突末梢可分出许多末梢突触小体，它可以与多个神经元的胞体或树突形成突触。例如，理论上估计一个脊髓前角运动神经元表面可容纳 100 万个突触。显然，一个神经元可通过突触传递影响多个神经元的活动；同时，一个神经元的胞体或树突也可通过突触接受多个神经元传来的信息。

（二）突触的分类

神经元的 3 个主要成分，即轴突、树突和胞体，都可以作为突触形成的部位，突触的命名主要根据突触形成的部位及传布方向，以下为几种常见的突触类型（图 3-10）：

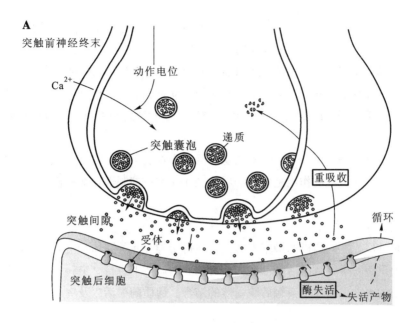

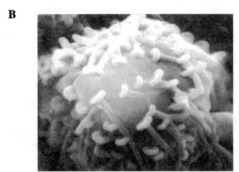

图 3-9 突触结构模式图

A. 突触结构模式图；B. 扫描电镜示经特殊技术（drying process）处理的在一个神经元表面形成的大量突触

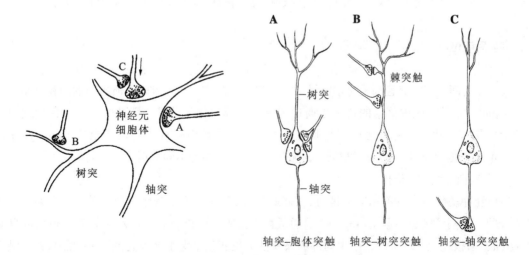

图 3-10 突触的类型

A. 轴突与胞体相接触；B. 轴突与树突相接触；C. 轴突与轴突相接触

（1）轴突 – 树突型突触　一个神经元的轴突末梢与下一个神经元的树突相接触；

（2）轴突 – 胞体型突触　一个神经元的轴突末梢与下一个神经元的胞体相接触；

（3）轴突 – 轴突型突触　一个神经元的轴突末梢与下一个神经元的轴丘或轴突末梢相接触。

除上述 3 种主要突触形式外，电镜下观察无脊椎动物和低等脊椎动物的神经组织时发现，神经元之间的任何一部分都可以彼此形成突触，如树突 – 树突型突触、树突 – 胞体型突触和胞体 – 胞体型突触等。

此外，也可根据突触对下一个神经元的功能活动影响的不同，将突触分为兴奋性突触和抑制性突触两大类。兴奋性突触的作用是使突触后神经元兴奋；抑制性突触的作用是使突触后神经元受到抑制。

（三）突触的传递过程

突触传递是神经元之间通讯的最基本形式。在每个神经元的胞体和突起上都可形成成千上万个突触，原则上讲，每个突触的活动都能在相对独立的调节下进行。突触传递的过程主要包括突触前膜神经递质的释放、递质与突触后膜受体的结合、递质的失活以及突触后神经元活动状态的改变等环节。

当神经冲动传导至轴突末梢时，突触前膜去极化，其通透性发生变化，对 Ca^{2+} 的通透性增加，Ca^{2+} 由突触间隙进入突触前膜内。Ca^{2+} 是促发突触囊泡中递质释放的重要偶联因子。在 Ca^{2+} 的促发作用下，突触囊泡向前膜移动并与突触前膜紧密融合，突触前膜出现裂口，把突触囊泡内所含的化学递质释放到突触间隙中去（胞吐）。递质经弥散通过突触间隙到达突触后膜，立即与突触后膜上的特异受体结合，改变了突触后膜对离子的通透性，使突触后膜上对某些离子的通道开放，引起突触后膜的膜电位发生变化，产生局部的突触后电位。

神经递质在发挥效应后，其作用必须立即停止，这样才能实现突触信息传递的准确性和时效性。递质作用被终止的方式有几种：一种是可被相关的酶破坏而"失活"，这种方式作用的速度很快，一次神经冲动释放到突触间隙中的神经递质乙酰胆碱（ACh）在几毫秒内就能被全部分解掉。例如，一个分解乙酰胆碱的酶分子（乙酰胆碱酯酶）1 s 内就可催化分解 25 000 μmol 的乙酰胆碱；另一种方式是递质可被突触前膜重新摄取，然后被包装进入突触囊泡中循环使用。

二、突触后电位

我们在前面介绍的突触都是化学突触。化学突触的前膜和后膜实际上所占膜的面积极小，大约为 1 $μm^2$。化学突触中信息的传递是通过突触前膜释放化学分子，即神经递质，作用到突触后膜上的受体，然后引起突触后细胞膜电位的变化，这种电位称为**突触后电位（postsynaptic potential）**。根据递质对突触后膜通透性影响的不同，存在两种不同类型的突触后电位。

（一）兴奋性突触后电位

当神经冲动到达突触前轴突末梢时，突触前膜兴奋并释放兴奋性化学递质，与突触后膜受体结合后，提高了突触后膜对 Na^+、K^+ 的通透性，使膜电位极化状态减小（如膜电位由静息时的 –70 mV 去极化至 –52 mV），产生局部的兴奋性电位变化。由于这种去极化电位能兴奋突触后神经元，使突触后神经元容易兴奋，加强了突触后神经元的活动，因此称这种局部电位为**兴奋性突触后电位（excitatory postsynaptic potentioal，EPSP）**。突触后电位是局部电位，因此能产生总和效应。当突触后膜的去极化达到阈电位水平时，可引起突触后神经元产生一次神经冲动。需要注意的是，一般单个突触的兴奋是不足以使突触后电位达到阈电位水平的，而需多个突触同时兴奋，或需要突触前终末神经递质的连续快速释放，在突触后膜上产生空间和时间上的总和效应才能达到产生兴奋的阈值，导致突触后神经元产生可扩布的动作电位，并将这种兴奋传导至整个突触后神经元（图 3-11）。

（二）抑制性突触后电位

当突触前神经元轴突末梢兴奋时，释放到突触间隙中的是抑制性递质。此递质与突触后膜特异性受体结合，使离子通道开放，提高了突触后膜对 K^+、Cl^-，尤其是 Cl^-（不包括 Na^+）的通透性，使突触后膜的膜电位增大（如由 -70 mV 增加到 -75 mV），朝超极化方向发展，产生局部的抑制性电位变化（图 3-12）。由于这种超极化电位能使膜电位远离阈电位值，突触后神经元不易发生兴奋，表现为突触后神经元活动的抑制，因此称这种局部电位为**抑制性突触后电位**（**inhibitory postsynaptic potential，IPSP**）。在中枢神经系统中，存在着极其普遍的抑制性反射通路。需要指出的是，这种抑制作用一般都须通过抑制性中间神经元来发挥作用。

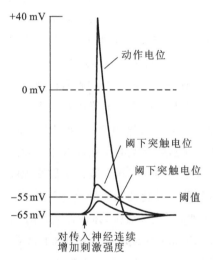

图 3-11 兴奋性突触后电位
给传入神经一个弱刺激，引起一个局部 EPSP，给予一个较强的刺激达到了阈电位值，引发一个动作电位

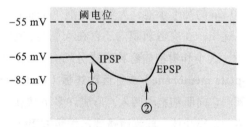

图 3-12 抑制性和兴奋性突触后电位的比较
①抑制性突触后电位（IPSP）使突触后膜电位较静息膜电位更负，使膜电位向超极化方向发展，增大了膜的极化状态；②兴奋性突触后电位（EPSP）使突触后膜电位较静息电位为正，使膜电位向去极化方向发展，减小了膜的极化状态

（三）突触整合

一个神经元往往与周围的许多神经元形成大量的突触联系，这些突触既有兴奋性的，也有抑制性的。这表明，一个神经元最终产生的效应将取决于大量传入信息共同作用的结果，也就是说，取决于所有兴奋性和抑制性突触的共同作用。我们将神经元具有的这种特征称为整合。

突触整合是神经元整合的基础。当然，兴奋性和抑制性突触在同一神经元上的共同作用不同于简单的汇聚作用，这是由于每一突触形成的位置不同，每一突触后电位的离子流动不同，因而使突触传入信息形成在强度和时间组合上的变化，而这种组合变化足以使神经元接收的信息量成倍增加。在突触后膜中，一些突触能够产生大的变化，而另一些可能引起很小的变化，这些都使突触整合的过程变得极为复杂多变。考虑到神经系统是由大量神经元组成的，因此不难设想，中枢神经系统输出的任何指令，也是众多神经元在神经中枢的最后整合结果。

三、兴奋由神经向肌肉的传递

神经元的轴丘是动作电位传出的起始部位。当产生的神经冲动沿轴突向神经末梢传导到达所支配的肌纤维时，可以看到在 0.5 ~ 1 ms 后，肌纤维也出现了性质与神经锋电位相似的肌锋电位，并且也是以局部电流的方式沿肌纤维传导，最后引起肌肉的收缩。神经冲动引起肌纤维的收缩包括一系列重要的步骤，下面将要讨论的就是发生在神经纤维上的冲动是怎样引起肌肉的收缩的。

（一）从神经向肌肉的冲动传递发生在神经肌肉接头

神经和肌肉是两种完全不同的组织，两者之间并无原生质的直接相通。神经冲动从神经末梢传向肌纤维是通过它们之间的特殊部位来完成的，即**神经肌肉接头（neuromuscular junction）**（图 3-13），它是一种特殊形式的突触。应用光学显微镜和电子显微镜对神经肌肉接头的研究发现，神经末梢与肌纤维接触处，反复分支并形成大量的终末前细支，后者进一步脱去髓鞘，形成非常纤细的、裸露的无髓鞘终末，其末端形成大小不等的梅花状膨大终止于肌纤维上。每一根神经终末支配一条肌纤维，一个运动神经元通过它的轴突分支最多可支配 200 多条肌纤维。

神经肌肉接头由 3 部分组成：**突触前终末（presynaptic terminal）**，被施万细胞所包绕，其终末膜称为突触前膜。与相邻的非突触膜相比，突触前膜明显增厚，在突触前膜中存在大量直径约 50 nm 的圆形小泡，为突触囊泡（synaptic vesicle），囊泡内含大量**乙酰胆碱（acetylcholine，ACh）**递质。在突触前膜内还存在大量与代谢有关的线粒体。在不同类型的突触前膜中，囊泡的数量、大小和囊泡内容物的成分均有区别。与突触前膜直接相对的为突触后膜，又称**终板膜（end-plate membrane）**或称**运动终板（motor end-plate）**。终板膜为特化的肌膜部分，其增厚更为显著，它向肌细胞内凹入，形成许多小皱襞，这种结构显然增大了突触后膜的面积，有利于容纳更多的特异受体，即**毒蕈碱型乙酰胆碱受体（nicotinic acetylcholine receptor，nAChR）**分子，它们可与 ACh 结合，启动化学门控离子通道开闭。在终板膜外表面存在乙酰胆碱酯酶（AChE），可将突触前释放的乙酰胆碱分解为胆碱和乙酸。

在突触前膜和终板膜之间的部分为突触间隙（synaptic cleft）。突触间隙和周围的细胞间隙相通，间隙内含糖蛋白和唾液酸，推测唾液酸可能与信号的识别有关。

（二）信号在神经肌肉接头间的传递

1. 神经肌肉接头的化学事件　当神经冲动到达神经纤维终末时，引起细胞膜对 Ca^{2+} 离子通道的开放，细胞外 Ca^{2+} 进入到前膜内。突触前膜细胞内 Ca^{2+} 浓度的迅速升高导致突触囊泡向轴突前膜移动并与质膜融合，囊泡中的 ACh 递质被释放到突触间隙中。在此过程中，神经冲动引起突触前终末 ACh 递质的释放，意味着到达突触终末的电信号转换成了化学信号，这个过程因此亦称为兴奋 – 收缩偶联。大量的实验表明，Ca^{2+} 是兴奋 – 分泌偶联的信号分子，在此过程中起关键作用。在一定范围内，ACh 的释放量随 Ca^{2+} 浓度的提高而增加；降低 Ca^{2+} 的浓度将阻碍神经肌肉间的信号传递。

在突触前膜中，一般存在两种类型的囊泡：大囊泡和小囊泡。许多肽类神经递质存在于大囊泡中，而经典神经递质存在小囊泡中。但不管哪种囊泡，其释放都是整个囊泡内容物的释放，即每一囊泡中的递质都被一次性同时释放。包含在一个囊泡中的ACh的数量，称为量子，这种以囊泡为单位的递质释放方式称为**量子释放**（quantal release）。一个囊泡中的ACh可使终板膜产生 0.4 mV 的去极化，因此若产生 60 mV 的终板电位，需要释放 100 ~ 200 个囊泡。当ACh分子通过突触间隙扩散到达突触后膜时，立即与终板膜上的ACh受体结合，这种结合瞬时改变了终板膜对 Na^+ 和 K^+ 的通透性，使 Na^+ 和 K^+ 在各自的电化学梯度驱动下，沿通道快速流动。由于 Na^+ 的电化学梯度远远大于 K^+，进入终板膜内的 Na^+ 的数量远远超过从胞内流出的 K^+，因而使终板膜去极化产生终板电位。ACh与受体的结合是可逆的，发挥作用后可立即向周围扩散。存在于突触间隙中的胆碱酯酶（AChE）将ACh立即水解，及时终止了ACh分子作为神经递质的作用，离子通道对 Na^+ 和 K^+ 的通透性又恢复到静息水平。此过程仅需数毫秒，在 1 s 内终板膜就可完成多次信号的传递而不会导致突触的疲劳。

2. 神经肌肉接头的电学事件 当神经冲动到达突触前终末引起ACh的释放，ACh分子与突触后膜上的受体结合后，立即激活了终板膜上的离子通道，使 Na^+ 和 K^+ 两种离子使用同一离子通道透膜流动，终板膜去极化产生了可产生总和效应的局部电位——**终板电位**（end-plate potentiall）。终板电位一旦产生，就以电紧张的方式向邻近区域扩布，使周围的肌细胞膜去极化。当肌膜的去极化达到阈电位水平时，在肌膜上就促发了一次传向整个肌细胞的"全或无"的动作电位，完成了神经至肌肉这两类不同细胞间的信息传递。这是一个由递质的化学信号转变成肌细胞膜的电信号的过程（图3-14）。

终板膜与一般的肌细胞膜和神经细胞膜不同，膜上离子通道的开放仅与作用的化学递质有关，对膜电压的变化不敏感，是属于化学门控离子通道。终板电位的大小与ACh作用受体的数量有关，减少ACh的释放或减少作用受体的数量，都会相应减小终板电位的幅度。从植物中提取的箭毒是乙酰胆碱受体的阻断剂，和乙酰胆碱受体有很强的亲和力，因而能与乙酰胆碱竞争受体。根据箭毒的作用原理，其在临床上常被用作肌肉松弛剂而得到广泛使用。

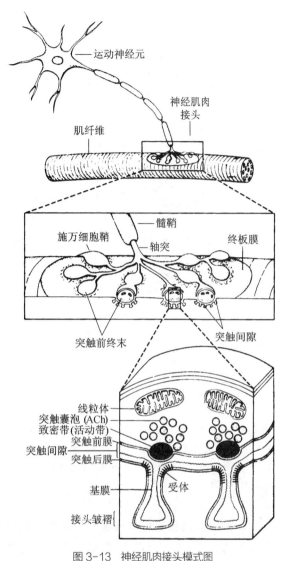

图 3-13 神经肌肉接头模式图

从上到下显示了神经肌肉接头的逐级放大。突触前终末由突触小体组成，上面包绕一薄层施万细胞。凹陷入终板的皱褶中含有大量ACh受体

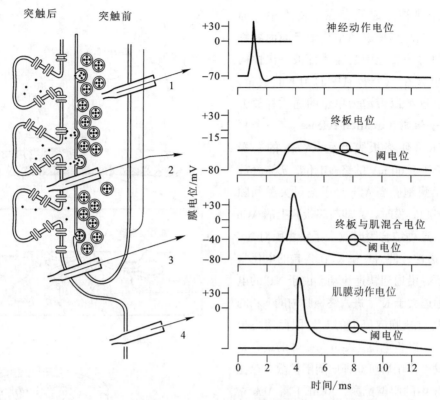

图 3-14　神经肌肉接头处的电活动

4个微电极分别放置在在终板不同处记录膜电位。第1个电极记录的是到达突触前终末的动作电位；第2个电极正好插在终板区，因此记录到了完整的终板电位；注意，第3个电极记录的是终板电位与肌膜动作电位叠加在一起的混合电位，在波形中难于将两者分开；第4个电极由于离终板稍远，没有记录到终板电位，因此仅记录到由终板电位诱发的完整的肌膜动作电位

3. 神经肌肉传递可被毒素、药物或损伤所阻断　终板膜的去极化一般历时 2 ms 左右，这意味着到达终板区的 ACh 发挥作用后被迅速清除。ACh 向周围区域的扩散和胆碱酯酶的作用，均可迅速终止 ACh 的影响。一些抗胆碱酯酶物质，如毒扁豆碱（依色林，eserine）、新斯的明（neostigmine）可使胆碱酯酶失去活性而不能分解 ACh。有机磷农药（如敌百虫、敌敌畏等）及一些神经毒剂可导致神经传导阻滞，即是由于胆碱酯酶受到抑制的结果，而解磷毒等特效解毒剂则是起了恢复胆碱酯酶活性的作用。

（三）骨骼肌的收缩

肌肉的收缩是机体的主要活动形式之一，它是实现许多生理活动的基础。肌肉的收缩是一种细胞现象，肌肉收缩产生的力来自于每个肌细胞收缩力的总和，大量肌细胞缩短的共同效应才引起整块肌肉的缩短。肌肉收缩的过程，包含了每一个肌细胞被激活并最终恢复到静息状态时的变化过程。人和高等动物的肌肉组织可分为 3 种类型：骨骼肌、心肌和平滑肌，尽管它们都具有各自不同的解剖和功能特点，然而却有着类似的收缩机制。下面我们将主要讨论骨骼肌的超微结构及其收缩机制。

1. 骨骼肌的功能解剖和超微结构　应用光学和电子显微镜，X 射线衍射和其他现代光学技术，证明肌细胞内存在高度有序的精细结构，目前已通过大量实验揭示了其结构与收缩功能的关系。

（1）粗肌丝和细肌丝构成肌原纤维　骨骼肌纤维的最主要形态特征是含有大量的**肌原纤维**（**myofibrl**），每条肌原纤维由肌管所包绕。肌原纤维直径 1~2 μm，沿肌纤维纵向平行排列，纵贯纤维全长。在一条肌纤维内，肌原纤维的数目可多达数千条（图 3-15）。

在染色后的肌纤维纵切面上，每一条肌原纤维都呈现有规则的明、暗交替的条纹带，分别称其为明带和暗带，这即是称其为横纹肌的原因。暗带又称**A带**（**A band**），由于其对碱性染料有很强的亲和力，具双折光性而呈暗色。A带中间有窄的着色较浅的区，称为H带。相邻两A带之间为明带，称为I带，呈单折光性，对碱性染料无亲和力，所以着色较浅。I带正中有一条染色较深的间线，称为Z线。每一个A带的中间部分和两侧各 1/2 的I带，组成一个**肌节**（**sarcomere**）。肌节是肌纤维的基本功能单位，当肌肉收缩和舒张时，其长度可在 1.5~3.5 μm 之间改变。

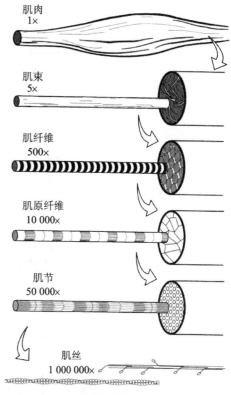

图 3-15　骨骼肌不同水平结构示意图

对肌节的进一步观察发现，A带和I带是由两种平行排列的更细的肌丝（myofilament），即**粗肌丝**（**thick myofilaments**）和**细肌丝**（**thin myofilaments**）组成。A带中含有粗肌丝，粗肌丝几乎全部由肌球蛋白（myosin）组成，其直径约 10 nm，长约 1.6 μm，排列在每个肌节的中部，形成一条暗带，即A带。当肌肉收缩时，肌节缩短，I带和H带变短，而A带的长度一般保持不变，这种变化是由于细肌丝向A带滑动的结果。I带中含有细肌丝，细肌丝主要由**肌动蛋白**（**actin**）组成，其直径 5~8 nm，长约 1 μm，由Z线伸出，纵贯I带全长，并伸长至A带部位，与粗肌丝交错对插（图 3-16）。因此，I带和H带的长度实际上由细肌丝伸入A带的长度决定：细肌丝伸入得越长，则I带和H带越短，即肌节缩短。肌原纤维中的粗、细肌丝相互重叠时，在空间上呈有规则的排列。图 3-17 示在肌节不同部位横切时，在肌原纤维的断面上所看到的两种肌丝的相对位置。

（2）粗肌丝和细肌丝的功能解剖　每一条细肌丝由两条相互盘绕而形成的双螺旋链组成，每条链都由大量呈椭圆球状的单体肌动蛋白大分子亚基组成。在肌动蛋白的双螺旋链结构的凹槽中，镶嵌着另一种纤维蛋白，即**原肌球蛋白**（**tropomyosin**）。在每个原肌球蛋白附近还存在另一种蛋白，为**肌钙蛋白**（**troponin**）复合体（图 3-18）。一条粗肌丝含有 200~300 个肌球蛋白分子，它们相互聚合形成粗肌丝的主干。肌球蛋白分子呈杆状，杆的一端有两个球形的头，升出粗肌丝主干的表面，形成**横桥**（**cross-bridges**）。静息状态时，横桥与主干的方向相垂直，突出粗肌丝表面约 6 nm。横桥头具有与肌动蛋白和ATP结合的两个位点。横桥在一定条件下可和细肌丝中的肌动蛋白分子发生可逆性结合，拖动细肌丝向A带的中央滑动。

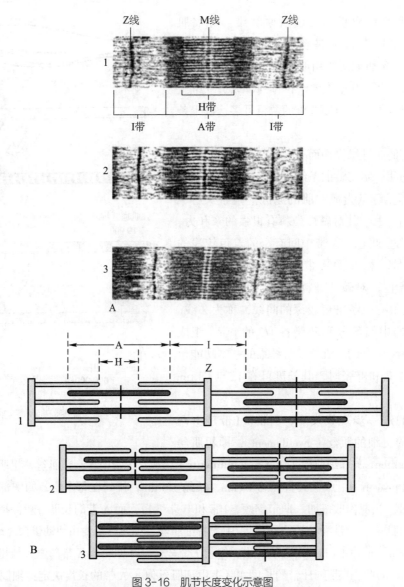

图 3-16　肌节长度变化示意图

A. 肌小节电镜照片；B. 肌丝收缩的滑动模型。当肌丝滑动时，I 带缩短

1. 肌肉舒张状态；2. 肌肉部分收缩；3. 肌肉最大收缩

2. 骨骼肌的收缩机制　骨骼肌的结构为理解其收缩机制提供了重要线索。收缩过程中，A 带的长度保持恒定，而 I 带的长度却随着肌纤维长度的改变而发生直接的变化，这表明必定有某些物质从 I 带进入了 A 带。在 20 世纪 50 年代，Huxley 提出的骨骼肌收缩的**肌丝滑行理论（sliding filamemnt theory）**，提供了理解两种肌丝相互作用的分子基础。

（1）肌肉收缩的滑行学说　肌肉收缩的肌丝滑行理论主要内容是：肌肉收缩时在形态上表现为整个肌肉和肌纤维缩短，但在肌细胞内并无肌丝或它们所含的分子结构的缩短，而只是在每一个肌节内发生了细肌丝向粗肌丝之间的滑行，结果使肌节长度变短，引起肌原纤维、肌细胞和整条肌肉长度的缩短。

目前已基本清楚，肌球蛋白头部形成的横桥对肌丝的滑行具有重要作用。横桥的作用主要有

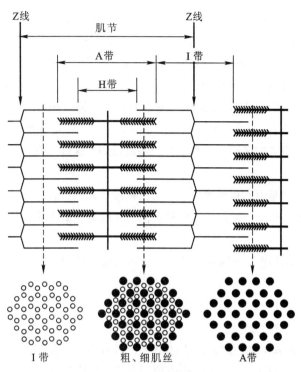

图 3-17　骨骼肌肌节结构模式图

肌节不同部位横断面显示了肌原纤维中粗、细肌丝的相互位置

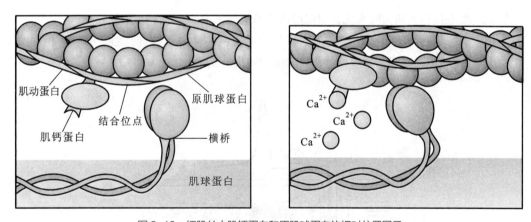

图 3-18　细肌丝中肌钙蛋白和原肌球蛋白的相对位置图示

原肌球蛋白与肌动蛋白相接，由 3 个亚基组成的肌钙蛋白复合体与原肌球蛋白相接。在肌纤维收缩前，横桥与肌动蛋白相作用的位点被原肌球蛋白所掩盖

两点：一是横桥的桥头可与细肌丝上的肌动蛋白分子呈可逆性结合，拖动细肌丝向 A 带中央 M 线移动；二是横桥具有 ATP 酶的作用，通过分解 ATP 获得能量，作为横桥摆动和做功的能量来源。

横桥头与细肌丝结合后，桥头向 M 线摆动，拖动细肌丝向 M 线移动。桥头每向 M 线摆动一次，可拖动细肌丝向 M 线滑动约 11 nm；随后桥头与肌动蛋白解离、复位，再与细肌丝上的新的作用位点结合，开始新的摆动。横桥的这种往复活动称为**横桥循环（crossbridge cycle）**，或称横桥周期。横桥循环的结果是拉动细肌丝向 H 带的中间稳定移动。

一般认为肌丝滑行的过程是：肌膜上的动作电位引起肌浆中 Ca^{2+} 浓度升高，Ca^{2+} 与其受体肌钙蛋白复合体结合，引起原肌球蛋白的构象发生改变，原肌球蛋白的双螺旋结构发生一定的扭转，暴露出肌动蛋白与横桥结合的位点，导致出现两者的结合。在横桥与肌动蛋白结合、摆动、解离的横桥循环过程中，细肌丝不断向暗带中央移动；与此同时相伴随的是 ATP 的分解为肌丝的滑动提供能量，从而实现了从化学能向机械能的转换，完成肌肉的收缩过程。

在每一肌节及整个肌肉中横桥循环都是非同步进行的，这样就保证了肌肉能够产生恒定的张力，引起稳定的持续收缩。

（2）兴奋-收缩偶联是电和机械事件　兴奋由神经传向肌肉并引起肌肉的收缩是一个极其复杂的过程，中间涉及电—化学—电的相互转换，同时伴随复杂的生物化学反应，其过程的主要事件总结如下（图 3-19）：

① 神经纤维上的动作电位到达轴突终末，引起突触前膜去极化，Ca^{2+} 从细胞外进入突触前膜中。

② 在 Ca^{2+} 的促发作用下，突触小泡向前膜移动并与前膜融合，乙酰胆碱被释放到突触间隙中，完成电信号向化学信号的转换。

③ 乙酰胆碱与终板膜上的乙酰胆碱受体结合，开放肌膜上的 Na^+、K^+ 通道，Na^+ 和 K^+ 按各自的电化学梯度沿通道跨膜流动，产生终板电位，完成化学信号向电信号的转换。

④ 终板电位达到肌膜的阈电位时，在肌膜上产生动作电位，动作电位沿肌膜迅速向整个肌细胞扩布。

⑤ 肌动作电位传入肌内膜系统，引起肌内膜系统终池中的 Ca^{2+} 进入肌丝处。

⑥ Ca^{2+} 与肌钙蛋白复合体结合，使横桥与肌动蛋白的作用点结合，粗、细肌丝相对滑动，肌节缩短，肌肉收缩。肌膜上的电信号最终转换成肌肉的机械收缩。

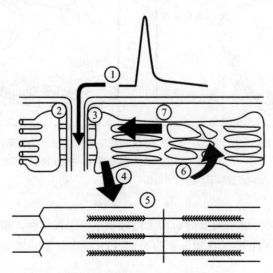

图 3-19　肌兴奋-收缩过程模式图

①肌动作电位到达肌内膜系统；②动作电位向肌内膜系统内传播；电信号③引起 Ca^{2+} 从终池④释放并到达肌动蛋白附近；⑤肌肉收缩，Ca^{2+} 被回收入肌质网⑥中；⑦ Ca^{2+} 返回终池

3. 骨骼肌的机械收缩

（1）等张收缩与等长收缩　肌肉收缩时可以发生肌肉长度和张力的变化。如果将肌肉的一端固定，另一端与一合适负荷（重物）相连，当给肌肉刺激并引起肌肉收缩时，肌肉的收缩将受到负荷的牵拉，在一定程度上会阻止肌肉的缩短。在刺激开始时肌肉并未缩短，这是因为负荷的重力超过了肌肉的收缩张力，肌肉必须不断增加张力以抵抗负荷的牵拉。此时肌肉长度不变而张力不断增加的收缩称为**等长收缩**（isometric contraction）；一旦肌肉张力增加到超过负荷量的瞬间，负荷不再能阻止肌肉的缩短，肌肉以一定速度快速缩短并牵引负荷移动，此时肌张力不再增加而直至整个收缩结束。这种肌肉长度变化而张力维持不变的收缩称为**等张收缩**（isotonic contraction）。

等张收缩和等长收缩是肌肉收缩的两种基本形式。如肢体的自由屈曲，主要是等张收缩；用力握拳主要是等长收缩。一般在体肌肉的收缩都不是单纯的某一种收缩，而是两种收缩不同程度的复合。

（2）单收缩与强直收缩　肌肉受到单个刺激时，会发生一次迅速的收缩，称为**单收缩**（twitch）。用肌动描记器所记录的单收缩曲线可分为3个时期：从施加刺激到肌肉开始收缩的一段时期称为潜伏期；从肌肉开始收缩到收缩至最高峰时期称为收缩期；从收缩最高峰到恢复到初始状态的时期称为舒张期（图3-20）。

由图可见，骨骼肌单收缩的动作电位仅持续 1～2 ms（图3-20下图），但单收缩却可持续 100 ms（图3-20上图）。这表明，如在骨骼肌正在收缩时或舒张还未结束时连续给予能引起动作电位的刺激，新的收缩会叠加在上一次收缩之上，使骨骼肌的张力持续增加，这种现象称为**总和**（summation）。应注意，此种肌肉收缩的总和与突触后电位的总和不同。在低频刺激下，由于两次刺激间隔时间稍长，肌肉部分处于舒张状态，因此产生的肌张力曲线呈振荡波形，称为**不完全强直收缩**（incomplete tetanuss）。如继续加大刺激的频率，肌肉则处于持续稳定的收缩状态，各收缩波完全融合，不能分辨，这种现象称为**完全强直收缩**（complete tetanus）。产生强直收缩的原因在于：由于刺激的间隔很短，当前一次收缩尚未完全舒张或处于收缩期时，后一次刺激所引起的收缩已经出现并被叠加在前一次收缩之上（图3-21）。

在正常体内，骨骼肌受中枢神经系统的支配，中枢神经系统发出的冲动都是快速连续的，因此，人的随意活动都是由不同程度的强直收缩所构成的。

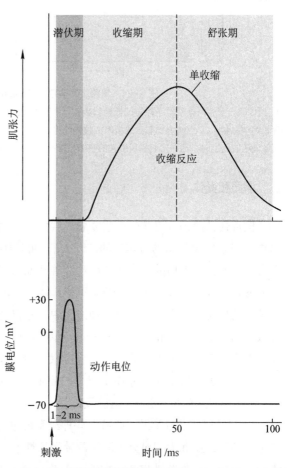

图 3-20　骨骼肌的单收缩曲线（Sherwood，Human Physiology，5th，2004）

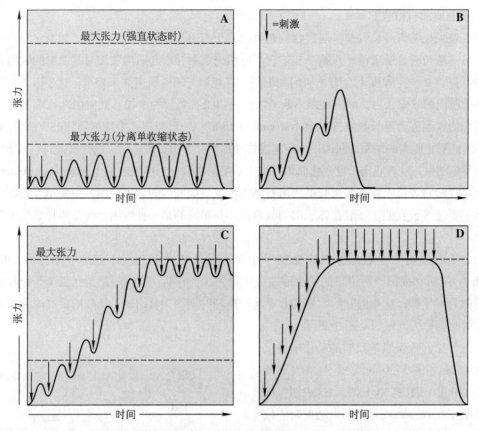

图3-21　骨骼肌的不完全强直收缩和强直收缩（Martini，2005）

A. 肌肉完全舒张时连续给予较短的低频刺激，可见肌肉收缩波的高度逐渐增加；B. 肌肉未完全舒张，增加刺激频率，出现收缩波总和；C. 继续增加刺激的频率，收缩波将达到最大，此时肌肉的舒张期已极短；D. 在高频刺激下，当前一次收缩还处于收缩期时，后一次刺激所引起的收缩已被叠加上去，收缩波完全融合，产生完全强直收缩

四、递质和受体

按近代神经内分泌学的一些概念，我们有理由将脑看成是一个巨大的腺体，即神经元不仅可以作为一个传递信息的可转换的"开关"，而且还是一个分泌细胞。电的变化和动作电位仅仅是触发神经元分泌递质的一个环节而已。神经元自身存在合成蛋白质的各种必需细胞器，因此神经元能够自身合成许多不同的神经递质和其他一些神经活动分子。1930年，Dale 提出：神经元是一个统一的代谢体，在一个给定的神经元中，它仅能合成一种神经递质，因而在它的各末梢部位所释放的递质应是相同的。这一神经化学传递的 Dale 原则经受了长时间的考验而获得了广泛的接受。然而近年发现了大量的、具有普遍意义的例外，即一种以上的神经递质能够在同一神经末梢中共存的例子，这使人们对 Dale 确立的原则有了更新和更深意义上的理解。

（一）神经递质的分类、特性及共存

1. 神经递质的分类及一般特性　神经系统主要使用两类化学物质作为信使分子：小相对分子质量的神经递质和大相对分子质量的神经活性肽。两种类型的神经递质都存在于大的或小的突触囊泡中。神经活性肽被包装在大的致密核心囊泡中，囊泡直径 250～750 nm，内容物通过胞吐形式被释放，类似于分泌腺或肥大细胞的分泌方式；小分子递质被包装在小的清亮囊泡中，囊泡直径约 40 nm，内容物在突触前活动带附近通过胞吐形式被释放。

神经递质一般是指由神经末梢释放的、可与突触后膜上的受体作用并能发挥快速而精确调节的物质。经典神经递质的相对分子质量较小，而且除乙酰胆碱外，基本都是以氨基酸为前体，有些本身就是氨基酸。

神经递质可分为以下 3 类：

① 胆碱类：乙酰胆碱。

② 单胺类：多巴胺、去甲肾上腺素、肾上腺素和 5- 羟色胺。

③ 氨基酸类：谷氨酸、甘氨酸、γ- 氨基丁酸和天冬氨酸。

根据神经递质对突触后神经元作用的性质，神经递质可分为兴奋性和抑制性两种类型。公认的兴奋性递质为谷氨酸和天冬氨酸，抑制性递质为 γ- 氨基丁酸和甘氨酸。兴奋性递质能够对突触后神经元产生兴奋性影响，抑制性递质能够对突触后神经元发生抑制性影响。

2. 神经递质的共存　越来越多的证据表明，神经肽和经典神经递质能够在中枢系统中共存，一个神经元能同时含有两种或两种以上的神经递质或神经肽，在适当的刺激下可经突触前膜共同释放，这种现象称为神经递质共存（表 3-2）。

表 3-2　部分神经递质和神经肽的共存

递质	神经肽
乙酰胆碱（acetylcholine, ACh）	血管活性肠肽（vasoactive intestineal peptide，VIP）
	脑啡肽（enkephalin）
	P 物质（substance P）
	神经紧张素（neurotensin）
	促性腺激素释放激素（GnRH）
	甘丙肽（galanin）
去甲肾上腺素（norepinephrine，NE）	生长激素抑制素（somatostatin）
	脑啡肽（enkephalin）
	神经紧张素（neurotensin）
γ- 氨基丁酸（γ-aminobutyric acid，GABA）	胆囊收缩素（cholecystokinin，CCK）
	脑啡肽（enkephalin）
	生长激素抑制素（somatostatin）
	P 物质（substance P）
	血管活性肠肽（vasoactive intestineal peptide，VIP）
多巴胺（dopamine）	胆囊收缩素（cholecystokinin，CCK）
	脑啡肽（enkephalin）
	神经紧张素（neurotensin）
	神经肽 Y（neuropeptide Y）
谷氨酸（glutamate，Glu）	P 物质（substance P）
甘氨酸（glycine，Gly）	神经紧张素（neurotensin）
肾上腺素（epinephrine，E）	脑啡肽（enkephalin）
	神经肽 Y（neuropeptide Y）
	神经紧张素（neurotensin）
	P 物质（substance P）
5- 羟色胺（serotonin）	P 物质（substance P）和 TRH
	促甲状腺 [激素] 释放激素（TRH）
	胆囊收缩素（cholecystokinin，CCK）
	脑啡肽（enkephalin）

　　除经典神经递质外，神经系统中存在一些相对分子质量较大的**神经肽（neuropeptides）**作为神经递质发挥作用，这些神经肽亦被称为**神经肽递质（peptide neurotranmitters）**，或有时称为神经调质。神经肽是由氨基酸残基按一定顺序形成的肽链，分别由 2～40 个氨基酸组成。目前发现至少有超过 50 种肽在神经细胞中具有药理学活性。有些肽作为激素作用于脑外一些组织中的靶器官，如血管紧张素、胃泌素等；有些是神经内分泌的产物，如催产素、血管加压素等。神经肽在信息传递和调节中发挥重要作用，其作用方式极其复杂。一般认为神经肽不直接引起 EPSP 或 IPSP，而通常影响突触的兴奋或抑制的长时程变化。神经肽常通过 G 蛋白偶联的第二信使来改变酶的活动，或通过影响 DNA 的转录和蛋白质的合成，引起神经元代谢过程的变化，这种变化可能会持续数小时甚至数天。与小分子经典神经递质的快速细胞通讯活动不同，神经肽往往涉及学习、发育、动机、感觉以及运动等持续时间较长的事件。

　　神经递质共存现象极其普遍存在于神经元中。大多数神经元的同一囊泡中除存在一种小分子神经递质外，往往还存在一种或一种以上的神经肽。例如，共存于副交感神经节后纤维中的 ACh 和血管活性肠肽（VIP），脊髓运动神经元中 ACh 和降钙素基因相关肽（CGRP）都被包装在同一突触前终末中，当受到刺激时，能分别或共同释放。

　　多种神经递质和调质的共同作用使神经调节的形式更加多样化，一个神经元终末释放两种以上神经调节因子，可以使神经调节的范围更加扩大和精确，减少了细胞仅能通过释放单一调节物的数量，或仅能通过长时间持续作用来发挥作用的低效率及可能产生的副作用。仅需少量神经调节因子，通过不同比例的精确组合就能实现机体对不同效应器官进行性质上和程度上的不同调节，体现了更为经济和灵活的调节方式，这是生物进化史上的又一杰出例子。

　　（二）受体的分类及其特性

　　神经递质必须与细胞膜上的受体特异结合后，才能引起细胞反应。细胞反应的类型，不但与递质有关，还与受体的类型有关。研究发现，同一递质可以与不同的受体结合，引起不同甚至完全相反的细胞反应。显然，在此种意义上来说，细胞产生何种反应最终取决于受体的类型而不是递质。

　　1. 受体的概念和特征　　**受体（receptor）**是指能与特定的生物活性物质可选择性结合的生物大分子，是镶嵌在细胞膜中的蛋白质复合体。每一受体都具有与递质（或称配体）选择性结合的特异部位，这一结合部位称结合位点。与受体结合后能引起生物学效应的配体称为**激动剂（agonist）**。有些非递质类物质，由于其化学结构和空间构型与递质具有一定的相似性，也能与受体结合，但并不产生生物学效应，这类物质称为受体的**阻断剂**，或受体的**拮抗剂**（**antagonist**）。

　　受体不但可存在突触前膜或突触后膜上，有些受体还存在于细胞内的胞浆或细胞核内。分布在突触前膜上的受体称为突触前受体，分布在突触后膜上的称为突触后受体。受体一般有如下一些特性：

　　受体具有与配体进行特异性结合的特性。受体只能与特异配体结合而不被其他信号所干扰，这是由受体具有特殊的三维结构所决定的；受体和配体的结合一般具有可逆性；受体与配体的结合具有饱和性。由于存在的受体的数量有限，当配体或拮抗剂的浓度达到一定程度时，受体的作用部位被全部占据，这时与配基的结合将达到饱和。

　　受体一般都根据与其进行特异性结合的配体的名称来命名，如乙酰胆碱受体、肾上腺素受体、多巴胺受体、5- 羟色胺受体等。

2. 受体的类型　根据受体与配体结合后发挥作用的方式，可对受体进行分类。下面仅介绍最主要的两大类受体家族：

（1）与离子通道偶联的受体　神经元的信号活动取决于膜电位的快速变化，这种变化必须通过膜上的离子通道才能实现。离子通道具有识别、选择和通透离子的功能。膜上的离子通道有的是通过化学分子控制的，这类通道称为化学（配基）门控通道；有一类是通过跨膜电压的变化控制的，如我们在第二节动作电位部分介绍的，为电压门控通道。事实上，这种划分并不是绝对的，在某些情况下，一种门控通道也能对另一种通道施加一定的影响。

与离子通道偶联的受体的结构特点为：其受体本身就是离子通道的一个组成部分，如 ACh 受体、γ- 氨基丁酸受体、甘氨酸受体等。在这类受体中，研究最为清楚的是烟碱型乙酰胆碱受体（nAChR）。ACh 受体存在于所有的脊椎动物中。

通过晶体排列的 X 射线分析和电镜检查发现，ACh 受体位于细胞膜的外表面，因而 ACh 必须作用到细胞表面才能发挥作用。ACh 受体是一种蛋白质，形状如酒杯，由 5 个亚基组成：2 个 α 亚基（每个含有 461 个氨基酸），一个 β 亚基（493 个氨基酸）、一个 γ 亚基（506 个氨基酸）和一个 δ 亚基（522 个氨基酸）。受体的大部分位于细胞膜外侧，少部分（α 部分）位于胞浆面（图 3-22）。由 5 个亚单位组成梅花瓣样五聚体，垂直于膜的中心轴周围，呈对称排列，直径约 2.5 nm 的离子通道位于此轴的中心部位。每一 ACh 受体的膜外部分有两个与 ACh 分子结合的位点，这表明两分子 ACh 可以开启一个与 ACh 受体偶联的离子通道。

（2）与 G 蛋白偶联的受体　与 G 蛋白偶联的受体具有两个最重要的特征：一是组成所有这类受体的多肽链均是 7 次跨膜，形成蛇状的跨膜结构，因此又称为 7 次跨膜受体；另一特征是它与一种 G 蛋白（鸟核苷酸结合蛋白）相偶联。这一类受体的种类极多，它们组成了一个庞大的蛋白质超家族，如 M 型 ACh 受体家族，5- 羟色胺能受体家族，肾上腺素能受体家族，视锥、视杆细胞和嗅觉感受器家族等。

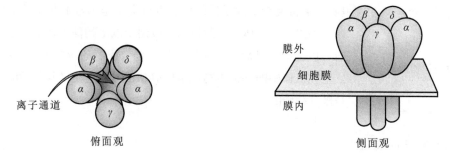

图 3-22　烟碱型 ACh 受体和通道结构

与 G 蛋白偶联受体系统由 3 部分组成：受体、G 蛋白和效应器（图 3-23）。

当激素类物质（通常我们将其称为第一信使）与膜上的受体结合时，受体立即激活了与其偶联的 G 蛋白。目前发现至少存在几十种不同类型的 G 蛋白。G 蛋白由 α、β、γ 3 个亚基组成。当 G 蛋白被激活后，α 亚基和其他两个亚基分离并立即激活膜内的效应酶，如腺苷酸环化酶、磷脂酶 C 等。这些效应酶通过改变胞内的第二信使（如 cAMP、cGMP、IP_3、DG）生成的数量，然后再通过第二信使作用其他的蛋白质激酶来影响细胞反应，如腺体的分泌、离子通道的启闭、基因的表达等。G 蛋白偶联受体系统具有惊人的信号放大能力。例如，在蛙的视网膜上，仅通过一个光子刺激单个视紫红质分子（视觉感受器），就可以激活 37 000 个 G 蛋白分子，而每个效应酶又能作用产生多个第二信使分子。通过细胞内的信号放大系统，细胞外信号经此途径产生的放大效应成几何级数获得增大，仅少量细胞外信号分子就可使细胞产生快速和准确的反应。

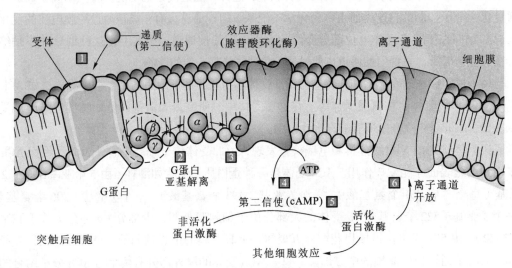

图 3-23　与 G 蛋白偶联受体的信号传递

递质（第一信使）与受体结合（1）引起 G 蛋白的 α 亚基与 β γ 亚基分离（2）；α 亚基与效应酶（如腺苷酸环化酶）结合并激活此酶（3），导致 cAMP（第二信使）的生成（4）；cAMP 立即再激活它的效应酶（蛋白激酶）（5）引起离子通道的开放（6），或引起其他一些细胞效应

目前所知与 G 蛋白偶联的受体和效应酶的种类相当多，因而通过 G 蛋白的偶联形成了一个庞大的细胞信号传导体系。不同的受体可以和不同的 G 蛋白相偶联，而不同的 G 蛋白分子又可以激活不同的效应器。这表明，来自大量不同受体的信息可以会聚至少数的几个效应分子；相反，如果一个受体可以激活两个或两个以上的信号调节通路时，信息则可以辐散得到放大。通过信号系统效应酶的级联反应，不难想象，发生在机体中的各种生物化学反应和信号传递是极其复杂的，但却又是极其精确的。

G蛋白偶联受体功能

五、神经反射活动的特征

（一）反射

神经系统的基本活动方式是**反射（reflex）**。反射是机体在中枢神经系统的参与下，对内外环境刺激所发生的规律性应答。反射的概念最早由法国哲学家笛卡儿（R Descartes，1595—1650）提出，用以说明机体接受刺激与反应之间的因果关系。但真正对脑和脊髓开展反射活动研究、阐明其反射活动规律的，还数英国的谢灵顿和苏联的巴甫洛夫所做的贡献最大。神经系统通过反射活动来控制和调节机体的生理活动，使机体成为一个完整的统一体，并与外环境保持紧密的联系和相互平衡。

（二）反射弧

反射弧（reflex arc）是反射活动的基础，机体中的任何反射活动都是在反射弧的基础上实现的。一个完整的反射弧由下列5部分组成（图3-24）：

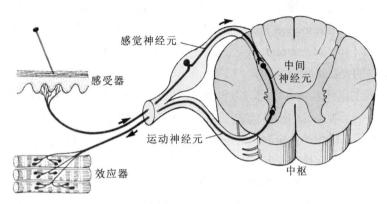

图3-24 反射弧结构示意图

1. 感受器 感受内外环境刺激的结构，它可将作用于机体的刺激能量转化为神经冲动。如感受皮肤触、压觉的环层小体；感受光线刺激的视锥、视杆细胞；感受血压变化的主动脉弓管壁外膜下的压力感受器等。

2. 传入神经 由传入神经元（感觉神经元）的突起所构成。这些神经元的胞体位于背根神经节或脑神经节内，它们的外周突起与感受器相连，将感受器的神经冲动传导到中枢神经系统。

3. 神经中枢 为中枢神经系统内调节某一特定生理功能的神经元群。一个简单和一个复杂生理活动所涉及的中枢范围是不同的。如膝跳反射活动的中枢在腰段脊髓，其反射仅由一个传入和传出神经元就可完成，又称单突触反射；但一些复杂生命活动的调节则涉及中枢的许多不同部位，如调节呼吸运动的中枢分布在延髓、脑桥、下丘脑，以至大脑皮质等不同水平，正常的呼吸调节必须在上述不同部位神经元群的共同协调下才能完成。

4. 传出神经 由中枢传出神经元的轴突构成。如脊髓前角的运动神经元，将神经冲动由中枢传到外周效应器。

5. 效应器 发生应答反应的器官，如肌肉和腺体等组织。

在反射弧的5个组成部分中，路径中的任何一处中断，都将使这一反射活动不能发生。

（三）中枢神经系统兴奋传递过程的特征

在每一个反射活动中，中枢神经系统内的兴奋过程都必须以神经冲动的形式从一个神经元通过突触传递给另一个神经元。因此，兴奋通过突触时的传递特征就基本上成为反射活动的特征。

1. 单向传递 兴奋在中枢内的传递只能由传入神经元向传出神经元的方向进行，而不能逆向传递，这是由突触的结构和功能上的特性所决定的。由于递质只能从突触前终末释放，作用到突触后神经元上，使兴奋只能沿一定的方向传递，这种特点保证了神经系统的活动能够有规律地进行。

2. 中枢延搁 从刺激感受器起至效应器开始出现反射活动时所需的全部时间，称为**反射时**（**reflex time**）。突触传递时，须经历递质从突触前膜释放、扩散、与突触后膜受体结合及产生突触后电位等电—化学—电反应偶联的转换过程，需时较长，故称为**中枢延搁**（**central delay**）。兴奋通过一个突触需 0.5～0.9 ms。因此，在一个反射弧中，通过中枢的突触数越多，中枢延搁所需的时间就越长。

3. 总和 由单根传入纤维传入的一次冲动，一般不能引起反射性反应，但却能引起中枢产生阈下兴奋。如果由同一传入纤维先后连续传入多个冲动到达同一神经中枢，将会产生突触后电位的**时间总和（temporal summation）**效应；如果许多条传入纤维同时传入冲动至同一神经中枢，则会引起**空间总和（spatial summation）**效应。当总和达到阈电位水平时，就能引发神经冲动。总和是神经元活动的重要特性。

在一个神经元的胞体和树突表面，存在成千上万个突触，有的是兴奋性的，有的是抑制性的，所以，一个突触后神经元的输出状态将取决于与其作用的突触活动的总和。对于神经中枢也和单个神经元一样，其输出的效应取决兴奋性和抑制性输入的总和，只不过前者的总和发生在细胞水平，后者的总和发生在核团或中枢水平。

4. 后放 当刺激的作用停止后，中枢兴奋并不立即消失，反射常会延续一段时间，这种现象称为中枢兴奋的**后放（after discharge）**。在一定限度内，刺激越强，或刺激作用时间越久，则后放就延续得越长。后放发生的机制之一在于反射中枢内存在着兴奋性神经元的环路联系。

LTP 的特性

（四）中枢神经元的联系方式

在中枢神经系统内存在着数以百亿计的神经元，其中传入神经元的数量是传出神经元的 1～3 倍，中间神经元的数量最多。中枢神经系统内的神经元之间的联系错综复杂，但却有一定的规律性，了解神经元间的相互连接方式，对理解神经中枢活动的调节机制具有重要意义。下面为中枢神经元相互联系的几种主要方式：

1. 辐散 一个神经元轴突可通过其末梢分支与许多神经元建立突触联系，此种联系称为**辐散（divergence）**（图 3-25）。通过这种联系，一个神经元的兴奋可同时传递给许多其他神经元，使它们同时兴奋或抑制，从而扩大了影响。通常传入神经元的轴突末梢进入中枢神经系统后与其他神经元发生突触联系时，多以辐散方式为主。例如，脊髓背根的传入神经进入脊髓后，其轴突分支除了与本节段脊髓的中间神经元及传出神经元形成突触联系外，还发出分支与上、下有关节段的中间神经元形成突触联系。此外，尚可上升至脑各级中枢，直至到达大脑皮质形成突触联系。

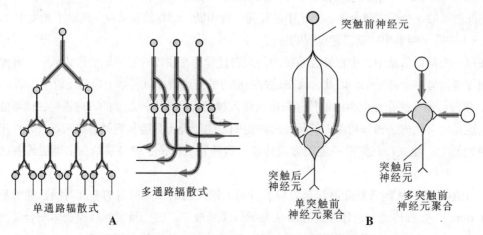

图 3-25 神经元的辐散式（A）与聚合式（B）联系

2. 聚合　一个神经元的胞体和树突可接受许多来自不同神经元的突触联系，这种方式称为**聚合（convergence）**。由于许多神经元的传出冲动会聚在一个神经元上，有的施以兴奋性影响，有的施以抑制性影响，它能使多个神经元的兴奋会聚至少数几个神经元，呈现出协调的反射活动。这种形式的连接常出现在传出神经元中。例如，控制躯体骨骼肌的一个脊髓前角运动神经元胞体表面的突触数可达 2 000 个左右。

3. 链锁状与环状联系　在中枢神经系统内，中间神经元互相联系方式可呈链锁状或环状（图3-26）。在链锁状与环状联系中，辐散与聚合方式都是同时存在的。兴奋通过中间神经元的链锁状联系，可以在空间上加强或者扩大其作用范围；兴奋通过神经元的环状联系，而可能表现出不同的生理效应。例如，如果环式结构内各个突触的生理性质大体一致，则冲动经过环式传递后，在时间上将加强作用的持久性，这是一种正反馈作用，后放即是在正反馈环路中形成的。如果环式结构内存在抑制性中间神经元，并同其返回联系的胞体形成抑制性突触，则冲动经过环式传递后，信号将被减弱或终止，这是一种负反馈作用。

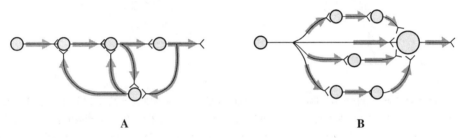

图 3-26　中间神经元联系的两种基本形式

A. 回返式环路；B. 平行式环路

（五）反射活动的协调

正常机体的活动基本上都是反射活动。在同一时间机体内进行着各种各样的反射活动，它们之间互相配合，表现出高度的协调，以适应当时机体活动的整体需要。反射活动所以能协调一致，是由于中枢内部的兴奋过程与抑制过程存在着有规律的相互影响和相互制约的缘故。因此，有些反射相互协同和加强，有些反射相互拮抗和削弱，反射协调表现的主要方式如下：

1. 交互抑制　当一组肌肉收缩时，与它作用相反的拮抗肌则舒张，两者相互配合才得以完成某一动作。例如，当一刺激所引起的传入冲动到达中枢，引起屈肌中枢发生兴奋时，另一方面却使伸肌中枢发生抑制，结果屈肌收缩，与其拮抗的伸肌舒张，这种现象称为**交互抑制（reciprocal inhibition）**。交互抑制的反射中枢在脊髓。人步行时，左右腿交互屈伸，就涉及中枢神经元的交互抑制（图3-27）。在整体上，交互抑制还受高级中枢的控制，以保持全身性活动的协调。交互抑制不仅体现在机体对骨骼肌的支配方面，内脏的活动也存在这种交互抑制现象。支配心脏的迷走神经和交感神经就是一对拮抗神经，前者的兴奋使心跳减慢，后者的兴奋使心跳加速。

2. 扩散　扩散是反射活动协调的另一重要方式。某一个中枢的兴奋或抑制通过突触联系扩布到其他中枢的过程，称为**扩散（irradiation）**。神经元辐散式排列是中枢扩散活动的结构基础。扩散的范围决定于刺激的强度与中枢不同的功能状态。例如，刺激一侧下肢趾端皮肤引起踝关节发生屈曲；如逐渐增加刺激强度，兴奋将在中枢内逐步扩散，可使膝关节及髋关节也发生屈曲；如

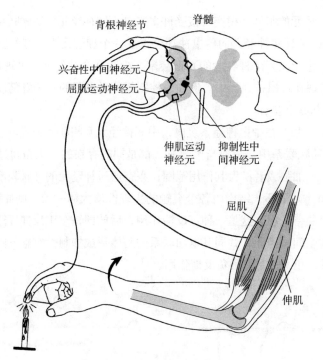

图 3-27　交互抑制示意图

图示手指受到烧灼刺激引起一对拮抗肌（同侧上肢屈肌和伸肌）收缩反应时的神经环路示意图。位于脊髓背根神经节中的感觉神经元与脊髓中两个兴奋性中间神经元形成突触联系，这些中间神经元然后兴奋与其形成突触联系的另外两个神经元，其中一个为支配屈肌的兴奋性中间神元，另一个为支配伸肌的抑制性中间神经元，进而引起屈肌的收缩和伸肌的舒张

使刺激进一步增强，兴奋还可扩散到对侧中枢，引起对侧下肢伸直。这样，一侧下肢屈曲，对侧下肢伸直，完成一个协调的姿势反射动作。

3. 反馈　为中枢常见的一种反射协调方式。中枢内某些中间神经元形成环状的突触联系是反馈作用的结构基础。反馈联系的生理意义在于提高控制系统的稳定性，使反射活动的调节精确化和自动化。例如，排尿反射是一种典型的正反馈，而血压的反射调节是另一种调节方式——负反馈。当血压上升时，由颈动脉窦的压力感受器把冲动传入心血管中枢，抑制心交感中枢，兴奋心迷走中枢，发出传出冲动至效应器（心脏和外周血管系统），引起血压恢复到正常状态。这种负反馈调节是机体生理活动的最基本现象之一。

第四节　神经系统解剖

一、脊髓和脊神经

（一）脊髓

1. 脊髓的位置和外形　脊髓（spinal cord）位于椎管内，呈前后略扁的圆柱形。上端通过枕骨大孔与脑相连，下端逐渐变细，呈圆锥状，称脊髓圆锥。成人的脊髓圆锥终于第一腰椎下缘，新生儿则达第三腰椎水平。脊髓比椎管短，是由于个体发育的过程中，脊柱的生长比脊髓快所致。

脊髓全长粗细不等，全长呈两处膨大，一处为颈膨大，另一处为腰膨大（图 3-28）。膨大的形成分别是由于管理上肢和下肢的神经细胞和纤维增多所致。在人体，颈膨大较腰膨大更为明显。脊髓两侧的前后方各有一排由神经纤维组成的神经根，前方的称为前根，由运动神经纤维组成；后方的称为后根，由脊神经节细胞行向中枢的突起组成，为感觉神经纤维。在后根上有一膨大，即为节细胞胞体集合的部位，称为脊神经节。节细胞是一种假单极神经元，其中枢突伸向脊髓形成后根，外周支行向身体各部接受各种感觉传入信息。前、后根在椎间孔处合并为脊神经（图 3-29）。与每一对脊神经相连的一段脊髓，即为脊髓的一个节段。脊神经共 31 对，因此脊髓有相应的 31 个节段，即颈段 8 节、胸段 12 节、腰段 5 节、骶段 5 节、尾段 1 节（图 3-30）。

2. 脊髓的内部结构　在脊髓的横切面上，可见中央呈蝴蝶状的灰质及灰质周围的白质（图3-29）。灰质是神经细胞胞体的集合部位，而白质则由神经纤维构成。

（1）灰质　蝶形的灰质纵贯脊髓的全长，中间有中央管，向上与第四脑室相通，内含脑脊液。灰质前端膨大，称前角；后端细窄，为后角。在脊髓的胸段和上腰段，前、后角之间还有向

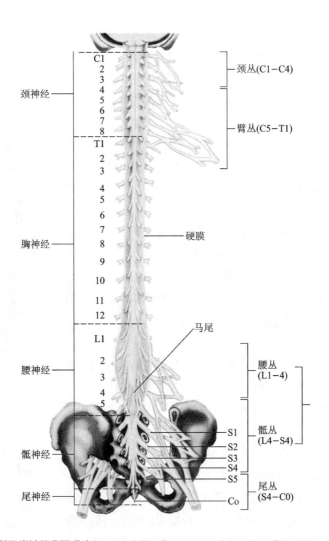

图 3-28　脊髓及脊神经背面观（Sleeley R R，Essentials of Anatomy Physiology，6th，2007）

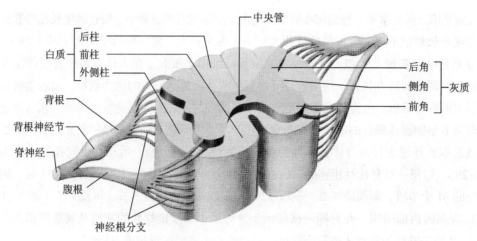

图 3-29 脊髓与脊神经（Sleeley R R, Essentials of Anatomy Physiology, 6th, 2007）

外侧突出的侧角。前角内有运动神经元的胞体，其轴突构成前根，支配骨骼肌。后角内主要聚集着与感觉传导有关的神经元，接受由后根传入的源于躯体和内脏的感觉冲动。侧角为交感神经节前纤维的胞体所在处，其轴突加入前根，支配平滑肌、心肌和腺体。此外，在骶中段相当于侧角的部位为副交感节前纤维的胞体所在处。

（2）白质　位于灰质的周围，被前、后根分为三索（funiculus）。前根的腹侧为前索，后根的背侧为后索，前、后根之间为侧索。索是由具有一定功能的上行或下行的纵向神经纤维束或称传导通路所组成。这些神经束或将脊髓各段的传入冲动向上传导至脑，或将脑部发出的传出冲动向下传导至脊髓各段，形成不同的传导束。每束均有特定的起始、行程和终止部位以及相应的功能，一般按其起止部位命名（图 3-31）。例如，由脊髓上行的传导束有：在脊髓后索内传导深部感觉的薄束和楔束，在侧索内传导浅表感觉至丘脑的脊髓丘脑束；在脑的各部位下行的传导束有皮质脊髓束、红核脊髓束、前庭脊髓束以及网状脊髓束等（表 3-3）。

（二）脊神经

脊神经（spinal nerve）连于脊髓，共 31 对：颈神经 8 对、胸神经 12 对、腰神经 5 对、骶神经 5 对和尾神经 1 对（图 3-28）。脊髓前角中含大、小型多极运动神经元。其中体积较大的 α 运动神经元，支配骨骼肌；体积较小的 γ 神经元支配梭内肌纤维。前根由脊髓前角运动神经元及侧角交感节前神经元的轴突组成，在骶段由脊髓的副交感节前神经元的轴突组成。这些纤维随脊神经分别分布到骨骼肌、心肌、平滑肌和腺体，管理肌肉的收缩和腺体的分泌，因此，前根的神经纤维是运动性的。后根由脊神经节内感觉神经元的中枢突组成，感觉神经元的外周突随脊神经分布到身体各

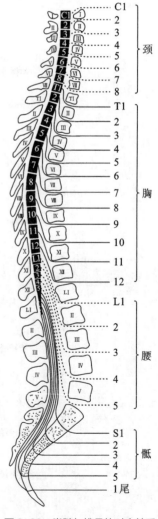

图 3-30 脊髓与椎骨的对应关系

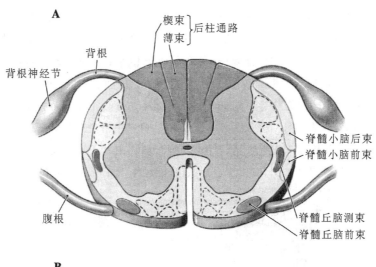

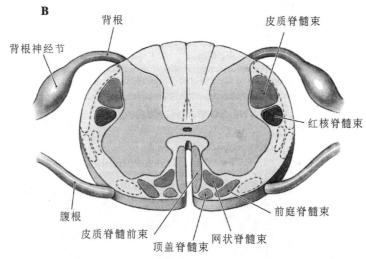

图 3-31 脊髓内的上（A）、下行（B）传导束（Martini F H. Anatomy and Physiology，2005）

表 3-3 脊髓主要传导束的位置、起止和功能

名称	位置	起始	终止	行走方向	主要功能
薄束 楔束	后索	脊神经节细胞	薄束核 楔束核	上行	传导本体性感觉及精细触觉
脊髓小脑前束 脊髓小脑后束	外侧索	后角细胞	小脑皮质	上行	传导本体性感觉
脊髓丘脑侧束	外侧索	后角细胞	丘脑腹后外侧核	上行	传导温、痛觉
脊髓丘脑前束	前索	后角细胞	丘脑腹后外侧核	上行	传导粗略触觉
皮质脊髓侧束	外侧索	大脑皮质运动区	前角运动细胞	下行	控制随意运动
皮质脊髓前束	前索	大脑皮质运动区	前角运动细胞	下行	控制随意运动
红核脊髓束	外侧索	红核	前角运动细胞	下行	调节屈肌紧张
前庭脊髓束	前索	前庭神经外侧核	前角运动细胞	下行	调节伸肌紧张
网状脊髓束	前、侧索	脑干网状结构	前角运动细胞	下行	易化或抑制脊髓反射

处，其末梢形成各种感受器，感受各种刺激。例如，分布至皮肤的神经末梢感受体表的冷、热、痛、压、触等刺激（属浅感觉）；分布至肌肉、关节、肌腱的神经末梢则感受肌肉张力的变化以及各关节的位置（本体性感觉，属深感觉）；分布于血管和内脏器官的神经末梢则传导内脏的刺激（属内脏感觉），所以后根的功能是感觉性的。由此可见，由前、后根合成的脊神经是混合神经。

脊神经出椎间孔后，即分为前、后两支。后支较细小，分布于项、背和腰骶部深层的肌肉和皮肤。前支粗大，分布于颈、胸、腹及四肢的皮肤和肌肉。除第2—12对胸神经外，其余脊神经前支在颈、腰、骶等处互相交织成神经丛，经重新组合后再由此发出分支，分布到颈部、部分腹壁、会阴和肛门的皮肤和肌肉（图3-32）。大多数脊神经组成了三个主要的神经丛，即颈丛、臂

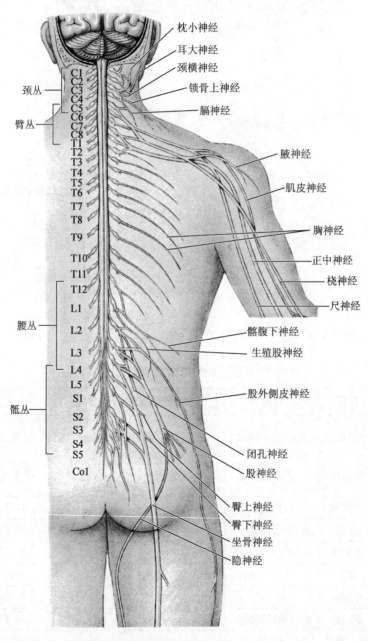

图3-32　外周神经和神经丛（Martini F H, Anatomy Physiology, 2004）

丛和腰骶丛。

颈丛起源于 C1-C4 脊神经，其分支支配舌骨的肌肉，以及颈部和头后部的肌肉。颈丛中最重要的一个分支是支配横隔膜的膈神经，它与呼吸的调节有关。臂丛起源于 C5-T1 脊神经，形成 5 个主要神经分支，分别支配上肢和肩部肌肉。腰骶丛起源于 L1-S4 脊神经，形成 4 条主要神经分支，分别支配低位肢体的肌肉。

二、脑和脑神经

（一）脑

脑位于颅腔内，由脑干、间脑、小脑及端脑（左右大脑半球）组成。

1. 脑干　脑干（brain stem）的下端在枕骨大孔处与脊髓相连，上端与间脑相连。脑干自下而上又分为延髓、脑桥和中脑 3 部分（图 3-33）。

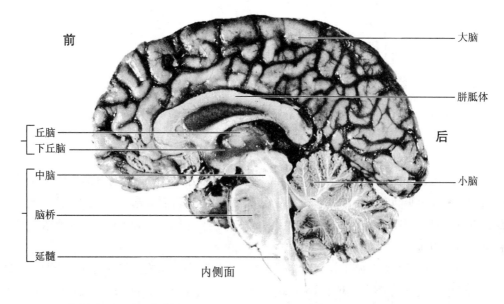

图 3-33　脑内侧面（示脑干位置）（Seeley R R. Essentials of Anatomy Physiology, 6th, 2007）

（1）脑干的外形　脑干下方的延髓（medulla oblongata）全长约 3 cm，下界与枕骨大孔平齐，与脊髓相连，是脊髓向颅腔内延伸的部分。上端较宽，腹侧面以一横沟与脑桥相隔。腹面正中两旁，有一对纵形隆起，称为锥体，系由大脑皮质发出的锥体束纤维构成。锥体外侧的卵圆形隆起为橄榄体，内有下橄榄核。锥体和橄榄体之间有舌下神经由此出脑。在延髓侧面，橄榄体背侧，从上至下依次排列有舌咽神经、迷走神经和副神经。背面的下部可见由脊髓上延的薄束、楔束浮现，上部由脊髓中央管开放为第四脑室，与脑桥背面共同形成宽大的菱形窝，即第四脑室底，向下与脊髓中央管相通，向上与中脑水管相通（图 3-34）。

脑桥（pons）的腹侧面呈宽阔的隆起，称为基底部。基底部向外逐渐变窄形成脑桥臂，与小脑相连。脑桥臂与基底部之间有三叉神经根。在脑桥的下缘与延髓交界处，由内向外依次有外展神经、面神经和位听神经。

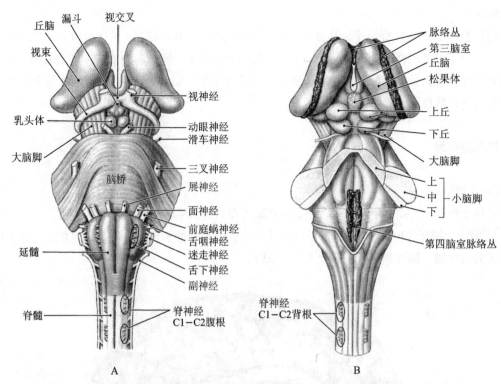

图 3-34　间脑和脑干（Martini F H. Fundamentals of Anatomy and Physiology, 7th, 2006）

A. 脑干的腹面　B. 脑干的背面

中脑（mesencephalon）的腹侧有一对纵形隆起，称为大脑脚，内有锥体束纤维通过。两脚之间的凹陷，称为脚间窝，由此发出动眼神经。中脑背面有两对隆起，称为四叠体，上方一对为上丘，下方一对为下丘。下丘的下方发出一对滑车神经。中脑内的管腔称为中脑水管，与第三脑室和第四脑室相通。

（2）脑干的内部结构　脑干与脊髓相似，亦由灰质和白质组成，但其内部结构要比脊髓复杂得多。脑干中有大量纵横纤维从灰质中通过，散在、分隔在白质中的团块形成脑神经核。按功能可将这些脑神经核分为躯体感觉核、躯体运动核、内脏感觉核及内脏运动核。运动核发出运动纤维，感觉核接受感觉纤维。脑神经核的位置大致与各脑神经在脑干部位的上下顺序相对应（图 3-35）。第 3—4 对脑神经核位于中脑；第 5—8 对脑神经核位于脑桥；第 9—12 对脑神经核位于延髓（图 3-36）。脑干的灰质除了有与相应脑神经纤维直接相连的特定的脑神经核外，还有很多与上、下行传导束相联系的神经核，称为非脑神经核，它们具有特定的功能或在传导通路中起中继作用。例如，中脑的红核与黑质，与肌张力的维持及动作的协调有关；中脑的上丘和下丘，分别是视觉与听觉的反射中枢；延髓内的薄束核和楔束核，则为薄束和楔束的终止核，由此转换神经元行向丘脑。

脑干的白质多位于脑干的腹侧和外侧，内含上、下行传导束。上行传导束如脊髓丘脑束和脊髓小脑束分别将传入（感觉）神经冲动自脊髓向上传至丘脑、小脑和大脑皮质；下行传导束如锥体束和皮质脊髓束，将神经冲动由大脑皮质向下传至脊髓前角运动神经元。除脑神经核、传导束以及其他边界明显的核团外，在脑干的中央部还有很多纵横交错的神经纤维，相互交织成网，各

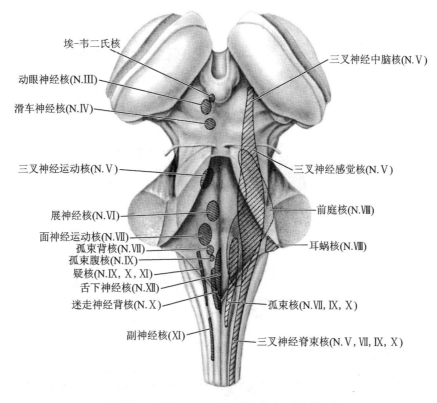

埃-韦二氏核

动眼神经核(N.Ⅲ)

滑车神经核(N.Ⅳ)

三叉神经中脑核(N.Ⅴ)

三叉神经运动核(N.Ⅴ)

三叉神经感觉核(N.Ⅴ)

展神经核(N.Ⅵ)

前庭核(N.Ⅷ)

面神经运动核(N.Ⅶ)

孤束背核(N.Ⅶ)

孤束腹核(N.Ⅸ)

疑核(N.Ⅸ, Ⅹ, Ⅺ)

舌下神经核(N.Ⅻ)

迷走神经背核(N.Ⅹ)

耳蜗核(N.Ⅷ)

孤束核(N.Ⅶ, Ⅸ, Ⅹ)

副神经核(Ⅺ)

三叉神经脊束核(N.Ⅴ, Ⅶ, Ⅸ, Ⅹ)

图 3-35　脑神经核在脑干内的安排（正中矢状面）

脑干背侧观示脑神经核的柱状组构。左半部示运动核团（传出），右半部示感觉核团（传入）

种大小不等的神经核团散在其中，它们共同构成**网状结构（reticular formation）**。脑干的网状结构和中枢神经系统各部都有广泛的联系（图 3-37）。

2. **间脑（diencephalon）**　间脑位于中脑的上方，两大脑半球之间，与两半球紧密相连，大部分为大脑半球所覆盖，其外侧部与大脑半球的深部愈合。两侧间脑之间为一狭小的腔隙，为第三脑室，下通中脑水管，上方借室间孔与左右大脑半球内的侧脑室相通。间脑主要分为丘脑和下丘脑。

（1）**丘脑（thalamus）**　位于间脑的背侧部，是一对卵圆形的灰质块，为 "Y" 形的白质纤维分为前核群、内侧核群和外侧核群。前核群主要与内脏功能调节及基本情绪活动有关；内侧核群与网状结构联系密切，被认为是维持机体的警觉水平以及整合各种感觉、运动冲动的结构基础；外侧核群是全身各种感觉输入行向大脑皮质及大脑深部核团的中继站（图 3-38）。在丘脑的后下方有一小突起，为内侧膝状体，是听觉的皮质下中枢；其外侧另有一对突起，为外侧膝状体，为视觉的皮质下中枢。除嗅觉外，各种感觉传导束都在丘脑内更换神经元后，才能投射到大脑皮质的一定部位。因此，丘脑是皮质下感觉中枢。若一侧丘脑受损伤，可出现对侧躯体感觉消失。

（2）**下丘脑（hypothalamus）**　位于丘脑的前下方，包括第三脑室侧壁下部的一些灰质核团。下丘脑的前下方有两侧视神经汇合而成的视交叉，视交叉的后下方有一小突起，称为乳头体。视交叉与乳头体之间为灰结节，向下以漏斗与脑下垂体相连。通常将下丘脑由前向后分为视上区、结节区和乳头体区 3 个区。视上区位于视交叉的上方，结节区位于漏斗的后方，乳头体区位于后下方的乳头体部。各区都包含一些核团，其中大多数无明确的界限（图 3-39）。

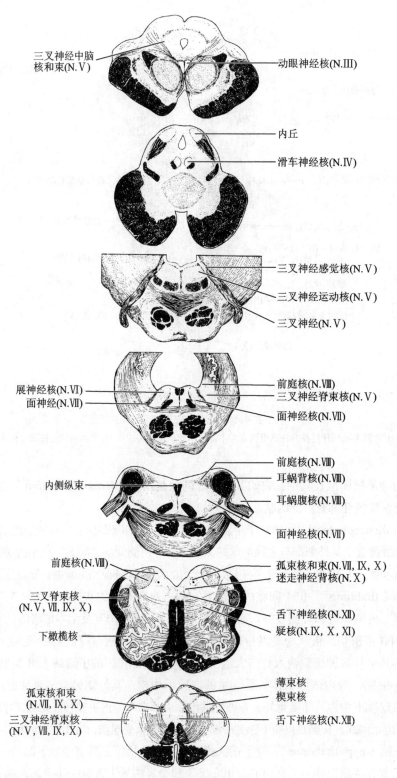

图 3-36　脑横切面示在脑干不同水平脑神经核的位置（Kandel E R. Principles of
Neural Science，3th，1991）

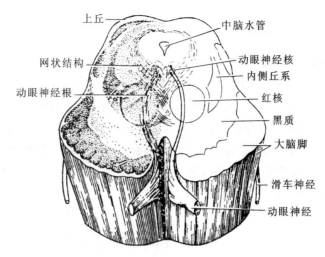

图 3-37 中脑切面（平上丘）

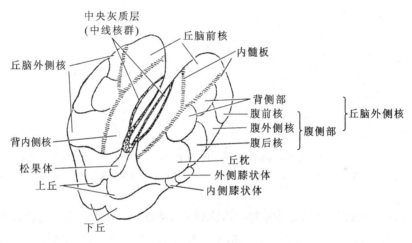

图 3-38 丘脑核群

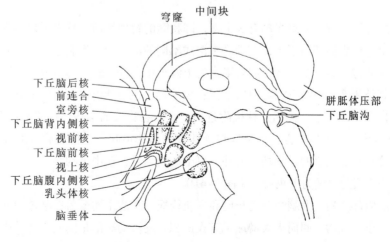

图 3-39 下丘脑诸核

　　下丘脑与垂体及中枢神经系统其他脑区联系密切，是皮质下自主神经的高级中枢，与内脏活动紧密相关。下丘脑能释放神经激素，通过垂体调节全身大多数内分泌腺的活动（见第11章：内分泌系统）。

　　3. 小脑（cerebellum）　小脑（图3-40）位于大脑半球枕叶的下方、延髓与脑桥的背侧，盖在菱形窝的上方。小脑两侧膨隆的部分称为小脑半球，中间较窄的部分称为小脑蚓。小脑表面为灰质，称为小脑皮质；内部为白质，称为髓质，其中埋藏有众多灰质核团。小脑接受来自脊髓、脑干、前庭器官和大脑皮质的各种信息，经由若干反馈回路再进一步与大脑、脑干和脊髓发生联系，其作用是协调大脑皮质发动的随意运动、调节脑干运动神经核和脊髓前角运动神经元的活动，从而协调全身各肌群的收缩活动和肌紧张。根据系统发生小脑可分为三叶：绒球小结叶（古小脑）、前叶（旧小脑）和后叶（新小脑）。

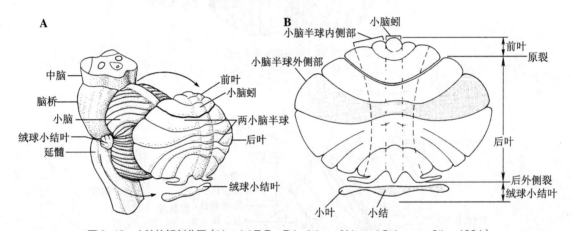

图3-40　小脑的解剖分区（Kandel E R，Principles of Neural Science，3th，1991）
A. 平展后的小脑显示各小叶的位置；B. 通过小脑的原裂和外侧裂可将小脑分为前叶、后叶和绒球小结叶三部分

　　4. **大脑（cerebrum）**　大脑是中枢神经系统的最高级部分，人类的大脑是长期进化过程中发展起来的意识和思维的器官。大脑主要包括左、右大脑半球，两半球之间以一纵裂（即半球间裂）分隔，裂底有联系两半球的横行纤维，称为胼胝体。半球内的腔隙称为侧脑室，借室间孔与第三脑室相通。

　　（1）大脑的外形　每个大脑半球有3个面，即膨隆的背外侧面、垂直平坦的内侧面和凹凸不平的底面。大脑半球表面凹凸不平，布满许多深浅不同的沟和裂，沟裂之间的隆起称脑回。分布在背外侧面的主要沟裂有：中央沟，起自半球的上缘近中央处，斜向前下方；大脑外侧沟，起自半球底面，转到外侧面，由前下方行向后上方；顶枕裂，在半球内侧面由后上方斜向前下方；矩状裂，由后部向前连顶枕裂，向后达枕极附近。这些沟裂将大脑半球分为四叶：即中央沟以前、外侧裂以上的额叶；外侧裂上方、中央沟与顶枕裂之间的顶叶；顶枕裂后方的枕叶；外侧裂以下的颞叶。深藏在外侧裂里的是脑岛。另外，以中央沟为界，在中央沟与中央前沟之间为中央前回；中央沟与中央后沟之间为中央后回（图3-41）。

　　（2）大脑的内部结构　大脑半球由灰质和白质构成。灰质主要覆盖在半球表面，称为大脑皮质，皮质表面由于形成沟、回而大大增加了其表面积。皮质的深部是髓质，髓质内有侧脑室和灰质核团（基底核）。

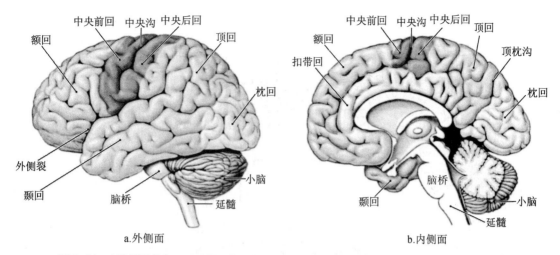

图 3-41　大脑侧面观（Martini F H. Fundamentals of Anatomy and Physiology, 7th, 2006）

大脑皮质（cerebral cortex）　大脑皮质集中分布大量神经元的胞体。按进化顺序，可将大脑皮质分为古皮质、旧皮质和新皮质。在皮质中，神经元胞体的分布具有严格的层次，形态和功能相近的细胞多集中在一起。大脑半球内侧面的古皮质分化较简单，一般只有 3 层：分子层、锥体细胞层和多形细胞层。大脑半球外侧面的新皮质则分化程度较高，共有 6 层：①分子层（又称带状层）。②外颗粒层。③外锥体细胞层。④内颗粒层。⑤内锥体细胞层（又称节细胞层）。⑥多形细胞层（图 3-42）。大脑皮质除接收来自丘脑的关于感觉、运动及机体位置的大量输入信息外，还接收大量来自皮质自身（邻近区域或对侧皮质）的大量输入信息。来自皮质的输出主要起自 V 层的大锥体细胞，它们主要支配脑干和脊髓的一些靶区，而 Ⅵ 层中的许多细胞与投射到丘脑的细胞具有突触联系。在皮质中还存在数量巨大的抑制性和兴奋性中间神经元，它们组成了各种错综复杂的、多种形式的局部环路，这些环路在皮质对信息的综合、分析过程中发挥极为重要的功能。

基底核（basal nuclei）　埋藏在髓质内的灰质核统称为基底核（或称基底神经节）（图 3-43）。基底核的主要核团为纹状体，由尾状核和豆状核组成。尾状核前端粗，尾端细，弯曲并环绕丘脑；豆状核位于尾状核与丘脑的外侧，分为苍白球和

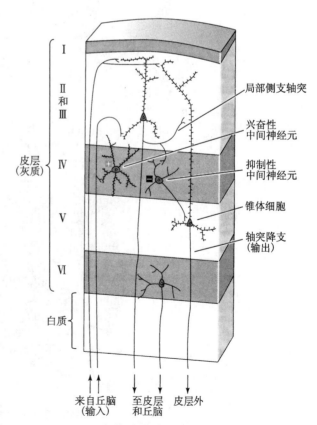

图 3-42　大脑皮质的结构（Boron W F. Medical Physiology, 2003）

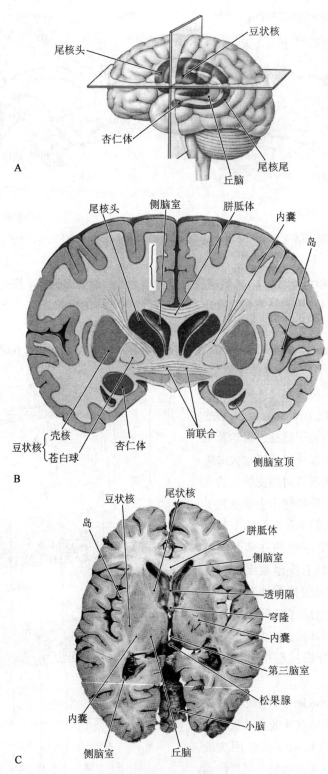

图 3-43　基底神经节

A. 基底核在脑中的相对位置；B. 额状切面；C. 水平切面

壳核。在种系发生上，尾状核和壳核出现较迟，称为新纹状体，而苍白球出现较早，称为旧纹状体。纹状体的主要功能在于协调肌肉运动，维持躯体姿势。

髓质　在大脑皮质的深部，由大量的神经纤维组成。这些神经纤维将大脑左右两半球、皮质的不同区域以及皮质与脑干、脊髓联系起来。主要的髓质联系纤维结构有：

① **胼胝体（corpus callosum）** 在两半球的底部，是联系左、右半球的大量横行连合纤维（图 3-44）。

② **内囊（internal capsule）**是位于丘脑、尾状核与豆状核之间的投射纤维（图 3-44），内含皮质延髓束、皮质脊髓束、丘脑皮质束及视觉、听觉传导束。因此，内囊是大脑皮质与下级中枢联系的"交通要道"。当一侧内囊出血，血块压迫内囊纤维束时，就会出现严重的功能障碍，如压迫皮质脊髓束及丘脑皮质束时，可引起对侧半身的运动和感觉障碍。

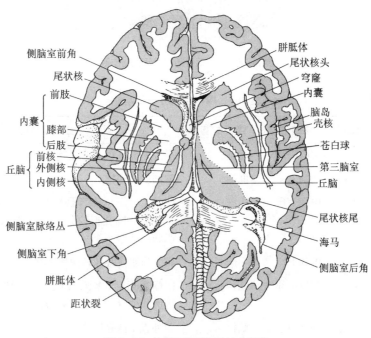

图 3-44　大脑两半球间的连合纤维

（二）脑神经

脑神经（cranial nerve）共 12 对，主要分布于头面部，其中第 X 对迷走神经还分布到胸、腹腔脏器。在 12 对脑神经中，第 I 、II 、VIII 对脑神经是感觉神经，第 III 、IV 、VI 、XI 、XII 对脑神经是运动神经，第 V 、VII 、IX 、X 对脑神经是混合神经。

脑神经的运动纤维是由脑干运动神经核中的神经元发出的轴突构成；感觉纤维是由脑神经节内的感觉神经元的周围支构成，其中枢支与脑干内的感觉神经核相连。凡是具有感觉纤维成分的脑神经，都有与脊神经相类似的神经节。脑神经节的位置就在相应的脑神经所穿过的颅底骨的孔、裂附近（图 3-45）。脑神经节的大小和形态各不相同。

图 3-45 和表 3-4 示 12 对脑神经在脑中的的分布及其主要功能。

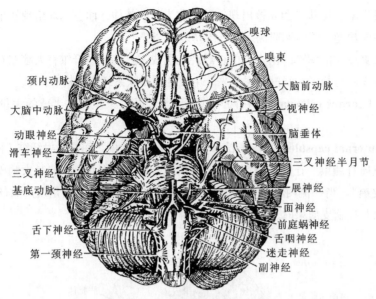

图 3-45 大脑底面示脑神经分布位置

表 3-4 脑神经的分布及功能

名称	性质	核的位置	连接的脑部	分布及功能
嗅神经（Ⅰ）	感觉	大脑半球	端脑	鼻腔上部黏膜，嗅觉
视神经（Ⅱ）	感觉	间脑	间脑	视网膜，视觉
动眼神经（Ⅲ）	运动	中脑上丘	中脑	眼的上、下、内直肌和下斜肌调节眼球运动；提上睑肌；瞳孔括约肌使瞳孔缩小以及睫状肌调节晶状体凸度
滑车神经（Ⅳ）	运动	中脑下丘	中脑	眼上斜肌使眼球转向下外方
三叉神经（Ⅴ）	混合	脑桥中部	脑桥	咀嚼肌运动；脸部皮肤、上颌黏膜、牙龈、角膜等的浅感觉、舌前 2/3 一般感觉
外展神经（Ⅵ）	运动	脑桥中下部	脑桥	眼外直肌使眼球外转
面神经（Ⅶ）	混合	脑桥中下部	脑桥	面部表情肌运动；舌前 2/3 黏膜的味觉；泪腺、颌下腺、舌下腺的分泌
位听神经（Ⅷ）	感觉	脑桥及延髓	延髓、脑桥	内耳蜗管柯蒂氏器的听觉；椭圆囊，球囊斑及 3 个半规管壶腹嵴的平衡功能
舌咽神经（Ⅸ）	混合	延髓	延髓	咽肌运动；咽部感觉、舌后 1/3 的味觉和一般感觉、颈动脉窦的压力感受器和颈动脉体的化学感受器的感觉
迷走神经（Ⅹ）	混合	延髓	延髓	咽喉肌运动和咽喉部感觉；心脏活动；支气管平滑肌；横结肠以上的消化管平滑肌的运动和消化腺体的分泌
副神经（Ⅺ）	运动	延髓	延髓	胸锁乳突肌使头转向对侧，斜方肌提肩
舌下神经（Ⅻ）	运动	延髓	延髓	舌肌的运动

三、脑脊髓被膜、脑室、脑脊液、脑屏障

（一）脑脊髓被膜

脑和脊髓的表面均覆盖有3层膜，由外向内依次为硬膜、蛛网膜和软膜。包在脑外的3层膜分别称为硬脑膜、蛛网膜和软脑膜；包在脊髓外的3层膜分别称为硬脊膜、蛛网膜和软脊膜（图3-46）。脑膜和脊髓相应的膜是相互连续的，它们均起保护和支持脑和脊髓的作用。3层膜的结构如下：

硬膜　厚而坚韧，由致密结缔组织（主要为胶原纤维）构成，具有保护脑和脊髓的作用。硬膜内有血管和神经。某些部位的硬脑膜分为两层，形成腔隙，内含静脉血，称为硬脑膜静脉窦。

蛛网膜　是一层无血管半透明的结缔组织薄膜。与硬膜之间的腔隙称为硬膜下腔；与软膜之间的腔隙称为蛛网膜下腔，其内充满无色透明的脑脊液。蛛网膜在颅顶部形成颗粒状突起并伸入硬脑膜静脉窦内，称为蛛网膜颗粒。脑脊液主要经蛛网膜颗粒渗入硬脑膜静脉窦，再进入血液循环。

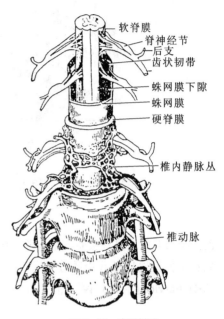

图3-46　脊髓被膜

软膜　很薄，具有丰富的血管，紧贴于脑和脊髓的表面，不易分离。在脑室壁的某些部位，软膜血管与脑室膜上皮共同突入脑室，形成脉络丛。脑脊液主要由脉络丛产生。

（二）脑室

脑室（brain ventricle）是脑内的腔隙，其中充满脑脊液。脑室包括：侧脑室，位于大脑半球内，左、右各一；第三脑室，位于间脑内；中脑水管，位于中脑；第四脑室，位于延髓、脑桥背面以及小脑之间。各脑室相互连通，第四脑室有3个孔与蛛网膜下腔相通（图3-47）。

（三）脑脊液

脑脊液（cerebrospinal fluid，CSF）为无色透明的液体，充满于蛛网膜下腔、脑室和脊髓中央管内，相当于脑和脊髓的组织液与淋巴液，具有保护、营养脑和脊髓、运输代谢废物的功能。此外，脑脊液在维持颅内压的稳定方面也起着重要的作用。脑脊液主要由各脑室的脉络丛分泌，以侧脑室为多，约占分泌总量的95％。由侧脑室产生的脑脊液，经左、右室间孔流入第三脑室，再向下经中脑水管流入第四脑室，然后通过第四脑室的3个孔流入蛛网膜下腔，再由蛛网膜颗粒汇入硬脑膜静脉窦，最后经颈内静脉返回心脏（图3-48）。若上述脑脊液循环途径受阻，将引起脑室积水。

（四）脑屏障

化学分析结果表明，脑脊液与脑组织细胞间隙内液体相似，但与血浆不同。脑脊液的蛋白含量极微，葡萄糖、胆固醇和钾离子浓度也比血浆低。若将少量台盼蓝注入静脉，则见到体内所有组织包括脉络丛都被染为蓝色，只有脑组织例外；但若将台盼蓝直接注入蛛网膜下腔，则脑组织

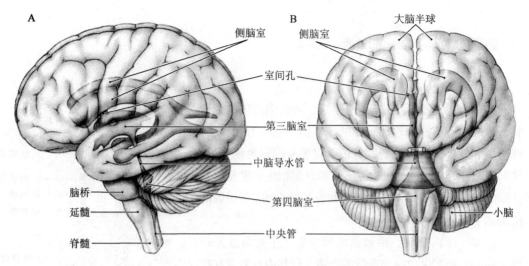

图 3-47　脑室位置（Martini F H，Fundamentals of Anatomy and Physiology，7th，2007）

A. 脑侧面　B. 脑前面

也被染为蓝色。这些实验结果表明毛细血管和脑脊液与脑组织周围间隙之间存在着某种"屏障"，能够选择性地让某些物质分子通过，而另一些物质分子则不易通过。此种"屏障"称为**脑屏障**（**brin barrier**）（图 3-49，图 3-50）。

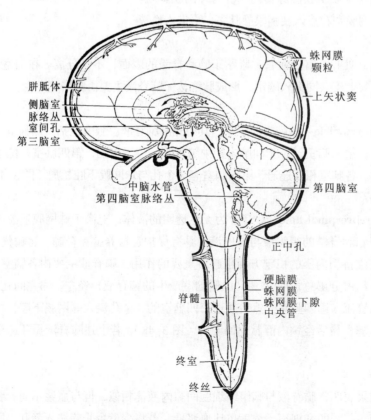

图 3-48　脑脊液循环示意图

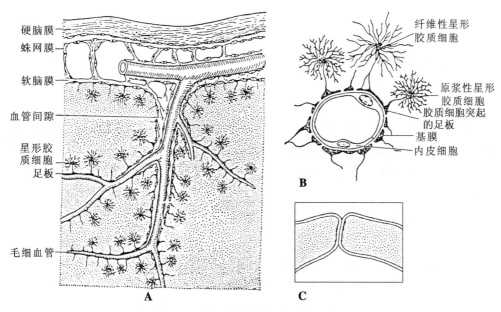

图 3-49　脑屏障的结构和位置关系示意图

A. 低倍光镜图；B. 高倍光镜图，示毛细血管和神经胶质细胞的关系；C. 电镜图，示血管内皮细胞间的紧密连接

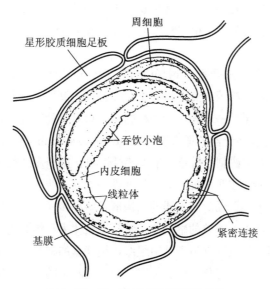

图 3-50　血 – 脑屏障超微结构模式图

　　目前研究认为，脑和脊髓的屏障应包括 3 部分：血 – 脑屏障、血 – 脑脊液屏障和脑脊液 – 脑屏障。三者所处的位置、结构和功能特性虽各不相同，但在功能上密切相关，共同维持着脑内环境的相对恒定。

第五节 神经系统的功能

神经系统是机体中最重要的机能调节系统，它直接或间接调控机体中的所有器官和系统，使其相互协调共同维持机体正常的生命活动，并能对机体内、外各种环境变化做出迅速和准确的适应性反应。因此，神经系统在人体各种生理活动中发挥主导作用。

一、神经系统的感觉功能

人类对客观世界的认识始于感觉。神经系统的感觉来自分布于机体各处的各类感受器。机体中存在着数量巨大、种类极为丰富的各种类型感受器。当来自机体内、外环境的各种刺激作用于感受器时，感受器会发生电位变化，进而产生神经冲动传入中枢。感受器传入的各种信息可能会直接引起机体的各种反射活动，或者经由不同的上行投射系统分别投射到大脑皮质的不同部位，经过皮质的分析和综合，产生相应的感觉。显然，各种感觉首先都是通过特殊的感受器或感觉器官接收环境中的信息，然后通过传入神经将信息以神经冲动方式传至中枢，最后经大脑皮质的综合分析后产生感觉。因此，感觉是中枢神经系统参与的感知过程。

（一）概述

1. 感受器的类型和分类　**感受器（receptor）**是指分布于体表或机体内部组织中的一些专门感受机体内、外环境变化的结构或装置。机体中存在各种类型的感受器，每种感受器都能特异感受环境中不同类型的能量刺激。一般来说，一种感受器只对某种特定形式的能量变化最敏感，这种形式的能量刺激即称为该感受器的**适宜刺激（adequate stimulus）**。例如，眼内的感受器对光刺激敏感；耳内的感受器对声波刺激敏感；温度感受器对作用于皮肤的热或冷刺激敏感。这些**感受模态（sensory modalityes）**多种多样，如我们所熟知的视、听、触、嗅、味觉，以及机体的痛觉、平衡觉、位置觉和机体的运动。感受器的结构形式多种多样，它们广泛分布于身体的所有部位：感觉神经末梢，是机体中最简单的感受器，常分布在体表和组织内部；环层小体、触觉小体和肌梭等是另一类感受器，它们通常是由结缔组织包绕裸露的神经末梢形成的被膜样结构；在机体中还存在一些结构和功能高度特化的感受细胞，如视网膜中的视锥细胞和视杆细胞，耳蜗中的毛细胞，鼻腔中的嗅上皮细胞等。

机体的感受器种类繁多，性质、功能多样，因此有不同的分类方法。根据感受器分布的部位不同，可将其分为内感受器和外感受器。内感受器感知机体内部环境的变化：如分布在血管系统中感受血压变化的压力感受器；分布在胃肠壁内感受张力变化的机械感受器；分布在延髓和脑中的一些特化细胞，感受组织间和血液中化学成分和 pH 变化的化学感受器；分布在肌肉、肌腱、关节处感受牵拉的本体感受器（肌梭、腱梭）等。外感受器感受外部环境的变化：如视、听、嗅感受器，能感受较远环境的变化，而触、压、味感受器则感受体表的环境变化。

根据感受器所接受刺激的性质不同，感受器还可分为不同的类型，如化学感受器、机械感受器、光感受器和温度感受器等。**化学感受器（chemoreceptor）**主要感受化学物质浓度变化的刺激。如嗅觉、味觉以及中枢和外周感受 P_{CO_2} 和 P_{O_2} 分压，以及 [H^+] 浓度变化的感受器；**机械感受器（mechanoreceptors）**主要感受机械力或引起感受器变形的刺激。如本体感受器对肌肉和肌腱张力变化的感受，内耳毛细胞的纤毛对淋巴液流动引起纤毛位移的感受；光感受器（light receptors）可感受可见光光强和波长的变化；**温度感受器（thermoreceptor）**又可分为温敏感受器和冷敏感受器两种不同类型，它们主要感受温度变化的刺激。

2. 感受器的换能使用共同的分子信号机制　由于机体传递信息至中枢神经系统的唯一方式是动作电位，感受器必须将其他能量形式转换成为电信号形式，这一转换过程称为**感受器的换能（transduction）**。近年的大量研究表明，尽管各种不同感受器的换能方式有很大区别，但在分子水平却采用了通用的信号分子，这在生物进化中具有重要意义。例如视觉、嗅觉和一些味觉的感受均起源于一类细胞膜蛋白受体，它们通常属 G 蛋白偶连受体超家族。在许多各种不同类型的非感受细胞中，第二信使通路使用的许多分子都是相同的，如环核苷酸、磷脂肌醇、激酶等。在机械感受器系统，如在耳蜗和前庭器官中的听觉毛细胞的信号转换，常常涉及特化的离子通道。在机械力的刺激作用下，改变了组成这些通道蛋白的立体构型，引起通道的开放，使 Na^+ 内流和 K^+ 外流。为了接受特定的刺激能量，许多感受器必须使用特殊的细胞结构。各种不同的感受器大多是特化的上皮细胞。有些感受细胞分布于微纤毛上，而有些则利用肌细胞或胶原纤维作为通道将力传递给感觉神经元的轴突。许多感受细胞没有可供传导信号的轴突，如感受氧的化学感受器和味觉感受器，但它们共同选择了与 Ca^{2+} 信号相关的突触传递系统，将信号传递给初级感觉神经元。

感觉器的换能一般需经历共同的步骤。首先，当感受器接收到不同的刺激能量后，必须将带有环境噪声的微弱的刺激信号放大，然后传入大脑。感受器细胞通过改变膜上某些离子通道的蛋白分子构型，引起某些离子的跨膜流动，在感受细胞中产生膜电位的变化，这种变化即是我们在后面将要介绍的**感受器电位（receptor potential）**，或称**发生器电位（generator potential）**，它是一种幅度和时程均随刺激强度、时间和频率而改变的分级电位（图 3-51）。感受器电位能调节某些通道（如电压门控 Na^+ 通道或 Ca^{2+} 通道）的活动状态（开放或关闭），或可以在同一细胞的不同部位引发动作电位。在大多数情况下，感受器电位能调节细胞外 Ca^{2+} 进入细胞的速率，控制感受细胞递质分子的释放，使释放的递质分子与传入神经元作用，在传入神经纤维上发生可向中枢传导的动作电位。

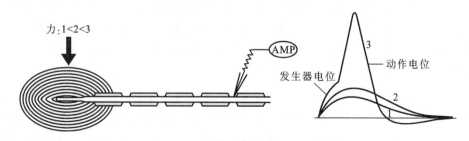

图 3-51　Pacinian 小体的感受器电位与动作电位

1. 2. 3 表示感受器电位幅度随刺激（力）强度增加而加大，一旦达到阈电位就触发产生动作电位，AMP：放大器

3. 感受器的编码　感受器在将外界刺激转换为神经动作电位时，刺激所包含的环境变化信息也就存在于动作电位的序列之中了。所谓**编码（coding）**即是指神经冲动以不同的组合形式在神

经纤维中的传输。实际上，任何动作电位的波形特征基本都是相似的，因此，不同性质的外界刺激内容不可能是通过动作电位的波幅或波形特征来进行编码的。就单根神经纤维而言，这种编码所表达的是"刺激－反应"关系。一个大的感受器电位并不能产生一个大的动作电位，但它却能导致更快速的动作电位发放。刺激越强，动作电位发放的频率越高，这就是所谓刺激强度的**频率编码（frequency coding）**。此外，受刺激强度越大，激活的感受器也越多。例如，重触刺激同一皮肤区域，激活的皮肤压力感受器数目多于轻触，因此产生兴奋的神经纤维的数目也越多。刺激强度通过传输信息的神经纤维数目的多少来编码的方式称为**群体编码（population coding）**。此外，由于某一种感受器只能选择性地对某些特殊能量刺激发生反应，由此产生的传入冲动只能循特定的通路到达皮质特定的终端部位，引起特定的感觉，这即是所谓的**标记线（labeled line）**方式编码。

4. 感受器的适应 同一刺激强度持续作用于同一感受器时，产生的感受器电位会逐渐减小或频率降低，这种现象称为**感受器的适应（adaptation）**。感受器的适应可降低去极化的范围和程度，使传入神经元产生动作电位的频率下降，甚至不再产生反应。根据产生适应的快慢，将感受器分为快适应感受器和慢适应感受器两种类型。

慢适应感受器在提供持续的刺激信息和对机体进行持久的调节方面有重要的生理学意义。肌梭、颈动脉窦压力感受器、痛觉感受器等属于慢适应感受器。例如，监控肌肉长度的牵张感受器和检测关节弯曲程度的本体感受器，不断向中枢提供有关肌肉长度和关节位置的信息，用以维持机体姿势和平衡；痛觉感受器不断向中枢提供有关机体正在受到伤害的信息，以利于保护机体免受伤害；颈动脉窦压力感受器实时提供动脉血压变化的信息以利于对血压的调节。

快适应感受器的功能意义在于很快适应环境，有利于接受新的刺激。如皮肤触觉和嗅觉感受器均属于快适应感受器。当给皮肤的**环层小体（Pacinian corpuscle，或称帕西尼小体）**施加恒定的压力刺激时，仅在刺激开始后的短时间内有传入冲动发放，之后尽管仍然存在压力刺激，但其冲动发放也会停止，这是一类快适应感受器。这类感受器对于刺激的变化十分敏感，它们能迅速感受刺激本身的变化和环境的改变，有利于感受器及中枢很快再接受新的刺激。

（二）躯体感觉的传入通路

分布于机体各处的各种感受器接受不同性质的能量刺激后，将此转换成神经冲动，经传入神经传入中枢。不同的感觉信息经不同的传导途径到达皮质的特定部位并最终产生感觉。

1. 浅感觉 分布在皮肤和黏膜感受痛觉、温度觉和粗略触觉的感受器位于身体的表面，因此这些感觉通称为浅感觉，由这类感受器上行的传导通路称为浅感觉传导通路。躯干、四肢浅感觉的传导通路由三级神经元组成。

第一级神经元（感觉神经元）位于脊神经节内，其周围突构成脊神经中的感觉纤维，分布到皮肤和黏膜内，其末梢形成感受器。中枢突经脊神经后根进入脊髓，在脊髓灰质后角内更换神经元。第二级神经元的轴突越至对侧，在脊髓白质的前外侧部即前外侧索上行，形成脊髓丘脑束。后者历经延髓、脑桥、中脑至丘脑外侧核，在此更换为第三级神经元，再发出纤维组成丘脑皮质束，经内囊，投射到大脑皮质中央后回的中、上部和旁中央小叶后部的躯干、四肢感觉区（图3-52B）。

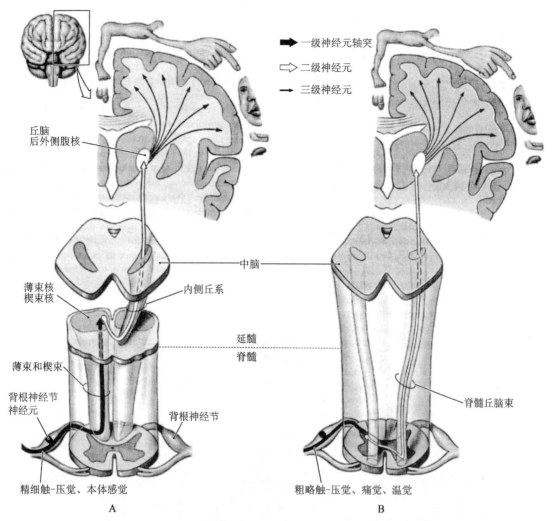

图 3-52　躯体感觉传导通路

A. 深感觉传导通路（后索 – 内侧丘系传入系统）；B. 浅感觉传入通路（前外侧传入系统）

2. 深感觉（本体感觉）　深感觉又称本体感觉，是指感受肌肉、肌腱、关节、韧带等深部结构所处的状态。此外，深感觉还传导体表和深部组织的精细触觉。所谓精细触觉，是指辨别两点间的距离或感受物体形状及纹理粗细的感觉。深部感觉传导通路由三级神经元组成：第一级神经元的胞体位于脊神经节内，其周围突组成脊神经的感觉纤维，分布至躯干、四肢的肌腱及关节内，末梢形成肌梭、腱器官等感受器。中枢突随脊神经后根进入脊髓，在同侧的后索内上行形成薄束和楔束，终止于延髓的薄束核和楔束核，在此换第二级神经元；薄束和楔束核中的神经元（二级神经元）发出纤维交叉至对侧，组成内侧丘系，再上行经脑桥、中脑至丘脑，止于丘脑外侧核，在此更换第三级神经元；三级神经元的轴突组成丘脑皮质束，经内囊投射至中央后回中上部、旁中央小叶后部和中央前回（图 3-52A）。

体表中的精细触觉传入纤维也包含在深感觉传导通路中。其第一级神经元的周围突分布于皮肤、黏膜，末梢形成触觉感受器，中枢突经脊髓后根进入脊髓后索，与深感觉纤维一起上行。

浅感觉和深感觉通称为躯体感觉，其传导通路具有以下共同特点：①一般由三级神经元组成，第一级位于脊神经内，第二级位于脊髓后角或脑干内，第三级位于丘脑外侧核。②各种感觉传导通路的第二级神经元发出的纤维，一般交叉到对侧，经过丘脑和内囊，最后投射到大脑皮质的相应区域，进行感觉的分析和综合。

丘脑是除嗅觉外所有躯体感觉输入的皮质下最后驿站，同时又接受来自它所投射的同一皮质区的大量反馈信息。丘脑能对感觉传入进行初步的分析综合，因而在躯体感觉传入中发挥皮质下中枢的重要作用。

（三）大脑皮质的感觉分析定位

人类大脑皮质是中枢神经系统的最高级部位。外周冲动经过特异和非特异投射系统传到皮质的相应区域，经皮质神经元精细的分析和综合，使之进入意识的领域，转化为主观的感觉。

1. 大脑皮质的结构特点　不同皮质区域的结构不同，神经元组成和数量不同，层次之间的相对厚度也不同，因此，可根据这些结构特征对大脑皮质进行分区。最常见的为 Brodmann 大脑分区图（图 3-53），大脑皮质被分为 52 区，并以数字表示。如 4，6 区为运动区；3，1，2 区为感觉区；41，42 区为听区等。

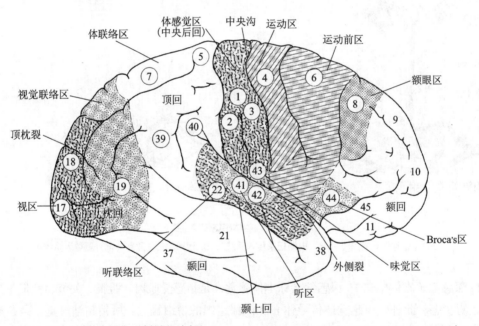

图 3-53　大脑的皮质分区（外侧面）（Tortora G J，Principles of Human Physiology，1986）

对中枢神经系统功能组织学的研究表明，大脑皮质的体表感觉区、运动区、听区和视区内的神经元都呈纵向柱状排列。这种柱状结构贯穿皮质的整个 6 层，垂直走向大脑表面，称为皮质**功能柱（functional column）**，位于感觉区的功能柱称感觉柱，位于运动区的称运动柱。功能柱是大脑皮质最基本的功能单位。一个柱状结构是一个传入 - 传出信息整合处理单位。传入冲动先进入皮质的第四层，并由第四层和第二层细胞在柱内扩布，最后由第三、第五和第六层细胞发出传出冲动离开皮质。

2. 大脑皮质的感觉分析定位　对各种感觉在大脑皮质功能的定位主要通过皮质诱发电位的方法获得。各种感受器的传入冲动在大脑皮质的特定区域引起的电位变化，称为**诱发电位（evoked**

potential)。例如，以光线刺激视网膜，可在皮质枕叶记录到光刺激的诱发电位；以声刺激听觉器官，可在皮质颞叶记录到听诱发电位。根据此类大量数据，绘制成皮质的传入感觉和传出运动的地形图（map），可以确定枕叶是视觉在皮质的传入投射区，而颞叶则是听觉在皮质的传入投射区。

（1）体表感觉区　高等哺乳动物和人的体表感觉区位于中央后回，相当于 Brodmann 区的 3，1，2 区，全身体表感觉冲动主要投射到这里。通过对灵长类动物皮质诱发电位的研究，发现中央后回的投射具有如下特点：①躯体感觉传入冲动向皮质的投射具有交叉的性质，即一侧体表感觉向对侧皮质区域投射，但头面部向皮质的感觉投射是双侧性的。②总的空间投射是倒置的，即下肢代表区位于中央后回的顶部，上肢代表区位于中间，头面部代表区位于底部。但头面部代表区内部的安排是正立的。③投射区域的大小与躯体各部分的面积不成比例，而是与不同体表部位的感觉灵敏程度、感受器的密集程度和感受器冲动传入纤维的数量有关。例如，手指和舌的感觉灵敏，所占的投射区也较大；而躯干体表面积很大，但其感觉远不如手指和舌灵敏，其投射区相对也小得多。这反映出功能活动积极、动作需精细控制的身体部位，其输入皮质的信息量也大，在皮质占据较大的面积（图 3-54）。

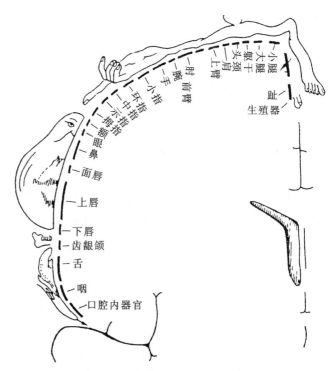

图 3-54　大脑皮质体表感觉定位示意图

（2）视觉区　枕叶距状裂上、下缘皮质是视觉的投射区域。左侧枕叶皮质接受左眼颞侧视网膜和右眼鼻侧视网膜传入纤维的投射。右侧枕叶皮质接受右眼颞侧视网膜和左眼鼻侧视网膜传入纤维的投射。电刺激人脑距状裂上、下缘时，可使受试者产生光感觉。

（3）听觉区　听觉的投射区域在颞叶。听觉在皮质的投射是双侧性的，即一侧皮质代表区接收来自双侧耳蜗的传入投射。电刺激人的颞叶皮质，会使受试者产生铃声样或风吹样的主观感受。

（4）嗅觉和味觉区　随着动物的进化，嗅觉在大脑皮质的投射区渐趋缩小，在高等动物只有边缘叶的前底部区域与嗅觉有关。味觉投射区在大脑皮质中央后回头面部感觉投射区的下侧。

（四）内脏感觉

内脏内分布有感受器，由内脏感受器的传入冲动所产生的感觉称内脏感觉。

内脏感受器感受人体内脏器官和组织的变化，按其受刺激性质的不同可分为化学的、机械的、温度的和痛觉的等不同类型。内脏器官和组织对化学性刺激和牵拉刺激特别敏感，但当内脏器官缺氧时，如冠状血管痉挛或阻塞可引起心绞痛，胃肠管壁平滑肌痉挛时可引起强烈的疼痛。

内脏感觉纤维的数目比体表感觉纤维少，它们混在交感和副交感神经中，与躯体感觉纤维一起，由后根进入脊髓或沿脑神经进入脑干，或进一步经丘脑上行到达皮质或边缘叶，再通过下丘脑调节内脏的活动。内脏感觉在皮质无精确的空间分布，这很可能是我们对内脏感觉缺乏定位和空间分辨能力的原因。

二、神经系统对运动的控制和调节

躯体运动包括简单的反射活动和各种随意运动。简单的运动反射仅需低位中枢的参与即可完成，复杂的运动则需要中枢神经系统高级部分的参与，随意运动需要大脑皮质的直接控制。

（一）脊髓的躯体运动功能

脊反射是机体运动控制的重要内容。外周感受器的传入冲动能直接兴奋脊髓中的神经元，引起相关肌肉的收缩和舒张，这种反射并不需要高位中枢的下行控制就能自动完成，但高位中枢能够根据脊反射环路上传的信息，不断发出下行运动指令来调整脊反射活动，使其对运动的控制变得更为精确。

1. 脊髓的 α 和 γ 运动神经元　在脊髓前角的灰质中和一些脑运动神经核中，存在支配骨骼肌的运动神经元。这类神经元胞体较大（直径 $\geq 70\ \mu m$），称为 α 运动神经元，它们的轴突在到达所支配的肌肉时，分成许多细小的分支，每一分支的末梢终结在一条骨骼肌纤维上，形成运动终板。一个 α 运动神经元支配的肌纤维最多可达 1 000 根以上。

在脊髓前角的灰质中还分散着另外一种胞体直径约 35 μm 的体积较小的运动神经元，称为 **γ 运动神经元（gamma motor neuron）**。这类神经元的轴突较细（ 3 ~ 6 μm），它们随同一核团中的 α 运动神经元的轴突从前角一起发出，组成脊髓的前根，投射到与 α 运动神经元所支配的同一肌肉，但它们并不支配这些肌肉，而是与肌肉内的一种本体感受器——肌梭中的肌纤维发生突触连系，发挥肌肉收缩的调节功能。γ 纤维是支配肌梭梭内纤维的传出纤维。

肌梭形如梭形，直径约 100 μm，长约 10 mm，外包以结缔组织的囊，囊内含 2 ~ 12 根肌纤维，称为**梭内肌纤维（intrafusal fibers）**（图 3–55）。大多数肌梭游离于肌纤维之间，它们的远端往往随结缔组织附着于肌纤维上，或是以两端固着在肌腱上。

梭内肌纤维的收缩成分位于纤维的两端，而感受装置位于中间部。肌梭对纵轴方向的牵拉很敏感，因为它是一种能感受肌肉牵拉长度的本体感受器。由于重力或其他肌肉收缩而导致的被动牵拉使肌梭的感觉纤维末梢产生一连串冲动，经由背根传入脊髓，再经过轴突分支传至同侧同节段的脊髓，或下降或上行至邻近节段，其中也有分支终结在支配同一肌肉的 α 运动神经元上，引起相应的肌肉收缩。肌梭与肌纤维并行排列。这种并联排列方式对于肌梭功能具有重要意义。当整个肌肉收缩时，肌梭没有受到牵拉因此不会发放冲动。实际上，在正常情况下，由于重力或其他肌肉收缩而导致的对肌梭的被动牵拉，使肌梭感觉传入纤维发放一串冲动到达中枢，作用于支配同一肌肉的 α 运动神经元，引起相应肌肉的收缩，使肌肉保持一定的张力。

2. 脊休克　当脊髓与高位中枢离断时，断面以下所支配的骨骼肌和内脏反射活动完全丧失或减弱，主要表现为横断面以下节段所支配骨骼肌的紧张性降低或消失，外周血管扩张，血压下降，直肠和膀胱内粪尿潴留，这种现象称为**脊休克（spinal shock）**。脊髓与高位中枢离断的动物称为脊动物。脊休克是暂时现象，以后各种反射可逐渐恢复，但随意运动和感觉则不能恢复。动物越高级，脊休克持续的时间就越长，蛙的脊休克仅持续数分钟，而人大约持续数周甚至数月以上。

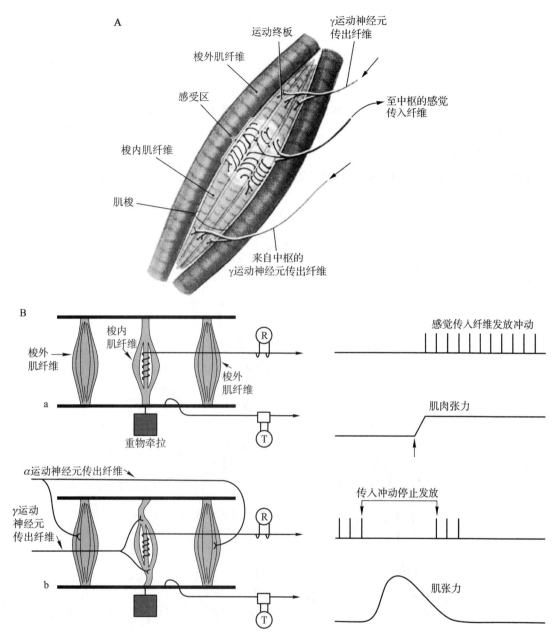

图 3-55　肌梭及与梭外肌关系

A. γ 运动神经元从脊髓前角发出的纤维进入肌梭后，在梭内肌纤维两端形成特殊的"突触"——运动终板。感觉纤维的螺旋状末梢分布在肌梭的中间，为感受牵拉刺激的感受装置，传入纤维将感受到的刺激信息传至中枢；B. 示肌梭的梭内肌与梭外肌呈并行排列关系。a. 当肌梭受到重物牵拉时，感觉传入纤维连续发放冲动传入中枢，兴奋了支配同一肌肉的 α 运动神经元，使肌肉收缩张力增加。b. 当刺激 α 运动神经元时，引起梭外肌的主动收缩，导致肌梭的梭内肌纤维处于松弛状态而停止发放冲动，肌张力也很快恢复到静息状态水平

　　脊休克现象表明脊髓能够完成一些简单的反射活动，但正常情况下这些活动受高级中枢的调节和控制。高级中枢如大脑皮质、脑干网状结构和前庭核，通过下行纤维与脊髓运动神经元构成突触联系，使之保持一种阈下的兴奋状态，称为**易化作用（facilitation）**。当横断脊髓后，脊髓内的上、下行传导束被阻断，易化性影响丧失，感觉冲动不能上行到达大脑皮质，大脑皮

质的传出冲动也不能下达至脊髓，因此，断面以下的感觉和随意运动均全部丧失，导致脊休克的出现。

3. 屈肌反射和对侧伸肌反射　给脊动物肢体皮肤施加伤害性刺激，可观察到受刺激侧的肢体出现屈曲运动，此时屈肌收缩而与屈肌相拮抗的伸肌舒张，使肢体迅速避开伤害，这种现象称为**屈肌反射（flaxor reflex）**。这种相对固定的拮抗关系是脊髓反射的特征，也是兴奋和抑制交互影响脊髓不同运动神经元的结果。随刺激强度增大，屈肌反射的强度也增大。当刺激强度增大至一定程度时，则可在同侧肢体发生屈肌反射的同时，出现对侧肢体伸展的反射，称为**对侧伸肌反射（crossed extensor reflex）**。该反射使得对侧肢体伸直，以利于支持体重，维持身体平衡（图 3-56）。

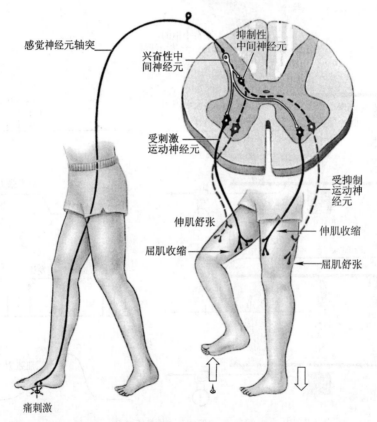

图 3-56　对侧伸肌反射（修自 Martini F H. Fundamentals of Anatomy and Physiology，7th，2006）
脚的伤痛刺激传入中枢后引起同侧肢体屈肌运动神经元的兴奋和伸肌运动神经元的抑制，导致一对拮抗肌屈肌收缩和伸肌舒张。感觉传入冲动同时还横过脊髓到达对侧，使对侧相应的伸肌神经元兴奋而屈肌神经元抑制，产生了与另一侧肢体完全相反的效应，结果使伤痛侧屈膝而另一侧保持伸直，以维持身体的平衡

4. 牵张反射　当一块骨骼肌受到外力牵拉而伸长时，能够反射性地引起受牵拉肌肉自身的收缩反应，这种反射活动被称为**牵张反射（stretch reflex）**。牵张反射是所有脊反射中最简单的一种形式，其反射弧的感觉传入神经元和传出 α 运动神经元间只存在单个突触。在牵张反射发生的同时，肌梭中传入纤维侧支的冲动也能兴奋同侧脊髓的一些中间神经元，使协同运动神经元（synergistic motor neuron）兴奋，并抑制同侧拮抗肌的运动神经元。传入纤维的冲动也会通过侧支

横过脊髓到达对侧，使对侧支配相应同名肌的运动神经元发生抑制，而使支配拮抗肌的运动神经元发生兴奋，以产生协调的运动。在自然条件下，导致这种反射出现的原因主要是重力的牵引。重力使支持体重的关节弯曲，从而牵拉了伸肌。牵张反射有两种类型：腱反射和肌紧张，两者的基本反射中枢都是在脊髓。

（1）腱反射　快速牵拉肌腱时发生的牵张反射，称为**腱反射**（tendon reflex）。例如，膝反射（knee-jerk reflex）就是一种典型的牵张反射，经常用于神经病理学诊断。当轻叩膝关节下的股四头肌腱时，股四头肌发生一次收缩的反射活动，这时小腿向前方伸直。腱反射中，肌肉中的肌梭几乎同时受到牵拉，其传入冲动进入中枢后又几乎同时使支配该肌肉的运动神经元发生兴奋，肌纤维几乎同时收缩，产生一次位移，因此，腱反射又称为位相性牵张反射。不同的腱反射中枢位于不同的脊髓节段，临床上常通过检查腱反射来了解脊髓的功能状况。

（2）肌紧张　正常人处于清醒状态时，骨骼肌总是保持一定的张力而不会完全松弛，这是由于骨骼肌内不同数量的肌纤维交替轮换收缩，从而使整块肌肉维持一种轻度持续收缩状态的结果，称为**肌紧张**（muscle tension）或肌张力。肌紧张是由于骨骼肌受重力牵拉而反射性收缩造成的。由于全身每块骨骼肌的张力不同而又互相协调配合，从而得以维持身体的姿势。当部分肌肉的张力发生改变时，姿势也随着改变。肌紧张不表现出明显的动作，所以又称紧张性牵张反射。肌紧张中，由于同一块肌肉中的肌纤维交替进行收缩，因而能持久地维持而不易疲劳。肌紧张是维持身体姿势的最基本的反射活动，是一切姿势反射的基础。

（二）脑干对骨骼肌运动的控制

脑干在调节脊髓反射活动中占有重要地位，主要表现为对肌紧张的调节。机体即使在安静时，骨骼肌也存在一定的肌紧张，肢体肌肉的收缩活动也是在一定肌紧张的基础上发生的。脑干的网状结构，对脊髓的牵张反射具有易化和抑制调控作用。刺激延髓网状结构背外侧部，可使四肢牵张反射加强，称为易化作用，该区域称为易化区；刺激延髓网状结构腹内侧部，则四肢的牵张反射受到抑制，肌紧张降低，该区域称为抑制区。网状结构易化区的范围较大，包括延髓、脑桥、中脑网状结构背外侧部的广大区域，并向上延伸到间脑腹侧的网状结构。前庭核和小脑前叶两侧部也通过脑干网状结构易化区来实现其作用。脑干网状结构抑制区的范围较小，局限于延髓上部网状结构内侧区。脑干对脊髓反射活动的易化和抑制作用保持着相对平衡，若脑的一些部位受到损伤，这种平衡将被破坏。

实验证明，脑的其他部位，如大脑皮质运动区、纹状体、小脑前叶蚓部等，能加强脑干网状结构对牵张反射的抑制作用。如果在动物中脑上、下丘之间水平横切，动物立即出现四肢伸直、坚硬如柱，头尾昂起，脊柱挺硬等肌紧张亢进现象，称为**去大脑僵直**（decerebrate rigidity）（图3-57）。

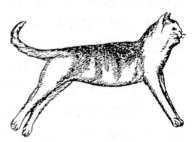

图3-57　去大脑僵直（猫）

去大脑僵直产生的主要原因是由于切断了大脑皮质和纹状体等部位与脑干网状系统的联系，减弱了网状系统抑制区的活动，使易化区的活动占有明显的优势，因而导致肌紧张增强（图3-58）。

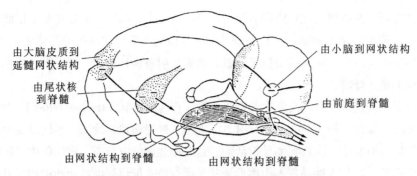

图 3-58　猫脑内与肌紧张调节有关脑区及作用路径
－代表抑制区　＋代表易化区

（三）小脑对躯体运动的调节

小脑是调节运动的重要中枢。小脑的功能主要是维持躯体平衡，调节肌肉张力和协调随意运动，并且在技巧性运动的学习和建立过程中发挥重要作用。小脑半球和大脑皮质之间具有往返纤维联系，形成复杂的反馈环路。源于肌肉、关节的本体性感觉信息经由脊髓小脑通路进入小脑，使小脑能不断向皮质发出校正信号，从而保证随意运动更为协调和完善。小脑半球受损后，随意运动的力量、方向、速度和范围都会受到影响，不能完成精细的动作。临床上的小脑性共济失调症，即是小脑半球损伤后引起的运动协调障碍，因此，小脑对躯体运动的调节是至关重要的。

小脑可分为 3 个主要功能部分（见图 3-40）：

（1）**前庭小脑（vestibuleocerebellum）**　主要由绒球小结叶构成。它主要接受前庭器官传入的有关头部位置改变、直线或旋转加速度运动变化的信息，其主要功能是控制躯体的平衡。

（2）**脊髓小脑（spinocerebellum）**　由蚓部和小脑半球中间部（旁中央小叶）构成，它主要接受来自肌肉与关节处的本体感受器的传入投射。其功能主要是调节正在进行过程中的运动，精确调节肌肉的活动和纠正运动偏差，协助大脑皮质对随意运动的适时控制。

（3）**皮质小脑（corticocerebellum）**　指小脑半球的外侧部。这部分区域仅接受由大脑皮质广大区域传来的信息，它与运动计划的形成、运动程序的编制有关。在运动学习过程中，大脑皮质和小脑之间的协调活动逐渐使运动协调，精确。当学习的运动达到完善后，皮质小脑就贮存了该运动过程的全部程序。当大脑皮质发动精巧运动时，通过提取贮存在小脑中的运动程序，使发动的运动极为迅速和精确。我们所熟知的运动如游泳、骑自行车等，即使间断多年后重新进行这些运动仍然无须重新学习。而另一类更为精巧的活动，如演奏钢琴等，则完全是在高度程序化的运动中完成，其速度之快完全不需任何思考。

（四）大脑皮质对躯体运动的调节

大脑皮质对肢体的计划性运动和自主活动发挥重要作用。大脑的感觉和运动皮质是肢体运动控制的最主要中枢。脊髓神经元不断接受许多来自高位中枢的下行影响，并发出冲动支配躯体的肌肉群，一切脊髓反射都经常处于来自高位中枢神经系统的影响。在所有的下行传出影响中，最重要的是来自大脑的调控。

1. 大脑皮质运动区　大脑皮质具有管辖躯体运动的区域，称为**皮质运动区（cortical motor area）**。皮质运动区主要包括中央前回的 4 区和运动前区（6 区）。4 区构成中央前回的大部分，称为**主运动皮质**（**primary motor cortex**）；6 区位于中央前回之前，称为**前运动皮质**（**premotor cortex**），或运动前区。一般认为，4 区控制四肢远端的肌肉，6 区控制四肢近端的肌肉。此外，在人和猴还存在运动辅助区，位于 4 区前方的两半球纵裂内侧壁。破坏此区可影响双手协调性活动，难以完成较复杂的动作。

大脑皮质运动区对躯体运动的控制具有以下特点：①对躯体运动的调节呈交叉支配，即大脑一侧运动皮质区主要调节和控制对侧躯体运动。但在头面部除下部面肌和舌肌受对侧支配外，其余均为双侧支配，如除咀嚼及喉部运动肌肉主要受对侧支配外，其余部分均为双侧支配。②身体的不同部位在皮质所占的代表区大小不同，这主要取决于所支配器官运动的精细和复杂程度，如手、五指所占的代表区，几乎和整个下肢所占的面积相等（图 3-59）。③肢体代表区在运动区的在空间方位上呈头足倒置式的安排，即下肢的代表区在皮质的顶部，上肢肌肉的代表区在中间部，头面部肌肉的代表区在底部，但头面部代表区在皮质的安排仍是正立的。

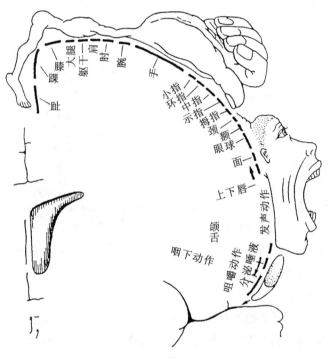

图 3-59　大脑皮质运动功能区定位示意图

2. 皮质脊髓束及其功能　大脑运动皮质区对于一切躯体运动的控制主要是通过皮质的传出神经元，这些细胞大多具有较长的轴突，它们组成了巨大的下行传导束，中间不经任何突触中继而直接下行到达脊髓的前角运动神经元（或终止于与运动神经元相连的局部中间神经元）。由皮质发出，经内囊、脑干下行到达脊髓前角运动神经元的传导束，称为**皮质脊髓束**（**corticospinal tract**）。皮质脊髓束主要控制躯干和四肢肌肉，如一些精细的、独立的肌肉活动，特别是手臂和手指的活动；由皮质发出，经内囊到达脑干内各脑神经运动神经元的传导束，称为**皮质脑干束**（**corticobulbar tracts**）。以往教科书中将这两部分传导束形成的皮质脊髓通路合称为**锥体系**（**pyramidal system**），它是大脑皮质下行控制躯体运动的最直接途径。皮质脊髓束由三对下行神经束组成：中途终于脑干脑运动神经核的皮质脑干束，以及抵达脊髓的**皮质脊髓侧束（lateral corticospinal tracts）**和**皮质脊髓前束（anterior corticospinal tracts）**（图 3-60）。

皮质脑干束与第 III，IV，V，VI，VII，IX，XI 和 XII 脑神经核中的下神经元发生突触连系，控制眼、下颌、面部和部分颈部及咽部的肌肉。皮质脊髓束沿延髓腹面下行中形成了一对粗大的传导束，即锥体。这些轴突中的 85% 越过延髓中线加入到脊髓对侧的皮质脊髓侧束中，其余的 15% 不交叉直接沿脊髓下行形成皮质脊髓前束，到达脊髓后与脊髓前角运动神经元发生突触联系。

研究证明，皮质脊髓束中 80%～90% 的纤维与皮质下神经元的联系具有一个以上中间神经元接替，即多突触联系，只有 10%～20% 的纤维与皮质下神经元之间直接发生单突触联系。运动越精细的肌肉，受大脑皮质单突触联系的支配也越多。如支配前肢运动神经元的单突触联系比支配后肢的多，支配肢体远端肌肉运动神经元的比支配近端的多。

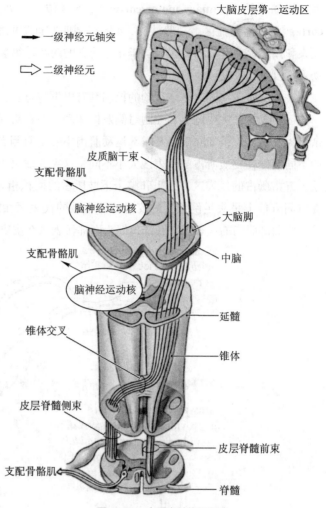

图 3-60　皮质脊髓传导通路

实际上，大脑对躯体运动的控制和调节，不仅仅是通过大脑运动皮质区的直接控制，在大脑皮质的其他区域，如间脑和脑干中的中枢也能发出运动指令。这些中枢核团发出的下行传导束在下行途中一般需多次更换神经元，最后到达脑干或脊髓前角运动神经元，它们对于调节躯体肌紧张、协调各肌群的随意运动具有重要作用。此外，大脑自身也不断接受来自下级中枢的各种反馈信息，因此能经常调整其传出冲动，实现对随意运动的准确控制。

（五）基底神经节的运动调节功能

基底神经节是指位于大脑皮质之下，紧靠丘脑背外侧的一些神经核团，包括尾状核、壳核和苍白球。由于组织发生的起源相近，尾状核及壳核又合称纹状体。基底神经节并不直接投射到低位运动神经元，而是通过调节高位运动神经元的活动来影响运动。

基底神经节与丘脑、下丘脑、红核、黑质和脑干网状系统具有密切的纤维联系，其主要功能是调节肌紧张，协调姿势反射，以配合随意运动的进行。基底神经节受到损伤，常导致运动障碍。一类表现为运动过多和肌紧张低下，如亨廷顿舞蹈病和手足徐动症。该症是由于纹状体中神经元病变，与皮层联系的二条通路失去了平衡，导致皮层的活动增强所致。另一类表现为运动过少、全身肌紧张亢进、随意运动减少、动作缓慢，如帕金森病。该症是由于黑质中多巴胺能神经元病变，分泌的多巴胺减少，使与皮层联系的二条通路失去了平衡，抑制了皮层的活动，从而导致其功能减弱所致。

三、神经系统对内脏活动的调节

（一）自主神经系统

调节和控制内脏平滑肌、心肌以及腺体分泌的神经结构，称为**自主神经系统**（autonomic nervous system）。在大多数情况下，几乎没有人能对内脏的活动随意控制。内脏的运动一般都是不随意运动，不受意识和意志的控制，这也是为何将其称为自主神经系统的原因。实际上，自主神经系统的活动并非是完全自主的，它也受中枢神经系统的控制。习惯上，自主神经仅指支配内脏运动的传出神经，而不包括内脏感觉的传入神经。支配内脏器官的传出神经与躯体运动神经相比，无论在结构上和功能上都有一些特殊之处，而内脏传入神经则与躯体传入神经无显著区别。

1. 自主神经系统的结构特征和分布　与支配骨骼肌的躯体运动神经不同，躯体运动神经自中枢发出后，直接抵达骨骼肌；而自主神经从中枢发出后，必须先进入外周神经节交换神经元后才能抵达效应器官。由中枢发出的纤维称为**节前纤维**（preganglionic fiber），由外周神经节中的神经元发出的纤维称为**节后纤维**（postganglionic fiber）。节前纤维为有髓鞘的神经纤维，传导速度较快，节后纤维为无髓鞘的神经纤维，传导速度较慢。

根据结构和功能特点不同，自主神经系统可分为**交感神经系统**（sympathetic nervous system）和**副交感神经系统**（parasympathetic nervous system）（图3-61）。

（1）交感神经系统　节前神经元位于胸髓和第1—3节腰髓的灰质侧角内，其纤维由相应的脊段发出，终止于椎旁神经节或椎前神经节并更换神经元，节后神经元发出较长的节后纤维抵达效应器（图3-62）。椎旁神经节成对排列在脊柱两侧并联合成两条交感神经链。椎前神经节位于脊髓前方，呈不规则的节状团块，可区分出腹腔神经节、肠系膜上神经节和肠系膜下神经节等，节后纤维形成神经丛，分布至腹腔、盆腔各脏器。

交感神经分布有以下特点：①交感神经节离效应器官较远，其节前纤维短，节后纤维长。②一根节前纤维往往和多个节后神经元发生联系，节前纤维与节后纤维的数量比最多可达1∶200，因此少量节前纤维的兴奋可引起大量节后纤维的兴奋。

（2）副交感神经系统　副交感神经系统的节前神经元位于脑干的第Ⅲ、Ⅶ、Ⅸ、Ⅹ对脑神经核和骶髓第2—4节灰质侧角内。副交感神经系统的神经节不构成神经链，而是分散在它们所支配的器官附近，因此节前纤维较长，节后纤维一般很短；此外，副交感神经节前纤维仅和少数节后纤维发生联系，节前纤维与节后纤维的数量比仅为1∶2或更少，因而刺激副交感神经引起的反应较为局限。

2. 自主神经系统的功能特点　自主神经系统的功能在于调节内脏的活动，表3-4总结了交感神经和副交感神经在不同器官中的分布、效应器及受体，以及主要功能。

自主神经系统对内脏活动的调节具有如下特点：

（1）双重神经支配和拮抗作用　许多组织和器官都同时接受交感和副交感神经的双重支配，

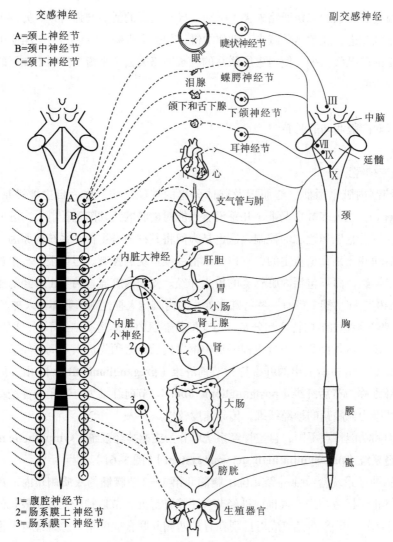

图 3-61 自主神经的起源和神经支配

图的左侧为交感神经支配，右侧为副交感神经支配。实线表示节前纤维，虚线表示节后纤维。
为图示方便，支配皮肤和骨骼肌的交感神经纤维在图的最左侧表示

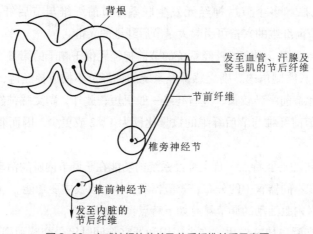

图 3-62 交感神经的节前及节后纤维关系示意图

仅有少数内脏和组织如汗腺、竖毛肌、皮肤和骨骼肌内的血管，只受交感神经支配，因此在很多情况下，交感和副交感神经的作用常常是相互拮抗的。

当交感神经活动使某一脏器的活动加强时，副交感神经的影响则是使其减弱，反之亦然（见表 3-5）。例如，刺激心交感神经使心搏加速，而刺激迷走神经则使心搏减慢。一般说来，交感神经兴奋导致血压升高、心率加快、骨骼肌血流加快、瞳孔扩大等效应，有利于机体进行紧张性活动；而副交感神经兴奋导致胃肠消化吸收功能增强、心跳和血流减慢等，有利于机体能量的贮备。正是由于交感神经系统和副交感神经系统的不同作用和双重支配，内脏器官的功能才能保持稳定，从而有利于机体整体对环境的适应。

表 3-5　交感和副交感神经的受体及功能比较

结构	效应器	交感效应和受体		副交感效应和受体（均为 M）
眼	虹膜环形肌			收缩（缩瞳）
	虹膜辐射肌	收缩（扩瞳）	α_1	
心脏	窦房结	心率加快	β_1	心率减慢
	房室传导系统	传导加快	β_1	传导减慢
	心肌	收缩力增大	α_1, β_1	收缩力减小
血管	冠状血管	收缩	α_1	舒张
	骨骼肌血管	收缩	α_1	舒张
		舒张（为主）	β_2	
	腹腔内脏血管	收缩（为主）	α_1	
		舒张	α_2	
	脑血管	收缩	α_1	舒张
呼吸系统	支气管平滑肌	舒张	β_2	收缩
	腺体	抑制分泌	α_1	促进分泌
		促进分泌	β_2	
消化系统	唾液腺	少量黏稠唾液	α_1, β_1	大量稀薄唾液
	腺体	抑制分泌	α_2	促进分泌
	括约肌	收缩	α_1	舒张
	肝	糖原分解	α_1, β_2	糖原合成
	胰腺	胰液减少	α_1	胰液增加
	胃平滑肌	舒张	β_2	收缩
	小肠平滑肌	舒张	α_2	收缩
	总活动水平	减弱	α_2, β_2	增强
内分泌系统	肾上腺	分泌 N 和 NE		（无神经支配）
	垂体后叶	ADH 分泌		

续表

结构	效应器	交感效应和受体		副交感效应和受体（均为 M）
	胰岛	胰岛素分泌减少	α_2	胰岛素分泌增加
	松果腺	褪黑激素增加	β	
泌尿系统	逼尿肌	舒张	β_2	收缩
		内括约肌收缩	α_1	内括约肌舒张
	输尿管平滑肌	收缩	α_2	（不确定）
雄性生殖系统		精液分泌增加和射精		勃起
雌性生殖系统		腺体分泌增加		依激素存在而变
		怀孕子宫收缩	α_1	
		非孕子宫舒张	β_2	依激素存在而变

（2）紧张性作用　在静息条件下，自主神经纤维经常都有低频的神经冲动传出到效应器，这种现象称为紧张性作用（tonic action）。在生理活动过程中，一般交感神经的作用是兴奋性的，而副交感神经的作用是抑制性的。实验表明，切断支配心脏的迷走神经可使心跳加快；切断支配心脏的交感神经，使心跳减慢，这表明迷走神经具有持续的紧张性传出冲动，对心脏起抑制作用，当这种紧张性冲动去除后，引起心跳加速。而交感神经对心脏则具有和迷走神经作用相反的紧张性作用。

（3）协同作用　交感与副交感神经具有相互协同作用的性质。例如：心肌受交感和副交感神经的双重支配，两者共同调节心率、心肌传导速率和心肌收缩力；眼的虹膜辐射肌和环形肌分别控制瞳孔的散大和缩小，前者受交感神经支配，后者受副交感神经支配。交感和副交感神经通过相互协同作用，控制虹膜不同的肌肉来调节瞳孔的大小。交感和副交感神经的协同作用，均为适应共同的机体生理活动。如刺激交感神经所分泌的唾液，水分少而酶多；刺激副交感神经，则分泌的水分多而酶少。含较多酶的唾液有利于消化，而含较多水分的唾液，则有利于润滑食物便于吞咽，两者的作用都有利于加强消化功能。

3. 自主神经系统的神经递质和受体　自主神经系统中的神经递质主要有两种：乙酰胆碱（ACh）和去甲肾上腺素（NE）。所有受体都以神经肌肉接头形式，分别存在于节后神经元的胞体上或效应器官上（表3-4）。

（1）乙酰胆碱及其受体　释放 ACh 为神经递质的称为胆碱能神经元，其神经纤维称为胆碱能纤维。自主神经系统中所有的节前纤维末梢都释放乙酰胆碱（ACh），作用在节后神经元上的 N 型受体；副交感神经节后纤维释放的神经递质均是乙酰胆碱，此外，交感神经支配汗腺和部分支配骨骼肌血管的节后纤维也释放乙酰胆碱，它们都属于胆碱能纤维。与 ACh 特异作用的受体称为胆碱能受体。根据乙酰胆碱对细胞膜上受体作用的性质不同，又将其分为**毒蕈碱受体（muscarinic receptor，M 受体）和烟碱受体（nicotinic receptor，N 受体）**两大类，它们因分别能与天然植物中的毒蕈碱和烟碱结合并产生类似乙酰胆碱作用的效应而分别获名。

毒蕈碱型受体：毒蕈碱型受体（M 型）广泛存在于副交感神经节后纤维支配的效应器细胞

上，当乙酰胆碱与这类受体结合后，可产生一系列副交感神经末梢兴奋的效应，包括心脏活动的抑制、支气管平滑肌、胃肠道平滑肌、膀胱逼尿肌和瞳孔括约肌的收缩，以及消化腺分泌增加等。目前已分离出 5 种 M 受体亚型，即 M_1—M_5，它们均为 G 蛋白偶联受体。**阿托品（atropine）**能阻断 M 受体的作用，因而称其为 M 受体的阻断剂或拮抗剂。

烟碱型受体：烟碱型受体存在于交感和副交感神经节神经元的突触后膜和神经肌肉接头处的终板膜上，当乙酰胆碱与这类受体结合后，产生兴奋性突触后电位和终板电位，引起节后神经元和骨骼肌的兴奋。N 受体中的 N_1 亚型受体，存在于中枢神经系统和周围神经系统的自主神经节的突触后膜上，因此又称为神经元型烟碱受体；N_2 亚型受体存在于骨骼肌终板膜上。筒箭毒有阻断 N_1 和 N_2 受体的功能，是二者共同的阻断剂。

（2）去甲肾上腺素及其受体　释放去甲肾上腺素为递质的神经元称为去甲肾上腺素能神经元。交感神经的节后纤维，除支配汗腺和部分支配骨骼肌血管的节后纤维外，其末梢释放的神经递质均是去甲肾上腺素，其纤维称肾上腺素能纤维。去甲肾上腺素的受体有两类，即 α 型和 β型。α 型受体又分两种亚型，α_1 和 α_2 受体。β 型受体分为 β_1，β_2 及 β_3 三种亚型。去甲肾上腺素与平滑肌 α 型受体结合后，可引起平滑肌的收缩；与 β 型受体结合后，引起平滑肌舒张，但却引起心肌收缩。这表明同一递质可能引起不同的细胞反应，反应的性质在于递质所作用的受体类型。引起心肌收缩的 β 受体属 β_1 型，引起平滑肌舒张的 β 受体属 β_2 型。各种效应器上分布的受体类型不同，某些效应器仅有 α 型受体或 β 型受体，而另一些效应器则两者皆有（表3-4）。值得注意的是，某些器官上的受体类型会随生理状况的改变而改变。例如，子宫平滑肌在未妊娠时以 β 受体为主，经黄体酮处理后则以 α 受体为主。

（二）中枢神经系统对内脏活动的调节

1. 脊髓对内脏活动的调节　由于交感神经和部分副交感神经发源于脊髓侧角或相当于侧角的部位，因此脊髓是内脏反射活动的初级中枢。脊休克动物表现为外周血管舒张、血压下降、发汗反射不出现、粪尿潴留等。脊休克后脊髓的反射活动可逐渐恢复。例如，血压可恢复到一定水平，同时排尿、排粪也能进行，但这些反射活动并不完善。例如排便、排尿虽能进行却不能随意控制，说明内脏的正常活动需要高级中枢的参与。

2. 低位脑干对内脏活动的调节　由延髓发出的自主神经纤维支配头部的所有腺体，以及心脏、支气管、喉头、食管、胃、胰腺、汗腺和小肠等。在脑干网状结构中存在着许多与内脏活动有关的神经元，其下行纤维支配脊髓，调节着脊髓的自主性功能活动。许多基本生命活动（如循环、呼吸）的反射调节在延髓已基本能完成。因此，延髓是维持机体生命活动的基本中枢，故有生命中枢之称。

3. 下丘脑对内脏活动的调节　下丘脑是皮质下调节内脏活动的高级中枢。它与大脑边缘系统、脑干网状结构和垂体具有密切的联系。下丘脑能把内脏活动与其他生理活动联系起来，调节着体温、摄食、水平衡和内分泌腺活动等重要的生理过程。

（1）体温调节　体温调节的高级中枢位于下丘脑内。下丘脑内存在着对温度敏感的神经元，血液温度的升高或降低可使它们的电活动发生变化，进而通过调节身体的散热或产热机制，将体温维持在一恒定水平。

（2）摄食行为调节　下丘脑是处理和调制饥饿、饱胀信息的主要中枢。电刺激清醒动物下丘脑外侧区，动物表现为持续不断的摄食行为，破坏此区，则动物拒食，因此下丘脑外侧区被称为摄食中枢；电刺激下丘脑腹内侧区，动物拒食，破坏此区，则动物多食而渐趋肥胖，因此下丘脑腹内侧区为饱中枢。下丘脑的腹内侧区还分布着葡萄糖感受器，当血糖水平升高时，导致饱中枢兴奋，抑制摄食中枢的活动。

（3）水平衡调节　水平衡是通过调节水的摄入量和排出量来调节的。下丘脑控制排水的功能是通过下丘脑前部（视上核和室旁核）合成并贮存于神经垂体的抗利尿激素释放来实现。视上核和室旁核内存在渗透压感受器，可以感受血液渗透压的变化，进而通过控制饮水行为或激素分泌，调节体内的水平衡。

（4）对内分泌腺的调节　下丘脑内的许多神经元还具有内分泌功能，其末梢能够分泌多种肽类激素，称为神经激素。它们通过控制垂体的激素分泌，调节机体的内环境，影响各种内脏功能。

（5）其他调节功能　下丘脑还参与生殖、动机和生物节律方面的调节。下丘脑视交叉上核具有节律性发放神经冲动的能力，因而被认为是机体昼夜节律活动（例如肾上腺皮质激素的分泌、体温的昼夜变化等）的控制中心。

4. 大脑皮质对内脏活动的调节　新皮质内侧前额叶区是内脏的感觉和运动区，电刺激这些区域能够引起各种自主神经效应，包括胃的收缩反应和血压变化。由于皮质的内脏区与皮质下许多自主神经网络中的神经核或脑区存在相互作用，新皮质的前额区与下丘脑、边缘系统等均存在联系，分别能在不同水平形成各种神经反射环路来调节和控制内脏的输出活动。

（三）边缘系统及功能

在大脑半球内侧面，环绕胼胝体周围的一些结构，如扣带回、海马结构、海马旁回等，合称边缘叶，再加上与其功能联系密切的皮质下结构，如杏仁核、隔区、隔核、下丘脑和丘脑前核等，共同组成大脑的**边缘系统（limbic system）**（图3-63）。由于边缘系统通过下丘脑影响一系列内脏活动，因此有内脏脑之称。

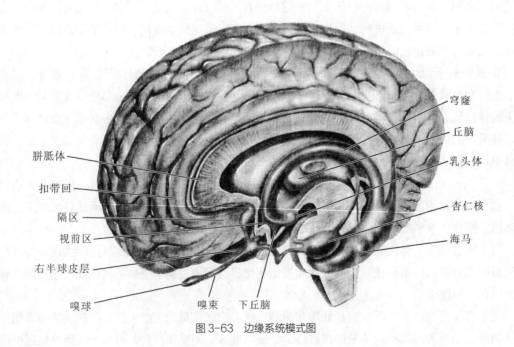

图3-63　边缘系统模式图

刺激边缘系统的不同部位，可引起很复杂的内脏反应。刺激扣带回前部会出现呼吸抑制或加速，血压下降或上升，心跳变慢，胃肠运动抑制。边缘系统是许多初级中枢的调节者，它能通过抑制或促进各初级中枢的活动，调节更为复杂的生理功能活动。边缘系统活动引起一系列自主性功能变化的同时，还伴随着复杂的情绪反应。实验证明，在间脑水平以上切除大脑的猫，微弱的刺激即能使它产生一系列交感神经功能亢进及躯体运动反应，表现为动物拱背怒鸣，扩瞳竖毛，心搏加速，血压上升等反应。由于这种愤怒是在缺少完整大脑皮质的情况下发生的，称为"假怒"。在杏仁核群中，可能存在控制情绪反应的"攻击区"和"防御区"。一般认为，边缘系统对防御行为、摄食行为、性行为、奖赏与惩罚行为等活动和情绪反应都有重要的调节作用。

四、中枢神经系统的高级功能

大脑时刻都在接受天文数字般的外周传入的各种信息，然后经过处理将这些信息转变为各种行为，如意识、情感、性吸引、睡眠、语言表达及记忆的形成等极为复杂的生理活动，这些是大脑所具有的高级功能，有些功能仅人类才具有。这些高级功能有赖于中枢神经系统高级部分即高等动物大脑皮质的存在。

（一）条件反射

反射是中枢神经系统的基本活动形式。反射活动分**非条件反射**（unconditioned reflex）和**条件反射**（conditioned reflex）。非条件反射是机体先天固有的反射，其反射通路是固定的，不易因外界条件改变而改变。引起非条件反射的刺激称非条件刺激。条件反射是机体后天获得的，是个体在生活过程中，在非条件反射的基础上建立起来的反射，其反射通路不是固定的，因此具有更大的可塑性和灵活性，从而提高了机体适应环境的能力。

1. 条件反射的建立　研究条件反射的形成，常常以动物为研究对象。食物唾液分泌条件反射是早期研究中最常用的经典方法。给狗喂食会引起唾液分泌，这是非条件反射，食物是非条件刺激。给狗以铃声则不会引起唾液分泌，因为铃声与食物无关，对于引起唾液分泌的条件来说，铃声是无关刺激。但是，如果每次给狗食物之前先出现一次铃声，然后再给予食物，这样经多次结合后，当铃声一出现，尽管还未给食物，狗就会出现唾液分泌。这是由于铃声多次与食物结合应用，具有了引起唾液分泌的作用，即铃声已成为进食（非条件刺激）的信号了，此时的铃声已成为信号刺激即条件刺激。条件反射建立的基本条件是无关刺激与非条件刺激在时间上的结合，这个过程称为强化。任何无关刺激与非条件刺激结合应用，都可建立条件反射。

条件反射建立后，如果多次条件刺激重复出现而不用非条件刺激强化，则条件反射会逐渐减弱，乃至对条件刺激完全不发生反应，这种现象称为条件反射的消退。消退产生的原因在于原来引起兴奋性反应（阳性条件反射）的条件刺激，转化成为引起抑制性反应（阴性条件反射）的条件刺激所致。

2. 操作式条件反射　为了研究动物更为复杂的行为，可采用操作式条件反射的实验方法。该条件反射比较复杂，它要求动物主动完成一定的操作。例如，把饥饿的大鼠放入实验箱内，箱内设置一个杠杆，当大鼠偶然踩到杠杆即喂食使其获得食物。如此重复多次，大鼠即学会了主动踩杠杆而获食。在此基础上进一步训练动物，只有当某种信号（如灯光）出现时并踩杠杆，动物才能得到食物，这样就形成了以灯光为条件刺激的操作性条件反射。与上述经典的条件反射实验方法相比，操作式条件反射的建立显然包含了操作的"动机"成分。这类条件反射的特点是：动物必须通过自己完成某种运动或操作后才能得到强化，所以称为**操作式条件反射（operant conditioning）**。

3. 人类的条件反射和两种信号系统学说　巴甫洛夫根据动物和人类条件反射的特点，于1927年提出了两种信号系统的学说。客观事物的具体信号，如光、声、嗅、味、触等，称为第一信号。对第一信号发生反应的大脑皮质功能系统，称为**第一信号系统（first signal system）**，为人类和动物所共有。客观事物的抽象信号，例如"灯"一词，无论是语言或文字都不是具体的灯本身，而是"灯"的抽象概念。所以语言、文字作为条件刺激称为第二信号。对第二信号发生反应的大脑皮质功能系统，称为**第二信号系统（second signal system）**。只有人类才能实现第二信号系统的活动。通过语言刺激而进行的第二信号系统的活动，极大地丰富了人们对外界各种事物的认识。人类借助于语言来表达思想，并进行抽象的思维。人类具有两种信号系统，可以在第一和第二信号的作用下形成条件反射，这是人类区别于动物的一个主要特征。

例如，酸的梅子放入口中可以引起唾液分泌，这属于非条件反射。只要吃过几次梅子，当再次看见梅子还未吃时，即会引起唾液分泌增多，这便是梅子的形状、颜色（第一信号）引起的条件反射，属于第一信号系统的活动。当有了这样的生活经验以后，当听到别人谈论梅子时，也可能发生流涎现象。这就是"梅子"一词的刺激（第二信号）所引起的条件反射，该反射属于第二信号系统的活动。

（二）大脑皮质的电活动

1. 自发脑电活动　大脑皮质神经元与其他细胞一样具有生物电活动。在没有任何明显的外界刺激条件下，大脑皮质经常具有持续的、节律性的电位变化，称为自发脑电活动。如果在头皮上安置引导电极，便可以通过脑电图仪记录到皮质自发脑电活动即脑电波的图形，称为**脑电图（electroencephalogram，EEG）**。

2. 正常脑电图的波形　在生理条件下记录到的脑电图称为正常脑电图。在头皮的不同部位，脑电图的幅度不同。在不同状态下（如兴奋、困倦或睡眠）记录的脑电图，其波形也有很大的差别。根据脑电图波的频率，通常将脑电波划分成 4 种基本类型，即 α 波、β 波、θ 波和 δ 波（图3-64）。4 种波形的频率、幅度以及起源和功能均不相同。

δ 波　频率为 1～3.5 Hz，幅度为 20～200 μV。在枕区和颞区较明显，只有在深睡或麻醉情况下才出现。δ 波是大脑皮质处于抑制状态的表现。

θ 波　频率为 4～7 Hz，幅度为 100～150 μV。在顶区和颞区较为明显。此波在婴幼儿中较常见，成人困倦时也常出现。一般认为，θ 波的出现表明大脑皮质处于抑制状态。

α 波　频率为 8～13 Hz，幅度为 20～100 μV。在枕区和顶区后部最显著。正常成人在清醒、安静、闭目时，波幅呈现由小变大，再由大变小，如此反复进行，形成 α 节律的"梭形（spindle）"波群，每一梭形波群可持续约 1～2 s。

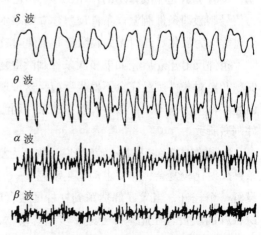

图3-64　正常脑电图的 4 种波形

当被试者睁眼、警觉、思考问题或接受其他刺激时，α波立即消失而代之以快波，这种现象称为"α波阻断"。一般认为，α波是大脑皮质处于清醒安静状态时电活动的主要表现。

β波　频率为 14 ~ 30 Hz，幅度为 5 ~ 20 μV。在额区和顶区比较明显。当被试者睁眼视物、突然听到声音刺激或进行思考活动时可出现。一般认为，β波的出现表明大脑皮质处于兴奋状态。

3. 脑电波的形成原理　脑电波是大脑皮质许多神经元活动所产生的电场的总和。当这些神经元的电活动趋于步调一致时，就出现低频率、高振幅的波形，这种现象称为**同步化**（**synchronization**）；当大脑皮质中各神经元的电活动不一致时，出现高频率、低振幅的波形，称为**去同步化**（**desynchronization**）。脑电波由低频率、高振幅的波形转变为高频率、低振幅的波形时，表明中枢兴奋过程的增强；相反，则表明中枢抑制过程的增强。实验证明，当切断皮质和丘脑的联系后，皮质的α波消失，因此一般认为，皮质表面电位的变化是神经元群活动时所产生的突触后电位的总和，而节律的产生与丘脑活动有关。

4. 诱发电位　当皮质某一部位受到感觉传入或某种刺激时，在皮质某些特定区域记录到的电位变化称为**皮质诱发电位**（**evoked cortical potential**）。例如，刺激皮肤某一部位，在大脑皮质体表感觉区某一部位可记录到诱发电位变化。利用诱发电位的方法，可以研究皮质的功能定位。临床上，描记脑电图和诱发电位是检查脑功能正常与否的重要手段。如在癫痫病人的脑电图中常出现高幅度的棘波、尖波或棘慢综合波等典型的痫样放电，幅度可达 100 ~ 150 μV。

（三）觉醒与睡眠

觉醒与睡眠是生命活动的两个必要过程。觉醒是保证大脑正常工作的生理条件，睡眠是大脑维持正常功能的自律抑制状态，可以促进精力和体力的恢复。正常情况下，觉醒和睡眠互相交替并与自然界的昼夜周期相近，形成觉醒与睡眠的昼夜节律。

1. 觉醒　觉醒的维持主要是由于脑干网状结构上行激动系统紧张性活动的结果，该系统主要是维持与改变大脑皮质的兴奋状态。觉醒包括脑电觉醒与行为觉醒。脑电觉醒是指脑电图波形由睡眠时同步化的慢波转变为觉醒时的非同步化快波。一般认为，脑电觉醒的维持与脑桥蓝斑上部去甲肾上腺素能系统和脑干网状结构胆碱能递质系统有关。行为觉醒是指机体能对外界刺激产生各种行为反应，可能受中脑 - 黑质 - 纹状体多巴胺能系统的控制。

2. 睡眠　睡眠是由两个交替出现的不同时相组成，睡眠过程中脑电、自主神经系统的活动等有明显变化，睡眠是大脑维持正常功能的自律抑制状态。

睡眠由两个交替出现的不同时相组成，即**慢波睡眠**（**slow wave sleep**），又称非快速眼动睡眠，以及**异相睡眠**（**paradoxical sleep**），又称快速眼动睡眠。

慢波睡眠阶段，脑电图特征呈高振幅同步化慢波（δ波）。在此期间表现为嗅、视、听、触等感觉功能减退，骨骼肌紧张性降低，腱反射减弱，以及血压下降、心率减慢、代谢率降低、体温下降、发汗增多、胃液分泌增多和唾液分泌减少等一系列的自主性神经功能的变化。慢波睡眠有利于促进生长发育以及体力的恢复。异相睡眠为睡眠过程中周期出现的一种激动状态，脑电图与觉醒时相似，呈低振幅去同步化快波（β波）。生理功能变化表现为骨骼肌紧张性进一步降低，但自主神经系统活动增强，如血压上升、心率及呼吸加速、脑血流量及耗氧量增加等，感觉与运动功能则进一步减退。在此时相内会有间断的阵发性表现，如频频出现快速的眼球运动（可达 50 ~ 60 次 /min）、四肢末端和颜面肌肉抽动等。异相睡眠是神经细胞活动增强时期，可能对神经系统的发育成熟、新突触的建立以及记忆活动具有促进作用。

慢波睡眠和异相睡眠在整个睡眠期间交替进行。成人睡眠开始，首先进入慢波睡眠，持续 80～120 min，然后转入异相睡眠，持续 20～30 min，然后又转入慢波睡眠。整个睡眠期间，这种相互转化 4～5 次，慢波睡眠时程逐渐缩短，异相睡眠时程逐渐延长。就整个睡眠时间而言，慢波睡眠约占 3/4，而异相睡眠约占 1/4。慢波睡眠和异相睡眠可直接转变为觉醒，但觉醒只能转入慢波睡眠，而不能直接转入异相睡眠。在异相睡眠期间如果将被试者唤醒，他往往报告正在做梦。在异相睡眠期间，脑电图呈现去同步化快波，表明大脑皮质处于紧张状态，这可能是产生梦的原理。

目前对睡眠发生的机制尚未完全了解，但许多实验表明，睡眠可能是中枢神经系统内发生的一种主动的抑制过程。近年的研究还表明，一些神经递质和化学物质可能对睡眠的发生起作用。如有实验表明，慢波睡眠主要与低位脑干中缝核群前段 5- 羟色胺能系统有关，而异相睡眠则与脑桥蓝斑核去甲肾上腺素能系统有关。

（四）学习与记忆

学习和记忆是脑的重要的功能之一。依赖于学习和记忆能力，人和动物才得以应付复杂多变的环境而生存下来。学习和记忆是两个相互联系的神经活动过程。学习是获得外界信息的神经过程，而记忆则是贮存所获信息的神经过程。学习本身也包含了记忆。条件反射可以看做是简单的学习和记忆。

1. 学习的类型　学习通常分为两种基本类型：**非联合型学习**（nonassociative learning）和**联合型学习**（associative learning）。

（1）非联合型学习　非联合型学习是一种简单的学习，即在刺激和反应之间不形成某种明确的联系，包括**习惯化**（habituation）和**敏感化**（sensitization）。习惯化是复杂学习活动中的最简单的一种行为。当动物受到一个新刺激时，它会对此刺激做出一系列定向反应。如果这个刺激对动物本身即无益、又不会造成伤害，动物将不会对此重复出现的刺激发生反应，这是动物学习并忽视无意义信号的过程。习惯化相当于消退抑制，它使动物仅注意对生存有意义的刺激。最早研究动物习惯化行为生理学机制的是生理学家谢灵顿（Cahrles Sherrington）。在实验中当他给猫的运动控制通路重复无伤害电刺激时，发现猫对这种刺激的反应逐渐减小，他称这些减小的变化过程为"习惯化"，认为习惯化的产生是突触效应的减弱引起的。

当动物受到有害刺激时，动物学会了恐惧，它们不仅对有害的刺激产生了强烈反应，对一些同时发生的、即使是无害的刺激也会采取躲避、逃跑等防御行为，因而表现出过强的反射活动，这种行为称为敏感化。敏感化是一种反射性反应，是因另一个强刺激或伤害性刺激而获得加强的反射活动。敏感化相当于去抑制，又称去习惯化。敏感化可使动物对敌人的伤害性刺激保持警惕。

（2）联合型学习　联合型学习是指脑内发生的在时间上很靠近的两个神经活动重复出现而形成的关联。前面所述的食物唾液分泌条件反射和操作式条件反射均属此类。在条件反射中，条件刺激（铃声）与非条件刺激（进食）之间形成联系；在操作式条件反射中，则是操作（按压杠杆）与强化刺激（食物）之间形成某种联系。人和动物的绝大多数学习都是联合型学习。

2. 记忆的种类　每天通过感觉器官进入大脑的信息量极大，但仅有 1% 的信息能被较长期地记忆，大部分却被遗忘。能被长期贮存的信息都是具体的、有重要意义而且反复被作用的信息。记忆简略地可分为短时性记忆和长时性记忆两个阶段。在短时性记忆中，信息的贮存是不牢固的。例如一个电话号码，当人们刚刚看过还没有通过反复运用转入长时性记忆时，就很快会忘记。但是，如果经较长时间的反复运用，则所形成的痕迹将随每一次运用而得到加强，最后就能形成一种非常牢固的记忆。

人类的记忆过程可分为 4 个连续的阶段，即感觉性记忆（sensory memory）、第一级记忆、第二级记忆及第三级记忆。前两阶段相当于短时程记忆（short-term memory），后两个阶段相当于长时程记忆（long-term memory）。

（1）感觉性记忆 即指感受器传入的信息在大脑皮质产生的感觉和知觉。这种记忆持续时间通常不到 1 s 即被新的信息所代替。这是记忆的初级阶段，若经加工处理，则可由感觉性记忆进入短期记忆。

（2）短期记忆（第一级记忆） 指对少量信息能够保持几秒钟到 1 min 或更长一些时间的记忆。例如，对刚查过的电话号码，可以在短时间内记住，但事过之后便忘记了。这种信息的贮存是即时应用性的。如果信息经多次重复和应用，则可延长记忆时间，这样便可进入第二级记忆。

（3）长期记忆 是指对很久以前事情的记忆，从几分钟、几小时、几天甚至保持终生的记忆。长期记忆通常又分为两种：一种为第二级记忆，又称近期记忆，能保持数分钟至数天；另一种为第三级记忆，又称深刻记忆，往往可以保持终生，贮存的信息可以随时应用。例如，自己的名字、骑自行车的技术、学会的语言文字等。

由感觉性记忆到长期记忆的 4 个阶段是连续的（图 3-65）。短期记忆容易受到干扰（例如缺氧、麻醉、电休克等）而产生障碍，但长期记忆一般不受影响。例如，患顺行性遗忘症的病人容易遗忘近事，但仍保留很久以前的记忆。

3. 学习与记忆的机制 尽管我们对学习记忆的机制目前知道的还很少，但一些基本的原则已经清楚。首先，没有任何一个单一的机制能解释记忆的形成；其次，神经元间形成的突触生理位点是脑中绝大多数（即使不是全部）学习和记忆的存贮部位，这是由于只有突触在神经系统具有的可塑性最大，也是最容易改变神经元间的相互作用和神经环路结构的；第三，许多突触强度的改变依赖于这些突触活动之前的状态或活动通路。突触对其过去活动的敏感化会引起之后突触效

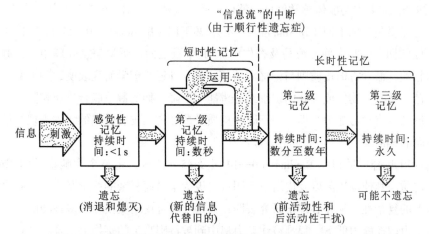

图 3-65 从感觉性记忆至第三级记忆的信息流图解（自 Schmidt，RF）

图示在每一级记忆内贮存的时间和遗忘的机制。只有一小部分的贮存材料能够到达最稳定的记忆之中。复习（运用）可使从第一级记忆转入第二级记忆更为容易

能的长时程变化，而这些恰恰是记忆建立在神经环路中的最重要的基础。

越来越多的实验证据表明，长期记忆的形成是由于突触发生了某些物理的或化学的变化，我们称其为**突触可塑性（synaptic plasticity）**。突触可塑性涉及突触在形态、数量和功能上的改变。突触形态的改变，以及新突触联系的形成和传递功能的建立，是一种持续时间较长的可塑性，在长时性记忆中发挥作用。突触的反复活动会引起突触传递效率的增加（易化）或降低（抑制）。例如，如反复激活一条神经通路，将会增大通路中突触后神经元的反应，增大反应的时间可能是短暂的，仅持续几毫秒，或较长，持续几天甚至几个星期。各种类型的学习和记忆训练，均与突触传递过程的变化有密切的关系。例如，学习过程中习惯化的发生是由于突触前末梢释放的递质量减少，而导致突触后神经元产生的 EPSP 减小，从而使突触传递的效率减弱；而敏感化的原因是由于突触前末梢释放的递质量增加，使突触后神经元产生的 EPSP 增大，突触传递效率增强。

（五）大脑联合皮质与认知

从功能上分，大脑皮质由**感觉皮质（sensory cortex）**、**运动皮质（motor cortex）**和**联合皮质（association cortex）**组成。联合皮质接受来自感觉皮质的信息并对其进行整合，然后将信息传至运动皮质，也就是说，联合皮质在感觉输入和运动输出之间起着"联合"作用。来自各处的神经冲动只有经过联合皮质的整合，才能成为有意义的神经活动过程。联合皮质在系统发生上出现最晚，在个体发育中成熟最迟。进化上越高等的动物，其联合皮质越发达。人的大脑皮质的感觉区和运动区相对很小，大部分都是联合区。大脑的高级认知功能，诸如学习、记忆、推理、想象等智慧活动都依赖于联合皮质。

联合皮质包括顶叶联合皮质、颞叶联合皮质和前额叶联合皮质。与感觉皮质和运动皮质相比，联合皮质的功能定位比较复杂。对联合皮质功能的认识主要来自对脑病患者的临床观察以及对猴进行的实验研究。

人类顶叶联合皮质包括 Brodmann 5 区、7 区、39 区和 40 区，猴顶叶联合皮质包括 Brodmann 5 区和 7 区。顶叶联合皮质主要参与触知觉、空间知觉和眼球运动控制。例如，5 区发生病变的病人丧失通过触觉来识别物体形状和大小的能力；右侧 7 区受损的病人常常忽视左侧视野内的事物，即发生半侧空间忽视；7 区被切除的猴不能完成用手接近目标的操作，即手眼不能协同。一般来说，5 区神经元主要参与躯体感觉信息的整合，而 7 区神经元则主要参与空间视觉信息的整合。

颞叶联合皮质包括颞上回（Brodmann 22 区）、颞下回（Brodmann 20、21 和 37 区）以及颞叶古旧皮质（梭状回、海马旁回、海马及杏仁核）。其中颞上回与听觉信息处理相关，颞下回与视觉信息处理相关，颞叶古旧皮质则与记忆和情感相关。神经心理学研究表明，颞下联合皮质受损的病人对颜色、熟悉的物体或面孔的识别或分辨能力下降。猴的颞下联合皮质切除后，对具有复杂特征的图形的分辨学习能力受损。颞下联合皮质及颞叶古旧皮质受损的病人表现为记忆障碍及情感人格方面的异常。

人类前额叶联合皮质包括 Brodmann 9—14 区及 45—47 区，占整个大脑皮质面积的 29％左右。前额叶皮质与其他皮质区以及皮质下核团有着极为丰富而复杂的纤维联系，这便决定了前额叶皮质功能上的复杂性。神经心理学研究表明，人额叶联合皮质受损导致多种功能异常，典型的表现有：注意力调控能力低下，很难将注意力集中到被特别暗示的事物上，容易受到无关刺激的干扰；不能根据暗示信号调整自己的行为；联合学习和工作记忆能力低下；发散思维能力和策略形成能力下降；社会及情感行为表现异常，例如盲目乐观、随意说谎、性犯罪等行为；左侧前额叶 45 区（Broca 区）病变的病人丧失讲话能力等等。总的来说，前额叶联合皮质参与注意力调节、情感人格及工作记忆。

（六）大脑皮质的语言功能及优势半球

语言活动为人类所特有，人类借助语言进行交流、思维和推理。语言活动的各项功能依赖于大脑皮质的特定区域，不同脑区的损伤会引起不同形式的语言障碍。许多实验数据表明，前额叶、顶叶和颞叶之间，以及颞叶、顶叶和枕叶之间的联合皮质区域内，存在与语言功能有关的语言区。例如，左侧颞上回后部或 Brodmann 22 区（Wernicke 区）受损伤，病人能讲话、书写，但语言的理解能力严重下降，病人听不懂别人的话，好像听完全不知道的其他语言一样。额叶 Brodmann 45 区（Broca 区）受损的病人，语言理解能力基本保留，能看懂文字，听懂他人讲话，但语言输出不流畅，语不成句，只能用手语与他人交谈。Wernicke 区与 Broca 区之间的纤维受损，则发生传导性失语，病人语言流畅，理解力也正常，但常常言语错乱，即用词或发声错误，不能复述和命名。

从总体上看，靠近额叶的语言区损伤对语言活动的影响是运动性的，而靠近颞叶的语言区损伤则是感觉性的。然而，在正常情况下，与语言功能有关的这些脑区是相互协同、共同完成语言活动的。

大脑两侧半球在某些功能上具有明显的不对称性。这一点在语言功能上表现得尤其突出。例如，临床上发现，在语言障碍患者中，以右手劳动为主（右利手）的成人，病变多发生在大脑左半球。对于大多数右利手和部分左利手的人，其语言思维一侧化在左脑。一侧优势的形成可能与遗传因素有关，但主要与人类习惯用右手劳动有关。幼年时，两侧半球语言功能的潜力是相等的，两侧半球都参加语言功能的发育过程。至 10 ~ 12 岁时，左侧优势逐渐建立，这时若左侧皮质受损则可在右侧皮质建立语言中枢。但对于成人，如左侧半球语言区受损，则很难在右侧半球重建语言中枢。大脑两侧半球在功能上高度分化，但又是相互补充的。右侧半球在非语言性的认知能力上具有优势，例如，对三维空间的认识、对音乐的分辨和理解等。因此推论，左半球主要将感觉输入译为语言描述，而右半球则将感觉输入译成表象。对"裂脑"人的实验观察进一步证实了大脑两半球功能上的不对称性。在临床上，有时为了缓解严重的癫痫发作而不得不切断病人的胼胝体，中断大脑左右两半球的纤维联系（裂脑）。在这些"裂脑"人上便能清楚地观察到两半球的不同分工（表 3-6）。

表 3-6　人类大脑左右半球不对称的功能

功能	左半球优势	右半球优势
视觉	字母及单词的识别	复杂图形及相貌的识别
听觉	语言性声音	环境声音、音乐
躯体感觉		复杂形状的触觉识别
运动	复杂随意运动的控制	运动模式的空间组织
记忆	词语记忆	形状记忆
语言	听说读写	
空间能力		几何学、方向感觉
其他功能	数学能力	

大脑两侧半球功能的不对称性是与其解剖结构的不对称性相互联系的。例如，与语言功能相关的 Wernicke 区所在的左侧颞平面及 Broca 区所在的左侧额叶盖比它们在右半球的对应区域要发达得多；与音乐功能相关的 Heschl 脑回（即 Brodmann 41 区和 42 区）在右半球的面积比左半球对应区要大得多。

对侧忽略综合征（contralateral neglect syndrome）是典型的右侧半球顶叶损伤引起的疾病，证明大脑存在的半球侧向优势现象。右侧半球的顶叶皮质调节身体及外部空间左、右双侧的注意目标，而左则仅主要调节身体右侧的注意目标。这种注意的侧向半球优势被认为是源于特化的语言优势在左半球有关，使注意功能转向右半球。两大脑半球的这种安排意味着如果左半球损伤，将会得到未损伤侧右半球的补偿，因而仅引起较轻微的右侧忽略现象；但如果右半球顶叶损伤时，左半球顶叶皮层将无法代偿身体右侧的注意目标，产生严重的左侧忽略症状（图 3-66）。

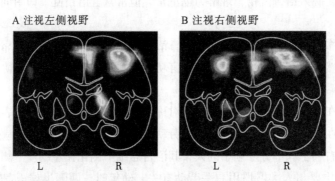

图 3-66　功能成像示顶叶损伤引起注意功能的缺失（Posner & Raichle，1994）

A. 当受试者关注左侧视野的目标时，仅右侧顶叶皮层被激活；B. 当左侧视野中的目标被移到右侧视野时，右侧顶叶皮层仍被激活，同时左侧顶叶皮层也被激活。这表明左侧顶叶皮层损伤将不会引起对右侧的半侧忽略，因为右侧顶叶具有双侧注意调节功能

最近几十年发展起来的脑成像技术，使人类能够在无损伤状态下了解人脑的结构和功能，对脑部各种疾患的分析诊断和精确定位具有重要作用。如最常应用的**计算机断层扫描术（computerized tomogramphy，CT）**，以 5～10 mm 为一个横断面对头部进行系列扫描，可获得大脑断面的解剖细节；**核磁共振成像（magnetic resonance imaging，MRI）**是以 CT 技术为基础，利用核磁共振的物理原理，探测在强大的外部磁场的作用下，人体内含量最丰富的氢原子的活动，从而能够观察大脑的解剖结构或大脑活动的动态过程；**正电子发射断层扫描术（positron emission tomogramphy，PET）**是 CT 与放射性同位素成像的结合技术。将放射性同位素标志的化合物注入人体，化合物随血液循环进入大脑组织，便可以探测到同位素在大脑内的分布图像和大脑不同部位的代谢活动。图 3-66 为应用 PET 获得的功能成像，直观揭示了注意忽略症引起的解剖学基础。脑功能成像技术使人类几百年的梦想终于变成了现实，人类终于能直接看到脑的思维、认知及各种情感的神经活动过程，它的应用在神经科学上具有划时代的里程碑意义。

小　结

神经系统由中枢神经系统和周围神经系统组成。中枢神经系统由脑和脊髓组成；周围神经系统由脊神经、脑神经和支配内脏的自主神经组成，自主神经又分为交感和副交感神经。神经元是神经系统中最基本的结构和功能单位。

生物电是机体生命活动的最基本现象。静息状态下的细胞膜内外所表现的电位差称为静息电位。静息电位产生的原因是由于膜内、外侧离子分布的不平衡，以及膜对不同离子的通透性不同所造成的。静息膜电位的数值接近于 K^+ 的平衡电位，其主要与 K^+ 在细胞内外的分布浓度有关。给予可兴奋细胞一个阈刺激，将引发细胞产生一个动作电位。在动作电位发生期间，细胞膜对 Na^+、K^+ 的通透性发生了极大的改变，大量的 Na^+ 从膜外进入膜内，K^+ 由膜内流向膜外，形成了膜电位去极化—超射—复极化的电位变化。膜电位静息状态的恢复和静息电位极化状态的维持依赖于 Na^+-K^+ 泵对 Na^+ 和 K^+ 的转运，这是一个耗能的过程。

可兴奋组织受到两次以上的阈下刺激时，能发生时间和空间上的阈下总和。给予细胞一次阈刺激，细胞兴奋后的一段时间内，兴奋性会发生不同的变化。在绝对不应期内，细胞对第二次刺激将不发生任何反应。

神经元之间的信息流动是神经系统实现其功能的基本形式。神经元之间相联系的部位称为突触。突触前膜释放的递质作用到突触后膜上的受体上，将引起突触后神经元兴奋性的变化。兴奋性递质与突触后膜上的受体结合，导致突触后膜电位向去极化方向发展，产生兴奋性突触后电位；抑制性递质引起突触后神经元的膜电位向着超极化方向发展，产生抑制性突触后电位。兴奋性和抑制性突触后电位都是可总和的、可向外扩布的局部突触电位。当局部突触电位经总和达到阈电位水平时，能在突触后神经元上引起一个向外传导的动作电位。

递质（配体）与受体结合后引起何种细胞反应，主要由受体的类型来决定。与离子通道偶联的受体是一种化学门控通道，通道上的受体与递质分子结合将引起通道的启闭，通道开放的程度与化学分子的数量有关，而与膜电位的变化无关。与此不同的是，Na^+、K^+ 等电压门控通道，主要对膜电位的变化发生反应，而与化学分子无关。G 蛋白偶联的受体系统中，细胞外信号（第一信使）通过膜上的受体进入细胞内，经 G 蛋白及其偶联的效应酶来改变胞内的第二信使数量，最终使细胞发生反应。这是一个涉及多种不同信号通路的、能产生大量不同类型细胞内反应的信号传递系统。

神经肌肉接头是一种特殊的突触。神经冲动向肌肉的传递是电信号—化学信号—电信号互相转换的复杂生化反应过程。主要过程可概括为：神经终末释放乙酰胆碱→乙酰胆碱与终板膜上的乙酰胆碱受体结合→终板膜改变对 Na^+、K^+ 的通透性→产生终板电位。终板电位总和达到肌膜的阈电位值时，在肌细胞膜上引发向肌内膜深处扩布的动作电位。

骨骼肌的收缩是肌膜电信号转换成肌肉机械收缩的过程。骨骼肌中肌原纤维中的粗、细肌丝在空间上高度有序的排列，是肌纤维缩短的结构基础。粗肌丝上的横桥与细肌丝上的横桥作用位点结合，引起粗、细肌丝的相向运动，形态上表现为肌肉的收缩。在神经冲动向肌肉传递并引起肌肉收缩的许多环节中，Ca^{2+} 始终发挥着信息分子的重要作用。

反射是神经系统活动的基本方式。反射活动的完成依赖于反射环路——反射弧的完整，中枢神经元的不同连接形式是形成多种不同类型神经反射活动的结构基础。反馈是生命活动的最重要的调节方式，其中负反馈调节在生命活动的所有层次中，均是最重要、存在数量最多、最基本的调节方式。

感觉、运动控制和高级神经活动，是神经系统的三大功能。感觉始于感受器将作用于机体的刺激转换为神经冲动，后者沿一定的传导通路，经中枢神经系统各级水平抵达大脑皮质感觉区。皮质发出随意运动的传出通路是皮质脊髓束和皮质脑干束，它们从皮质发出后直接到达脊髓前角和脑干各脑运动神经核，控制躯体的运动。小脑在运动协调上起重要的作用。脊髓是接受体内外环境信息的初级驿站。这些信息经脊髓的初步加工处理和分辨后，经由脊髓前角或侧角细胞输出，引起各种躯体或内脏活动，或继续上升入脑。

　　脑由脑干、间脑、大脑和小脑组成。其中脑干又可分为延髓、脑桥和中脑。脑干包含脊髓和其他脑部相互联系的传导束，并具有与基本生命活动，如心血管、呼吸运动有关的中枢。间脑可分为丘脑和下丘脑等不同脑区。丘脑是各种感觉信息投射的皮质下最后驿站，对各种感觉运动信息的整合和维持机体的警觉状态起关键作用，也是脑电波的起源部位。下丘脑是各种内脏器官和内分泌活动的皮质下高级调节中枢。大脑包括左右两半球，它们各有分工侧重同时又通过胼胝体相互联系。大脑皮质支配对侧躯体的感觉和运动。身体各部在大脑皮质上分别具有相应的代表区。代表区的大小取决于身体各部感觉的敏感程度或运动控制的精细性。大脑皮质也是学习记忆、语言、思维等高级神经活动的中枢，条件反射是这些高级神经活动的基本形式。

（北京师范大学　左明雪）

复习思考题

1. 名词解释

　　反馈　兴奋　阈刺激　极化　平衡电位　去极化　突触　受体　兴奋性突触后电位　抑制性突触后电位　量子释放　条件反射　总和　交互抑制　诱发电位　牵张反射　肌紧张　条件反射　第二信号系统　去同步化

2. 举例说明机体生理活动中的反馈调节机制。

3. 简述神经系统的基本组成。

4. 试述动作电位形成的离子机制。

5. 何谓可兴奋组织或细胞的不应期现象，其生理意义是什么？

6. 试述兴奋性和抑制性突触后电位形成的离子机制。

7. 简述神经信号引起肌肉收缩的主要生理事件。

8. 简述肌肉收缩的分子机制。

9. 试述与离子通道偶联受体的结构和功能特点。

10. 试述与G蛋白偶联受体的结构和功能特点。

11. 反射弧由哪些部分组成？试述其各部特点。

12. 试述脊髓主要传导束的位置、起止部位和主要功能。

13. 试述脑神经的分布、主要功能及相应核团的位置。

14. 肌紧张是如何产生和维持的？

15. 试以浅感觉和深感觉为例，说明其感觉传导通路。

16. 试述大脑皮质主要的沟、回及功能分区。

17. 试述感受器的一般生理特征。

18. 试述大脑皮质支配身体各部的感觉和运动代表区的特点。

19. 简述皮质脊髓束和皮质脑干传导束的走行特点及功能。

20. 试述脑干网状结构的功能特点。

21. 试述下丘脑对内脏活动的调节。

22. 试述自主神经对内脏活动调节的功能特点。

23. 试比较交感和副交感神经的结构特征、递质和受体。

24. 小脑的主要功能是什么?

25. 试述正常脑电图各波的频率范围和功能意义。

26. 试述两种不同的睡眠时相及其特征。

27. 列举生活实例说明条件反射产生的基础。说明几种不同的条件性抑制。

<h1 style="text-align:center">参 考 文 献</h1>

[1] Boron W F，Boulpaep E L. Medical Physiology. 2nd ed. Philadelphia：Saunders，2013.

[2] Hopson J L，Postlethwait J H. The Nature of Life. Irine：Mcgraw-Hall company，1989.

[3] Kandel E R，Schwartz J H，Jessell T M，et al. Principles of Neural Science. 5th ed. Appleton & Lange：McGraw-Hill Companies，2012.

[4] Martini F H. Fundementals of Anatomy and Physiology. 7th ed. Elaine Marieb & Katja Hoehn：Pearson Benjamin Cummings，2006.

[5] Patton H D，Fuchs A F，Hille B，et al. Textbook of Physiology. 21th ed. Philadelphia：W.B. Saunders company，1989.

[6] Pocock G，Richards C. Human Physiology：The basis of medicine. Oxford：Oxford University Press，1999.

[7] Rhoades R A，Tanner G A. Medical Physiology. Boston：Little，Brown and Company，1995.

[8] Sherwood L. Human Physiology：From cells to system. 8th ed. Belmont：Brooks/Cole，Cengage Learning，2013.

[9] Tortora G，Derrickson B. Principles of Anatomy and Physiology. 12th ed. Danvers：John Wiley & Sons. Inc，2009.

网上更多……

✎ 课后同步练习

第四章
感觉器官

感受器细胞及其连同的附属结构共同构成了感觉器官或称特殊感觉器官。感觉器官对动物的生存和人类生活具有极为重要的意义，所接受到的感觉信息传入中枢后，使我们能感知周围世界，这些感觉信息在调节机体运动行为以适应外界环境变化、协调机体内部活动以维持机体稳态的过程中发挥着重要作用。视觉和听觉是最为重要的两种特殊感觉，本章主要介绍视觉和听觉的结构、感觉功能及其机制。

第一节　视觉器官

人对外界各种物体的轮廓、形状、颜色、大小等认识主要是通过视觉来实现的。眼是人的视觉器官，它主要由眼球及其附属结构组成。人通过视觉器官接受外界环境中 380～780 nm 的电磁波，经过中枢神经系统的分析和加工形成视觉。

一、眼的构造

眼由眼球和眼附属结构构成。眼球呈球形，位于眶腔内，由眼球壁及其内容物所组成。眼球前、后两面正中点的连线称为眼轴，由瞳孔的中央点至视网膜中央凹的连线称为视轴。在生理学上，通常将眼球分为折光系统和感光系统两部分。眼的附属结构主要包括眼睑、结膜、泪器和眼球外肌，它们起支持、保护眼球，使眼球运动的作用。

（一）眼球壁
眼球壁包括外膜、中膜、内膜三层。
1. 外膜　又称纤维膜，位于眼球壁最外侧，支持和保护眼球壁及其内容物。外膜的前 1/6 为角膜（cornea），致密且透明，曲度大于眼球壁的其他部分，具折光作用。角膜内无血管，但分布有大量的感觉神经末梢，对痛和触摸刺激极为敏感。外膜的后 5/6 为巩膜（sclera），呈乳白色，不透明，在视神经穿出的部位，巩膜包于视神经的周围，形成视神经鞘（图 4-1）。

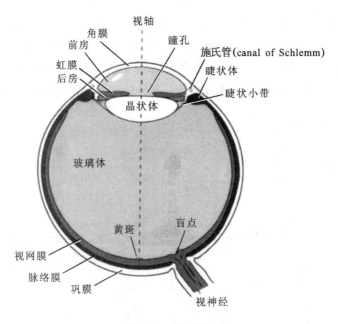

图 4-1　眼的构造

2. 中膜　含丰富的血管丛和色素细胞，故又称为血管膜。中膜由前向后分为虹膜、**睫状体**（**ciliary body**）和**脉络膜**（**choroid**）三个部分。

虹膜是中膜最前面的部分，位于角膜和晶状体之间，为圆盘状薄膜。虹膜中央有圆孔，称**瞳孔**（**pupil**）。虹膜内有两种不同排列方向的平滑肌：一部分环绕在瞳孔的周围，称为瞳孔括约肌，受动眼神经中的副交感纤维支配；另一部分呈放射状排列于瞳孔括约肌的外周，称瞳孔扩张肌，受交感纤维支配。在强光下或视近物时，瞳孔括约肌收缩，瞳孔缩小，以减少光线的进入量；在弱光下或远望时，瞳孔扩张肌收缩，瞳孔开大，使光线的进入量增多。虹膜的颜色因所含色素的差异而不同。

睫状体位于巩膜与角膜移行部的内面，后部较平为睫状环，前部有许多突起为睫状突。睫状突发出许多睫状小带，与晶状体相连。睫状体内有睫状肌，其位于睫状突内侧的纤维部分环行，而位于外侧的部分前后纵行。睫状肌受动眼神经中的副交感纤维支配，环形肌收缩使睫状突向内伸，纵行肌则牵拉睫状体和脉络膜向前，协助睫状突内伸，睫状小带松弛，晶状体由于自身的弹性作用使曲度加大，以适应视近物。反之，睫状肌舒张，睫状小带被拉紧，晶状体也被拉薄，曲度变小，以适应视远物。

脉络膜位于中膜的后 2/3，是衬于巩膜内面的一层薄软的膜。脉络膜富含血管和色素。丰富的血液可供给和维持眼球的营养，脉络膜和与虹膜的色素共同形成了眼球内的"暗箱"，可避免光线在眼内散射，同时阻挡光线从瞳孔以外的眼球壁透入眼内而干扰视觉。

3. 内膜　即**视网膜（retina）**，位于中膜内面，可分为内外两层。外层为色素上皮；内层主要为位于后 2/3 部分、具有感光功能的视部，厚 0.1～0.5 mm。视网膜视部由外至内主要分为感光细胞层（photo receptor，包括视锥细胞 cone cell 和视杆细胞 rod cell）、**双极细胞（bipolar cell）**层和**神经节细胞（ganglion cell）**层，在这些层之间还存在**水平细胞（horizontal cell）**和**无长突细胞（amacrine cell）**（图 4-2）。视部的后部有一白色圆形隆起，是视神经穿出的部位，称为视神经乳头，其中央穿过视网膜中央动、静脉。视神经乳头处无感光细胞，所以投射在此处的光线不能引起视觉冲动，在生理学上称为**盲点（blind spot）**。正常人用两眼视物，故一侧盲点可由对侧视觉补偿。在视神经乳头的颞侧下方，有一黄色的小圆盘，称为**黄斑（macula lutea）**，其中央为**中央凹（fovea centralis）**，视锥细胞密集分布于此处，是辨色力、分辨力最敏锐的部位。

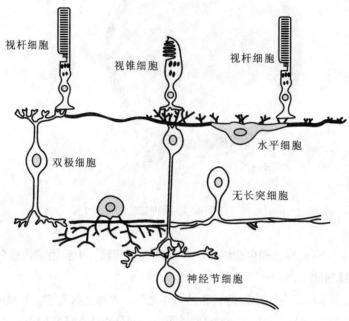

图 4-2　视网膜结构模式图

（二）眼的折光系统

眼的折光系统由眼的内容物房水、晶状体、玻璃体以及眼球壁外膜的角膜组成，它们具有折光作用，物体反射的光线经眼的折光系统进入眼球后在视网膜上成像。

1. 角膜（见眼球壁外膜）　空气与角膜前表面的界面构成眼的折光系统中最重要的部分。

2. 房水　为无色透明的液体，充满于眼房内。眼房被虹膜分为前、后两部，分别称为前房和后房。前、后房经瞳孔相通。房水除具折光作用外，还有营养角膜、晶状体和维持眼内压的作用。房水由睫状体的血管渗透和上皮细胞分泌至后房，经瞳孔入前房，再经虹膜角膜进入巩膜静脉窦，最后汇入眼静脉。房水不断循环更新，保持动态平衡。若回流不畅或受阻，房水则充滞于眼房（施氏管）中，使眼内压升高，可造成视力障碍，称为青光眼。

3. 晶状体（lens）　位于虹膜后方，玻璃体的前方，呈双凸透镜状，具有弹性，不含血管神经。晶状体可通过曲度变化调整屈光能力，以使物像聚焦于视网膜上。老年人晶状体的弹性减退，睫状肌出现萎缩，调节功能降低，因而出现老视。晶状体因疾病、老年化等原因而变混浊时形成白内障。

4. 玻璃体 为无色透明的胶状物质，充于晶状体与视网膜之间，除有屈光作用外，还有支撑视网膜的作用。若玻璃体混浊，会造成不同程度的视力障碍。

二、眼的成像与折光调节

（一）眼的成像

外界光线经由角膜、房水、晶状体、玻璃体所组成的折光系统最后在视网膜上成像。将眼的折光系统简化，其原理与凸透镜折光和成像原理基本相同，这种等效光学模型称为简化眼（图4-3）。假定球径20 mm，球面曲率半径5 mm，因此节点（n）在球形界面后方5 mm，至后主焦点（F₂）的距离为

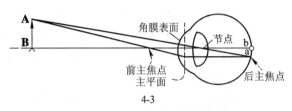

图4-3 简化眼的成像
AB: 物体；ab: 视网膜像

15 mm；而球面至前主焦点为15 mm。物体表面上每一个点发出或反射的光线都是辐散的，当这些点和相应折射面（晶状体）的距离趋于无限远时，由这些点到达折射面（晶状体）的光线趋于平行，经折射后在后主焦点所在的平面上会聚成像。在功能上眼的折光系统相当于凸透镜，而视网膜与视轴的交点相当于后主焦点。对于人眼来说，来自6 m以外物体各个光点的光线，都可认为是近于平行的，因而能在后主焦点所在的面（视网膜）上形成缩小的倒立物像。

（二）眼折光力调节

来自6 m以内物体的光线在不同程度上呈辐射状，其折射后的成像位置在后主焦点（视网膜）之后，因此只能产生一个模糊的视觉形象。但正常眼在看近物时也十分清楚，这是因为眼在看近物时进行了调节，使入眼光线经较强的折射，成像在视网膜上（图4-4）。眼视近物的折光力调节主要是靠晶状体形状的改变，这是一个反射活动。当模糊的视觉形象出现时，通过神经调节使睫状肌中的环行肌收缩，引起连接于晶状体的悬韧带放松；晶状体由于其自身的弹性而向前方和后方凸出（以前突较为明显），使眼的总折光能力增大，光线被聚焦成像在视网膜上（图4-5）。视近调节时，除晶状体的变化外，同时还出现瞳孔缩小和两眼视轴向鼻中线的会聚。瞳孔缩小可减少进入眼内光线的量，两眼会聚可使看近物时物像仍可落在两眼视网膜的对称位置。人眼看近物的能力，取决于晶状体变凸的能力。随着年龄的增加，晶状体自身的弹性下降，其调节能力也降低。眼的最大调节能力可用在白昼所能视物的最近点来表示，这个能看清物体的最近点称为近

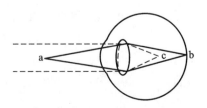

图4-4 正常眼视近物时的折光调节
正常眼视近物（a）通过折光调节聚光点（b）于视网膜上，此时平行光线聚焦点（c）于视网膜之前

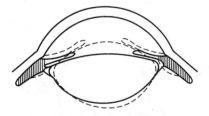

图4-5 眼视近物时，晶状体和瞳孔的变化
虚线表示调节时晶状体和虹膜的位置

点。近点越近，晶状体的弹性越好。一般 10 岁儿童的近点平均约 8.8 cm，20 岁时约为 10.4 cm，到 60 岁时增大到 83.3 cm。

（三）眼折光异常

正常眼的折光系统在无需进行调节的情况下，就可使平行光线聚焦在视网膜上，因而可看清远处的物体。经过调节，只要物体的距离大于近点，也能在视网膜上形成清晰的像，这种眼称为正视眼。若眼的折光能力异常，或眼球的形态异常，平行光线不能成像在视网膜上，则称为非正视眼，包括近视、远视和散光（视）眼（图 4-6）。

1. **近视（myopia）**　由于眼球的前后径过长，使来自远方物体的光线发散聚焦在视网膜前，导致物像模糊（轴性近视），这种现象称为近视。近视也可因眼的折光能力过强，而使物体成像于视网膜之前（屈光近视）。纠正近视眼的常见方法是在眼前增加一个合适的凹透镜，使入眼的平行光线适当辐散，聚焦后移，成像在视网膜上。

2. **远视（hyperopia）**　由于眼球前后径过短或眼的折光能力过弱，致使入眼的平行光线的主焦点落于视网膜之后，形成模糊的物像。远视眼的特点是在看远物时就需要动用眼的调节能力，而看近物时晶状体的调节已接近它的最大限度，故近点距离较正常人为大，视近物能力下降。纠正的方法是戴合适的凸透镜。

3. **散光（astigmia）**　正常眼的折光系统的各折光面都是正球面的（所有经纬线曲度正常），从角膜和晶状体整个折光面射来的光线聚焦于视网膜上。如果折光面上某条或多条经线或纬线曲度异常（大多发生在角膜），通过角膜不同方位的光线在眼内不能同时聚焦而使物像变形和视物不清。校正方法是用采用适当的柱面镜，来纠正角膜的曲率（图 4-7）。

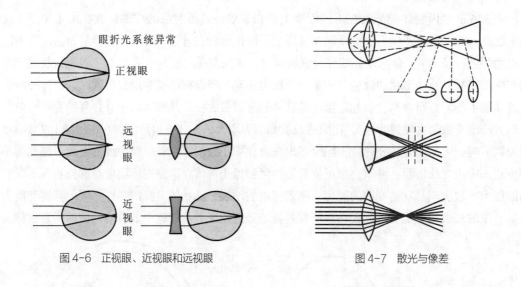

图 4-6　正视眼、近视眼和远视眼　　　　　图 4-7　散光与像差

三、眼的感光功能

（一）视锥细胞和视杆细胞

人的感光细胞有**视杆细胞**（rod cell）和**视锥细胞**（cone cell）两种，它们都含有特殊的感光色素，是光感受器细胞。视杆细胞和视锥细胞在形态上均可分为 4 部分，在视网膜中由外向内依

次称为外段、内段、胞体和终足（图 4-8）。其中外段是感光色素集中的部位，在感光换能中起重要作用。视杆细胞和视锥细胞的主要区别在外段，不仅外形不同，而且所含感光色素也不同。视杆细胞外段呈杆状，视锥细胞外段呈圆锥状。两种感光细胞均经终足与双极细胞发生突触联系，双极细胞再与神经节细胞发生突触联系。

视杆细胞和视锥细胞外段均有一些排列整齐的折叠成层的圆盘状结构，这种圆盘称为视盘。视盘呈扁平囊状，囊膜的结构和细胞膜类似，为脂质双分子层，其中镶嵌着蛋白质。视杆细胞中的蛋白质绝大部分是视紫红质。在视锥细胞中则分别含有视红、视蓝、视绿 3 种视锥色素。人的每个视杆细胞外段中视盘的数目近千个；每一个视盘所含的视紫红质分子约有 100 万个。

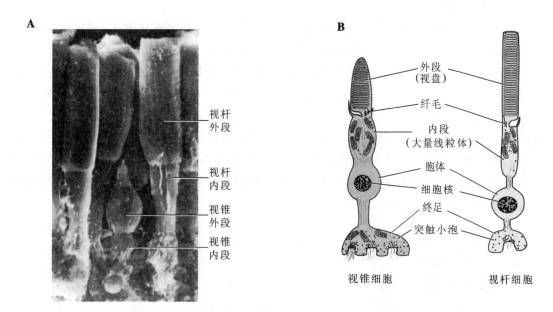

图 4-8　视锥细胞和视杆细胞
A. 视杆和视锥细胞扫描电镜照片；B. 视杆和视锥细胞模式图

（二）感光物质

视杆细胞的感光物质是视紫红质。视紫红质由一分子**视蛋白（opsin）**和一分子**视黄醛（retinal）**所组成。视黄醛由维生素 A 在体内视黄醛还原酶的作用下转化而来。提纯的视紫红质在溶液中对 500 nm 波长的光线吸收能力最强。视紫红质在光照时迅速分解为视蛋白和视黄醛，在亮处分解的视紫红质，在暗处又可重新合成，这是一个可逆反应，其平衡点取决于光照的强度。人在暗处视物时，既有视紫红质的分解，又有它的合成，这是人在暗光处能不断视物的基础。光线越暗，合成过程越强，视网膜中处于合成状态的视紫红质数量也越多，视网膜对弱光越敏感；在亮光处时，视紫红质的分解增强，合成过程减弱，视网膜中有较多的视紫红质处于分解状态，使视杆细胞几乎失去了感受光刺激的能力。在视紫红质再合成的过程中，有一部分视黄醛被消耗，这需要通过食物中的维生素 A 进行补充。所以长期摄入维生素 A 不足，会影响人在暗处的视力，导致夜盲症。人的视觉在亮光处是靠视锥系统来完成的，这一系统在弱光时不足以被刺激而引发冲动。但在强光下，当视杆细胞中的视紫红质较多地处于分解状态时，视锥系统就成为强光刺激的感受系统。在视锥细胞中含 3 种视锥色素，它们都含有与视紫红质同样的视黄醛，只是视蛋白的分子结构略有不同。

（三）视杆细胞的感光换能

感光细胞的外段是进行光－电转换的关键部位。用细胞内微电极技术研究发现，视网膜未经照射时，视杆细胞的静息电位只有 $-30 \sim -40$ mV，比一般细胞静息电位要高。这是由于外段膜在无光照时，cGMP 化学门控通道处于开放状态而产生了持续的 Na^+ 内流，内段 K^+ 选择性通道产生 K^+ 外流，从而形成**暗电流（dark current）**，使外段膜处于去极化状态。处于内段的 Na^+–K^+ 泵则不断将 Na^+ 向细胞外泵出、将 K^+ 向细胞内泵入，来维持胞内离子浓度的稳定。当视网膜受到光照时，膜上 Na^+ 通道的开放数量减少，视杆细胞外段膜电位出现短暂的超极化。可见，感光细胞的外段与一般的细胞不同，它表现为一种超极化型的慢电位，而其他发生器电位或感受器电位一般都表现为膜的暂时去极化。

外界的光信号在视杆细胞中转变为电信号的主要机制是：光量子被视紫红质吸收后引起视蛋白分子变构，视蛋白分子的变构激活视盘膜中的一种 G 蛋白，进而激活磷酸二酯酶，使外段胞质中的 cGMP 大量分解，并导致结合于外段膜的 cGMP 也被解离、分解，从而使膜上的化学门控 Na^+ 通道关闭，形成超极化型感受器电位。据估计，一个被激活的视紫红质可激活约 500 个 G 蛋白，一个 G 蛋白激活一个磷酸二酯酶，后者在 1 s 内可使 4 000 多个 cGMP 分子降解。所以 1 个光量子就可在外段膜上引起大量化学门控 Na^+ 通道的关闭，从而引起一个可为视觉系统感受的电位变化。

视杆细胞外段可将光刺激转变为电位变化，但视杆细胞外段和整个视杆细胞都没有产生动作电位的能力，光刺激在外段膜上引起的感受器电位只能以电紧张扩布的形式到达终足，并影响终足处的神经递质释放（图 4-9）。

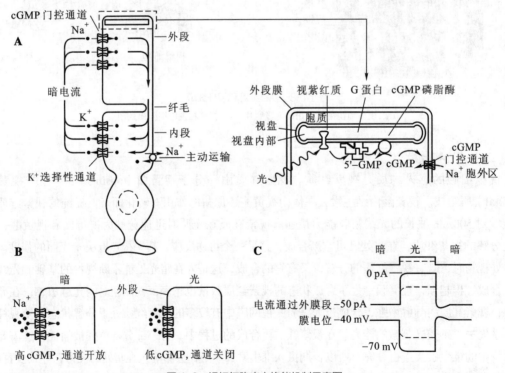

图 4-9 视杆细胞光电换能机制示意图

A. cGMP 在外段膜胞质侧和 Na^+ 通道结合，使通道维持开放状态，暗电流缘自内段 Na^+ 泵泵出的 Na^+ 流入外段；在内段膜存在非门控通道，借助 Na^+–K^+ 泵使 K^+ 流入膜内，Na^+ 移至膜外。B. 光降低了外段胞浆内 cGMP 浓度，导致 Na^+ 通道关闭，使暗电流完全或部分消失，光感受器表现为超极化。C. 视盘和质膜的一部分，表示 cGMP 门控通道与光感受器反应的关系

（四）视锥细胞的感光换能和颜色视觉

光线作用于视锥细胞外段时，在它们的外段膜两侧也发生类似视杆细胞的超级化型感受器电位。视锥细胞具有辨别颜色的能力。色觉主要是不同波长的光线作用于视网膜后在脑引起的主观印象。人所感受的光谱波长为 380~780 nm，在此光谱上可分出红、橙、黄、绿、青、蓝、紫等 7 种颜色，每种颜色都与一定波长的电磁波相对应。人可区分的颜色超过 150 种，这表明光谱范围内的波长只要产生 3~5 nm 的变化，就能被视觉系统区分为不同的颜色。Young 和 Helmholtz提出的视觉三原色学说认为，在视网膜中存在着分别对红、绿、蓝光线特别敏感的 3 种视锥细胞或相应的 3 种感光色素，不同波长的光线可对与敏感波长相近的两种视锥细胞产生不同程度的刺激作用，从而引起不同颜色的感觉——即丰富的色觉。在人的视网膜中，视杆细胞和视锥细胞的空间分布是不同的，因而具有相应的视觉空间分辨特性（图 4-10）。实验发现，视锥细胞的光谱吸收曲线有 3 种类型，分别代表了 3 类光谱吸收特性不同的视锥细胞，吸收峰值分别在 419 nm、531 nm、558 nm 处，相当于蓝、绿、红三色光的波长，和三原色学说的假设相符（图 4-11）。此外，Hering 提出的色拮抗学说认为，色觉信息是以拮抗对的形式传递的，即所谓的四色系统。这一学说也得到了一些实验证据的支持。三原色学说和色拮抗学说相结合可以较好地解释人的色觉机制。

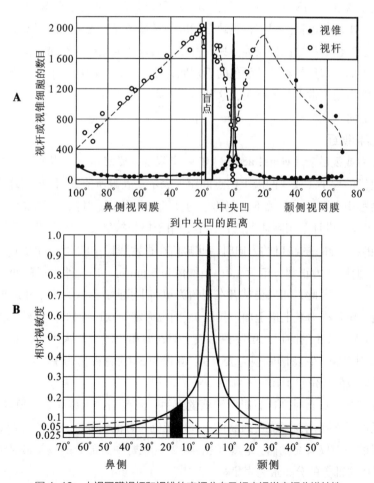

图 4-10　人视网膜视杆和视锥的空间分布及相应视觉空间分辨特性

A. 两类感光细胞的分布密度；B. 视网膜中央区和边缘区的相对视敏度。实线为视锥视觉的灵敏度，虚线为视杆视觉的灵敏度，黑色区域是盲点

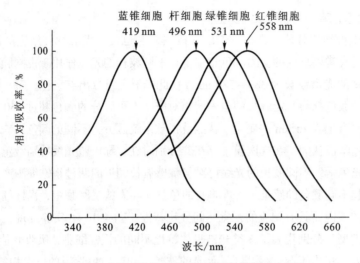

图 4-11　人的 4 种光感受器色素的相对光谱吸收曲线

（五）色觉异常

运用三原色学说和它的实验依据，很容易解释色盲和色弱现象。当缺乏对较长波长光线敏感的视锥细胞时，出现红色盲。同样，当缺乏相应的对绿光或蓝光敏感的视锥细胞时，出现绿色盲或蓝色盲。由于红色盲和绿色盲较为多见，一般不加以区别地称为红绿色盲，而蓝色盲则极少见。有些色觉异常的人，只是对某种颜色的识别能力差一些，亦即他们不是由于缺乏某种视锥细胞，而只是反应能力较正常人弱的结果，这种情况有别于真正的色盲，称为色弱。绝大多数色盲是由遗传因素决定的。

（六）视敏度和视野

正常人的视力或**视敏度**（visual acuity）有一个限度，要表示这个限度，通常用人眼所能看清的最小视网膜像的大小（或视网膜上两点间距）表示。人眼所能看清的最小视网膜像的大小，大致相当于视网膜中央凹处一个视锥细胞的平均直径（4~5 μm，但有些视锥细胞的直径可小于2 μm）。依据上述原理设计了国际通用的视力表，用于检查视敏度。当人眼能看清 5 m 处的一个 C 或 E 字形上相距 1.5 mm 的缺口的方向时，此缺口在视网膜像中的高度约为 5 μm（实际计算值为 4.5 μm），说明此眼视力正常，定为 1.0；当物像为 5 μm 时，由光路形成的两个三角形的对顶角即视角约相当于 1′；因此，如果受试者在视角为 10′ 时才能看清视力表上相应增大了的标准图形的缺口（相当于国际视力表上最上面一排图），则视力定为 0.1。以此为基础，在表上还列出视力 0.2 至 0.9 时的逐步减小的图形。国际视力表上对这些相应图形的大小设计有一些缺陷，故目前多用一种对数视力表，它将国际视力表上的 1.0 记为 5.0，将视角为 10′ 时的视力记为 4.0，其图形均比上一排形成的视角小 1/10。

当一眼凝视正前方一点时，这只眼所能感觉到的空间范围称为该只眼的**视野**（visual field）。在视野的中央既可感觉到光也可感觉到颜色。一般绿色视野范围最小，红色视野要大些，蓝色视野最大。在视野的外周仅有光觉而无色觉（图 4–12）。视野中央部分的色觉最完善，主要因为视锥细胞在视网膜中央部分的分布最为密集。

（七）暗适应和明适应

人从亮处突然进入暗处时，最初看不清楚任何东西，经过一定时间，随着视觉敏感度逐渐增加，恢复了在暗处的视力，此现象称为**暗适应（dark adaptation）**。当从暗处突然来到光亮处，最初感到一片耀眼的光亮，不能看清物体，稍待片刻才能恢复视觉，此现象称为**明适应（light adaption）**。

暗适应是人眼对光的敏感度在暗光处逐渐提高的过程。在进入暗处后的不同时间，连续测定人的视觉阈值，即测定人眼刚能感知的光刺激强度，可以看到此阈值逐渐变小，即视觉的敏感度在暗处随时间延长逐渐提高。一般在进入暗室后的最初约 7 min 内，有一个阈值的明显下降期，以后又出现一个阈值的更明显下降。进入暗室 25～30 min 时，阈值下降到最低点，并稳定于这一状态。暗适应的产生机制与视网膜中感光色素在暗处时合成再增加有

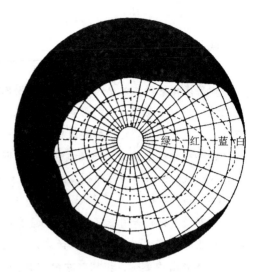

图 4-12　人右眼的视野图

关。据分析，暗适应的第一阶段主要与视锥细胞色素的合成量增加一致；第二阶段亦即暗适应的主要构成部分，则与视杆细胞中视紫红质的合成增强有关。明适应出现较快，约需 1 min 即可完成。当光照时，在暗处蓄积起来的大量视紫红质首先迅速分解，因为它对光的敏感性较视锥细胞中的感光色素高，产生耀眼的光感。只有在较多的视杆细胞色素迅速分解之后，对光较不敏感的视锥细胞色素才能在亮光环境中感光。

四、视觉传导通路

视锥细胞和视杆细胞（第一级神经元）通过终足与双极细胞（第二级神经元）和水平细胞形成突触联系，双极细胞与神经节细胞（第三级神经元）相联系，所有神经节细胞的轴突在眼球后汇聚形成视神经。视神经在进入中枢之前，部分神经元交叉到对侧：即从两眼鼻侧视网膜发出的纤维交叉到对侧，而从颞侧视网膜发出的纤维不交叉。因此，从左眼颞侧视网膜发出的纤维和从右眼鼻侧发出的纤维汇聚成左侧视束，大部分（90%）投射到左侧的外膝体，经左外膝体投射到左侧大脑半球。显然，左侧大脑半球相应脑区与右侧半个视野相对应。而从左眼鼻侧视网膜发出的纤维和从右眼颞侧发出的纤维汇聚成右侧视束，大部分（90%）投射到右侧的外膝体，经右外膝体投射到右侧大脑半球，因而右侧大脑半球相应脑区与左侧半个视野相对应。左、右视束约有 10% 的纤维终止于中脑四叠体的上丘，经丘脑枕投射到皮质，此通路还参与瞳孔对光反射和视觉运动反射（图 4-13）。

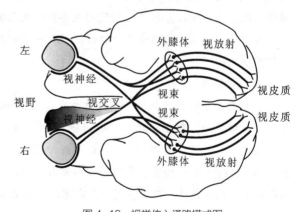

图 4-13　视觉传入通路模式图

五、视觉信息处理

由感光细胞产生的电信号，在视网膜内经过复杂的细胞回路的传递和信息处理，由神经节细胞的神经纤维以动作电位的形式传向中枢。外膝体是视觉信息由神经节细胞传向视觉皮质的主要中继站，视觉皮质是视觉的高级中枢。在视觉形成过程中，无论是感光细胞、神经节细胞、外膝体细胞和视皮质细胞，每一级细胞都对视网膜中某个特定区域的光变化产生特定的反应，这个特定的区域被称为该神经元的**视觉感受野**（visual receptive field）。

（一）视网膜

视网膜对光信号进行了多层次的复杂的处理，这一过程复杂程度类似于脑的功能，但因视网膜不属于神经系统的中枢部分，故常形象地称其为"外周脑"。

与感光细胞类似，视网膜中的双极细胞、水平细胞和多数无长突细胞没有产生动作电位的能力，但这3种细胞可在前一级细胞的影响下，产生超极化型慢电位或去极化型慢电位。这些慢电位通过电紧张性扩布，影响突触前膜递质释放量，从而引起下一级细胞产生慢电位变化。两种形式的慢电位可发生总和使神经节细胞的膜电位去极化，当达到阈电位水平时，神经节细胞产生"全或无"式的动作电位。

视神经中纤维的总数（神经节细胞的总数）只占全部感光细胞的1%，所以大多数视神经纤维所传递的信号来自多个感光细胞，从而含较多信息。神经节细胞大致可分为X-、Y-和W-类细胞。X-和Y-细胞的特点是都具有大致呈同心圆式的"中心-周边感受野"。一个节细胞的感受野是指视网膜上某一特定的区域，当此特定区域受到刺激时可能使该节细胞发生反应。这两种细胞的感受野都由两部分构成：当光线作用于感受野的中心部分时，节细胞的放电增加；而当光线作用于环绕该中心的周边范围时，该节细胞放电减少，这种节细胞可称为中心给光反应细胞。另一种类型的感受野，刚好与之相反，称为中心撤光反应细胞。一般X-细胞的感受野较小，Y-细胞的感受野较大。不同的X-细胞对不同波长的光线反应不同，但对光的强度变化不敏感，而Y-细胞则对光照的强度变化敏感，却对光线的波长变化不敏感。对于W-细胞，则或是在光刺激时有放电，或是在撤光时有放电，一般没有性质相反的周边视野区域。X-和Y-细胞主要接受双极细胞的输入，而W-细胞则主要接受无长突细胞的输入（图4-14）。

神经节细胞同心圆感受野的特性能够在一定程度上解释物体成像的一个重要信息——反差是如何形成的。

（二）外膝体

灵长类动物的外膝体由6层细胞组成，靠腹侧的1、2层细胞胞体较大，称为"大细胞层"，背侧4层细胞胞体较小，称为"小细胞层"（图4-15）。从两眼来的传入纤维分别投射到3个不同的层次。与外膝体同侧的眼，其传入纤维投射到5、3、2层；与外膝体异侧的眼，其传入纤维投射到6、4、1层。相互重叠的每一层都与视网膜有点对点的关系。这种关系是在视皮质上形成双眼视差（同一物体在双眼视网膜上成像位置的差别）产生深度视觉的基础。

（三）视皮质

初级视皮质位于大脑枕叶的17区，它接受外膝体的传入。枕叶以外还有其他的视皮质区，可能属于较高的层次。Hubel和Wiesel发现视皮质功能柱的现象，即具有相同特征（如方位、深度、空间频率和颜色）检测功能的细胞在与皮质表面相垂直的方向上聚集成片层状结构，对不同的视觉信息平行处理。

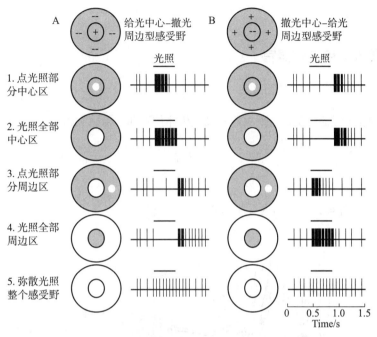

图 14-4 视网膜神经节细胞的给光 – 中心型和撤光 – 中心型感受野

+ 光照时兴奋；– 光照时抑制

六、双眼视觉和立体视觉

灵长类动物的双眼都在头的前方，视物时两眼视野大部分重叠，称为双眼视觉。双眼视觉在立体视觉及判断物体的远近方面有其重要的作用。两眼视物如何只产生一个视觉形象呢？这是因为由物体同一部分的光线，成像在两侧视网膜的对称点上。例如，两眼的黄斑部互为对称点；当两眼注视墙上一个黑点时，通过眼外肌的调节，此点正好成像在两侧眼的黄斑上，于是在视觉中只"看到"一个点，这即是双眼视觉；此时如用手轻推一侧眼球的外侧，使此眼视轴稍作偏移，这时此眼视网膜上的黑点像就要从黄斑部移开，落在与对侧视网膜像非相称的点上，于是会感到墙上存在两个黑点，产生复视现象。可见，双眼视觉需要双眼眼外肌的精细协调才能完成。在黄斑部以外，一侧眼的颞侧视网膜和另一侧眼的鼻侧视网膜互相对称；而一侧眼的鼻侧视网膜也正好与

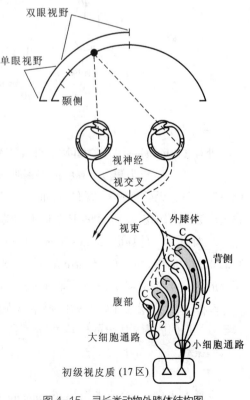

图 4-15 灵长类动物外膝体结构图

另一侧眼的颞侧视网膜互相对称。双眼视物时，由于两眼成像的差异在视觉中枢形成了立体的形象，使我们可以感知物体的"厚度"。

第二节 听觉器官和前庭器官

人耳有双重感觉功能，即既是听觉器官又是机体位置和平衡感觉器官。

一、耳的结构

耳分 3 个部分：外耳，中耳和内耳（图 4-16）。

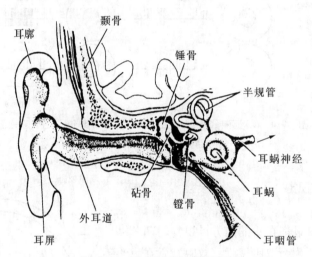

图 4-16 耳（位听器）的剖面

（一）外耳

外耳（external ear）分为耳廓、外耳道和鼓膜。

1. 耳廓 位于头侧边呈翼状或半喇叭状或半漏斗状。耳廓的实质性结构部分为软骨，表面覆以皮肤，下方无软骨的柔软部为耳垂。一般哺乳动物的耳廓和耳廓肌肉发达，可以运动，有助于收集声波和声源定位。人类的耳廓远不如动物发达。

2. 外耳道 外耳道长 2.5～3 cm，向外的开口为耳门，另一端被鼓膜封闭成盲端。一般来说它的走向为向内、向前、再向下呈 S 形。外 1/3 为软骨部，内 2/3 为骨部。软骨部外耳道壁内有变异的汗腺分泌蜡样耳垢——耵聍（cerumen），可粘住灰尘和异物，起保护作用。

3. 鼓膜 为浅漏斗状的卵圆形半透明薄膜，向鼓室内凹陷，厚约 0.1 mm，直径约 10 mm，张于外耳道的内侧端，分隔外耳道与中耳，鼓膜富有弹性，质地坚韧。经外耳道传来的声波能引起鼓膜振动。

（二）中耳

中耳（middle ear）包括鼓室（tympanic cavity）、听骨链和咽鼓管（eustachian tube）。

鼓室是一个仅由上皮覆盖，开口于颞骨外的中空腔隙，容积 1 ~ 2 cm³。内有 3 块听小骨，根据其外形分别命名为**锤骨（malleus，hammer）、砧骨（incus，anvil）**和**镫骨（stapes，stirrup）**。锤骨的"柄"附着于鼓膜的内表面，锤骨的"头"与砧骨相关节，而砧骨又与镫骨相关节，构成具有杠杆特性的听骨链。镫骨底板抵于前庭窗上，周围有韧带封闭。鼓室有几个开口：一个开口是外耳道，被鼓膜封闭；两个开口与内耳相通，一个是**前庭窗或卵圆窗（fenestra ovalis，oval window）**，另一个是**蜗窗或圆窗（fenestra rotunda，round window）**，分别被一层膜封闭；还有一个开口是咽鼓管或耳咽管，与咽部相通；其他一些开口与颞骨乳头内的一些气室（air space）相通。咽鼓管能起到平衡鼓室内外压力的作用，防止产生明显的压力差引起不舒服和鼓膜破裂，人在乘飞机升降过程中会感受到这种压力的变化。鼓室内还有与听有关的鼓膜张肌和镫骨肌，各有一端分别附着在锤骨柄和镫骨颈部。在高强度声刺激时，能引起这两块听小肌发生反射性收缩，提高其张力，衰减由听小骨传入内耳的振动能量，以保护内耳。

（三）内耳

内耳（inner ear）由于其形状复杂，也被称为迷路（labyrinth）（图 4-17）。它由两部分构成：骨迷路（bony labyrinth）和其内的膜迷路（membranous labyrinth）。骨迷路又分为 3 部分：**耳蜗（cochlea）、前庭（vestibule）**及**半规管（semicircular canals）**。膜迷路由耳蜗内的蜗管（cochlear duct）、前庭内的球囊（utricle）、椭圆囊（saccule）和骨性半规管内的膜性半规管所组成。耳蜗为听觉结构；而椭圆囊、球囊和半规管合称为前庭器官，专司平衡感觉。骨迷路和膜迷路之间为外淋巴（perilymph），膜迷路内为内淋巴（edolymph）。

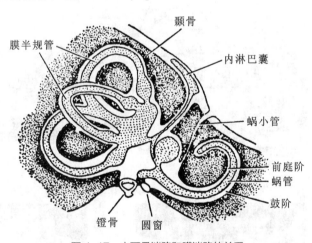

图 4-17　内耳骨迷路和膜迷路的关系

耳蜗一词的意思是指这部分骨迷路的外形类似于蜗牛壳。它的纵剖面看上去像一个管道沿锥形骨轴 – 蜗轴螺旋形环绕 $2\frac{1}{2}$ ~ $2\frac{3}{4}$ 圈而成。蜗轴内有螺旋神经节（spiral ganglion），是听觉传导通路的第一级神经元。耳蜗内有膜性蜗管，又称为**中阶（scala media）**，是感受声音刺激的部位，其形状类似一个三角形管道。它横跨骨性耳蜗，将旋绕的管道分成上、下两部分。蜗管上方的部分被称为**前庭阶（scala vestibuli）**，蜗管下方的部分被称为**鼓阶（scala tympani）**（图 4-18A）。前庭阶的鼓室端为前庭窗，鼓阶的鼓室端为圆窗，前庭阶和鼓阶的蜗顶端在蜗顶借蜗孔相通。蜗管的顶是**前庭膜（vestibular membrane）**，蜗管的底是**基底膜（basilar membrane）**，由蜗轴的骨质螺旋板和连于耳蜗外骨壁内表面的螺旋韧带支撑。

基底膜全长约 30 mm，其中约有 24 000 条并列的基底膜纤维，近蜗底的纤维最短（约 0.04 mm），随着向蜗顶方向延伸，基底膜纤维逐渐增长，近蜗顶的最长（约 0.5 mm）。基底膜上的螺旋器，又称为**柯蒂氏器（organ of Corti）**，是感受声波刺激的听感受器（图 4–18A）。柯蒂氏器的结构与平衡感觉器官类似，它由支持细胞和毛细胞（hair cell）（感受器细胞）等组成。毛细胞由 1 列内毛细胞和 3~4 列外毛细胞组成，内毛细胞 3 000~4 000 个，外毛细胞 12 000~15 000 个。从耳蜗基底到蜗顶，外毛细胞长度逐渐增加。每个毛细胞顶部的游离面约有 100 根纤毛或称听毛，与微绒毛类似，排列有序（图 4–18B，C）。纤毛本身又可运动，这样柯蒂氏器内可"运

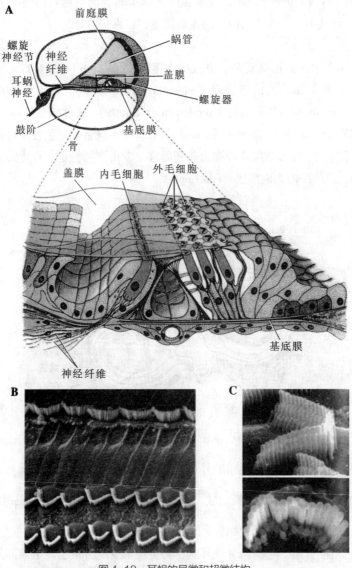

图 4-18　耳蜗的显微和超微结构

A. 基底膜和前庭膜将耳蜗分成 3 个腔，柯蒂氏器由基底膜、盖膜和内、外毛细胞等组成；B. 扫描电镜照片示柯蒂氏器毛细胞表面，盖膜已被移走；C. 上、下图分别为外毛细胞和内毛细胞顶面的听毛。内毛细胞由单排听毛组成（C 下图），外毛细胞由 3 排听毛组成（C 上图），且听毛具有不同的高度

动成分"的数量超过 100 万。毛细胞上方有称为盖膜（tectorial membrane）的胶质膜覆盖，毛细胞的基底面与蜗轴内螺旋神经节细胞的树突末梢相接触，这些神经节细胞的轴突延伸成为耳蜗神经（第Ⅷ脑神经的分支）进入脑。

（四）听觉传导通路

第Ⅷ脑神经 – 前庭耳蜗神经或位听神经的耳蜗支末梢，将毛细胞传来的兴奋转换为神经冲动传入延髓耳蜗核（cochlear nucleus），在此换神经元后，小部分在同侧，大部分交叉至对侧，其中多数在上橄榄复核（superior olivary complex）交换神经元后上行，形成外侧丘系。不交换神经元的纤维直接沿外侧丘系上行，止于外侧丘系核（nucleus of lateral leminiscus）和下丘（inferior colliculus），向上到达丘脑的**内侧膝状体（medial geniculate body）**，再进入大脑颞叶的初级听觉

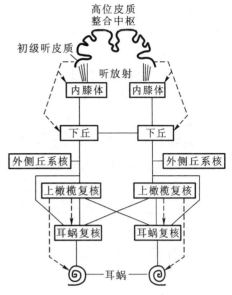

图 4-19 听觉传导通路及听觉中枢

皮层（primary auditory cortex）（图 4-19）。由于这条通路在向各级中枢投射的过程中，有些纤维交叉，有些不交叉，因此来自每只耳的冲动可沿双侧上传，所以，一侧脑颞叶受损时不会出现任何一侧耳听力完全丧失。

二、听觉生理

人类的听觉系统对于频率范围在 20 ~ 20 000 Hz 之间的纯音频率敏感，听阈随着频率而发生变化。耳对频率在 1 000 ~ 3 000 Hz 范围内的音频最为敏感。在频率低于 1 000 Hz 或者高于 3 000 Hz 时，阈值升高。通常说话的声强大约是 65 dB，超过 100 dB 的声音可对听觉器官造成损伤，声压超过 120 dB 可感觉到不舒服甚至疼痛。

（一）声波在耳内的传导和感受

由于人耳廓很小，在集声和声反射方面作用也较小。空气中的声波进入外耳道，撞击外耳道末端的鼓膜，引起振动，振动频率与声波频率基本一致，振幅取决于声波幅度。鼓膜振动推动着在鼓膜上的锤骨柄，带动整个听骨链，经 3 块听小骨传递，使抵在前庭窗上的镫骨底板振动，引起内耳前庭阶外淋巴液振动，由此声波的液体传导开始（图 4-20A）。

由鼓膜、3 块听小骨组成的杠杆系统和镫骨底板与前庭窗膜所构成的声能量传递系统，发挥了很好的增压减振的生理效应。其主要有两方面的因素：一是鼓膜面积（55 mm^2）比前庭窗膜（3.2 mm^2）大，可收集较多的能量。如果听骨链传递时总压力不变，则作用于前庭窗膜上的压强将增大 55÷3.2=17 倍；二是听骨链中杠杆长臂（锤骨柄）与短臂（砧骨长脚）之比约为 1.3：1，于是在短臂一侧的压力将增大为原来的 1.3 倍。这样整个中耳传递过程中的增压效应达到 17×1.3 =22 倍。

镫骨对着卵圆窗活塞样作用在前庭阶建立起压力波。由于液体的不可压缩性，镫骨造成卵圆窗膜向耳蜗内凸产生的压力有两种消散方式：圆窗位移和基底膜形变。在第一种方式，压力波推

前庭阶内的外淋巴液向前，然后经蜗孔进入鼓阶，引起圆窗膜向中耳腔凸出以代偿压力的增加。当镫骨向后朝中耳腔外拉卵圆窗膜时，内淋巴液向相反方向运动，圆窗膜向内位移。这种方式不引起声感受，只是消散压力。

当内淋巴液振动引起基底膜振动时，柯蒂氏器的毛细胞与盖膜的相对位置发生变化，这种震荡性位移产生一种来回剪切运动，牵拉毛细胞的纤毛，使之位移、变形，导致毛细胞产生去极化性膜电位变化。人们对毛细胞的换能机制进行了长期的研究，已有了进一步的认识。发现在不给刺激（静息）时，大约15%的换能（离子）通道是开放的，毛细胞的静息电位为 −60 ~ −70 mV，部分由内向电流所决定。当刺激使毛细胞纤毛向长纤毛一侧位移时，进一步引起部分换能通道开放，阳离子内流使毛细胞去极化，产生几十毫伏的去极化电位。与此相反，如果毛细胞纤毛向短纤毛一侧位移，则会关闭静息期间保持开放的那些换能通道，于是产生超极化。去极化的电位变化引起毛细胞释放神经递质（可能是谷氨酸）至突触部位，进一步又引起耳蜗神经纤维末梢去极化产生动作电位，传向中枢，直至听皮质产生听觉。

（二）内耳对声信号的初步分析

将耳蜗看作是一个声感受的被动装置的观念已被研究所改变。1978年Kemp首先成功地在人外耳道记录到由刺激声诱发的耳声发射（otoacoustic emission），为耳蜗存在机械反馈机制提供了直接的证据。研究很快发现，耳声发射包括诱发和自发两大类，强度一般为0 ~ 30 dB，表明耳蜗具有产生振动、通过机械反馈完成主动调控的能力。在声波或其他因素的作用下，对外毛细胞伸缩变形及其动性（motility）的精细观察，肯定了外毛细胞是此种调控的执行者。

听觉系统检测声音频率和强度细微差别的能力惊人，年轻人可听的声音频率范围为20 ~ 20 000 Hz，在此范围内，能觉察小到0.1%的频率变化。就强度范围而言，它能检测出大小比氢原子直径小两个数量级的基底膜位移。同时，当声波振幅提高到 10^6 时，听觉仍十分清晰，使得一名正常人的听觉动态范围超过100 dB，在此动态范围内可觉察出1 ~ 2 dB的变化。

Helmholtz早在1867年注意到基底膜是由从蜗底到蜗顶长度逐渐增加的横向纤维所构成的带状膜，这使他联想到钢琴的琴弦，并假设特定的声音频率与特定的基底膜部位共振，而其余部位则处于静止状态，即所谓共振学说（resonance theory）。这一理论在20世纪60年代受到von Bekesy的挑战，他在暴露的耳蜗上做了开创性研究，极大地增强了我们对听觉系统怎样编码刺激频率信息的认识。他的研究表明：①对纯正弦波声基底膜的振动频率与纯音频率相同。②低频率振动以一种行波方式沿基底膜全长移动。③由声引起的基底膜最大振动部位是声频率的函数，高频率的振动只发生在基底膜的起始部分，而低频率振动发生在离起始部位更远的基底膜部位（图4-20B）。基底膜的振动不像Helmholtz所假设的那样以一种驻波（standing wave）的方式振动，而是以一种行波（traveling wave）方式由蜗底较窄的基底膜部分向蜗顶端较宽部分移动（图4-20C），这就是所谓的**行波学说（traveling wave theory）**。

什么部位的基底膜产生最大位移和使毛细胞受到最大刺激，与声波频率和行波频率有关。高频率声刺激时，行波引起的基底膜最大位移在近耳蜗的基底部；低频率声刺激时，基底膜的最大位移则移向耳蜗顶部。基底膜的任何一点位移都决定毛细胞受到刺激的程度，同样也决定与基底膜该部位的毛细胞形成突触联系听觉神经纤维放电率。然而，即使是在最大振幅，基底膜位移幅度也非常微小，最响的声音产生的基底膜位移也仅1 μm。毛细胞纤毛的位移幅度也相当小，对刺激的探察阈可达热噪声水平。

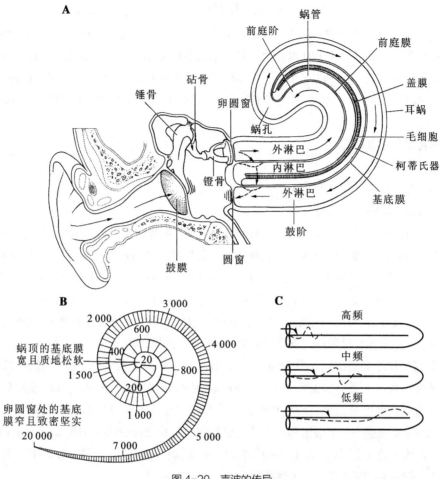

图 4-20　声波的传导

A. 声波振动经外耳道、中耳向内耳传导；B. 不同频率的声波在基底膜不同区域产生最大振动；C. 不同频率声波以行波方式沿基底膜传布。靠近卵圆窗端窄而有刚性的基底膜对高频声调产生最大振动，近蜗孔端宽而有韧性的基底膜对低频声调产生最大振动，中间部分的基底膜对中频声调产生最大振动

（三）听中枢对声音频率的分析和声源定位

构成听觉中枢的主要结构包括耳蜗核、上橄榄复合体、外侧丘系核、下丘、内侧膝状体以及初级听皮质等。研究发现，从耳蜗核到听皮质，听神经元对声音频率的分析及其表征方式如同耳蜗基底膜那样，以一种高度有序的方式按神经元对声音反应的特征频率或最佳频率构成声调拓扑组构（tonotopic organization）。值得一提的是，在不同听中枢结构，声音高低频率的排布要么沿头尾轴、要么沿背腹轴；而且，随着听中枢结构的升级，神经元对所接受的兴奋性与抑制性输入，从空间和时间上的整合能力也不断增强，对声音频率分析的精度和对复杂声信号的处理能力也不断提升，从而使频率调谐变得越来越锐化。

声源定位是听觉的基本功能之一。人能以极高的精确度检测一种声音在空间中的位置，这种声音检测和分辨能力可通过发生在不同水平的机制来实现，如外耳、中耳、内耳及脑中枢。通常认为，声定位的机制主要是依据两耳间的强度差（interaural intensity differences，IID）、两耳间的时间差（interaural time differences，ITD）与两耳间的相位差（interaural phase differences，IPD）。

ITD取决于双耳与声源的距离差，而IID和IPD则都与声频率有关。高频率时，IID大，是强的声定位线索。而当波长大于动物头部4倍以上，对人体而言，频率小于160 Hz时，IID小到可以忽略不计；在高频率时，同一个IPD可能对应着一系列不同频率的声波，故此时IPD作为听中枢声定位线索效果较差。只有当声波波长大于双耳与声源的距离差时，IPD才成为重要的声定位线索。因此，对高频声和中频声进行声定位主要利用IID，对低频声进行声定位主要利用ITD和IPD。

三、前庭器官及其生理功能

（一）前庭器官

前庭器官分为前庭和半规管。

1. **前庭**　前庭构成骨迷路的中心，与内耳的3个半规管相通，并借卵圆窗和圆窗与中耳沟通。前庭内含有膜性球囊和椭圆囊，并悬挂其内，借外淋巴液与前庭骨壁分开，两囊内有内淋巴液（图4-21A）。球囊和椭圆囊又称为耳石器官（otolithic organ），内有小的**囊斑（macula）**结构。它主要由毛细胞（感受器细胞）、支持细胞和含有耳石（otolith）（碳酸钙小结晶颗粒）的胶质膜块所构成（图4-21B），耳石块的密度略大于囊中的内淋巴液。灵敏的毛细胞纤毛插入到含耳石的胶质膜块内，第Ⅷ脑神经的前庭支外周末梢与囊斑的毛细胞相接触。

2. **半规管**　位于颞骨之内，分为前（上）、后（下）和外（水平）3个半规管。每个半规管的平面相互近呈直角（图4-21A）。骨性半规管内是膜性半规管，由外淋巴液将彼此分隔开，每个膜半规管内有内淋巴液，并与球囊相连通，在与球囊连接的邻近处管膨大成壶腹（ampulla）。在壶腹内，感受器细胞——毛细胞和支持结构聚集在一起构成壶腹嵴（crista ampullaris），位于嵴顶部的胶质结构被称为顶（cupula）（图4-22A）。第Ⅷ脑神经的前庭支与壶腹嵴中的毛细胞相接触，壶腹嵴与前庭神经末梢又统称为终器官（end organ）。

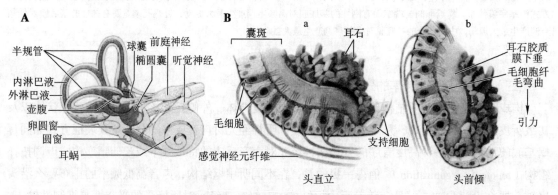

图4-21　前庭装置及囊斑的结构模式

A. 前庭装置的大体解剖（引自Sherwood L. Human Physiology, 1989）；B. 囊斑结构模式（引自Hole J W Jr, Koos K A. Human Anatomy, 1991），a. 头直立时的囊斑状态，b. 头前倾时的囊斑状态，耳石胶质膜块因地心引力而下垂牵拉毛细胞纤毛使之受到刺激

（二）前庭器官生理

椭圆囊、球囊和3个半规管内的毛细胞介导运动和重力感觉，即所谓的前庭感觉或平衡感

觉。平衡感觉包括两个方面，一是所谓静态平衡感觉（sense of static equilibrium），指前庭器官对机体静止状态时重心偏移刺激的感受，进而引发肌紧张和姿势平衡调节；二是所谓动态平衡感觉（sense of dynamic equilibrium），指前庭器官对头部空间位置改变、机体旋转或直线加速运动时所致刺激的感受，进而引发肌紧张和机体平衡调节。从某种意义上说，前庭系统是运动感觉的一个亚系统。前庭核有 3 条主要功能连接：一条经丘脑投射到大脑皮质；一条到动眼系统；还有一条到脊髓。因此，来自前庭神经的信息经脑干前庭核向下至脊髓作用于运动神经元，向上至小脑和躯体感觉皮质，小脑和躯体感觉皮质利用这些信息协调肌肉活动以维持机体平衡。

球囊和椭圆囊是感受线性加速度（linear acceleration）和头空间位置变化的感觉器官。由于毛细胞的纤毛埋在含有碳酸钙结晶的耳石膜块中，当头或机体突然前倾，导致插入到胶质膜块内的毛细胞纤毛弯曲，使毛细胞受到刺激（图 4-21B）。当头向左倾时，亦引起左耳石器官毛细胞上的纤毛受牵拉而使毛细胞去极化，右耳石器官的毛细胞则超极化；反之则亦然。毛细胞去极化兴奋前庭神经纤维，冲动传导至脑，经中枢处理后产生头部位置感觉，并引起肌紧张反射性改变以维持机体姿势平衡。同样，椭圆囊和球囊也能感受引力变化。在机体作正、负线性加速度运动时，会刺激椭圆囊和球囊感受器，如汽车作水平直线变速运动或电梯垂直直线升降时，乘客产生运动感觉并及时调整躯干、四肢各部的肌紧张，以保持机体姿势平衡。另外，球囊内囊斑受到体位改变的刺激时，还可诱发产生相应的肌肉反应，使机体或机体的某一部分恢复至正常位置。

3 个半规管是感受正、负旋转加速度刺激的感觉器官，各自的平面接近相互垂直（图 4-21A）。这种排列使头部在空间作任何平面内的旋转变速运动都能被半规管内壶腹嵴中的毛细胞所感受。例如，头部沿机体垂直轴向左或向右旋转，或整个机体作旋转或弧形变速运动，如体操运动员的原地转和乘车拐弯时，由于与旋转平面一致的水平半规管内每个毛细胞的纤毛都处于特定位置，**动纤毛（kinocilium）**离鼻或头前最近，而最小纤毛或**静纤毛（stereocilia）**离头后最近。在头向左（逆时针方向）旋转时，内淋巴液的惯性使纤毛从左向右（顺时针方向）移动（图 4-22B，C），液体的相对运动引起脑左边的毛细胞纤毛向动纤毛方向移动并去极化，而脑右边毛细胞的纤毛向静纤毛方向移动并超极化，相应地脑左边的前庭神经增加它们的动作电位发放率，

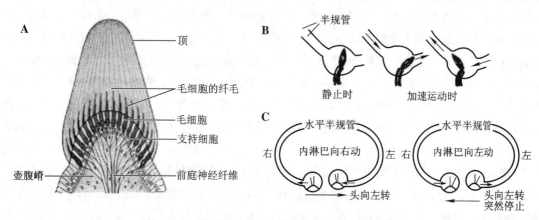

图 4-22 壶腹嵴的结构及旋转加速运动时壶腹帽的移动

A. 壶腹嵴（引自 Sherwood L，Human Physiology，1989）；B. 旋转加速运动时壶腹嵴胶质顶的移位；C. 头部旋转运动时两侧外半规管中淋巴液流动的方向。

而脑右边的前庭神经则降低它们的动作电位发放率（图4-23）。于是这种信息传递到脑，被感知头正在作逆时针方向旋转。当半规管对刺激过度敏感或受到过强刺激时，会引起一系列自主性功能反应，出现恶心、呕吐、皮肤苍白、眩晕、心率减慢和血压下降等现象，如晕车、晕船等。通过锻炼可减弱或克服由刺激半规管所引起的自主性反应。

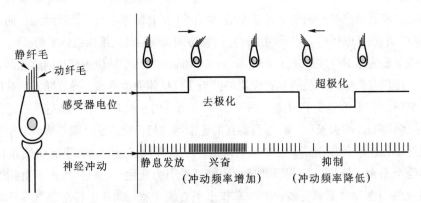

图 4-23　毛细胞纤毛位移的方位选择性

动纤毛向着背离静纤毛的方向弯曲，使毛细胞去极化，并增加其传入神经纤维的冲动发放率；
动纤毛向着静纤毛的方向弯曲，使毛细胞超极化，并降低传入纤维的冲动发放率

第三节　其他感觉器官与感受器

一、嗅觉器官

嗅觉（smell or olfaction）属于化学感觉，与第 I 脑神经——嗅神经纤维接触的嗅觉感受器位于鼻腔上部约 5 cm^2 黏膜内（图4-24），这也正是为什么在辨别和感受气味时要用力向上吸气才能闻到的原因。嗅感受器由杆状的嗅毛细胞所构成，数目约 1 000 万。嗅细胞在鼻腔黏膜内并不是平均分布，以鼻腔转折和上鼻甲处最多。嗅细胞的纤毛伸向嗅黏膜表面的黏液中，因此，嗅味分子须有相当程度的水溶性和脂溶性，才能穿过黏液层和表皮的脂质层。嗅细胞的另一端变细成为向中纤维或中枢突，组成 20 多条嗅丝穿过筛骨板小孔进入颅腔，终止于**嗅球（olfactory bulb）**。嗅球内有嗅小球（olfactory glomerulus）约 3 000～10 000 个，将嗅觉放大 800～1 200 倍，使之能轻易地接受到外界的嗅信息。人体嗅系统能感受很多种气味，如樟脑、麝香、花香、薄荷、乙醚、乙醇、刺鼻的辛辣、腐臭等。嗅觉感受器极其敏感，很稀少的气味就能使之受到刺激。据测定，人能感受到每毫升空气中含 4×10^{-11} mg 甲基硫醇或含 4×10^{-8} mg 的人造麝香气味。该特性也使它们变得很容易产生适应，常表现出对一种初始非常容易感知的气味在不久之后变得不敏感乃至适应。嗅小球内的僧帽细胞（mitral cell）经嗅束（olfactory tract）将嗅觉冲动传导至嗅觉中枢，包括边缘系统皮质（limbic cortex）、前梨状皮质区（prepiriform area）和梨状叶（piriform lobe）。另外，个体间的嗅觉敏感度和变动范围差异很大，患感冒和鼻炎时嗅觉敏感度大大降低。

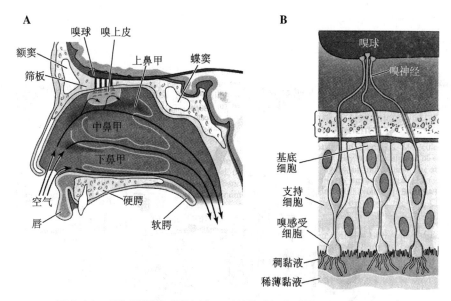

图 4-24 嗅觉感受器官（引自 Boron W F，Medical Physiology，2003）
A. 鼻腔和嗅球；B. 嗅黏膜的基本构造

二、味觉器官

味觉亦属于化学感觉，主要有甜、酸、苦、咸4 种类型的味觉感受器，在不同区域的分布密度也有差异。人体味觉（taste or gustation）系统能识别多种不同的味觉刺激，生活中丰富多彩的味觉感受是由味觉、嗅觉和咀嚼食物时产生的触觉，以及味觉冲动在中枢的整合密不可分，由此共同组成了一种复合感觉，感冒时会影响到嗅觉对食品气味的感受，使人的味觉明显变得迟钝。"味道"由口腔内专门的味觉感受器——**味蕾（taste bud）**所介导（图 4-25），它与味觉神经纤维相接。味蕾由味细胞和支持细胞构成，直径30 ~ 50 μm，高 30 ~ 100 μm，顶端有味孔，味细胞的顶端有伸向味孔的微绒毛，与唾液接触。味蕾主要分布

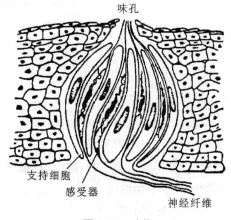

图 4-25 味蕾

在舌的菌状和叶状乳突，以及口腔顶部，少量见于软腭、扁桃体脚、会厌和喉部。另外，味觉感受器的数目随年龄而改变，婴儿期可达 10 000 个，而老年期可减少至 2 000 个。

与味觉有关的脑神经有 3 对，第Ⅶ对面神经鼓索支传导舌前 2/3 区域的味觉冲动，第Ⅸ对舌咽神经传导舌后 1/3 味觉冲动，第Ⅹ对迷走神经传导咽部的味觉冲动。味觉传导通路的初级神经元也分别位于面神经的膝状神经节、舌咽神经的上舌咽神经节和迷走神经的上迷走神经节内。

三、皮肤感受器

皮肤被认为是人体最大的感觉器官，其感受器有触 – 压觉感受器、温度觉感受器和伤害性或痛觉感受器等。根据它们的形态和特性可分为不同类型（图 4-26）。

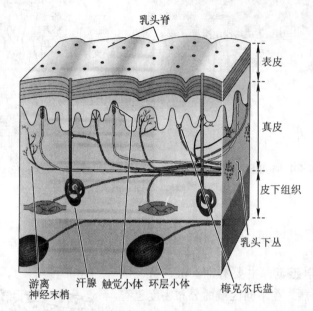

图 4-26　皮肤中的感受器（引自 Boron WF. Medical Physiology，2003）

（一）鲁菲尼小体

鲁菲尼小体（Ruffini's corpuscle） 曾被认为是一种热觉感受器，现认为它可能是一种介导触觉的感受器。其性质独特，它不仅对直接的皮肤压触刺激起反应，而且也对关节运动时造成的皮肤牵拉起反应。在手工操作中，还能对施加于皮肤上的切线力起反应，给机体提供控制握力以免物体从手中滑脱的信息。

（二）环层小体

环层小体（Pacinian corpuscle） 是一种有囊包被的感觉神经末梢，广泛分布于皮下组织，介导压力感觉。对皮肤形变和振动刺激具有极高的敏感性。

（三）克劳泽终球

克劳泽终球（Krause end bulb） 亦属一种有囊包被的感觉神经末梢，可能介导冷感觉。但有证据表明它不是唯一类型的冷感觉感受器。

（四）触觉小体

触觉小体（tactile corpuscle） 又称麦氏小体（**Meissner's corpuscle**），分布于皮肤乳头，其感觉神经末梢有囊包被，位于皮肤毛发附近，主要介导触觉。

（五）梅克尔触盘

梅克尔触盘（Merkel's disk） 是指感觉神经末梢顶端特化成膨大结构，与皮肤的某些上皮细胞形成神经末梢－上皮细胞复合体。

（六）游离神经末梢

游离神经末梢（free nerve ending）分布于真皮内，有2种基本形式：线状末梢分布于真皮的广泛区域和角膜等处；环绕状末梢则缠绕于毛囊根部。它们被认为是皮肤的伤害性或痛觉感受器，分布密度高于皮肤上任何一类感受器，可对任何类型的强刺激或伤害性刺激敏感并起反应。

（七）温度感受器

温度感受器（thermoreceptor）一般认为是位于真皮和表皮层的游离神经末梢，对温热刺激产生特异性温热反应，但实际的温度感受器显然是突入基底上皮细胞质中的神经纤维末梢无髓鞘的分支，富含线粒体的锥形或球形结构。传入纤维一般分成来自冷感受器的Aδ纤维和来自温热感受器的C类纤维，小部分冷感受器也见有类似C类纤维的传入纤维。单根神经纤维与其在真皮内的分支构成1mm左右的点状或扁圆形感受野，能对温度信息作空间和时间总合。尽管对这类感受器的特性认识还存有某些疑问，但它们确实对冷或温热刺激显示出低阈值。温热感受器最敏感的温度是25℃以上，冷感受器最敏感的温度在10～20℃之间，但也发现冷感受器对45℃以上的高温也有反应。

小 结

感受器是指分布于体表或组织内部感受肌体内外环境变化的特殊结构或装置。而功能上高度分化的感受细胞与其附属结构所组成的器官称为感觉器官或感受器官，如眼、耳、鼻、舌等。

感受器都有其适宜刺激，可通过换能作用将不同形式的刺激能量转化成神经冲动，并将所感受到的内外环境变化的信息转移到不同组合形式的动作电位序列中。当一定强度的刺激持续作用于感受器时，会产生适应现象。

眼是视觉感受器官，主要由含感光细胞的视网膜与其附属结构——折光系统所构成。外界物体反射来的光线，透过眼的折光系统，在视网膜形成物像，使视网膜的感光细胞受到刺激，将光能转化为神经冲动，经视神经传入视觉中枢，产生视觉。

耳是听觉感受器官，由外耳、中耳和内耳构成。声波通过外耳耳廓的集音，经外耳道传向中耳，使鼓膜振动，并经听骨链传至卵圆窗和内耳耳蜗，作用于听觉感受器——柯蒂氏器的毛细胞，由毛细胞将机械能转变为电能，触发蜗（听）神经纤维产生神经冲动，传入听中枢产生听觉。

前庭器官由位于内耳迷路的球囊、椭圆囊和3个半规管组成，主要感受机体的运动状态和头部空间位置变化，从而反射性调节机体姿势和平衡。

嗅觉感受器是位于鼻腔嗅黏膜内的嗅细胞。气味物质随吸入的空气到达嗅黏膜刺激嗅细胞，所产生的神经冲动经嗅神经传入中枢引起嗅觉。

味觉的感受器是味蕾中的味觉细胞，可感受食物中可溶性化学物质的刺激，产生神经冲动传入中枢引起味觉。

（华中师范大学 陈其才 张 铭）

复习思考题

1. 试述感受器的一般生理特征。

2. 论述正常眼视近物时的调节过程和机制。

3. 近视、远视和散光眼发生了哪些异常？如何矫正？

4. 光感受器细胞——视杆细胞和视锥细胞有何异同？

5. 论述视杆细胞的感光换能过程和机制。

6. 请用"三原色学说"解释色觉产生的基本原理。

7. 简述鼓膜、听骨链的减振增压作用。

8. 什么是行波学说？

9. 简述椭圆囊和球囊在维持机体平衡方面的作用。

10. 简述半规管功能。

11. 何谓前庭自主神经反应？

12. 论述皮肤感受器的类型和特点。

参 考 文 献

［1］梅岩艾，王建军，王世强．生理学原理．北京：高等教育出版社，2011：250-288.

［2］王玢，左明雪．人体及动物生理学．3版．北京：高等教育出版社，2009：134-175.

［3］左明雪．人体解剖生理学．2版．北京：高等教育出版社，北京，2009：142-153.

［4］Bear M F，Connors B W，Paradiso M A. Neuroscience：Exploring the Brain. 2nd ed. 北京：高等教育出版社，2002：349-395.

［5］Hudspeth A J. The Inner Ear//Kandel E R，Shwartz J H，Jessel T M，Siegelbaum S A，Hudspeth A J. Principles of Neural Science. 5th ed. 北京：机械工业出版社，2013：654-681.

［6］Meister M，Tessier-Lavigne M. Low-Level Visual Processing：The Retina //Kandel E R，Shwartz J H，Jessel T M，Siegelbaum S A，Hudspeth A J. Principles of Neural Science. 5th ed. 北京：机械工业出版社，2013：577-601.

［7］Randall D，Burggren W，French K. Eckert Animal Physiology. 5th ed. New York：WH Freeman and Company，2002：215-276.

［8］Sherwood L. Human Physiology—From Cells to Systems. New York：West Publishing Company，1989：158-200.

网上更多……

📝 课后同步练习

第五章
血液

第一节 概述

血液由血浆和各种血细胞组成。血液在心血管系统中循环往复地流动，把氧和各种营养物质运送到身体各处，同时又把全身各处的细胞代谢产物运走排出体外。内分泌腺所分泌的激素也是通过血液运往全身各处，发挥"体液调节"的重要作用。在血液中存在大量的各种免疫细胞、蛋白质、电解质和体液因子，它们参与机体的血凝和抗凝、免疫防御、酸碱平衡等调节，血液对维持机体内环境的稳定和生命活动的正常进行具有极为重要的意义。

一、体液和内环境

动物细胞内、外的液体统称为**体液（body fluid）**，体液量约占体重的 60%～70%。体液的 2/3 存在于细胞内，组成了**细胞内液（intracellular fluid）**；其余的 1/3 存在于细胞外，组成**细胞外液（extracellular fluid）**。细胞外液包括**血液（blood）、组织液（tissue fluid）、淋巴液（lymph fluid）**和**脑脊液（cerebrospinal fluid）**。其中血液约占细胞外液量的 20%。机体内细胞的物质交换都是通过细胞外液进行的（图 5–1）。

细胞外液是细胞生存的直接环境。细胞新陈代谢所需的氧和养料直接由细胞外液提供，细胞的代谢终产物也需要通过细胞外液排出，因此细胞外液构成了机体的**内环境（internal environment）**，以区别于机体生存的外环境。内环境的理化性质是相对稳定的，即渗透压、温度、电解质成分、血糖和 pH 等的相对稳定，这是机体维持正常生命活动的前提条件。在某些疾病或特殊情况下（如中毒、失血），机体内环境的理化性质会发生较大的变化，这将引起机体功能紊乱，甚至危及生命。

正常机体内环境的理化性质总是在一定生理范围内变动，许多因素能影响内环境理化性质的相对稳定，例如：机体呼吸过程中氧和二氧化碳的交换比率；尿生成过程中物质的滤过和重吸收的程度；消化系统对水、电解质及各种营养物质的吸收等，均影响着内环境的理化特性。此外，外环境的剧烈变化也直接或间接地干扰内环境的相对稳定。机体通过神经调节和体液调节方式，对影响内环境稳定的各种因素进行调节，从而使内环境的理化性质只能在一定生理机能允许的范围内，发生小幅度的变化，并维持动态平衡。这种内环境相对稳定的状态称为**稳态**（**homeostasis**）。

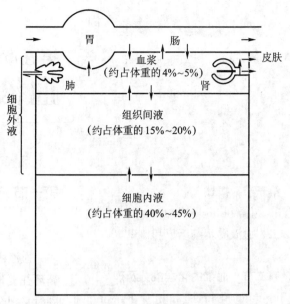

图 5-1　细胞内液和细胞外液的分布及其交换示意图

二、血液的基本组成和血量

（一）血液的组成

血液由几种不同类型的血细胞和**血浆**（**plasma**）组成。血细胞和血浆分别构成了血液中的有形成分和无形液体成分。如果将血液样品放在一个经抗凝剂处理过的玻璃管中，离心（约 3 000 r/min，15 min）后，能观察到试管中的血液出现分层，呈红色较重的**红细胞**（**erythrocyte**）位于试管底部，淡黄色的血浆位于试管顶部，在红细胞和血浆之间存在一个很薄的、呈浅黄的固体层，为**白细胞**（**leukocyte**）和**血小板**（**platelet**）组成。红细胞和血浆占据了血液中的绝大部分（图 5-2），其体积分别约占全血体积的 45% 和 55%，白细胞和血小板所占体积不足全血体积的 1%。

（二）血量

机体中血液的总量称为**血量**（**blood volume**）。血量是血浆量和血细胞量的总和。血管中的大部分血液在心血管系统中不断循环，还有一部分血液滞留在肝、肺、腹腔静脉及皮下静脉丛等处，这部分血液流动较慢，称为贮备血量。贮存这些血液的部位称为贮血库。人体在剧烈运动、失血或应激等情况下，贮备血量将被释放到血液循环中，以补充循环血量的不足。一个健康成年人的血量约占体重的 7% ~ 8%。男性的血量约为 5.0 ~ 6.0 L，女性约为 4.5 ~ 5.5 L。

血量的相对稳定是机体维持正常生命活动的重要保证。只有血量相对稳定才能使机体的血压维持在正常水平，保证全身器官、组织的血液供应。如果失血量达到全身血量的 20%，血压会立即下降，血流速度减慢，组织细胞不能及时得到代谢所需要的养料和氧，将对机体造成严重损害。失血超过 30% 时，血压将大幅度下降，大脑、心脏等重要器官的供血不足，出现昏厥或休克症状，如不立即抢救将危及生命。

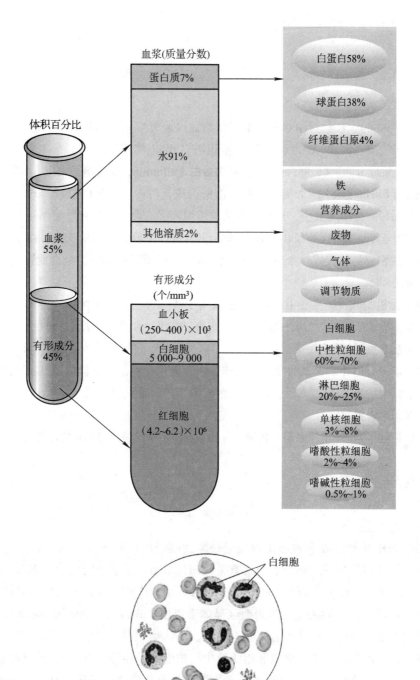

图 5-2 血液的主要成分（引自 Seeley R R，Essentials of Anatomy
Physiology，6th ed.，2007）

第二节　血浆的化学成分及理化特性

一、血浆的化学成分

血浆由约 90% 的水和超过 100 多种溶质所组成。血浆溶质包括蛋白质、脂质、糖类、氨基酸、维生素、矿物质、气体、激素、各种细胞代谢产物和电解质等。

蛋白质占血浆成分的 7%～9%，主要包括**白蛋白（albumin，又称清蛋白）、球蛋白（globulin）**和**纤维蛋白原（fibrinogen）**三大类。白蛋白由肝合成，约占血浆蛋白总量的 60%～80%。由于白蛋白含量高而相对分子质量小，对调节血浆与组织液间的渗透压具有重要作用。球蛋白可分为 α、β 和 γ 三种亚型，其中 α– 和 β– 球蛋白均由肝合成，主要参与脂质或脂溶性物质的运输。γ–球蛋白是淋巴细胞分泌的抗体，参与机体的免疫反应。纤维蛋白原约占全部血浆蛋白的 4%，参与机体的血液凝固。

血液中的无机盐较少，约占 0.9%，大多以离子状态存在，重要的阳离子有 Na^+、K^+、Ca^{2+}、Mg^{2+} 等，阴离子有 Cl^-、HCO_3^-、HPO_4^{2-} 等。这些离子在维持血浆渗透压、酸碱平衡及神经、肌肉的兴奋性方面起着重要的作用。

血浆中除蛋白质以外的含氮物质总称为非蛋白含氮化合物，主要包括尿素、尿酸、肌酸、肌酐、氨基酸、多肽、氨和胆红素等。此外，血浆中还含有葡萄糖、乳酸、脂质以及一些微量物质，如维生素和激素等。

血浆是血细胞生存的环境，血浆中各种成分的相对恒定是维持血细胞正常功能活动的重要条件。

二、血浆的理化特性

（一）血浆渗透压

溶液的渗透压是指溶液中的溶质颗粒通过半透膜吸取膜外水分子的一种力量，渗透压的大小与单位体积中溶质分子或颗粒的数目有关，而与溶质分子或颗粒的大小无关。**血浆渗透压（plasma osmotic pressure）**约为 1.3 mOsm/（kg·H_2O），相当于 3.3 kPa（25 mmHg）。血浆渗透压主要由血浆中的晶体物质决定，称为**血浆晶体渗透压（plasma crystal osmotic pressure）**，如各种电解质的离子，非电解质的小分子化合物等。晶体物质在血浆中的数量很多，比较容易透过毛细血管壁，因而晶体物质在血浆和组织液中的浓度几乎相等，这有利于维持细胞的正常形态和机能。另一小部分渗透压由血浆蛋白产生，称为**血浆胶体渗透压（plasma colloid osmotic pressure）**。白蛋白是形成血浆胶体渗透压的最主要物质。血浆胶体渗透压虽然较小，但因胶体物质不能透过毛细血管壁，所以能直接影响血液和组织液之间的水的交换，对维持正常血液量具有重要作用。

与血浆渗透压相等的溶液称为**等渗溶液（isotonic solution）**。如 0.9%（9 g/L）的 NaCl 溶液基本与人体血浆渗透压相等，是人及哺乳动物的等渗溶液，通常把 0.9% 的 NaCl 溶液称为生理盐水。高于或低于血浆渗透压的溶液称为高渗溶液或低渗溶液。红细胞在高渗 NaCl 溶液中会失水而发生皱缩，在低渗 NaCl 溶液中会因过多的水分渗入红细胞，引起红细胞膨胀乃至破裂。红细胞破裂后，血红蛋白被释放入血，这种现象称为**渗透性溶血**（osmotic hemolysis）。某些溶血性疾病患者的血浆渗透压高于正常人，表明溶血性病人的红细胞对低渗溶液的抵抗力比正常人的小。通常将红细胞所具有的抵抗低渗溶液的特性称为**红细胞脆性**（erythrocyte fragility）。红细胞对低渗溶液的抵抗能力小，则表示脆性大，反之，则表示脆性小。

（二）血浆的酸碱平衡

正常人血浆的 pH 为 7.35 ~ 7.45，平均为 7.45，略偏碱性。血浆 pH 低于 7.35 为酸中毒，高于 7.45 为碱中毒。血浆的酸碱度通常能保持相对稳定，这与血浆中存在大量的缓冲物质有关。缓冲物质通常都是由一种弱酸和由这种弱酸的强碱盐组成的缓冲对，如 H_2CO_2 和 $NaHCO_3$ 是血浆中最重要的缓冲对。在血浆中还存在其他的缓冲对，如蛋白质钠盐 / 蛋白质、Na_2HPO_4/NaH_2PO_4、K_2HPO_4/KH_2PO_4 等。在一定范围内缓冲对既能抗酸，又能抗碱，具有快速缓冲血浆中酸碱变化的能力。当组织代谢产生的酸性物质进入血浆时，血浆中带强碱的弱酸盐就同它起作用，使其变成弱酸，于是酸度降低；反之，当碱性物质（主要来自食物）进入血浆时，血浆中的弱酸与其作用，使其变为弱酸盐，这样碱度也就降低。在这些缓冲对的作用下，血浆 pH 只能在很小的范围内变动。应指出的是，血浆中缓冲对的作用必须在呼吸系统和排泄系统的配合下才能顺利进行。因为产生的多余酸、碱等代谢产物需经肺和尿排出体外。

第三节　血细胞生理

血细胞包括红细胞、白细胞和血小板。在胚胎发育早期，造血的部位为卵黄囊。胚胎发育 5 个月后，变为由红骨髓造血。成年人造血的主要部位是在脊椎骨、肋骨、肱骨和长骨近端的骨骺。所有的血细胞均起源于造血干细胞。造血干细胞能定向分化形成各系定向祖细胞。定向祖细胞已经限定了进一步分化的方向，分别分化形成不同的细胞系，如红系祖细胞，粒 – 单核系祖细胞，淋巴系祖细胞等，而后进一步分化形成各种血细胞的前体细胞，最终发育形成各种类型的血细胞（图 5-3）。

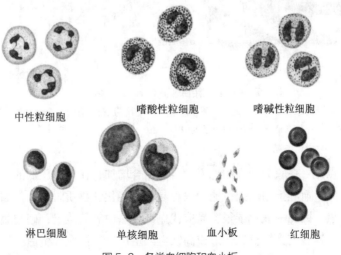

中性粒细胞　　嗜酸性粒细胞　　嗜碱性粒细胞

淋巴细胞　　单核细胞　　血小板　　红细胞

图 5-3　各类血细胞和血小板

一、红细胞

（一）红细胞的形态、数量和机能

人和哺乳动物的成熟红细胞没有细胞核，呈中央双凹的圆盘状，直径约 7 μm，最大边缘厚度约为 2.5 μm。红细胞这种形态能最大限度地增加表面积，极大提高与组织细胞间进行气体交换的能力。红细胞具有极大的柔韧性，能变换成各种形态，因此能通过小于其自身直径的毛细血管。

红细胞是血液中数量最多的血细胞，正常男性血液中的红细胞数为 450 万 ~ 550 万个 /mm³，平均约为 500 万个 /mm³；女性为 380 万 ~ 460 万个 mm³，平均约为 420 万个 /mm³。

红细胞的主要功能是运输氧和二氧化碳。红细胞在肺毛细血管床携带氧后，到达全身组织细胞处将氧释放，供组织细胞代谢需要。组织细胞代谢产生的二氧化碳又通过红细胞携带返回到肺后，被排出体外。由红细胞携带的氧为溶解于血浆中的 70 倍，组织细胞产生的 20% 的二氧化碳也是通过红细胞转运的。红细胞运输氧的功能由**血红蛋白（hemoglobin，Hb）**完成。

（二）血红蛋白的组成及功能

血红蛋白由珠蛋白和含铁血红素结合而成。珠蛋白由 4 条多肽链（2 条 α 链和 2 条 β 链）组成，一种称为血红素的环状非蛋白色素位于血红蛋白的中心，血红素分子中含原卟啉和两价的铁原子（图 5-4）。婴儿的血红蛋白含量约为 14 ~ 20 g/100 mL 血液，正常成年男性约为 13 ~ 18 g/100 mL 血液，女性约为 11 ~ 14 g/100 mL 血液。每个红细胞中含有 2.8×10^8 个血红蛋白分子，因而每个红细胞能携带约 10^9 个氧分子，使血液呈鲜红色。

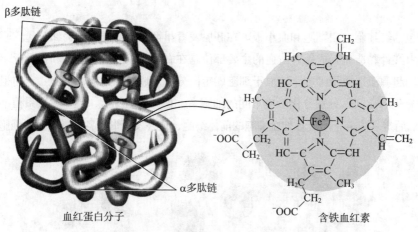

图 5-4　血红蛋白分子（Tortora，2009）

血红蛋白分子由 2 条 α 链和 2 条 β 链组成。每条多肽链都含有一个血红蛋白分子，含 Fe^{2+} 血红素位于血红蛋白分子的中心

血红蛋白的特点是：在氧分压高的地方，与氧结合增加；在氧分压低的地方，容易将氧释放出来供细胞代谢使用。血红蛋白的携氧能力很容易被一些化学物质阻断。例如，一氧化碳与血红蛋白的亲和力高于氧，因此一氧化碳很容易取代血红蛋白中氧的位置；硝酸盐等一些氧化剂能够使血红蛋白中的二价铁转变为三价铁，形成高铁血红蛋白。高铁血红蛋白中的氧不能被释放，因

此可导致组织细胞缺氧。

（三）红细胞的生成调节

红细胞的生成除了需要蛋白质、脂质和糖类等物质外，**维生素 B$_{12}$（vitamin B$_{12}$）**、叶酸和铁是红细胞生成的最基本原料。

维生素 B$_{12}$ 和叶酸是合成遗传物质 DNA 所必需的。缺乏维生素 B$_{12}$ 和叶酸将影响正常红细胞的发育和成熟。维生素 B$_{12}$ 在动物性食品中含量丰富。正常人体每天必须摄取的维生素 B$_{12}$ 的量极少（1~2 μg/d），因此，一般不容易出现维生素 B$_{12}$ 缺乏症。叶酸直接参与 DNA 的生物合成，因而叶酸缺乏时会影响骨髓内红细胞的发育，造成巨幼红细胞性贫血。叶酸广泛存在于动物性和植物性食品中，人体每天所消耗的叶酸约为 50 μg。铁是合成血红蛋白的重要原料。人每天需要 20~25 mg 铁用于红细胞生成。机体贮存的铁主要来自被破坏的红细胞，因此合成红细胞所需的 95% 的铁来源于机体内铁的再利用，正常人每天只需摄取大约 1 mg 的铁即可。

红细胞的寿命为 120 天。除少量衰老红细胞直接发生溶血外，绝大部分衰老红细胞被巨噬细胞吞噬并被消化。机体中红细胞生成和破坏的数量基本保持平衡。红细胞生成过少将导致机体缺氧，红细胞生成过多将导致血液黏滞性增加。红细胞生成的速度约为 2.50×10^6 个/s。红细胞的生成受多种因素的调节，其中最直接影响红细胞生成的因素是**促红细胞生成素（erythropoietin，EPO）**。EPO 是肾分泌的一种糖蛋白激素，它能直接刺激骨髓干细胞的分裂、分化和成熟。

二、白细胞

白细胞参与机体的免疫反应，在抵御病毒、细菌、微生物、毒素和肿瘤细胞等病原体的作用中，发挥着极其重要的作用。

（一）白细胞的形态、数量和分类

与红细胞不同，白细胞含有细胞核和线粒体等细胞器。一般成年人的白细胞数在 4 000~10 000 个/μL 血液的范围内变动。白细胞的数量随不同生理状态的改变而发生较大的波动。例如在运动、失血、妊娠及炎症等情况下，白细胞的数量均会增加。白细胞能做阿米巴样的变形运动，可穿过毛细血管壁上的孔道，移动到相应的感染区，这一过程称为**血细胞渗出（diapedesis）**。

根据白细胞的染色特征，可将其分为两大类：一类称为颗粒白细胞，简称粒细胞，包括**中性粒细胞（neutrophil）**、**嗜酸性粒细胞（eosinophil）**和**嗜碱性粒细胞（basophil）**三种；另一类称为无颗粒白细胞，包括**淋巴细胞（lymphocyte）**和**单核细胞（monocyte）**两种。表 5-1 总结了五类白细胞的存活特征及在血液中的数量。

（二）白细胞功能

1. 中性粒细胞　中性粒细胞穿过血管壁进入组织后不再返回到血液中。约有一半的中性粒细胞随血液循环流动，通常的白细胞计数只反映了这部分中性粒细胞的数目。

中性粒细胞是血液中的主要吞噬细胞，它处于机体抵御微生物病原体，特别是化脓性细菌侵入的第一线，因此它在机体的非特异性细胞免疫中发挥重要作用。当炎症发生时，它们被趋化性因子吸引到炎症部位，吞噬细菌。中性粒细胞还能吞噬和清除衰老的红细胞和其他坏死组织的碎片。

表 5-1　血液中各类白细胞数量及存活时间

细胞类型	细胞数 /mm^3	寿命
中性粒细胞	3 000～7 000	6 h～数天
嗜酸性粒细胞	100～400	8～12 天
嗜碱性粒细胞	20～50	数小时～数天？
单核细胞	100～700	数月
淋巴细胞	1 500～3 000	数小时～数年

2. 嗜酸性粒细胞　嗜酸性粒细胞的最重要功能是对寄生蠕虫的免疫反应。例如扁虫和蛔虫等寄生虫的体积较大，通过巨噬作用难以将其消灭。嗜酸性粒细胞可以迁移到蠕虫所寄居的肠道或呼吸道黏膜等处，释放碱性蛋白酶，对蠕虫进行消化和分解。嗜酸性粒细胞的另一个主要作用是参与机体的过敏反应，它能够限制嗜碱性粒细胞引起的过敏反应，减弱过敏反应的程度。

3. 嗜碱性粒细胞　嗜碱性粒细胞颗粒中含有肝素和组胺。肝素具有抗凝血作用，利于保持血管的通畅。组胺具有舒张血管的作用。嗜碱性粒细胞释放的肝素、组胺以及其他调节因子能增加局部血流，促进其他白细胞向炎症或过敏反应区迁移。

4. 单核细胞　在所有种类的白细胞中，单核细胞的体积最大。单核细胞一旦进入组织中，就立即变成具有强大吞噬能力的巨噬细胞。单核细胞和组织中的巨噬细胞组成了单核–巨噬细胞系统。单核–巨噬细胞能释放多种细胞因子，如肿瘤坏死因子、白介素、干扰素等，它们的主要功能包括：①能吞噬杀伤并消化病原微生物、肿瘤细胞和损伤组织。②能在抗原或多种非特异性因子的刺激下分泌多种物质。③激活淋巴细胞并启动特异性免疫应答。

5. 淋巴细胞　淋巴细胞在机体的免疫应答中起着重要的作用。免疫应答中的最重要内容之一是抗原–抗体反应。**抗原（antigen）**是一类能刺激机体免疫系统发生特异免疫反应并能与相应的抗体发生特异性结合的物质。淋巴细胞可分为 T 细胞和 B 细胞两大类。在功能上 T 淋巴细胞主要与细胞免疫有关，B 淋巴细胞主要参与体液免疫（见本章免疫防御部分）。

三、血小板

血小板是骨髓巨核细胞裂解后脱离下来的小块细胞碎片，形状不规则，无细胞核，直径 2～4 μm，体积仅相当于红细胞的 1/3～1/4，是血液中最小的有形成分。正常成人血小板的数量为 15 万～45 万 /μL 血液。没有参加血液凝固的血小板在血中的寿命为 5～10 天，然后在肝和脾中被吞噬破坏。

血小板的功能主要是促进止血和加速血凝。血凝时产生的大量血凝块主要来自血小板。当血管损伤使血管内皮下组织直接和血液接触时，血小板被激活并发生显著的形态变化，表现为体积膨胀，形成棘状突起，并立即黏附到损伤处的胶原纤维上。血小板的磷脂表面能吸附各种凝血因子，为它们的激活提供了条件。血小板中含有许多与血凝有关的因子，如 5-羟色胺、Ca^{2+}、各种酶、ADP 和**血小板源生长因子（platelet-derived growth factor，PDGF）**等，这些因子能促使局部血管平滑肌收缩、血管口径变小、减慢血流、促进止血，起着增强和放大血凝的作用。血小板能够融入血管内皮细胞，对内皮细胞的修复具有一定作用。当血小板数量太少时，将导致出血倾向。

四、免疫防御

机体的免疫系统主要有三方面功能：①免疫防御，清除侵入机体中的病原体及有害生物分子。②免疫监视，监督并清除体内出现的突变细胞及早期肿瘤。③免疫耐受，对自身组织细胞产生的抗原不产生免疫应答，而对外来病原体及有害分子表达的抗原则产生免疫应答，因此具有区分"自我和非我"的功能。

（一）非特异免疫和特异免疫

机体的免疫防御功能包括两个方面，即**固有免疫（innate immunity）**和**获得性免疫（acquired immunity）**。

固有免疫是机体先天具有的、是在长期进化过程中形成的一系列防御机制，它们组成了抵御病原微生物等入侵异物的第一道生理防线。固有免疫防御系统由皮肤、黏膜等外部防御部分，以及单核 – 巨噬细胞、中性粒细胞、树突状细胞、自然杀伤细胞等内在防御部分组成。参与固有免疫反应的细胞表面存在特异受体，这类受体能识别表达于多种病原体原面的分子，经与其作用后被活化，吞噬杀伤病原体，并释放各种细胞因子来抑制入侵的病毒。固有免疫细胞能在病原体侵入的早期即发挥作用，因此它们能对入侵的病原体迅速做出免疫应答（反应）。由于这种应答并不针对某一特定的抗原，无特异性，因而属于**非特异性免疫（nonspecific immunity）**。固有免疫应答不经历克隆扩增，不产生免疫记忆。

当病原微生物突破了生理上的第一道防线，获得性免疫应答中的 T 细胞和 B 细胞组成了第二道生理防线。获得性免疫应答是机体在个体发育过程中与外界物质接触后产生的，这类细胞能够克隆扩增，每一克隆的细胞表达一种识别抗原的受体，这些受体能特异识别天然大分子中具有特殊结构的小分子抗原，如蛋白质中的多肽、寡糖和脂酸等。由于获得性免疫应答主要针对某一特定抗原起作用，具有特异性，因而属于**特异性免疫（specific immunity）**。与固有免疫应答不同的是，获得性免疫应答能够逐渐发展它的免疫应答并表现出"记忆"特性，正如我们已知的，激活的 B 细胞能够"记住"入侵的抗原，即使多年以后，当此类抗原再次入侵机体后，记忆 B 细胞也能对这种抗原迅速做出充分的反应。

（二）T 细胞和 B 细胞调节的免疫应答

T 细胞和 B 细胞介导机体的获得性免疫应答。机体的特异性免疫包括细胞免疫和体液免疫。T 细胞主要参与细胞免疫，B 细胞主要参与体液免疫。

1. T 细胞介导的细胞免疫应答　在 T 细胞膜表面存在特征性标志分子，即 T 细胞抗原受体（T cell antigen recaptor，TCR），其作用是识别抗原。TCR 的作用主要是识别蛋白质多肽，但它不能直接识别进入机体中的游离的蛋白质多肽。这些多肽（或抗原）必须通过一类称为**抗原提呈细胞（antigen-presenting cell，APC）**的加工、处理后，然后将处理后的这些抗原，以特异抗原肽复合物的形式表达在抗原提呈细胞的细胞表面，提供给 T 细胞识别。T 细胞的激活还存在其他辅助因子的协同刺激，T 细胞才能增殖，分化为效应 T 细胞，执行免疫应答。具有提呈抗原作用的细胞主要有单核 – 巨噬细胞、树突状细胞、B 淋巴细胞等。

T 细胞可分为不同的亚群。根据其免疫效应功能，T 细胞可分为**辅助性 T 细胞**（helper T cell，Th）、**细胞毒性 T 细胞**（cytotoxic T cell，Tc）和**调节性 T 细胞**（regulatory T cell，Tr）等。

Th 细胞又可分为三种不同的亚群，它们的主要作用是分泌不同的细胞因子，增强吞噬细胞介导的抗感染机制，能直接刺激已经结合抗原的 T 细胞和 B 细胞的增殖。Th 细胞在介导机体细胞免疫和体液免疫反应过程中，起着重要的中心调控作用。事实上，如果没有 Th 的作用，免疫反应将不能发生。例如，激活的 Th 细胞一方面能够分泌各种细胞因子来刺激 Tc 的活化和增殖，启动细胞免疫应答；另一方面，Th 细胞还能与激活的 B 淋巴细胞作用，又启动体液免疫应答。由此可见，细胞免疫和体液免疫相互补充，共同完成机体的免疫防御作用。

Tc 细胞是免疫反应的效应细胞，它是 T 细胞中唯一具有直接攻击和杀伤其他细胞能力的细胞。Tc 漫游在机体的血液、淋巴液和许多组织中，去攻击使它们敏感的特异抗原，如病毒、被细菌（如结核杆菌等）感染的组织细胞、寄生虫和癌细胞，以及进入机体的外源器官移植细胞等，因而 Tc 参与器官的免疫排斥反应和对恶性肿瘤细胞的免疫监视。Tc 细胞可通过分泌穿孔素、颗粒酶、淋巴毒素等物质直接杀伤细胞。

Tr 细胞又称为抑制 T 细胞（suppressor T cell），占 T 细胞总数的 5%~10%。其释放的淋巴因子能够抑制性调节 Th 细胞和 Tc 细胞的活化与增殖，达到免疫反应的负调节作用。当侵入机体的病原体接近要被消灭时，Tr 细胞能及时终止免疫反应，免于机体的免疫反应无法控制。推测 Tr 细胞在机体自身免疫反应中具有重要作用。

2. B 细胞介导的体液免疫应答　由 B 细胞介导的免疫应答称为**体液免疫**（humoral immunity）。B 细胞的免疫应答与 T 细胞显著不同。B 细胞所释放的抗体与抗原结合后，能够激起一个直接的**超敏反应**（immediate hypersensitivity reaction）。例如，当某些抗体与乳腺细胞表面的相应抗原结合时，将导致细胞释放组胺和一些过敏反应因子。循环血液中的抗体和组织中的抗原接触时，将形成抗原－抗体复合物，这种免疫复合物能激活血浆中的补体系统，最终导致局部组织水肿和炎症。与超敏反应所引起的迅速生物学效应不同，T 细胞受到抗原刺激后，往往在 24~48 h 以后才产生效应。这一过程需要通过 T 细胞分泌的一些淋巴因子去激活其他的免疫细胞，或破坏抗原，或杀伤带有抗原的细胞和周围的组织，因此整个反应过程较为缓慢。

B 细胞表面最主要的分子是 **B 细胞抗原受体**（B cell receptor，BCR）复合物，它能识别和结合入侵机体的特异性抗原分子。当抗原与 B 细胞的 BCR 结合后，产生的信号传导至细胞内，形成了激活 B 细胞的第一信号。但 B 细胞的完全活化还需第二信号，即 Th 细胞给予的协同刺激信号。

B 细胞受到刺激后分化成为具有特异性的浆细胞。浆细胞不再分裂，但可产生大量具有同样抗原特异性的免疫球蛋白，经血液运送到全身各处。浆细胞分泌的抗体可以有不同的方式参与免疫调节。例如，抗体可以通过与病原体表面结合后，将病原体带至吞噬细胞的表面，使之被吞噬；或通过激活血浆中的补体，形成抗原－抗体－补体复合物，然后通过补体成分与吞噬细胞表面的相应补体受体结合，使病原体被吞噬细胞识别并吞噬。

此外，B 细胞还有提呈抗原和参与免疫调节的重要功能。

（三）主动免疫和被动免疫

1. 主动免疫　当机体与某种特异抗原第一次接触时，往往要经过 5~10 天的潜伏期才能在血液中检测到由这种抗原引起的特异性抗体。这种缓慢的初次应答（primary response）不能免除此种抗原对机体的致病危险。血液中的抗体浓度在初始反应几天后达到一个高峰，并在几个星期内逐渐下降。在此过程中被激活的淋巴细胞能够连续分裂、增殖，产生一个特异性克隆，此过程称为**主动免疫（active immunization）**。主动免疫是机体在抵御病原体过程中，自然获得的强有力的保护机体的能力。当同一个体第二次接触到同一种抗原时，将产生二次应答（secondary response）。与初次应答相比，二次应答具有抗体分泌量大、反应迅速等特点。一般在 2 h 内血液中的这种特异性抗体的浓度就可达到最高值。二次应答的发展为机体提供了抵御特异性病原体的主动免疫过程，使机体能在更严重病原体侵入之前就做好准备，保护机体在第二次遇到相同抗原时不至于引起相关的疾病。

　　1796 年英国生理学家 Edward Jenner 采用牛痘疫苗来接种人体，以诱导特异性免疫应答的方法，开创了预防传染病的人工主动免疫技术。目前人工主动免疫方法已广泛应用在临床上。利用人工生产的疫苗，人类几乎彻底消灭了白喉、天花、麻疹、脊髓灰质炎等严重危害人类健康的传染性疾病。

　　2. 被动免疫　**被动免疫（passive immunization）**是将机体免疫应答产生的活性产物，如抗血清转输给非免疫的个体，以达到抵抗同一抗原的作用。在临床上被动免疫经常用来治疗遭受严重病毒感染的患者，如蛇毒、破伤风等。其方法是给病人注射抗血清，在这些抗血清中含有高浓度的抵抗这种病毒的抗体。抗血清的制备方法是：首先是用某种处理过的病毒给动物进行人工免疫，使动物体内发展一个主动免疫过程，因而在动物的血浆中将产生对抗此种病毒的高浓度的抗体。由于被注射抗血清的个体不能发生主动免疫，因此，当此个体再次遇到同一类型的病毒入侵时，这些人还需要重新注射此种抗血清。

　　被动免疫还能由怀孕的母亲传给胎儿。母亲血中的免疫抗体能通过胎盘进入到胎儿血中。胎儿直到出生一个月后才能建立起特异性免疫反应，母亲血中的抗体为胎儿提供了被动免疫，这也是提倡用母奶喂养婴儿的最重要原因之一。

第四节　血液凝固

　　血液在一个高压和封闭的心血管系统中流动，通过巨大的毛细血管床来完成细胞和组织间的物质交换。一旦血管床某处受到破坏而又不能及时得到控制，将导致机体大量失血直至死亡。血液从血管流出后，一般在几分钟内就由可流动的溶胶状态变为不能流动的凝胶状态，此过程称为**血液凝固（blood coagulation）**，简称血凝。血液凝固过程主要发生在血浆中，此过程涉及一系列的酶促反应。

一、血凝的基本过程及其原理

　　血浆与组织中直接参加血凝的物质，统称为**凝血因子（blood clotting factor）**。参加凝血的因子有十几种，按发现的先后顺序以罗马数字编号。正常情况下，凝血因子以无活性状态存在于血浆中。自 1964 年 Macfarlane 和 Davies 等人分别提出凝血过程的"瀑布学说"以来，其内容不断得到补充和完善。"瀑布学说"的主要内容是：当血管损伤或血管内皮细胞受到一些因子的刺激时，存在于血液或组织中的一系列凝血因子被酶解激活。血凝过程一旦开始，各种凝血因子便按一定顺序先后被激活，其每一步酶解反应均有放大反应，形成"瀑布"样的级联放大的正反馈反应链，直至血凝过程结束。因此，血凝机制又称为"瀑布"学说。血凝过程分为三个主要阶段：凝血酶原酶复合物的形成；凝血酶原（因子II）的激活；纤维蛋白原（因子I）转变成纤维蛋白（图5-5）。

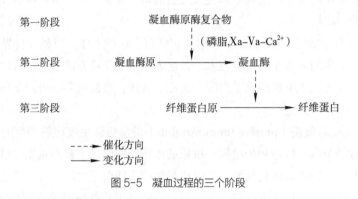

图 5-5　凝血过程的三个阶段

上述过程中，凝血酶原酶可通过内源性凝血或外源性凝血途径形成。当因子X被活化后（Xa），在 Ca^{2+} 存在的条件下，活化的因子 $Xa-Va-Ca^{2+}$ 和磷脂共同结合形成一种三分子复合体，称为**凝血酶原酶（prothrombinase）**。因子Va作为辅因子能使Xa激活凝血酶原反应的速率提高近10 000倍。凝血酶原酶可将血浆中的凝血酶原转变成**凝血酶（thrombin）**，血液凝固即可在10~15 s内迅速完成（图5-6）。

在上述反应过程中，一些步骤需要 Ca^{2+} 和PF-3的存在，PF-3是血小板聚集反应时释放的因子，因此血小板也参与了血凝的过程。

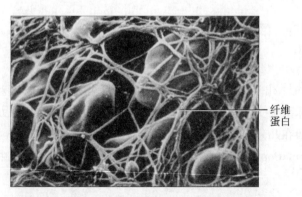

图 5-6　扫描电镜照片示血凝形成的纤维蛋白网和红细胞

二、抗凝系统

血液凝固是一个级联放大的正反馈过程，据估计10 mL血浆所生成的凝血酶就足以使全身的血液凝固。因此，血浆中必然存在抗凝系统，以限制血凝甚至使血凝过程逆转。血凝和抗凝两个相互拮抗系统在正常时必须保持平衡，才能保证机体正常的血液循环。

血浆中存在着一些重要的抗凝物质。**抗凝血酶Ⅲ**（**antithrombin Ⅲ**）是由肝和血管内皮细胞产生的一种重要的抗凝球蛋白，它可通过与凝血酶或一些凝血因子活性中心的丝氨酸残基结合而抑制其活性，导致这些凝血因子的失活。**肝素**（**heparin**）是一种抗凝类酸性黏多糖，在许多组织中均有分布。肝素能够和抗凝血酶Ⅲ等一类抗凝物质结合，大大提高这些抗凝物质的活性。例如肝素与抗凝血酶Ⅲ结合后，可使抗凝血酶Ⅲ与凝血酶的亲和力增强100倍，导致凝血酶迅速失活。此外，由肝合成的蛋白质C、血管内皮细胞代谢产生的前列环素等，都是具有抗血凝作用的因子。

血液中还存在使纤维蛋白溶解和对抗其溶解的拮抗系统。在正常血管中，少量、轻度的血凝会经常发生，如果所形成的血凝块不能及时被清除，将使血管阻塞，如其不能立即消除将引起严重的后果。然而，正是由于在血浆中存在纤溶酶，它可使血凝时形成的纤维蛋白网被溶解，清除不必要的血栓，使血管变得畅通。同时，血浆中还存在对抗纤溶酶的抗纤溶酶，两者对抗的结果，可以使纤溶的强度维持在一定的范围内。如果纤溶过弱，可能导致血栓生成过多或纤维蛋白沉积过多等现象；纤溶过强，可使血液中的凝血因子消耗过多，产生出血倾向。可见，纤溶系统对于限制血凝范围的扩展和保持血液通畅具有重要意义。

第五节　血型

一、人类的血型

人类红细胞膜上存在不同的特异糖蛋白抗原，称为**凝集原**（**agglutinogen**），而血浆中存在着能与红细胞膜上相应凝集原发生反应的抗体，称为**凝集素**（**agglutinin**）。如果将含有不同凝集原的血混合，将会发生红细胞聚集成簇，同时伴有溶血发生，这种现象称为红细胞**凝集**（**agglutination**）。凝集反应是红细胞膜上的凝集原和血浆中相应的凝集素发生了抗原 – 抗体反应造成的。每个凝集素上约含有10个抗原结合位点，凝集素作为桥梁将带有相应抗原的红细胞连接起来，因此抗原抗体发生反应时，红细胞聚集成簇。红细胞膜上凝集原类型的鉴定，在临床上具有极其重要的意义。由于红细胞可发生凝集反应，因此在输血时必须遵循的原则是：供血者和受血者红细胞膜上的凝集原类型必须匹配，也就是说，输血前必须进行血型鉴定，才能进行输血。**血型**（**blood group**）即是根据红细胞膜上存在的特异抗原类型进行分类的。

目前已知人类红细胞膜上至少存在50种不同的抗原，还有100多种其他类型的抗原存在于个别家族中，称之为"私人抗原"（private antigen）。红细胞膜上的绝大多数抗原的抗原性很弱，在输血中不会产生明显的凝血反应，但某些抗原的抗原性很强，在这些抗原中对人类最重要的是**ABO 血型**（**ABO blood group**）和 Rh **血型**（**Rh group**）系统。

二、ABO 血型

ABO 血型系统由红细胞膜上的凝集原 A 和凝集原 B 决定，这两种凝集原可组合成四种血型

（表 5-2）：红细胞膜上只含凝集原 A 的，则血型为 A 型；只存在凝集原 B 的为 B 型；若同时存在 A 和 B 两种凝集原的为 AB 型；既不存在凝集原 A，也不存在凝集原 B 的为 O 型。人体的免疫系统对于自身红细胞抗原具有耐受特性。例如，在 A 型人的血清中，只含抗 B 凝集素；B 型人的血清中，只含抗 A 凝集素；AB 型人的血清中，既没有抗 A 也没有抗 B 凝集素；O 型人的血清中，抗 A 和抗 B 两种凝集素均存在。抗 A 凝集素可使含凝集原 A 的红细胞发生凝集，抗 B 凝集素可使含凝集原 B 的红细胞发生凝集。新生儿的血清中既不含抗 A 凝集素也不含抗 B 凝集素，抗 A 或抗 B 凝集素是在出生后两个月内才逐渐出现的，并在 8 ~ 10 岁时达到高峰。

表 5-2　红细胞抗原的 ABO 系统

血型	红细胞抗原（凝集原）	血浆中抗体（凝集素）
A	A	抗 B
B	B	抗 A
AB	AB	无抗 A 和抗 B
O	无 A 和 B	抗 A 和抗 B

ABO 血型鉴定是利用抗原、抗体发生特异性结合的原理。检测方法是，在双凹载玻片上分别滴上一滴抗 A 血清、抗 B 血清，然后在每种抗血清中分别滴加一滴受检者稀释的血液，使红细胞和抗血清混匀并静置几分钟后，在显微镜下观察有无凝集现象发生（图 5-7）。如红细胞与抗 A 血清发生凝集反应，为 A 型；如红细胞与抗 B 血清发生凝集反应，为 B 型；如红细胞与抗 A、抗 B 均发生凝集反应，则为 AB 型；如红细胞与抗 A、抗 B 血清均无凝集反应，则为 O 型。

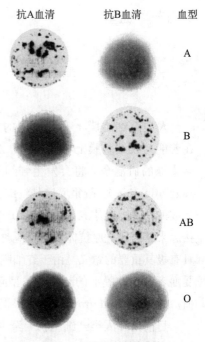

图 5-7　ABO 血型检验法

三、Rh 血型

在大部分人的红细胞上存在另一类抗原，或称 Rh 因子（Rh factor）。根据红细胞膜上 Rh 因子建立的血型系统称为 Rh 血型系统。

目前发现至少存在几十种不同类型的 Rh 因子，其中因 D 因子的抗原性最强，因此通常将红细胞膜上含有 D 抗原的称为 Rh 阳性，反之则为 Rh 阴性。约 85% 的白种人为 Rh 阳性，15% 为 Rh 阴性。在我国各民族中，99% 汉族人为 Rh 阳性，仅 1% 为 Rh 阴性。

Rh 血型在临床上具有重要意义。在 ABO 血型系统中，血液中存在 ABO 血型系统的天然抗体（凝集素）。与 ABO 血型系统不同的是，在 Rh 阴性个体的血浆中不存在天然的抗 Rh 因子的抗体。如果 Rh 阴性个体接受了 Rh 阳性个体的血液，输血后不久在 Rh 阴性的血中就能发现抗 Rh 的抗体。对于 Rh 阴性受血者而言，第一次输入 Rh 阳性供者的血时，一般不出现凝集反应，这是因为

Rh 阴性受血者的免疫系统需要一段时间才能产生抗 Rh 的抗体；如果第二次或多次输入 Rh 阳性血液，将会发生抗原－抗体反应，使输入的 Rh 红细胞凝集。

当 Rh 阴性的母亲怀有 Rh 阳性的胎儿时，如果 Rh 阳性胎儿的少量红细胞通过胎盘进入到母亲血液中，将通过体液免疫反应产生抗 Rh 的抗体，由于母体血浆中抗体浓度的增加是非常缓慢的，往往要经历几个月的时间，因此第一次妊娠常常不会造成严重后果。但如果 Rh 阴性母亲第二次怀有 Rh 阳性的胎儿，母体中的高浓度 Rh 抗体将会通过胚盘进入胎儿血液中，使胎儿的红细胞溶血，造成新生儿溶血性贫血症。因此接受重复输血者或妊娠妇女必须作 Rh 血型检验。

四、人类白细胞抗原

白细胞与血小板膜上除具有红细胞膜上的一些抗原外，它们还具有特殊的抗原，即**人类白细胞抗原（human leukocyte antigen，HLA）**。由 HLA 基因复合体编码的产物称为 HLA 分子或 HLA 抗原。HLA 系统由 HLA-Ⅰ和 HLA-Ⅱ两类抗原组成。HLA-Ⅰ除分布在白细胞和血小板膜上以外，还分布在各种有核细胞的表面，在血液、脾、淋巴结和胸腺中的抗原量最为丰富；HLA-Ⅱ只分布在 B 细胞、巨噬细胞、单核细胞和内皮细胞上。成熟的红细胞一般不表达 HLA 抗原。

HLA 在同种组织器官移植或输血反应中具有重要意义。同种异体器官移植时，由于供者、受者间 HLA 的差异而发生移植排斥反应，HLA 可在受者体内诱导产生相应的抗体和特异的 Tc 细胞，从而攻击植入的组织细胞。通过受者 HLA 类型来选择合适的供者，是决定移植物是否能存活的前提条件。HLA 抗原是由染色体上的等位基因编码的，因此 HLA 的遗传方式是以单倍型为单位由亲代传给子代。在同胞兄妹中，两个单倍型完全相同的概率为 25%，因而在一个家庭中找到两个 HLA 单倍型相同的可能性较大。由于 HLA 的种类极多，是人体中多态性最丰富的基因系统，在不同个体间 HLA 存在高度多态性，具有相同表型的概率极小，因此 HLA 系统可用于亲子鉴定和人类学研究等方面。

然而，正因为 HLA 系统存在的多基因性和高度多态性，表明无亲缘关系的个体之间，在所有 HLA 基因座上拥有相同等位基因的机会极小，这也为骨髓移植病人寻找合适的配型带来了极大的困难。理论上推测，一个人若想找到完全与之相配的白细胞抗原的概率将不超过百万分之一。因此，就目前来说，在世界范围内建立计算机联网的骨髓捐赠库是挽救白血病患者的最重要途径之一。

五、输血的意义及输血原则

一个健康成人一次输出 200~300 mL 血液，对自身的健康并无显著的影响。输血后组织液能很快进入血管中补充血浆量，使血量在 1~2 h 内就可以得到恢复。红细胞和血红蛋白的恢复要慢一些，一般需要 3~4 周。如果一次失血量超过全身血量的 30%，将引起严重的休克以至危及生命安全，因而必须进行输血。

为保证输血的安全，必须遵循输血原则。在准备输血时，必须保证供血者与受血者的 ABO 血型相符；对于生育年龄的妇女和需要反复输血的病人，还必须使供血者和受血者的 Rh 血型相符，以避免受血者被致敏后产生抗 Rh 的抗体。血型不合的输血将引起供血者的红细胞膜上的抗原和受血者血浆中的抗体发生凝集反应，这种凝集反应首先导致小血管的阻塞，几小时后红细胞开始溶解、破裂或被巨噬细胞破坏。然后血红蛋白被释放到血液中，并随血流进入到肾。高浓度的血红蛋白能阻塞肾小管，引起肾功能的衰竭甚至导致患者死亡。

O 型血的红细胞膜上不含 A 和 B 两种凝集原，所以不会被受血者血浆中的凝集素所凝集，因而在理论上，O 型血的人可以成为所有血型人的供血者。然而实际上这种输血方法并不科学，因为 O 型血的血浆中含有抗 A 和抗 B 凝集素，它们能和受血者的红细胞发生凝集反应。当输血量较大时，如供血者血浆中的凝集素不能被受血者的血浆足够稀释，将导致受血者的红细胞发生凝集反应。

小　结

人体大部分细胞与外界隔离而生活在细胞外液中，细胞外液是细胞生存的直接环境，细胞外液构成了机体生存的内环境。内环境理化性质的相对稳定是机体维持正常生命活动的必要条件。内环境相对稳定的状态称为稳态。

血液对于维持机体内环境稳定具有极其重要的作用。人体新陈代谢所需的全部物质和代谢产物都需通过血液和血液循环完成交换和排出体外。血液中存在与血液酸碱平衡、血液凝固、免疫防御、运送氧和二氧化碳有关的各种细胞、蛋白质和因子。

红细胞、白细胞和血小板组成了血液的有形细胞成分。红细胞的主要功能是运输氧和二氧化碳。红细胞内的血红蛋白与氧可进行可逆性结合，即在氧分压较低的组织细胞处将氧分子释放，在氧分压较高的肺部，与氧分子结合。

白细胞的主要功能是参加机体的免疫反应。由不同类型的白细胞参与的非特异性和特异性免疫反应，组成了机体对入侵异物和体内畸变细胞防御的全部内容。血小板主要参与机体的血凝反应。许多因子的活化都需在血小板的磷脂表面进行，因而为凝血因子的激活提供了作用的平台。凝血过程中血小板能释放许多与血凝有关的因子。

血浆中含有大量晶体物质和胶体物质，它们分别形成了血浆的晶体渗透压和胶体渗透压。血浆渗透压对于维持血液和组织间的水分交换、维持正常血量和细胞功能具有重要意义。

血液凝固反应是由凝血因子参与的一系列酶促反应。血液凝固可人为划分为三个主要阶段。首先由凝血因子激活因子 X，然后由凝血酶原激活物激活凝血酶，最后导致可溶性的纤维蛋白原形成不溶性的纤维蛋白。血凝是一个逐级放大的级联正反馈过程。机体存在血凝和抗凝两个系统，相互拮抗的、两个作用相反系统的平衡是机体维持正常生理活动的必要条件。

由 T 细胞介导的免疫反应称为细胞免疫反应。在细胞免疫反应中，T 细胞并不分泌抗体，而是通过合成和释放一些特殊细胞因子来破坏肿瘤细胞、限制病毒复制、激活其他免疫细胞。由 B 细胞介导的免疫反应为体液免疫。B 细胞激活后形成浆细胞，可分泌大量抗体，抗体经血液运送到全身各处，直接与抗原发生抗原抗体反应。

红细胞膜上存在各种不同类型的抗原，这些成为血型分类的依据。ABO 型血型和 Rh 血型是人类最重要的两种血型系统。根据红细胞膜上存在的 A 和 B 两种不同类型的凝集原，ABO 血型系统可分类为四种血型。输血时必须遵循的一个原则是：供血者和受血者红细胞膜上的凝集原类型必须匹配。

（北京师范大学　左明雪）

复习思考题

1. 名词解释

    细胞外液 稳态 血浆胶体渗透压 血液凝固 凝血因子 Rh 血型

2. 血液对机体稳态的保持具有哪些重要作用？

3. 白细胞有哪些主要类型？试述其主要功能。

4. T 淋巴细胞和 B 淋巴细胞是怎样发挥其免疫功能的？

5. 试述血液凝固的主要过程。

6. 机体中的抗凝和血凝系统是怎样维持相对平衡的？试述其重要意义。

7. 何为 ABO 血型？试述输血的基本原则。

参 考 文 献

[1] 陈慰峰. 医学免疫学. 4 版. 北京：人民卫生出版社，2005.

[2] 何球藻，吴厚生. 医学免疫学. 上海：上海医科大学出版社，1997.

[3] Fox S I. Human Physiology. 5th ed. Dubuque: Wm. C. Brown Publishers，1996.

[4] Sherwood L. Human Physiology: From Cells to System. 8th ed. Belmont: Brooks/Cole，Cengage Learning，2013.

网上更多……

✎ 课后同步练习

第六章
循环系统

第一节　概述

一、血液循环的意义

血液在心血管系统中周而复始地、不间断地沿一定方向流动的过程称**血液循环**（**blood circulation**）。心脏是血液循环的动力器官，血管是血液循环的管道，心脏和血管中的瓣膜是保证血液按一个方向流动的特有结构。

血液循环的主要功能是完成体内的物质运输，保证新陈代谢不断进行。同时，机体内环境的相对稳定，血液的防卫功能，激素实现其对机体功能的调节等，也都有赖于血液循环。血液循环是人体生存的重要条件之一，血液循环一旦停止，生命活动就不能正常进行。

循环系统由心血管系和淋巴系组成，分布于身体各部。心血管系由心脏、动脉、静脉和连于动、静脉之间的毛细血管组成。心脏是血液循环的动力，动脉是心脏将血液输送到全身各器官的血管，静脉是引导血液流回心脏的血管，毛细血管连于动、静脉之间，呈网状互相连接，是血液与组织液和组织细胞之间进行物质交换的场所。淋巴系是血液循环的辅助系统。

二、体循环与肺循环

人体的血液循环，借助心脏节律性搏动，血液经动脉、毛细血管、静脉，最后返回到心脏。根据血液循环的路径不同，将血液循环分为体循环和肺循环两部分（图6-1）。

（一）体循环

左心室搏出的血液，经主动脉及其分支流到全身毛细血管（肺泡毛细血管除外）进行物质交换后，再经各级静脉汇入上、下腔静脉及冠状窦流回右心房。血液沿上述路径的循环称**体循环（systemic circulation）**。由于左心室的血液来自于肺部，经过气体交换，是含氧量较多的、鲜红的动脉血，在全身毛细血管处进行气体交换后，动脉血就变成含二氧化碳较多的、暗红的静脉血。因此，体循环的动脉血管中流动的是动脉血，静脉血管中流动的是静脉血。

（二）肺循环

右心室搏出的血液经肺动脉及其分支流到肺泡毛细血管，在此进行气体交换后，经肺静脉流回左心房。血液沿此路径的循环称**肺循环（pulmonary circulation）**。由于右心室血液来自于从全身返回心脏的、含二氧化碳较多的静脉血，在肺部进行气体交换后，静脉血就变成含氧较多的动脉血。因此，肺循环的肺动脉血管中流动的是静脉血，而肺静脉血管中流动的是动脉血。

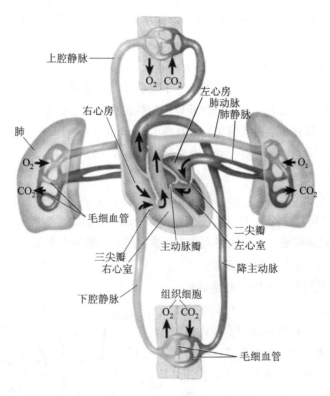

图6-1 循环系统图示

第二节 心脏

一、心脏的位置和形态

心脏位于胸腔内膈肌上方的两肺之间，在胸主动脉和食管之前，外面裹以心包。心脏似倒置的圆锥体，大小稍大于本人拳头。成年人心脏的长径12~14 cm，横径9~11 cm，前后径

6～7 cm，质量 260 g 左右。心尖朝左前下方，心底朝右后上方，故心脏的长轴是倾斜的（图6-2）。

二、心脏的结构

（一）心脏的基本结构

心脏为一中空的肌性器官，由中隔分为互不相通的左、右两半。后上部为左心房和右心房，两者间以房中隔分开；前下部为左心室和右心室，两者以室中隔分开。正常情况下，心脏左、右两半不直接相通，但同侧心房可经房室口通向心室。房室口的边缘附有瓣膜，为**房室瓣（atrioventricular valve）**。左房室之间为

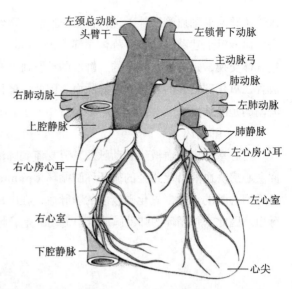

图6-2 心脏的外形及血管

二尖瓣，右房室之间为三尖瓣。右心房有上、下腔静脉口及冠状窦口。右心室发出肺动脉。左心房有四个静脉口，即左、右各一对肺静脉开口与肺静脉相连。左心室发出主动脉。在肺动脉和主动脉起始部的内面，都有 3 个袋状瓣膜为**半月瓣（semilunar valve）**，分别称为肺动脉瓣和主动脉瓣。瓣膜的功能是防止心房和心室收缩时血液倒流（图6-3）。

（二）心壁的组织结构

心壁由内向外可分为心内膜、心肌层和心外膜 3 层。

1. 心内膜　心内膜是衬于心房和心室壁内面的一层光滑薄膜，与血管内膜相续。由单层扁平上皮和少量结缔组织所组成。心内膜突入心腔折叠而成的瓣膜叫**心瓣膜（cardiac valve）**。

2. 心肌层　主要由心肌细胞组成。心房肌层较薄，心室肌层厚，尤以左心室的最厚。心肌纤维呈螺旋状排列，大致可分为内纵、中环和外斜 3 层。心肌纤维间有少许结缔组织和丰富的血管、神经和淋巴管。有些心肌细胞比较特殊，肌原纤维少，已失去收缩能力，但有自动节律性兴奋的能力，传导冲动的速度也比较快。这些细胞构成了心脏的传导系统。

3. 心外膜　由单层扁平上皮及其下方薄层结缔组织所组成，是心包膜的脏层，被覆在心脏的外面，与心包膜的壁层相延续。壁层与脏层之间为心包腔，其中含少量液体，使两层心包膜保持湿润光滑。

（三）心脏特殊传导系统

心脏特殊传导系统是由特殊心肌细胞组

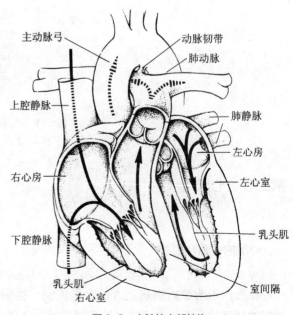

图6-3 心脏的内部结构

成的，其功能是引起心脏自动节律性兴奋，并将冲动传导到整个心脏，以协调心房和心室按一定的节律进行收缩。这个传导系统包括**窦房结**（**sinoatrial node**）、**房室结**（**atrioventricular node**）、**房室束**（**atrioventricular bundle**）及房室束在室间隔两侧的左右分支。左右分支分别在左右两侧心内膜深部下降，逐渐分为细小的分支，传到**浦肯野纤维**（**Purkinje fiber**），再和心室肌细胞相连。除窦房结位于右心房的心外膜下之外，这个系统的其余大部分分布在心内膜下层（图6-4）。

三、心肌的生理特性

心肌具有兴奋性（excitability）、自律性、传导性（conductivity）和收缩性（contractility）等生理特性。其中，收缩性是以收缩蛋白之间生物化学和生物物理反应为基础的机械特性，是心脏泵血功能的基础。心肌细胞膜的生物电活动是心肌兴奋性、自律性和传导性的基础。

（一）兴奋性

心肌细胞的跨膜电位变化在波形和形成机制上要比神经元和骨骼肌细胞复杂得多，心脏中不同部位心肌细胞的动作电位也各不相同（图6-5）。

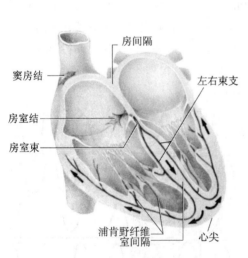

图6-4　心脏的传导系统

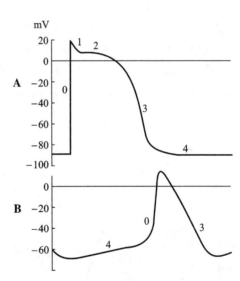

图6-5　心室肌细胞（A）与窦房结细胞（B）跨膜电位的比较

1. 心室肌细胞的静息电位和动作电位　正常心室肌细胞的静息电位约 –90 mV，与骨骼肌和神经元静息电位形成的机制相同。在静息时，心室肌细胞膜对 K^+ 通透性较高，K^+ 顺浓度梯度由膜内向膜外扩散所达到的平衡电位，即为心室肌细胞的静息电位。

心室肌细胞兴奋时产生的动作电位由去极化和复极化两个过程组成，通常将此过程分为0、1、2、3、4共5个时期。

（1）去极化过程（0期）　膜内电位由静息状态时的 –90 mV 上升到 +20 ~ +30 mV，这一过程为膜由极化状态转成反极化状态，构成动作电位上升支，持续时间很短，仅为 1 ~ 2 ms。0期的形成是由于膜上的钠通道开放，Na^+ 再生性内流，直至接近钠平衡电位。

（2）复极化过程　当心肌细胞去极化接近钠平衡电位时，钠通道失活，开始复极化过程。复极化的时程显著慢于骨骼肌，约 200 ms 以上。复极化分为 4 个时期。

1 期（快速复极初期）：膜电位由 +20～+30 mV 迅速下降到 0 mV 左右，此时快钠通道失活，K^+ 快速外流，导致此期的形成。

2 期（平台期）：此期膜电位下降很缓慢，往往停滞于接近零的等电位状态，形成平台。平台期是心室肌细胞区别于神经或骨骼肌细胞动作电位的主要特征。形成 2 期平台的原因是 Ca^{2+}（以及少量 Na^+）的内向离子流和 K^+ 的外向离子流处于平衡状态。

3 期（快速复极末期）：2 期复极末，复极过程加快，膜电位由 0 mV 左右快速下降到 –90 mV，完成复极化过程。此期的形成是因为钙通道失活，K^+ 迅速外流的结果。

4 期（静息期）：在此期，K^+ 外流逐渐达到平衡电位。此时，在 Na^+–K^+ 泵的作用下，细胞内外 Na^+ 和 K^+ 浓度梯度得以恢复，是膜电位恢复后的时期。

2. 心肌兴奋性的特点　心肌细胞动作电位 2 期平台的出现，使其动作电位时程加大，不应期相应延长，绝对不应期一直延长至机械变化的舒张期开始以后（图 6-6）。在此期内，任何刺激都不能使心肌发生兴奋和收缩。因此，心肌不会发生强直收缩。

3. 期前收缩与代偿间歇　正常心脏是按窦房结发出的兴奋进行节律性收缩活动的。在心肌正常节律的有效不应期结束后，人为的刺激心肌或兴奋窦房结以外的其他部位，心室可产生一次正常节律以外的收缩，称为期外收缩或**期前收缩**（premature systole）。期前兴奋也有自己的有效不应期，当在期前兴奋的有效不应期结束以前，一次窦房结的兴奋传到心室时，正好落在期前兴奋的有效不应期之内，因而不能引起心肌兴奋和收缩。这样，在一次期外收缩之后，往往出现一次较长的心室舒张期，称**代偿间歇**（compensatory pause）（图 6-7）。

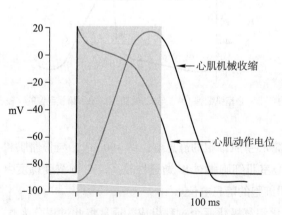

图6-6　心室肌动作电位期间兴奋性的变化及与机械收缩的关系
图中阴影部分表示心肌兴奋的绝对不应期

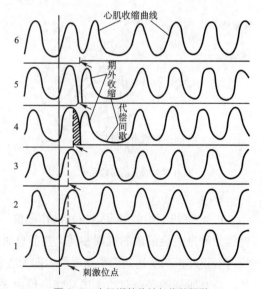

图6-7　心肌期外收缩与代偿间歇

（二）自动节律性

心肌具有自动产生节律性兴奋的能力，称为**自动节律性**（automaticity）。心脏的自律性来源于特殊传导系统（房室结的结区除外）中的自律细胞。窦房结是心脏的正常起搏点，它自动产生的节律性兴奋经特殊传导系统传导到其他心肌细胞，引导正常心脏兴奋与收缩。

1. 窦房结细胞的动作电位及其形成机制 窦房结细胞动作电位的幅值小，由 0 期、3 期和 4 期组成。0 期幅值为 70 mV，是 Ca^{2+} 内流引起的。3 期复极化是 K^+ 外流的结果。窦房结细胞具有自律性的原因在于其 4 期电位不稳定，无真正的静息电位。当复极化达到 –60 ~ –65 mV 时，就会自动出现缓慢的去极化。4 期自动去极化达到阈电位时（约 –40 mV）即激活膜上的钙通道，引起 Ca^{2+} 内流，导致 0 期去极化。

窦房结细胞 4 期自动去极化的机制是由随时间而增长的净内向电流所引起的。4 期自动去极化的净内向电流由一种外向电流和两种内向电流所构成，其中主要是外向离子流进行性衰减。当内向离子流大于外向离子流时，膜电位由复极化转为去极化。

2. 正常起搏点与潜在起搏点 正常心脏兴奋和搏动的起点是窦房结，因此称窦房结为**正常起搏点（normal pacemaker）**。除窦房结以外，其他部位的自律细胞在正常情况下不表现自身的自动节律性，因而称之为**潜在起搏点（latent pacemaker）**。

窦房结之所以能成为正常起搏点，是由于窦房结的自动节律性最高，每分钟可达 100 次以上；房室结为 40 ~ 60 次 /min，浦肯野纤维为 15 ~ 40 次 /min。窦房结对于潜在起搏点的控制，是通过两种方式实现的：①**抢先占领（preoccuppation）**。因为窦房结自律性高于潜在起搏点，在潜在起搏点自动去极化尚未达到阈电位时，已受到由窦房结发出并传来的冲动所激动而被动兴奋，其自身的自律性便不可能出现。②**超速驱动压抑（overdrive suppression）**。在自律性较高的窦房结的节律性兴奋驱动下，潜在起搏点的被动兴奋频率超过它们本身自动兴奋的频率，单位时间内产生的动作电位数量增加，Na^+ 内流增多，K^+ 外流也增多，于是 Na^+–K^+ 泵活动相应加强。由于 Na^+–K^+ 泵每次向胞外排出 3 个 Na^+，向胞内泵进 2 个 K^+，因此是生电性泵，其对离子的不平衡转运使细胞膜超极化，故在自动去极化时不易达到阈电位，因而表现出超速驱动压抑现象。当窦房结对潜在起搏点的控制突然中断后，就会出现一段时间的心脏停搏。

> 心肌细胞的跨膜离子电流与心肌自律性

（三）传导性

心肌在功能上表现为合胞体，心肌细胞膜的任何部位产生的兴奋不但可以沿整个细胞膜传播，并能通过细胞之间的闰盘低电阻缝隙连接相互传播，迅速引起整块心肌的兴奋和收缩。

心脏特殊传导系统各部分的传导速度是不相同的。心房肌的传导速度为 0.3 m/s，而心房**优势传导通路（preferential pathway）**的传导速度可达 1 m/s，因此左、右心房几乎可以同时收缩。

兴奋在房室交界处传导速度极慢，为 0.02 ~ 0.05 m/s。兴奋通过房室交界处约需 0.1 s，这种现象称为**房室延搁（atrio-ventricular delay）**。房室延搁的重要生理意义在于保证了房室收缩先后有序，使心室获得充分血液充盈的时间。

房室束和浦肯野纤维传导速度为 4 m/s，是心室肌传导速度的 6 倍，这对于保证心室肌的同步收缩是十分重要的。

（四）收缩性

由于心肌细胞是功能合胞体，心肌细胞在兴奋和收缩时，表现出细胞数量上的"全或无"现象。

心肌细胞每产生一次兴奋，有效不应期特别长，一直延续到机械反应的舒张开始之后。这种特点使得心肌不会像骨骼肌那样产生完全强直收缩，始终保持收缩和舒张相互交替，对实现其泵血功能具有重要意义。

心肌同骨骼肌一样，胞质内 Ca^{2+} 浓度升高和降低是引起肌肉收缩和舒张过程的关键。所不同的是，心肌细胞兴奋－收缩偶联过程高度依赖于细胞外 Ca^{2+}。当去极化时，胞外 Ca^{2+} 通过激活的 T 管膜上的 L 型钙通道内流，内流的 Ca^{2+} 再激活内质网终末池膜上的另一种钙离子通道，即 ryanodine 受体（RYR），引起终末池内 Ca^{2+} 释放。经 L 型钙通道内流的 Ca^{2+} 触发终末池释放 Ca^{2+} 的过程称为**钙触发钙释放（calcium-induced Ca^{2+} release）**。在心肌收缩所需的胞内 Ca^{2+} 中，10% ~ 20% 是胞外 Ca^{2+} 经 L 型钙通道内流。在胞外无 Ca^{2+} 的情况下，兴奋不能引起心肌收缩。

四、心动周期

（一）心动周期

心脏一次收缩和舒张构成一个机械活动的周期，称为**心动周期（cardiac cycle）**。

心动周期时程的长短与心搏频率即**心率（heart rate）**有关。如成年人的心率平均 75 次/min，则每一心动周期平均 0.8 s，其中心房收缩期约为 0.1 s，舒张期为 0.7 s；心室收缩期 0.3 s，舒张期约 0.5 s。心房和心室共同舒张的时间称为全心舒张期，约为 0.4 s（图 6-8）。

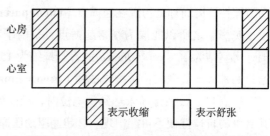

图 6-8　心动周期中心房、心室舒缩的时间关系
每一长方格表示 0.1 s

（二）心脏泵血过程

在一个心动周期中，心脏完成一次泵血过程。心房和心室有次序地收缩和舒张，使心腔内容积和压力产生规律的变化。压力的变化是推动血液流动的动力。心腔内压力的变化，伴随着心内瓣膜有规律地开放和关闭，使血液能够按一定的方向流动。心脏泵血的过程分为以下几个时期（图 6-9）：

1. 心房收缩期　在心房收缩时，心室仍处于舒张状态。心房收缩，心房内压力升高，将其内的血液进一步挤压入心室，因而心房容积缩小。由心房收缩挤压入心室的血量占心动周期中流入心室总血量的 25% 左右。心房舒张期与心室收缩期同时开始。

2. 心室收缩期　心室开始收缩时，室内压力增高，当室内压大于房内压时，房室瓣关闭。此时动脉压大于心室内压，动脉瓣仍然关闭，心室肌虽然收缩，但并不射血，心室容积不变，此阶段称为**等容收缩期（isovolumic contraction period）**。当心室内压超过动脉压时，动脉瓣开放，血液被迅速射入主动脉，由于此期射血速度快，故称之为**快速射血期（period of rapid ejection）**。快速射血之后，心室收缩力和室内压均开始减小，射血速度减慢，这个阶段称为**减慢射血期（period of slow ejection）**。

3. 心室舒张期　心室开始舒张，使心室内压力迅速下降。当低于动脉压时，动脉瓣关闭，但仍高于心房内压，房室瓣还未打开，心室容积也无变化，此阶段称为**等容舒张期（isovolumic relaxation period）**。当心室内压降到低于心房内压时，房室瓣开放，心室血液迅速充盈，称为**快速充盈期（period of rapid filling）**。随着心室内血液的充盈，心室与心房、大静脉之间的压力差减小，血液流入心室的速度减慢，这段时期称为**减慢充盈期（period of reduced filling）**。

　　左、右心室泵血过程相同，但肺动脉压力仅为主动脉压的 1/6，在一个心动周期中，右心室内压变化幅度比左心室要小得多。

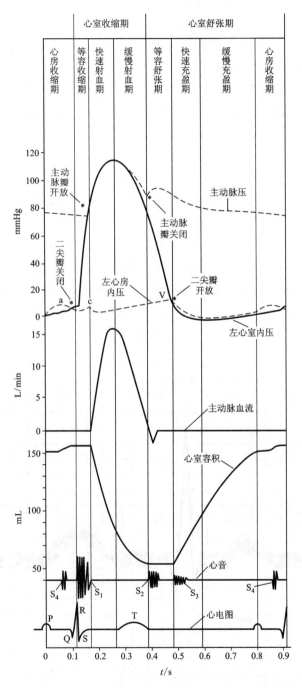

图 6-9　犬心动周期各时相中心脏（左侧）内压力、容积和瓣膜等的变化

（三）心音

　　心动周期中，心肌收缩、瓣膜启闭、血流速度变化所引起的振动而产生的声音称为**心音**（**heart sound**）。如用听诊器贴于胸壁表面适当的地方，在一个心动周期，一般可以听到两个心音。

1. 第一心音 音调低，历时较长，0.14～0.16 s，在左侧第五肋间隙心尖处听得最清楚。此声音是由于心室肌收缩和房室瓣关闭时产生的振动，以及主动脉和肺动脉管壁在射血开始时所引起的振动而产生的。第一心音的出现标志着心室收缩的开始，称为心缩音，它的响度和性质的变化，常反映心肌收缩的强弱和房室瓣的机能状态。

2. 第二心音 音调较高，时间较短，约 0.08 s，在第二肋间靠近胸骨左右缘听得最清楚。此声音是由于主动脉和肺动脉半月瓣关闭时的振动所产生的，标志着心室舒张的开始，也称心舒音。它可反映半月瓣的功能状态。

心音音调和持续时间有一定规律，心脏某些异常活动（心瓣膜开关异常等）可以产生杂音。因此，听取心音对于心脏疾病的诊断有一定意义。

（四）心电图

每个心动周期中，由窦房结产生的兴奋，依次传向心房和心室，心脏兴奋的产生和传播时所伴随的生物电变化可通过周围组织传导到全身，使身体各部位在每一心动周期中都发生有规律的电变化。将引导电极置于肢体或躯体一定部位记录到的心电变化的波形，称为**心电图**（**electrocardiogram，ECG**）。心电图是心脏在心动周期中各细胞电活动的综合向量变化。它反映了心脏兴奋的产生、传导和恢复过程中的生物电变化，而与心脏的机械收缩活动无直接关系。

心电图各波是由 Einthoven 命名的，他从英文字母的 P 开始命名各波，分别为 P、QRS、T 波，偶然还有 U 波。其中 QRS 波由 Q、R、S 3 个小波组成（图 6-10）。由于引导电极放置的位置不同，记录出的各波在形态和幅度上均有一定差异。

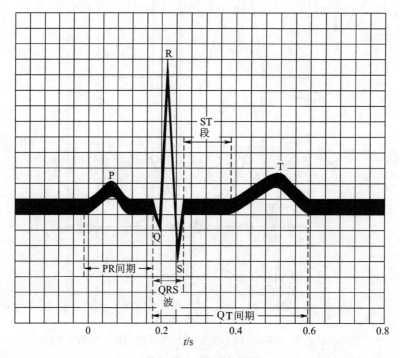

图 6-10　正常人心电图

1. P 波 P 波代表两心房的去极化过程。虽然窦房结去极化在心房之前，但由于窦房结太小，所产生的电位差不能从体表记录到。P 波的宽度反映去极化在整个心房传播所需的时间，其波形小而圆钝，历时 0.08 ~ 0.11 s，波幅不超过 0.25 mV。

2. PR 间期　PR 间期是指从 P 波的起点到 QRS 波起点之间的时程，一般为 0.12 ~ 0.2 s。PR 间期反映兴奋从窦房结产生经过心房、房室交界、房室束、左右束支和浦肯野纤维网到达心室肌所需要的时间。

3. QRS 综合波　当去极化在心室肌内传导时，体表上出现的电位变化为 QRS 综合波，包括 3 个紧密相连的电位波动：Q 波、R 波和 S 波。QRS 综合波幅度远较 P 波为大，这是因为心室组织的体积大于心房；QRS 综合波的时间较 P 波短，历时仅 0.06 ~ 0.10 s，因为去极化通过浦肯野纤维和心室肌的传播速度很快。Q、R、S 各波的波幅在不同的导联中变化较大。

4. ST 段　在 QRS 综合波之后，电位回到基线或接近基线，直到 T 波开始。这个短暂的等电位相 ST 段，是心室各部分都处于去极化状态的一个时期，故各引导电极之间不存在电位差。

5. T 波　心室的复极化产生 T 波。T 波的时程明显长于 QRS 波。狭窄的 QRS 综合波是由快速传导的去极化通过心室肌所产生，而宽的 T 波则反映心室各细胞不同步的复极化。

心房在复极化时也产生电位差，因为它的幅度小，而且被掩埋在比它大得多的 QRS 综合波中，一般不能看到。

6. QT 间期　从 QRS 综合波的开始到 T 波结束，称为 QT 间期，代表心室去极化和复极化的全过程。QT 间期的时程与心率呈负相关，心率愈快，QT 间期愈短。

五、心泵功能的评定

（一）心泵功能评定指标

评定心脏泵血功能是否正常，是医疗实践中的重要问题。以下是一些常用的评定心泵功能的指标。

1. 每搏输出量和射血分数　一次心搏由一侧心室射出的血量称为每搏输出量，简称为**搏出量**（**stroke volume**）。成年人在安静平卧时每搏输出量约为 70 mL。每搏输出量和心舒末期容量的百分比称为**射血分数**（**ejection fraction**），在安静状态下，射血分数约为 60%。射血分数的大小与每搏输出量及**舒张末期容量**（**end diastolic volume**）有关。心脏强烈收缩时，射血分数增加。

2. 每分输出量与心指数　每分钟由一侧心室输出的血量称为每分输出量。一般来说，**心输出量**（**cardiac output**）即指每分输出量，它等于每搏输出量乘以心率。如果心率以平均每分钟 75 次计算，则成人每分输出量约 5 ~ 6 L。

心输出量是以个体为单位计算的。身材高大和矮小的人，新陈代谢总量不相同，如果用心输出量的绝对值作指标，进行不同个体间心功能的比较，是不全面的。人体安静时的心输出量也如基础代谢一样，与体表面积成正比。为了比较，把安静状态下每平方米体表面积的每分心输出量称为**心指数**（**cardiac index**）或静息心指数。一般身材的成年人，体表面积为 1.6 ~ 1.7 m²，以安静时心输出量 5 ~ 6 L 计算，则心指数为 3.0 ~ 3.5 L/（min·m²）。不同年龄的人，单位面积代谢率与心指数也不同。一般年龄在 10 岁左右时，静息心指数最大，可达 4 L/（min·m²）以上，以后随年龄增长而逐渐下降，到 80 岁时，静息心指数接近于 2 L/（min·m²）。

（二）心泵功能的调节

心脏的泵血功能随不同生理情况的需要而改变。人体处于安静状态时，每分输出量为 4 ~ 6 L。剧烈运动时，心输出量可增加 4 ~ 7 倍。这种变化是在自身调节及神经和体液的调节下实现的，但最终是通过改变搏出量和心率来调节心输出量的。

1. 每搏输出量的调节

（1）前负荷对搏出量的调节——异长自身调节 肌肉收缩前所受到的牵拉称为前负荷。心脏在舒张期时，由于血液充盈使心肌受到被动牵拉，这即是心肌的前负荷。前负荷使心肌具有一定的初长度，心肌的初长度是调节心肌收缩力的最重要因素。对骨骼肌来说，当其具有最适前负荷时，粗、细肌丝将处于最佳重叠状态，即横桥连接的数目达到最多，因而能引起骨骼肌的最大收缩。在正常情况下，心肌肌小节的初长度小于最适初长度，因而随着前负荷的增加，能够使横桥连接的数目也相应增加，使心室的收缩力增加。这说明心肌具有一定的初长度贮备。心肌初长度与心肌收缩力之间的关系是英国生理学家施塔林提出的（1914—1918）。在一定范围内，舒张末期心室肌纤维的长度（初长度）与每搏输出量之间的关系称为心脏收缩的**施塔林定律（Starling's law）**，或称为**异长自身调节（heterometric autoregulation）**。

心室舒张末期的血液充盈量决定了心肌的前负荷，总充盈量又取决于射血剩余量和静脉回流量。回心血量愈多，心肌受牵拉也就越大，则前负荷和初长度增加，心肌的收缩力也愈强，每搏输出量也就越多，最终使回心血量和搏出量保持平衡。但当心室充盈量增加到一定程度时（2~2.7 kPa），心肌的收缩力和搏出量将不再增加，但也不会明显下降，这是因为心肌细胞间质中含有大量胶原纤维，使心肌具有较小的伸展性，这种特性使心脏在前负荷明显增加时而不至于使搏出量下降，这对心脏的泵血功能具有重要意义。

（2）心肌收缩能力对搏出量的调节——等长调节 心肌是功能合胞体，它的兴奋和收缩均表现"全或无"的现象，不可能通过改变参加收缩肌纤维的数量来调节收缩强度，更不会产生强直收缩。心肌可通过改变其收缩能力来调节每搏输出量。**心肌收缩能力（cardiac contractility）**是指心肌不依赖于前、后负荷而能改变其力学活动的一种内在特性。在同样的充盈压下，心肌收缩能力增强（如在去甲肾上腺素的作用下）可使心搏功增大。心肌这种不依赖于前负荷而改变收缩能力或收缩性调节心脏泵血功能的特性称为**等长调节（homometric regulation）**。

心肌收缩能力受兴奋收缩偶联过程中许多环节的影响，如兴奋时胞浆内钙离子的浓度、横桥循环中各步骤的速度、肌凝蛋白横桥与肌动蛋白结合的数量及 ATP 酶的活性等。

（3）后负荷对搏出量的影响 心室肌的后负荷来自于动脉血压。动脉血压的高低受心搏出量的影响，但动脉血压所构成的后负荷又成为心脏射血的阻力。在心率、心肌初长度和收缩能力不变的情况下，动脉血压增高，等容收缩期就会延长，射血期缩短，射血速度减慢，每搏输出量也会暂时减少。

心室肌后负荷虽然可直接影响搏出量，但也可通过心肌初长度和收缩能力的改变克服后负荷的影响，最终使机体在动脉血压增高的情况下能够维持适当的心输出量。

2. 心率对心泵功能的影响 正常成年人在安静状态时，心率为 60~100 次/min，有明显的个体差异。不同年龄、性别和在不同生理情况下，心率都有不同。新生儿的心率较快，可达 130 次/min 以上，随着年龄的增长而逐渐减慢，至青春期接近成年人的心率。在成年人中，女性的心率比男性稍快。经常进行体力劳动和锻炼的人，平时心率较慢。人一般在安静或睡眠时心率较慢，运动或情绪激动时心率加快。心输出量是每搏输出量和心率的乘积。在一定范围内，心率的增加可使心输出量相应增加。但当心率增加到某一临界水平，如 180 次/min 时，由于心脏过度消耗供能物质，会使心肌收缩力降低。其次，心率加快时，舒张期缩短，心室缺乏足够的充盈时间，搏出量减少，导致心输出量反而下降。心率低于 40 次 /min 时，心舒期过长，心室充盈早已接近最大限度，不能再继续增加充盈量和搏出量，故心输出量下降。

第三节 血管

血管（vessel）是一系列复杂分支的管道。人体除角膜、晶状体、玻璃体、毛发、指（趾）甲、牙质及上皮等处无血管外，血管遍及全身。不同类型的血管在组织结构上各有特点，在生理活动中发挥各自独特的功能。根据血管的结构及功能特点，可将血管分为动脉、毛细血管和静脉 3 种类型（图 6-11）。

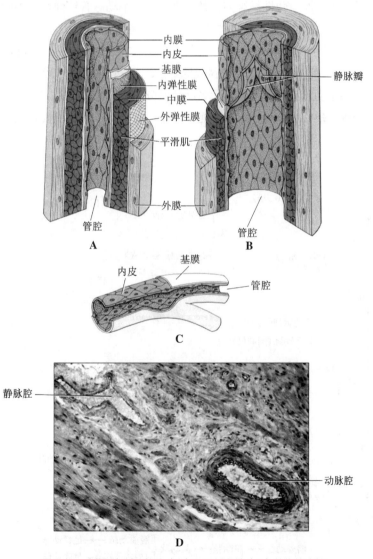

图 6-11 动脉（A）、静脉（B）和毛细血管（C）结构的比较
显微照片（D）示动脉和静脉管壁部分（250×）

血管分布的主要规律是：①身体左右对称部分的血管分布通常也具有对称性。②血管分布与机能相适应。如新陈代谢旺盛的甲状腺血管特别丰富；肾具有泌尿功能，其血管口径较一般脏器粗大。③血管走行多与长轴并行，常与神经一起被结缔组织包裹成血管神经束。④在容易受到牵引或挤压的地方（如关节周围）以及经常变换形状的器官（胃、肠）处；血管大多吻合成网或弓。

一、动脉、毛细血管和静脉

（一）动脉

动脉（artery）是血液由心脏射出后流往全身各器官所经过的血管，可分为大、中、小、微动脉4种。动脉管壁分为内膜、中膜和外膜3层（图6-11A）。内膜的内表面为单层扁平上皮，称为内皮，其表面光滑。中膜由弹性纤维和平滑肌组成。外膜主要由结缔组织组成，内含营养管壁的血管。大动脉的中层厚，弹性纤维多，弹性大。中、小动脉管壁弹性纤维较少，平滑肌相对增多，富有收缩性。中、小动脉在神经和体液的调节下，能改变口径大小，起到调节血压的作用。

起于左心室的动脉称主动脉，主动脉全长分为升主动脉、主动脉弓和降主动脉3段（图6-12）。升主动脉很短，起始处有左、右冠状动脉分支。主动脉弓呈弓形变向左后方，其上端有左锁骨下动脉、左颈总动脉和无名动脉。无名动脉又分为右颈总动脉和右锁骨下动脉。左、右颈总动脉上行分为颈内、颈外动脉以供应头部血液，左、右锁骨下动脉主要是供应上肢血液。降主

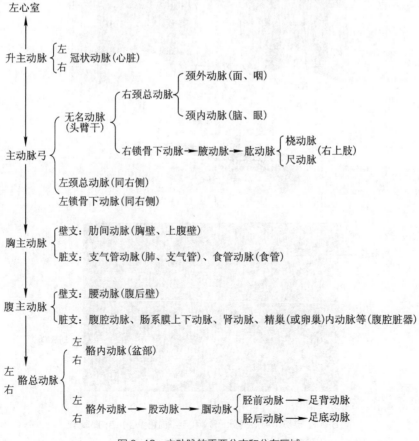

图6-12　主动脉的重要分支和分布区域

动脉又分为胸主动脉及腹主动脉。胸主动脉分支有肋间动脉、食管动脉和支气管动脉。腹主动脉分支有腹腔动脉，肠系膜上、下动脉和左、右肾动脉等，供应胸腔、腹腔内器官血液。腹主动脉再下行，分为左、右髂总动脉。髂总动脉又各分为髂内动脉和髂外动脉。髂内动脉分支到盆腔内脏器官、臀部等。髂外动脉下行为股动脉，供给下肢血液。

（二）毛细血管

毛细血管（capillary）是体内分布最广、口径最小的血管，许多毛细血管分支在组织间吻合成网。毛细血管管壁由一层内皮细胞组成，管壁外侧有一薄层基膜，具有极大的通透性，是血液与组织液之间进行物质交换的场所。

（三）静脉

静脉（vein）是血液由全身各器官流回心脏时所经过的血管。毛细血管汇合成**微静脉（venule）**和小静脉，在管壁逐渐又出现平滑肌。静脉管壁较薄，弹性纤维和平滑肌也较少，结缔组织较多，易变形扩张，血容量最大（图6-11B）。较大的静脉具有由内膜向内折叠而形成的瓣膜，防止血液倒流。静脉的主要作用是调节血管系统容量，收集血液返回心房。静脉有浅、深之分，浅静脉互相连通，深静脉通常与同名动脉伴行。

体循环静脉可分为3大系统，即上腔静脉系、下腔静脉系和心静脉系（图6-13）。上腔静脉

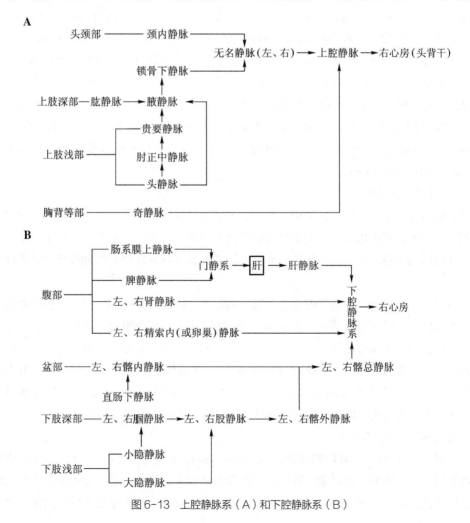

图6-13 上腔静脉系（A）和下腔静脉系（B）

系是收集头部、上肢和胸背部等处静脉血返回心脏的管道；下腔静脉是收集腹部、盆部、下肢静脉血回心的一系列管道。门静脉属下腔静脉系中的血管，主要是收集腹腔内消化管道、胰和脾的静脉血进入肝的静脉管道（图6-13）。心静脉系是收集心脏静脉血的管道。

二、动脉血压

（一）动脉血压及正常值

血液在血管中流动时对单位面积血管壁的侧压力称为**血压（blood pressure）**，不同血管处的血压不同。正是由于各血管具有不同的血压，才使血液能够循环。一般所说的血压是指动脉血压。心室收缩时，主动脉压急剧升高，在收缩期的中期达到最高，这时的动脉血压值称为**收缩压（systolic pressure）**；心室舒张时，主动脉压下降，在心舒末期动脉血压的最低值称为**舒张压（diastolic pressure）**。收缩压和舒张压的差值称为脉搏压，简称**脉压（pulse pressure）**。一个心动周期中每一瞬间动脉血压的平均值，称为**平均动脉压（mean arterial pressure）**。平均动脉压大约等于舒张压加1/3脉压。

一般所说的动脉血压是指主动脉压。因为大动脉中的血压降落很小，故通常将在上臂测得的肱动脉血压代表主动脉压。我国健康青年人在安静状态时的收缩压为100～120 mmHg（13.3～16.0 kPa），舒张压为60～80 mmHg（8.0～10.6 kPa），脉压为30～40 mmHg（4.0～5.3 kPa）。

动脉血压除存在个体差异外，还有性别和年龄的差异。一般说来，女性在更年期前动脉血压比同龄男性的低，更年期后动脉血压升高。新生儿的收缩压仅40 mmHg（5.3 kPa）左右。生后第1个月内，收缩压很快升高，到第1个月末约可达到80 mmHg（10.6 kPa）。以后，收缩压继续升高，到12岁时约为105 mmHg（13.9 kPa）。在青春期，收缩压又较快地上升，17岁的男性青年，收缩压可达120 mmHg（16.0 kPa）。青春期以后，收缩压随年龄增长而缓慢升高。至60岁时，收缩压约140 mmHg（18.62 kPa）。

（二）动脉血压的形成

足够的血液充盈是形成血压的基础。心室收缩射血是血液流动的动力，血液在流动的过程中会遇到很大的阻力，其中血管口径的变化是影响阻力最重要的因素。心脏收缩产生的动力和血流阻力相互作用的结果是形成动脉血压的两个主要因素。大动脉弹性则为缓冲收缩压，维持舒张压所必需的。

正常情况下，血液流过小动脉时会遇到很大的阻力，所以心室收缩时射入动脉的血液不可能全部通过小动脉。心脏每次收缩射出的血液大约只有1/3在心室收缩期流到外周血管，部分血液停留在动脉中，充满和压迫动脉管壁，形成收缩压。同时，由于大动脉管壁具有很大的弹性，随着心脏的射血，动脉压力升高而弹性扩张，形成了一定的势能贮备。心室舒张时，由于射血停止，扩张的动脉管壁产生弹性回缩，其压力继续推动血液向前流动，并随着血量逐渐减少而下降，到下次心缩以前达到最低，这时动脉管壁所受到的血液侧压力即为舒张压。

（三）影响动脉血压的因素

1. 心搏出量　心搏出量对收缩压和舒张压都有影响，但主要是影响收缩压。如果搏出量增大，心缩期射入主动脉的血量增多，管壁所受的张力也更大，故收缩期动脉血压升高更明显。由于动脉血压升高，血流速度加快，如果外周阻力和心率变化不大，大动脉内增多的血量仍可在心舒期流向外周，在心舒末期存留在大动脉中的血量增加不多，舒张压升高不多，因此，收缩压可反映心脏的收缩能力。

2. 心率　心率对收缩压和舒张压都有影响，但对舒张压影响更显著。如果心率加快，心舒期缩短，在心舒期内流向外周的血液就减少，心舒期末存留于主动脉内的血量增多，舒张期血压就升高。

3. 外周阻力　外周阻力是指整个血管对血液循环构成的阻力，它主要取于小动脉口径的变化。小动脉平滑肌能在神经、体液调节下收缩与舒张，通过改变口径以改变外周阻力。小动脉口径的改变使收缩压、舒张压都受到影响，但对舒张压影响较为显著。如果心输出量不变，外周阻力加大，则心舒期内血液向外周流动的速度减慢，心舒期末，存留在主动脉中的血量增多，故舒张压升高。

4. 大动脉弹性　主要是主动脉的管壁具有显著的弹性，可以扩张，也可回缩。在血压形成过程中，大动脉弹性既有缓冲心室射血时对血管壁突然增大的压力，使收缩压不致太高，又使心脏舒张期血管壁弹性回缩继续推动血液前进，造成一定的舒张压，从而使心室的间断性射血变为动脉血管内的连续血流。

大动脉管壁的弹性随着年龄的增长而减小，如老年人的动脉管壁硬化，顺应性减小，就会使收缩压升高，脉压增大。

5. 循环血量　足够的血量充盈血管系统是形成血压的基础。循环血量的减少，会使动脉血压降低。

三、静脉血压与血流

（一）静脉血压

血液经过小动脉和毛细血管时需消耗能量以克服阻力，因此到达静脉时血压降落较大。经过毛细血管后，微静脉的血压降至 15～20 mmHg（2.0～2.7 kPa）。右心房作为体循环的终点，血压接近于零。促进静脉回流的动力是静脉起点（小静脉）与止点（腔静脉）之间的压力差。

（二）影响静脉回流的因素

影响静脉回流的因素有心肌收缩力、体位、骨骼肌的挤压作用和呼吸运动等。

1. 心脏收缩力量　心肌收缩力强，心室排空完全，舒张期室内压较低，形成的抽吸力有利于大静脉血进入心房而至心室。

2. 重力与体位　平卧时，全身各静脉大致与心脏处于同一水平，对血流影响不大。直立时，由于全身血管中血液的重力关系，大量血液滞留在心脏以下静脉血管中，回心血量减少。

3. 骨骼肌的挤压作用　人在站立情况下，人体下垂肢体静脉血液的回流很大程度依赖于骨骼肌运动。上下肢大静脉中有瓣膜，骨骼肌运动像肌肉泵似的向上挤压血液回流入心。

4. 呼吸运动　呼吸运动能影响静脉回流。吸气时，胸腔扩大，胸内负压增加，使大静脉和心房扩张，容积增大，压力下降，有利于体循环静脉回流入心脏。

四、微循环和组织液生成

（一）微循环

微循环（microcirculation）是指微动脉和微静脉之间微血管中的血液循环。它是血液与组织液之间进行气体和物质交换的场所。

微循环由微动脉、后微动脉、毛细血管前括约肌、真毛细血管和微静脉组成（图6-14）。

微动脉管壁有丰富的平滑肌层，在神经和体液影响下，可改变自己的舒缩状态，它起到了微循环总开关的作用。通过收缩和舒张调节血压及组织液回流量。

真毛细血管在分支的起始部有少量平滑肌纤维环绕，形成了毛细血管前括约肌。毛细血管前括约肌不直接受神经支配，主要受血液内部代谢产物的影响。当局部代谢产物积累过多时，引起毛细血管前括约肌舒张，使相应血管开放运走代谢产物。当代谢产物大部分被清除后，代谢产物的浓度迅速降低，使微动脉和毛细血管的口径缩小或关闭，毛细血管前括约肌对微循环发挥着开关作用。血液流经毛细血管后，进入微静脉血管系统中。推测一些最小的微静脉也能进行一定的物质交换。

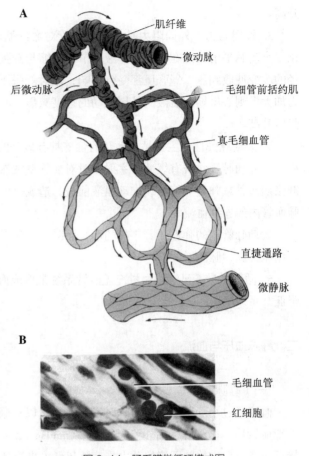

图6-14　肠系膜微循环模式图

A. 毛细血管网模式图；B. 显微照片示红细胞正从毛细血管通过

（二）组织液生成及回流

组织液（tissue fluid）存在于组织细胞间隙，绝大部分呈胶冻状，不能自由流动，只有极小一部分呈液态，可自由流动。组织液的成分除蛋白质少于血浆外，其他成分基本与血浆相似。组织液来自血液，也可透过毛细血管壁重新进入血流。通过组织液的生成与回流，将血液中的氧气及营养物质运到组织间隙，供细胞利用。细胞代谢的产物，也通过血流而被运走，少量通过毛细淋巴管形成淋巴液，再返回血液（图6-15）。

组织液的生成与回流取决于毛细血管的**有效滤过压（effective filtration pressure）**。有效滤过压可用下式表示：

有效滤过压 = 组织液生成压（毛细血管血压 + 组织液胶体渗透压）- 组织液回流压（组织液静水压 + 血浆胶体渗透压）

一般情况下，毛细血管动脉端的血压平均约30 mmHg（4 kPa），毛细血管静脉端约12 mmHg

（1.6 kPa），血浆胶体渗透压约为 25 mmHg（3.3 kPa），组织液胶体渗透压约为 15 mmHg（2 kPa），组织液静压约为 10 mmHg（1.3 kPa）。将这些数据代入公式，动脉端有效滤过压为 10 mmHg（1.3 kPa），液体滤出毛细血管；静脉端为 –8 mmHg（1.0 kPa），组织中的液体被重吸收。通过滤过和重吸收，实现了血液和组织液的物质交换。

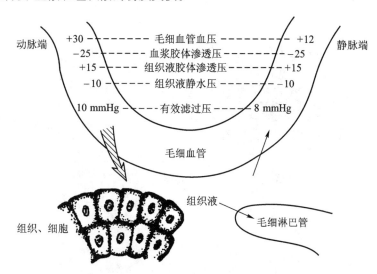

图 6-15 组织液生成与回流示意图

+ 代表使液体滤出毛细血管的力量 – 代表使液体吸收回毛细血管的力量

（1 mmHg=0.133 kPa）

第四节 心血管活动的调节

人体在不同的生理状态下，各器官组织对血流量的需要也不同，正常情况下，机体通过神经和体液机制对心血管活动进行调节，以满足各器官组织在不同情况下对血流量的需要。

一、神经调节

心肌和血管平滑肌接受自主神经支配。机体能通过神经调节来改变心输出量和外周血管阻力，维持动脉血压的相对恒定。

（一）心血管的神经支配

心血管系统的自主神经分别支配心房肌、心室肌、心脏的特殊传导组织和血管平滑肌。

1. 心脏的神经支配 支配心脏的神经为心交感神经和心迷走神经（图 6-16）。

（1）心交感神经及其作用 心交感神经（cardiac sympathetic nerve）节前神经元位于脊髓第 1~5 胸段，节后神经元位于星状神经节或颈交感神经节，节后纤维末梢释放的神经递质为**去甲肾上腺素（norepinephrine）**。心肌细胞膜上的受体主要为 β_1 肾上腺素能受体。当去甲肾上腺素与 β_1 肾上腺素能受体结合后，激活了腺苷酸环化酶，使细胞内 cAMP 浓度升高，继而激活了细胞内蛋白激酶，使蛋白质磷酸化，导致一系列生理效应。这些效应可引起心肌细胞膜上钙离子通道激活，Ca^{2+} 内流增加，提高心肌收缩力。去甲肾上腺素还能加快肌浆网钙泵的转运，从而加快了心肌舒张速度。此外，去甲肾上腺素能加强 4 期内向电流，使自动去极化速度加快，自律性提高。通过提高 Ca^{2+} 内流，使房室结细胞动作电位幅度增大，房室传导加快。因此，交感神经能使心脏出现正性变时、变力和变传导作用。

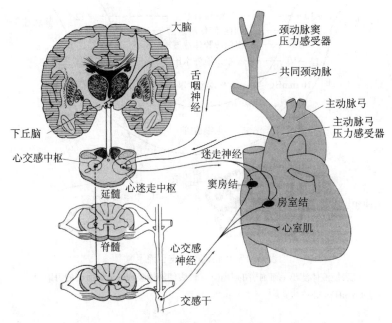

图 6-16　心脏的神经支配示意图

（2）心迷走神经及其作用　**心迷走神经（cardiac vagus nerve）**起源于延髓迷走神经背核和疑核，发出的节前神经纤维与心内神经节细胞发生突触联系，节后纤维末梢释放的神经递质为**乙酰胆碱（acetylcholine）**，作用于心肌细胞膜上的 M 型胆碱能受体，通过抑制性 G 蛋白使腺苷酸环化酶的活性受到抑制，细胞内 cAMP 浓度降低，使心率减慢和房室传导速度减慢。乙酰胆碱还可抑制钙通道，减少 Ca^{2+} 内流及肌浆网释放 Ca^{2+}，使心肌收缩力量减弱。在窦房结细胞，乙酰胆碱与 M 型胆碱能受体结合，经 G_K 蛋白促进 K^+ 外流，抑制 4 期以 Na^+ 为主的递增性内向流，从而降低自律性，心率减慢。因此，迷走神经使心脏出现负性变时、变力和变传导作用。

2. 血管的神经支配　支配血管平滑肌的神经纤维可分为**缩血管神经纤维（vasoconstrictor fiber）**和**舒血管神经纤维（vasodilator fiber）**两大类共三种。

（1）交感缩血管神经　在全身血管广泛分布，节后纤维末梢释放的递质为去甲肾上腺素，作用于血管平滑肌细胞 α 肾上腺素能受体，可导致血管平滑肌收缩，而与 $β_2$ 肾上腺素能受体结合，则导致血管平滑肌舒张。去甲肾上腺素与 α 肾上腺素能受体结合能力较与 $β_2$ 肾上腺素能受体结合能力强，故交感缩血管神经纤维兴奋时引起缩血管效应。

交感缩血管神经在不同部位血管中分布的密度不同，在皮肤血管中的分布密度最大，骨骼肌和内脏血管分布较少，冠状血管和脑血管中分布最少。这种分布特点，使全身交感缩血管神经兴奋时，冠状血管、脑血管相对舒张，以保证足够的血流量。

（2）交感舒血管神经　主要分布于骨骼肌血管，节后纤维末梢释放的递质为乙酰胆碱，作用于血管平滑肌细胞膜上 M 型胆碱能受体，引起血管平滑肌舒张。交感舒血管神经平时没有紧张性活动，只有在情绪激动、运动时才发放冲动。

（3）副交感舒血管神经 仅分布于少数器官，如迷走神经中的副交感纤维支配消化腺，盆神经中的副交感纤维支配外生殖器血管。副交感舒血管神经节后纤维末梢释放的递质为乙酰胆碱，与血管平滑肌细胞膜上 M 型胆碱能受体结合，引起血管舒张。

（二）心血管中枢

心血管中枢（cardiovascular center）是指与控制心血管活动有关的神经元集中的部位。控制心血管的中枢神经元分布在从脊髓至大脑皮质的不同水平，它们在结构和功能上紧密联系，共同调节心血管系统的活动。延髓是心血管基本中枢，其中存在心迷走神经元和控制心交感及交感缩血管神经活动的神经元。

延髓心血管中枢按其功能习惯上划分为心交感中枢、心迷走中枢和交感缩血管中枢。按神经元的功能及其存在部位，可分为 4 个部位：①延髓头端腹外侧部的缩血管区。控制交感缩血管神经和心交感神经的神经元集中分布于此区域。②延髓尾端腹外侧部的舒血管区。其中的神经元兴奋时，可抑制缩血管区神经元的活动，导致血管舒张。③传入神经接替核。位于延髓背侧的孤束核神经元接受来自心血管感受器的感觉传入，并将这些信息传递到心迷走中枢和下丘脑等区域，调节心血管活动，因而将其称为传入神经的接替核。④心迷走中枢。神经元胞体位于迷走神经背核和疑核，刺激心迷走中枢可引起心率减慢，所以称该区为心抑制区。

（三）心血管活动的反射性调节

神经系统通过各种反射活动来调节心血管的机能，以适应机体内外环境的变化。心血管反射的实现依赖于各种感受内外环境刺激的感受器。传入神经将来自感受器的信息投射到心血管中枢，最终通过心交感神经、心迷走神经和交感缩血管神经，作用于心脏和血管系统。

1. 颈动脉窦、主动脉弓压力感受性反射 颈动脉窦和主动脉弓血管外膜下的感觉神经末梢是压力感受性反射的感受器，感受血压变化时对血管壁的机械牵张程度（图6-17）。颈动脉窦的传入神经，称为窦神经（参与舌咽神经中）。主动脉弓的传入神经，为主动脉神经（参与迷走神经中）。当血压升高时，动脉扩张程度增大，这些压力感受器受到刺激，传入神经发放冲动频率增多。这些冲动沿窦神经和主动脉神经传至孤束核，经延髓内的神经通路，分别到达延髓头端腹外侧部和迷走神经背核和疑核，使心交感中枢和交感缩血管中枢紧张性下降，心迷走中枢紧张性增高，于是引起心率减慢、心缩力减小、心输出量减少、血管扩张、外周阻力降低等效应，从而使动脉血压下降。此反射也称为**降压反射（depressor reflex）**。反之，当动脉血压降低时，压力感受器传入冲动减少，降压反射减弱，血压回升。

实验证明，当血压在正常平均动脉压水平[大约100 mmHg（13.3 kPa）]附近发生变动时，压力感受性反射

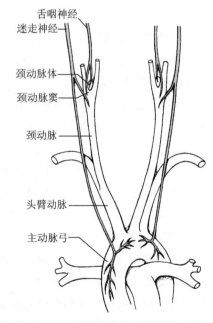

图 6-17 颈动脉窦区和主动脉区的压力感受器与化学感受器

舌咽神经
迷走神经
颈动脉体
颈动脉窦
颈动脉
头臂动脉
主动脉弓

最敏感，纠正偏离正常水平的血压的能力最强。动脉血压偏离正常水平愈远，压力感受性反射纠正异常血压的能力愈低。压力感受性反射在心输出量、外周血管阻力、血量等发生突然变化的情况下，在对动脉血压进行快速调节、维持动脉血压相对稳定中发挥重要作用。

2. 心肺感受器引起的心血管反射　在心脏和肺循环大血管壁内存在着许多感受器，总称为**心肺感受器（cardiopulmonary receptor）**。其传入神经位于迷走神经内。按感受适宜刺激的性质，可将心肺感受器分为两类：一类是感受压力和容量变化的，称为**容量感受器（volume receptor）**；另一类是感受前列腺素、缓激肽等化学物质刺激的，称为**化学感受器（chemoreceptor）**。当血容量增大或化学物质刺激时，引起的反射效应是交感紧张性降低，迷走紧张性加强，导致心输出量减少，外周血管阻力降低，血压下降。同时，由于回心血量的增加或减少，刺激容量感受器，传入冲动相应发生增加或减少，传入冲动经迷走神经进入中枢后，通过增加或减少下丘脑血管升压素的分泌，调节肾远曲小管和集合管对水的重吸收，使循环血量恢复正常水平，这是血压调节的另一负反馈环路。

3. 颈动脉体和主动脉体化学感受性反射　在颈总动脉分叉处和主动脉弓区域，存在着**颈动脉体（carotid body）**和**主动脉体（aortic body）**化学感受器。它们是由上皮细胞构成的扁椭圆形小球，埋于血管壁外结缔组织中，有丰富的血管和传入神经末梢。当血液成分发生改变，如缺氧、二氧化碳增多或血液 pH 降低时，这些化学感受器兴奋，由窦神经和主动脉神经传至孤束核，然后使延髓内呼吸神经元和心血管活动神经元活动发生变化。化学感受性反射对心管活动的直接效应是心率减慢，心输出量减少，冠状动脉舒张，骨骼肌和内脏血管收缩。由于增加外周阻力作用超过心输出量减少的作用，故血压升高。化学感受性反射的效应主要引起呼吸运动加强，并间接引起心率加快、心输出量增加、外周阻力增大、血压升高等效应。

二、体液调节

心血管活动的体液调节主要包括激素和局部代谢产物对心血管活动的调节。参与心血管系统调节的激素主要由肾上腺、神经垂体和心房等分泌。

（一）全身性体液调节

心血管活动的全身性体液调节是指一些化学物质（如激素）通过血液携带，广泛作用于心血管系统，对心血管活动进行调节。

1. 肾素－血管紧张素系统　肝合成的**血管紧张素原（angiotensinogen）**，在肾合成和分泌的蛋白酶——**肾素（renin）**作用下水解，形成**血管紧张素（angiotensin）**。血管紧张素包括血管紧张素Ⅰ、血管紧张素Ⅱ和血管紧张素Ⅲ，其中缩血管作用最强的是血管紧张素Ⅱ。血管紧张素Ⅱ既可使全身小动脉收缩，又可使交感缩血管神经活动加强。此外，血管紧张素还具有促进升压素分泌和肾上腺皮质分泌醛固酮的作用，进而影响血压（图6-18）。

2. 肾上腺素和去甲肾上腺素　**肾上腺素（adrenaline）**和去甲肾上腺素均能使心率加快，心脏活动加强，心输出量增加，但两者最终作用的结果取决于靶细胞膜上的受体类型及其与受体的亲和力。肾上腺素与 α 和 β 肾上腺素能受体的结合作用都较强，而去甲肾上腺素主要与 α 和 β_1 肾上腺素能受体结合，与 β_2 受体结合的能力较弱。肾上腺素主要通过增加心输出量使血压升高，对总的外周阻力影响不明显。去甲肾上腺素的作用能引起全身血管广泛收缩，增加外周阻力使血

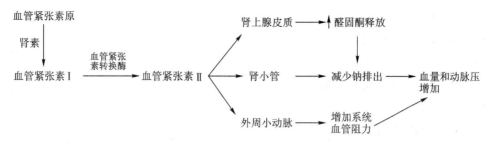

图6-18　肾素-血管紧张素-醛固酮系统对血量和血压的调节

压升高。虽然去甲肾上腺素对心脏的直接作用是加强心脏活动，但由于其强的升压效应，继而引起较强的减压反射，因此总的效应反而使心率减慢。肾上腺素对外周阻力影响不大，对心肌的直接作用非常明显，因而临床常作为强心剂使用。

3. 升压素　升压素（**vasopressin**）又称**抗利尿激素**（**antidiuretic hormone**），由下丘脑视上核和室旁核神经元合成。升压素能加强肾小管和集合管对水的重吸收。大剂量升压素可直接作用于血管，使血管收缩，血压升高。

（二）局部性体液调节

在组织代谢过程中产生的一些化学物质，如 CO_2、H^+、腺苷、组胺等，通过调节微动脉和毛细血管前括约肌的收缩，调节局部血流量。

第五节　淋巴系统

一、淋巴系统的组成及主要功能

淋巴系统是循环系统的一个组成部分，它由淋巴管、淋巴结、脾等组成。

（一）淋巴管

淋巴管可根据结构和功能不同分为毛细淋巴管、淋巴管、淋巴干和淋巴导管。毛细淋巴管是淋巴管的起始部分，位于组织间隙，以膨大的盲端起始（图6-19），彼此吻合成网。毛细淋巴管汇合成淋巴管，其数量超过静脉血管。淋巴管经过一系列淋巴结群后，最后汇合成9条较大的淋巴干，9条淋巴干分别汇入两条大的淋巴导管，即右淋巴导管和胸导管，最后分别注入左、右静脉角。淋巴管的主要功能是回收一部分组织液，是淋巴循环的管道。

（二）淋巴结

淋巴结为圆形或椭圆形结构，大小不一，存在于

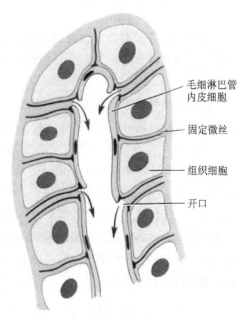

毛细淋巴管内皮细胞

固定微丝

组织细胞

开口

图6-19　毛细淋巴管盲端结构示意图

淋巴管经过的地方，其主要功能是产生淋巴细胞、浆细胞和抗体以及滤过淋巴液（图 6-20）。淋巴细胞在淋巴结内成熟后，被淋巴液带入血液循环，保持机体的细胞免疫和体液免疫反应水平。当细菌、异物随淋巴进入淋巴结时，可被淋巴窦内的吞噬细胞吞噬。

淋巴结成群存在，各群均收纳从一定区域回流的淋巴液。在体表极易摸到的淋巴结群有头颈部淋巴结群、腋窝淋巴结群、腹股沟淋巴结群（图 6-21）。

（三）脾

位于左季肋部第 9～11 肋间，其长轴与第 10 肋走向一致，是人体中最大的淋巴器官，其组织结构与淋巴结结构相似。脾具有许多重要功能，在胚胎期可产生各种血细胞，出生后仅产生淋巴细胞。脾血窦能贮存血液，是人体的血库。急需时，脾被膜收缩，将贮存的血液压

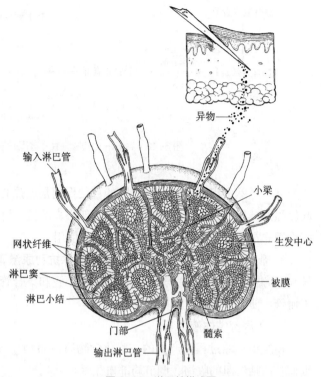

图 6-20 淋巴结模式图
细菌等异物进入机体后，当流经淋巴结时将被清除

出，补充和调节循环血量。脾内的巨噬细胞可清除血液内异物和细菌，吞噬衰老的红细胞、白细胞和血小板。

二、淋巴液的生成与淋巴循环

毛细淋巴管盲端为一封闭的管道，一层内皮细胞互相叠合，形成"瓣"状结构，防止液体倒流。毛细淋巴管壁外无基膜，通透性极高，所以组织液极易进入毛细淋巴管，形成淋巴液（图 6-19）。

许多毛细淋巴管汇合成较大的淋巴管。淋巴管与静脉相似，有瓣膜以防止淋巴液倒流。淋巴液通过淋巴结，最后经左侧胸导管和右侧淋巴导管进入两侧的锁骨下静脉。

淋巴循环是循环系统的重要组成部分。正常成人在安静状态下每天生成的淋巴液总量为 2～4 L，每小时约有 120 mL 淋巴液进入血液循环，故淋巴循环在组织液生成与回流的平衡中起着重要的作用。组织液中的蛋白质分子不能通过毛细血管壁进入血液，但却很容易通过毛细淋巴管进入淋巴，因此，淋巴回流是组织液中的蛋白质回到血液循环的唯一途径。此外，小肠绒毛的毛细淋巴管对营养物质特别是脂肪的吸收起重要作用。由肠道吸收的脂肪有 80%～90% 是通过这一途径进入血液的。淋巴回流还能清除组织液中不能被毛细血管吸收的较大分子、进入组织间隙的红细胞或侵入机体的细菌等，后者可被淋巴结中的巨噬细胞清除。

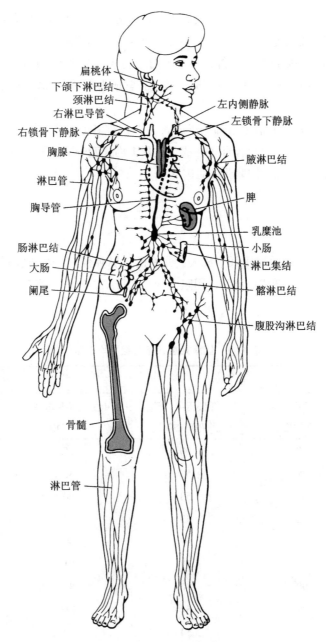

图6-21 人体全身主要淋巴结

第六节 儿童和青少年血液循环的功能特点

一、儿童和青少年心脏功能特点

(一)心率

新生儿心肌纤维较细，弹力纤维分布较少，心瓣膜等发育较差，所以心缩力弱，心率快，收缩压低。又由于新生儿心脏的神经支配以交感神经占优势，迷走神经发育尚未完善，也使心率加快。有些儿童、少年出现功能性心律不齐和杂音，仍属于生理现象。随着年龄的增长，自主神经对心脏调节日趋完善及心肌纤维变粗等，心率也随之递减。正常新生儿心率平均为 140 次 /min；至 3 ~ 4 岁时，为 105 次 /min；到 9 ~ 15 岁时，接近正常成人水平，平均 75 次 /min。

（二）心输出量

新生儿每搏输出量和每分输出量都低于成人，而相对值（每千克体重的输出量）却大于成人。年龄越小，相对值越大，这就保证了在成长过程中因代谢旺盛需要较多氧气的供应，也表明儿童、少年的心脏足以胜任短时间紧张的肌肉活动。

二、血压

由于心缩力弱，儿童的收缩压低于成人。儿童的动脉弹性好，对心脏射血有较大的缓冲作用。儿童的微血管特别粗，造成血流的外周阻力变小，舒张压较低。随着年龄增长，血压也逐渐升高（表 6-1）。

表 6-1 健康儿童各年龄组平均血压

年龄	男		女	
	收缩压平均值 /mmHg	舒张压平均值 /mmHg	收缩压平均值 /mmHg	舒张压平均值 /mmHg
4	89	50	85	49
5	89	50	88	51
6	91	53	90	53
7	92	53	93	56
8	92	57	90	56
9	91	57	91	56
10	90	50	89	53
11	91	54	993	55
12	90	54	98	57
13	96	57	100	63
14	98	61	99	66
15	104	66	107	68
16	110	67	107	68
17	113	69	108	68
18	112	69	110	70

1 mmHg=0.133 kPa

第七节　冠脉循环和脑循环

冠脉循环是分布于心脏的血液循环，由冠状动脉、毛细血管和冠状静脉组成。左、右冠状动脉分别从主动脉基部发出，走向心脏表面。右冠状动脉主要分布于右心房、右心室和室间隔后部，也分布到左心室一部分。左冠状动脉为两支，分布于左心房、左心室、室间隔前部。心肌中毛细血管丰富，几乎每根肌纤维都伴有一条毛细血管。毛细血管汇合成小静脉。心脏静脉血的极大部分汇集入冠状静脉窦回到右心房，小部分直接进入右心房和右心室。冠脉循环的生理功能是供给心肌氧气和营养物质，带走其代谢产物。由于心肌几乎完全依靠有氧代谢提供能量，耗氧量很大，因而需要充分的血液供应。正常情况下进入冠脉循环血量占心输出量的 8%～9%。

脑循环的血液来自颈内动脉和椎动脉，它们在脑底吻合成大脑动脉环，然后分支进入脑内，静脉血由颈内静脉返回心脏。脑组织需氧代谢率高，耗氧量大（约占全身耗氧率的 20%）。因此，需要有持续的血液供应。动脉血压稳定对保证脑组织的血液供应具有重要的生理意义。

小　　结

血液循环系统由心脏和血管组成，淋巴循环是血液循环的辅助系统。根据血液循环的路途，将其分为体循环和肺循环两部分。

心脏是血液循环的动力器官，其主要功能是泵血。心脏的泵血功能与心脏的结构特点和生理特性有关。正常情况下，窦房结产生自动节律性兴奋，并将兴奋经特殊传导系统传到整个心脏，保证了心房和心室肌细胞分别成为两个功能合胞体。心室在心脏泵血功能中的作用更为重要。心室的收缩和舒张引起心室内压的变化，通过瓣膜有序的开放与关闭，导致血液的射出与回流，使血液周而复始地沿一个方向流动。

一个心动周期，心脏完成一次射血。心脏泵血功能通常用每搏输出量和每分输出量来评价，心脏泵血功能也受心室舒张末期的充盈量、心肌收缩能力、动脉血压及心率变化等因素的影响。

血管分为动脉、静脉和毛细血管。动脉血压的形成是以心血管内血液充盈为基础，是心脏收缩射血与血流外周阻力相互作用的结果。大动脉管壁弹性大，对收缩压有一定的缓冲作用，使动脉血压在心舒期仍能维持在较高水平。静脉血管管壁薄，压力低，静脉回流受心肌收缩力、体位、骨骼肌收缩及呼吸运动的影响。毛细血管是物质交换的场所。

心血管活动受神经、体液的调节。在神经调节中，压力感受性反射总的效应是使心率减慢、心缩力减小、动脉血压下降，是一种"减压反射"；容量感受性反射的总体效应是使交感紧张性降低、迷走紧张性加强，导致血压下降；颈动脉体和主动脉体化学感受性反射产生的总体效应是使外周血管收缩、总外周阻力增高，最终使血压升高。体液调节主要是肾上腺素、去甲肾上腺素、肾素-血管紧张素系统和升压素的调节，从而使心输出量满足各器官在不同生理状态下对血流量的需要。

（陕西师范大学　安书成）

复习思考题

1. 名词解释

　　血液循环　窦性心律　自动节律性　心动周期　心输出量　心率　血压　微循环

2. 简述体循环和肺循环的途径和意义。

3. 简述人体心脏的基本结构。

4. 心室肌细胞动作电位有哪些特点？

5. 心脏为什么会自动跳动？窦房结为什么能成为心脏的正常起搏点？

6. 期外收缩与代偿间歇是怎样产生的？

7. 在一个心动周期，心脏如何完成一次泵血过程？

8. 影响心输出量的因素有哪些？如何影响？

9. 简述动脉血压的形成及其影响因素。

10. 简述支配心血管的神经及其作用。

11. 动脉血压是如何维持相对稳定的？

12. 简述肾上腺素、去甲肾上腺素对心血管活动的影响。

参 考 文 献

［1］柏树令. 系统解剖学. 北京：人民卫生出版社，2005.

［2］王玢，左明雪. 人体及动物生理学. 3版. 北京：高等教育出版社，2009.

［3］姚泰. 生理学. 2版. 北京：人民卫生出版社，2010.

［4］朱妙章. 大学生理学. 3版. 北京：高等教育出版社，2009.

［5］Vrthur A，Sherman J，Luciano D. Human Physiology. 7th ed. New York：McGraw-Hill Companies，1998：382–437.

网上更多……

　📝 课后同步练习

第七章
呼吸系统

机体与外界环境之间进行气体交换的过程,称为**呼吸**（**respiration**）。机体活动所需的能量和维持体温所需的热量都来自体内营养物质的氧化。氧化过程所需要的 O_2 必须从外界摄取,而机体产生的 CO_2 必须及时向外界排出。由于 O_2 和 CO_2 都不能在体内大量贮藏,因此,O_2 的摄取和 CO_2 的排出必须在生命过程中始终不断地进行,这样才能保证体内新陈代谢的正常进行和内环境的相对恒定。一旦呼吸停止,代谢中断,生命也将终止。

呼吸过程包括 3 个互相联系的环节:①外呼吸,又称肺呼吸,包括肺通气（外界空气与肺泡之间的气体交换）和肺换气（肺泡与肺毛细血管血液之间的气体交换）。②气体在血液中的运输。③内呼吸,又称组织呼吸,指血液与组织细胞之间的气体交换（图 7-1）。通过这 3 个环节,O_2 被运输到细胞内,细胞在代谢过程中产生的 CO_2 则被排出体外。

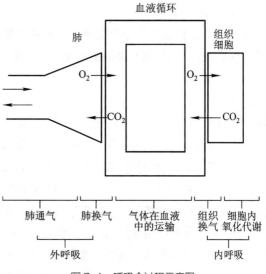

图 7-1 呼吸全过程示意图

第一节　呼吸器官

呼吸系统（respiratory system）由呼吸器官组成，包括鼻、咽、喉、气管、支气管和肺（图7-2）。

一、呼吸道

呼吸道是气体进出的通道，由鼻、咽、喉、气管和各级支气管组成。通常又将鼻、咽、喉称上呼吸道，气管和各级支气管称下呼吸道。

（一）鼻

鼻（nose）是呼吸道的起始部分，又是嗅觉器官。它由外鼻、鼻腔及鼻旁窦3部分组成。鼻腔被鼻中隔分为左右两腔，前有鼻前孔与外界相通，后以鼻后孔通向咽部。鼻腔表面衬以黏膜。鼻腔与鼻中隔上部的黏膜内有嗅细胞，司嗅觉。鼻旁窦（副鼻窦）为鼻腔周围含气骨腔的总称。共有4对，即上颌窦、额窦、筛窦和蝶窦。

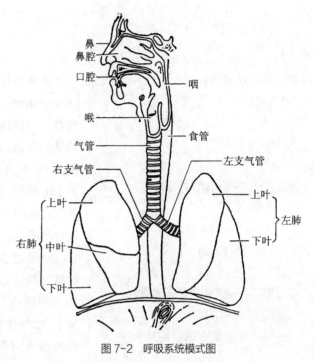

图7-2　呼吸系统模式图

鼻旁窦均与鼻腔相通，里面衬的黏膜与鼻腔黏膜相连。鼻旁窦参与湿润和加温吸入的空气，并对发音起共鸣作用。

儿童由于面部和颅骨发育未完全，鼻和鼻腔相对短小，鼻黏膜柔软，富有血管，鼻腔较狭窄，因此易受感染，且轻微感染即引起充血、流涕，造成鼻腔闭塞，呼吸困难，甚至患鼻炎。

（二）咽（见第八章）

（三）喉

喉（larynx）既是呼吸气体的通道，又是发音器官。喉上方借韧带连于舌骨与咽相通，下方与气管相连续。喉结构复杂，由软骨、韧带、喉肌和黏膜构成。喉软骨是喉的支架，主要包括单块的甲状软骨、环状软骨、会厌软骨和成对的杓状软骨等（图7-3）。甲状软骨是喉软骨中最大的一个，位于舌骨下方，环状软骨的上方，构成喉的前壁和侧壁的大部分。甲状软骨由左、右两块四方形软骨板在前方互相愈合，连结处向前突出，称喉结，成年男子尤为显著。环状软骨形似指环，位于甲状软骨下方，起支持呼吸道的作用。会厌软骨位于甲状软骨后上方，上端宽并游离于喉口上方，当吞咽时，喉口即被会厌关闭，以防止食物和唾液误入喉腔和气管。喉腔表面也被覆黏膜，黏膜在喉腔侧壁形成两对皱襞，上方一对称室襞，有保护作用。下方一对称声襞，又称声带。在声襞黏膜下有声带肌。两声襞之间的裂隙称声门裂，气体通过声门裂时，振动声带可发出声音（图7-4）。

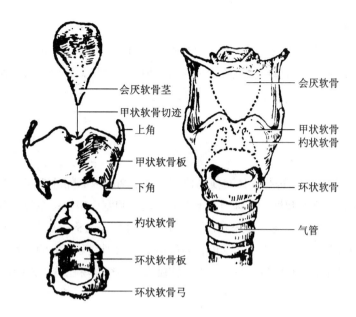

图 7-3　喉的连接

喉的位置高低随性别、年龄有所差异。一般女子比男子的稍高，小儿比成人高，随着年龄增长，喉的位置逐渐下降，老年人的较低。儿童喉腔狭窄，黏膜柔软，富于血管，发生炎症时，常因水肿而引起喉阻塞、出现呼吸困难。3 岁以内的男女小儿其喉头外形相似。3 岁以后，男孩的甲状软骨骨板角度变锐，10 岁以后喉结逐渐明显，形成男性喉形。男孩、女孩的声带发育不同，青春期后，男性喉的发育很快，特别是喉的前后径加大，男性约 23 mm，女性仅约 18 mm，因而男性音调较女性为低。

（四）气管和支气管

气管（trachea） 位于食管前方，为后壁略扁平的圆筒状管道。上与喉相连，向下进入胸腔，至第 4、5 胸椎交界处分为左右支气管。气管由 14 ~ 16 个半环状的气管软骨和连于其间的环韧带构成，成人的气管长 11 ~ 12 cm。气管软骨环的缺口朝向后面，缺口之间有弹性纤维膜联系，其内含有平滑肌。

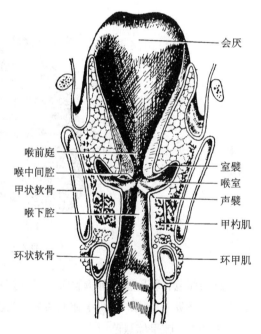

图 7-4　喉腔额状断面

支气管（bronchus） 分为左、右支气管。左支气管细而长，长 4 ~ 5 cm，其上方有主动脉弓跨过；右支气管短而粗，长约 3 cm，呈陡直的位置。因此，有异物误入气管时，最易堕入右支气管内。支气管的构造与气管基本相似，左、右支气管在肺门处先分出肺叶支气管，经肺门入肺。

气管及支气管壁自内向外由黏膜层、黏膜下层及外膜 3 层组成。黏膜层有纤毛上皮细胞，纤毛可向咽喉方向摆动，将尘粒与细菌等随黏液一起运送到咽，经咳嗽反射排出。黏膜下层有气管腺，开口于黏膜表面，可分泌黏液。外膜由半环形透明软骨和结缔组织构成，软骨环缺口处的平滑肌收缩时，气管管径缩小。

儿童的气管和支气管管腔较成人狭窄，软骨尚未硬固，气管黏膜柔嫩，黏液分泌不足，纤毛运动能力差。因此，儿童的气管与支气管比成人易受损伤，尘埃颗粒以及微生物的侵入对儿童的危害性大。

二、肺

肺（lung）是容纳气体和进行气体交换的器官，位于胸腔内纵隔的两侧，左右各一。肺组织呈海绵状，质软而轻，富有弹性。右肺因膈下有肝，较左肺宽而略短；左肺因心脏偏左，较右肺窄而稍长。左右肺均近似圆锥形，上端为肺尖，下端为肺底（又称隔面），外侧为肋面。肺被肺裂分为数叶，左肺被叶尖裂分为上、下2叶；右肺被上方的副裂和下方的叶间裂分为上、中、下3叶（图7-5）。纵隔面中央有肺门，是支气管、肺血管、神经及淋巴管出入肺之处。

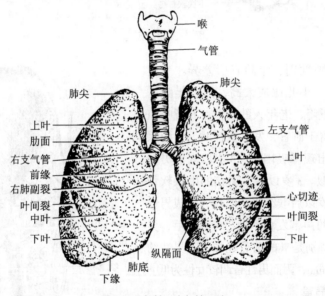

喉
气管
肺尖
肺尖
上叶
肋面
左支气管
右支气管
上叶
前缘
右肺副裂
心切迹
叶间裂
叶间裂
中叶
下叶
下叶
纵隔面
肺底
下缘

图7-5　气管、支气管和肺

肺表面包有脏胸膜（肺胸膜），光滑透明，肺的颜色随年龄和职业而不同。初生儿为淡红色，成人因不断吸入尘埃，沉积于肺泡壁内变为深灰色，老年人则呈蓝黑色，而接触粉尘较多的人及长期吸烟人的肺呈棕黑色。

肺实质由导管部（支气管树）、呼吸部（主要是肺泡）和肺间质（肺小叶和肺泡间的各种结缔组织细胞、血管、淋巴管、淋巴组织、神经等）组成。

（一）肺的导管部

从支气管入肺门处开始，在左肺分为2支，右肺分为3支。各支又反复分支，形成树枝状，故称为支气管树。其最细的分支称为细支气管（又称小叶支气管），一个细支气管连同所属的肺组织构成一个肺小叶。支气管分支次数越多，管腔越细，管壁越薄，其组织结构也相应发生改变，黏膜的上皮逐渐变薄，纤毛和腺体逐渐减少以至消失；外膜的软骨环逐渐变为片，并减少，至细支气管处完全消失，平滑肌则相对的增多。平滑肌的舒张和收缩直接影响管腔的大小，这些平滑肌受迷走神经和交感神经的双重支配。迷走神经兴奋时，平滑肌收缩，管腔变小；交感神经兴奋时，平滑肌舒张，管腔变大，具有控制进入肺泡内气流量的作用。

（二）肺的呼吸部

肺的呼吸部包括呼吸性细支气管、肺泡管、肺泡囊和肺泡。呼吸性细支气管兼有呼吸通道与气体交换的功能，其管壁的某些部位向外突出形成肺泡。**肺泡（alveoli of lung）**是半球形的囊泡，直径 $200 \sim 250 \ \mu m$，气体在此进行交换。在电子显微镜下观察，肺泡壁由单层上皮细胞构成，下面衬有一层基膜。成人肺泡有 3 亿~4 亿个，总面积约 $70 \ m^2$。儿童肺的弹力组织发育较差，间质发育旺盛，血管丰富。6~7 岁时，肺泡的组织结构与成人基本相似，但肺泡数量较少。随年龄增长，体格的发育，肺总容积则逐渐增加。出生后几个月及青春期发育最迅速。新生儿肺重约 50 g，6 个月约 100 g，1 岁约 150 g，12 岁约 500 g，成年人约 1 000 g。

吸烟可导致肺泡壁间隔的破坏和间质纤维化，是患肺癌的重要致病因素。

三、胸膜和胸膜腔

胸膜（pleura）属浆膜，分为脏层与壁层。脏层贴在肺的表面，壁层紧贴在胸壁内面、膈肌上面和纵隔的外侧面，脏层胸膜和壁层胸膜在肺门处互相连续，因此，在纵隔的两侧，胸膜的脏层和壁层之间各形成一个密闭的腔隙，称**胸膜腔（pleural cavity）**。正常情况下，胸膜腔只是一个潜在的腔隙，其中只有极少量浆液。由于液体分子之间具有较强的凝聚力，使胸膜的脏层与壁层紧密相贴。因此，当胸腔扩大与缩小时，肺也随之扩大与缩小。同时，少量的液体可减少呼吸运动时胸膜层与壁层之间的摩擦。

第二节　呼吸运动与肺通气

呼吸肌收缩舒张引起的胸廓扩大与缩小称为呼吸运动。吸气时，吸气肌收缩，胸腔的前后左右和上下径均增大，肺容积随之扩大，空气被吸入肺内，称为吸气动作。呼气时胸腔各径皆缩小，肺容积随之缩小，肺内部分气体被驱出，称为呼气动作。由此可知，肺的通气是胸廓运动的结果。肺通气的过程中，肺内容积的变化和压力的变化密切相关。

一、呼吸运动

呼吸运动是呼吸肌的舒缩运动，是呼吸肌（主要是胸壁的肋间肌和膈肌）在神经系统控制下，进行有节律地收缩和舒张所造成的。

（一）肋间肌与膈肌运动

肋间肌位于肋骨之间，分为内外两层，肋间外肌肌纤维走行方向是由上一肋骨的下缘斜向下一肋骨的上缘。当肋间外肌收缩时，肋骨和胸骨都向上提升，肋骨下缘向外侧偏转，从而增大胸腔的前后径和左右径，产生吸气效应。肋间内肌的肌纤维斜行方向与肋间外肌相反，当其收缩时，使肋骨更向下斜，使胸腔前后、左右径均缩小，促进呼气。

膈肌位于胸、腹腔之间，构成胸腔的底，静止时向上隆起，形似钟罩。两侧凸面向上，周围部为肌质，中央为腱膜（中心腱）。当膈肌收缩时，中心腱移动不大，而两侧穹窿突起则向周围降落。膈肌收缩越强，横膈的位置越低，中心腱也明显下降。这样则使胸腔上下径增大，肺容积随之扩大，产生吸气动作。膈肌舒张时，腹壁收敛，迫使腹腔内脏回复原状，使胸腔上下径缩小，造成呼气。

（二）呼吸形式

根据参与活动的呼吸肌的主次、多少和用力程度，可将呼吸运动分为不同的形式。

1. 平静呼吸与用力呼吸　安静状态下，呼吸运动平稳而均匀。吸气是主动的，是由膈肌和肋间外肌的收缩引起的；呼气则是被动的，此时呼气肌并不收缩，只是吸气肌舒张，肋骨由于重力作用而下降，膈肌由于腹内压的作用而回位，使胸腔缩小，肺容积随之缩小。用力吸气时，其他辅助吸气肌，如胸锁乳突肌、胸大肌等也参加收缩，以加强吸气动作；用力呼气时，除呼气肌收缩外，腹壁肌也参加收缩，以加强呼气动作。

2. 腹式呼吸与胸式呼吸　由膈肌收缩舒张而引起的呼吸，因表现在腹壁的起伏，称为腹式呼吸。以肋间肌收缩为主所引起的呼吸运动，称为胸式呼吸。一般情况下，呈腹式和胸式混合式呼吸，只有在腹部或胸部活动受限时才可能出现某种单一的呼吸形式。

二、肺内压与胸膜腔内压

（一）肺内压

肺内压（intrapulmonary pressure） 是指肺泡内的压力。当肺内压低于大气压时，气体入肺，引起吸气；反之，当肺内压高于大气压时，气体出肺，引起呼气。可见气体进出肺是由于大气和肺泡气间的压力差导致的。自然呼吸时，肺内压随肺容积而变。由于肺本身没有收缩舒张的能力，因此肺的张缩完全依赖于胸廓的张缩，而胸廓的张缩则是通过呼吸肌的收缩和舒张实现的。只要肺内压与大气压之间存在压力差，肺通气就可随呼吸运动不断进行。其具体过程为：呼吸肌收缩→胸腔容积变化→肺容积变化→肺内压变化→肺泡与大气间压力差产生→肺通气。

（二）胸膜腔内压

胸膜腔内的压力简称**胸内压（intrapleural pressure）**。测量方法是先将一根较粗的注射针头的尾部连于"U"形的检压计上，然后，将消毒后的针尖部斜插入胸膜腔内，在检压计上可看到胸内压比大气压低，所以称为胸内负压（图7-6）。由于该方法属创伤性测定，故一般用于动物实验。

胸内负压是出生以后发展起来的。随着婴儿出生后的第一次呼吸开始，肺即充气而始终处于扩张状态；而胸廓发育的速度快于肺的发育速度，故胸廓的自然容积总是大于

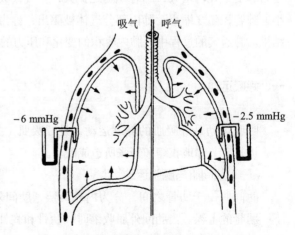

图7-6　胸内负压的测定

肺的自然容积。由于胸膜的壁层和脏层紧贴，所以肺总是处于一定程度的扩张状态。被牵引的肺因本身的弹性作用会产生回缩力，以趋于肺的自然容积。肺回缩力的产生与肺泡表面薄层液体具有很大的张力有关。这样就有两种力量通过胸膜的脏层作用于胸膜腔。一是肺内压，使肺泡扩张；二是肺回缩力，使肺泡缩小。两者方向相反。因此，

$$胸膜腔内压 = 肺内压 - 肺回缩力$$

在吸气末或呼气末，肺内压等于大气压。以大气压为零，则

$$胸膜腔内压 = - 肺回缩力$$

肺的回缩力越大，胸膜腔负压越大，肺的回缩力越小，胸膜腔负压越小。因此，随着每次呼吸运动，胸内压也发生波动。平静吸气之末，胸内压为 $-6 \sim -10$ mmHg；平静呼气之末，胸内压为 $-3 \sim -5$ mmHg。用力呼吸时，胸内压波动也随之增大。在用力吸气时，胸内压可达 -30 mmHg。胸内负压的生理意义在于：一方面可以使肺泡保持稳定的扩张状态而不致萎陷；另一方面可作用于胸腔内的心脏和大静脉，降低中心静脉压，促进静脉血和淋巴液的回流。

若因某种原因导致胸膜腔密闭性破坏（不论胸壁或肺受损伤），使空气进入胸膜腔内，这种情况称为**气胸（pneumothorax）**。由于空气的进入，造成胸膜腔内的负压消失，肺依靠自身的回缩力量而立刻萎缩，严重者可影响肺通气的进行。若胸膜破损伤口与大气相通，称开放性气胸。临床上有时将一定量的空气注入一侧胸膜腔内，使肺的某一部分组织塌陷休息，以达到治疗目的，这称为闭锁式人工气胸。

三、肺容量与肺通气量

（一）肺容积与肺容量

肺容纳的气体量称为**肺容量（lung capacities）**。在呼吸过程中，肺的通气量和容积发生有规律的周期性变化，变化的大小取决于呼吸运动的强度和深度。用肺量计可以测量和描记呼吸运动中吸入和呼出的气体容积，所描记的曲线称肺量图。从肺量图可直接读出人体在进行各种不同深浅的呼吸运动时肺容量或容积的变化。

肺容量可分为以下部分：

①潮气量，为平静呼吸时，每次吸入或呼出的气体量。一般成人平均约为 500 mL。②补吸气量，为平静吸气之末再尽力吸入的最大气量。一般成人平均为 2 000 mL。③补呼气量，指平静呼气之末再尽最大力量呼出的气量。一般成人约 900 mL。④余气量，即尽最大努力呼气之后，肺内尚遗留的不能呼出的气体量。平均约 1 000 mL（图 7-7）。

潮气量、补吸气量、补呼气量三者总和为**肺活量（vital capacity）**。肺活量的大小反映肺每次通气的最大能力，在一定程度上可作为衡量肺通气功能的指标。肺活量有相当大的个体差异，与年龄、性别、呼吸肌强弱等有关。

（二）肺通气量

在单位时间内入肺或出肺的气量，称为**肺通气量（pulmonary ventilation）**。

1. 每分通气量　指肺在每分钟吸入或呼出的气量，即每分钟呼吸频率与潮气量的乘积。

$$每分通气量 = 潮气量 \times 呼吸频率（次 / min）$$

正在发育期的儿童，胸廓狭小，呼吸肌较弱，肺容量相对的也小，故每次呼吸量的绝对值小

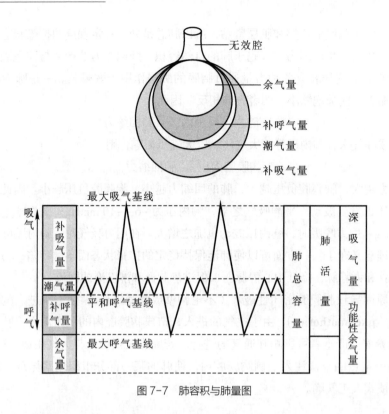

图 7-7　肺容积与肺量图

于成人；而此时期的代谢旺盛，对氧的需求量大。因此，呼吸频率较快。

2. 肺泡通气量　呼吸时存在于呼吸道内的气量，并不参与肺泡与血液之间的气体交换，故称为解剖无效腔，其容积约为 150 mL。而每次吸入肺泡的新鲜空气因血流在肺内分布不均而未能全部与血液进行气体交换，这一部分的肺泡容量称为肺泡无效腔。肺泡无效腔与解剖无效腔一起合称为**生理无效腔（physiological dead space）**。正常人的生理无效腔等于或接近于解剖无效腔。由于无效腔的存在，每次吸入的空气并不全部进入肺泡。吸气时，首先进入肺泡的是上次呼气之末存留于呼吸道内的肺泡气，然后才是新吸入的空气；呼气时则先呼出的是上次吸气之末充盈于呼吸道内的吸入气，然后才是肺泡气。计算真正有效的气体交换应以肺泡通气量为准。

每分肺泡通气量 =（潮气量 – 无效腔气量）× 呼吸频率（次 / min）

肺泡通气量是反映肺通气效率的重要指标。呼吸频率与潮气量都是直接影响肺泡通气量的因素。在一定的呼吸频率范围内，深而慢的呼吸比浅而快的呼吸更为有效，肺泡气体更新率更高。

第三节　呼吸气体的交换与运输

呼吸气体的交换包括气体在肺泡的交换和在组织的交换，即肺泡和血液之间，血液和组织之间的 O_2 和 CO_2 的交换。在这两个过程中，血液则担负 O_2 和 CO_2 的运输任务。

一、呼吸气体的交换

呼吸气体透过肺泡壁和肺毛细血管与血液中的气体进行交换，由血液运送至全身，再透过毛细血管壁和组织细胞膜与细胞进行气体交换，这些交换都是通过物理扩散（也称弥散）方式实现的。这种方式应首先考虑呼吸气中 O_2 和 CO_2 所占的容积百分比及其分压差。

（一）呼吸气体的分压差与气体交换

呼吸气体的交换动力主要是气体的分压差。分压是指混合气体中各种气体的压力。气体分压可从总的大气压力及其在大气中的容积百分比计算而得。在计算各种气体分压时，还必须考虑到气体中所含的水蒸气压。在标准大气压（760 mmHg）下，37℃时的饱和水蒸气的压力为 47 mmHg。在计算呼吸气压时，应从 760 mmHg 中减去 47 mmHg。如干燥的肺泡气总压力在标准情况下应为 760–47=713 mmHg。肺泡气中，O_2 的容积约占 14.3%，其分压则为 713×14.3%=102 mmHg；CO_2 容积百分比约为 5.6%，其分压则为 713×5.6%=40 mmHg。

（二）肺换气与组织换气

肺泡气、血液、组织液之间存在着 O_2 的下坡分压梯度，而 CO_2 分压梯度则相反。静脉血中 O_2 分压比肺泡气的约低 62 mmHg，而 CO_2 分压则高于肺泡气 6 mmHg。组织中的 O_2 分压最低，CO_2 分压最高。由于每种气体存在着分压差，就引起各种气体顺着各自的分压差从分压高处向分压低处扩散，如肺内 O_2 从肺泡扩散入静脉血；静脉血中的 CO_2 扩散至肺泡。在组织内，O_2 由血液扩散入组织液，组织液中的 CO_2 扩散入血（图7-8）。

影响气体扩散的因素除分压差外，还有呼吸膜厚度和扩散面积，气体的溶解度和相对分子质量。

肺泡气中的 O_2 向毛细血管血液中扩散或 CO_2 由毛细血管向肺泡扩散时，都至少要通过6层膜：①肺泡内含有表面活性物质的液体层。②肺泡上皮细胞层。③上皮基底膜层。④肺泡上皮和毛细血管膜之间的间隙。⑤毛细血管基膜层。⑥毛细血管内皮细胞层。这6层合称肺泡–毛细血管膜，即**呼吸膜（respiratory membrane）**（图7-9）。呼吸膜的厚度不一，平均约 0.6 μm，有很大的通透性，气体扩散通过此膜的速度与同样厚度的水层相似。

二、气体在血液中的运输

O_2 和 CO_2 在血液中是以化学结合和物理溶解两种形式运输的（图7-10）。在血液中，98%以

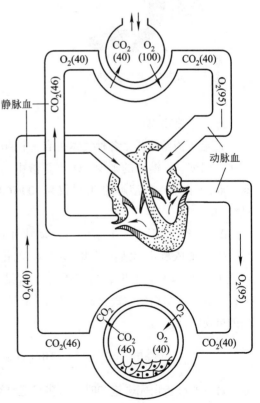

图7-8　气体交换示意图

上的 O_2 和 95% 的 CO_2 是以化学结合的形式运输的。以物理溶解形式存在和运输的气体量虽然很少，但却是化学结合所必需的一个中间阶段，两种形式密切联系，以保持该气体在血液中的含量及分压的动态平衡。

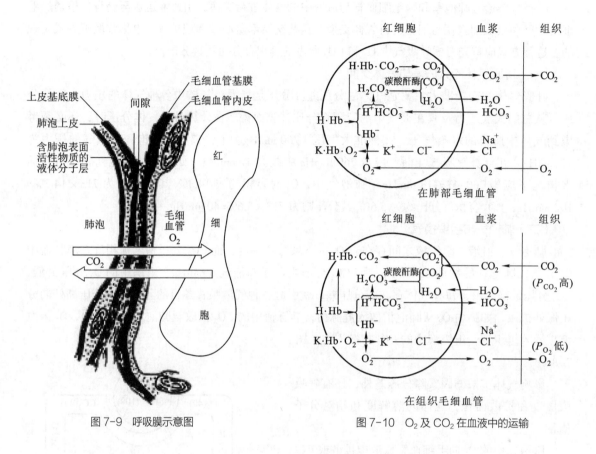

图 7-9　呼吸膜示意图　　　　　　图 7-10　O_2 及 CO_2 在血液中的运输

（一）氧的运输

1. 物理溶解形式　各种气体在溶液中的溶解度决定于该气体的分压和温度：分压大，溶解的就多；温度高，溶解的则少。O_2 在血液中的溶解度很低，动脉血中，O_2 分压如为 100 mmHg，在每 100 mL 血液中能溶解的 O_2 量仅为 $100/760 \times 2.2 = 0.3$ mL，仅占 O_2 总量的 1.5%，其余的为化学结合 O_2。

2. 化学结合形式　在每 100 mL 动脉血中，以化学结合的形式运输的 O_2 可达 20 mL。由此可见，O_2 主要依靠化学结合形式运输。O_2 的化学结合是与血红蛋白的亚铁离子结合，这种结合是可逆的，当 O_2 分压高时，血红蛋白与 O_2 结合疏松，生成氧合血红蛋白（HbO_2）；当 O_2 分压低时，氧合血红蛋白则解离为血红蛋白（习惯上称为还原血红蛋白）和 O_2。下式表示 O_2 与血红蛋白的可逆结合：

$$Hb + O_2 \xrightleftharpoons[\text{O_2分压降低}]{\text{O_2分压升高}} HbO_2$$

每克血红蛋白完全饱和时，最多只能结合 1.34 mL O_2，正常成人每 100 mL 血约含 15 g 血红蛋白，最多能结合 20 mL O_2。

（二）二氧化碳的运输

CO_2 的运输形式包括物理溶解（5%）和化学结合两种形式。化学结合主要以 HCO_3^-（88%）和氨基甲酰血红蛋白（7%）形式在血浆中运输。

1. HCO_3^- 的形式　CO_2 主要是以 HCO_3^- 的形式在血浆中运输。溶解在血浆中的 CO_2 透过红细胞膜进入红细胞。红细胞内有碳酸酐酶，在碳酸酐酶的催化作用下，CO_2 和 H_2O 生成 H_2CO_3。H_2CO_3 不断解离为 H^+ 和 HCO_3^-，H^+ 与释放 O_2 后的血红蛋白结合。当红细胞内 HCO_3^- 浓度超过血浆中 HCO_3^- 浓度时，HCO_3^- 又透过细胞膜进入血浆中，因此血浆中 HCO_3^- 浓度增高。同时血浆中等量的 Cl^- 转移到红细胞内，以保持离子的平衡。这一过程称**氯转移（ chloride shift ）**。

2. 氨基甲酰血红蛋白的形式　一部分 CO_2 能直接与血红蛋白的自由氨基结合形成氨基甲酰血红蛋白，此反应迅速、可逆，无需酶参加。其反应如下：

$$HbNH_2O_2 + H^+ + CO_2 \underset{\text{肺部}}{\overset{\text{组织}}{\rightleftharpoons}} HHbNHCOOH + O_2$$

第四节　呼吸运动的调节

呼吸运动与心脏活动有相似之处，即都是有节奏的、日夜不停的活动。但这两种活动的起因却有很大不同。心肌具自律性，而呼吸肌是骨骼肌，本身没有自律性。但是在中枢神经系统支配下，呼吸肌可以产生自律性收缩，而且呼吸的幅度和频率经常能使肺泡通气量适应机体新陈代谢的需要。呼吸运动可以随意或不随意进行，这些体现了中枢神经系统对呼吸运动的完善调节。

中枢神经系统对呼吸运动的调节可分为两个方面：一方面是自动节律性的控制，主要是低位脑干的功能，它可以产生正常的呼吸节律；另一方面是随意的控制，主要是大脑皮质的功能，它可以改变正常的节律呼吸，进行与意识有关的活动，如屏气、说话、唱歌等。

一、呼吸中枢与呼吸节律的形成

中枢神经系统内部产生和调节呼吸运动的神经元群称为**呼吸中枢（ respiratory center ）**。呼吸中枢不是孤立地集中在中枢神经系统的某一个部位，而是广泛分布在中枢神经系统内，包括大脑皮质、脑干和脊髓等。正常的呼吸有赖于各级中枢间的相互配合。

（一）呼吸中枢

1. 脊髓　在脊髓颈节段灰质前角有呼吸运动神经元。颈髓 3 ~ 5 节的前角神经元发出支配各膈肌的运动神经（膈神经）。当神经元兴奋时，通过膈神经将冲动传至膈肌，引起膈肌收缩。胸髓 1 ~ 11 节有支配肋间肌的运动神经元。当这些神经元兴奋时，可使肋间肌收缩。实验证明：如果将脊髓与延髓切断，呼吸停止。所以，呼吸节律不是脊髓产生的。

2. 低位脑干（延髓和脑桥）　动物实验表明，在延髓和脑桥之间横断，保留延髓以下的部分，动物仍有节律性呼吸，表明延髓是产生原始的节律性呼吸活动的基本部位。但此时的呼吸并非正常，提示正常呼吸节律的形成还有赖于脑的其他部分参与。若在中脑与脑桥之间横断脑干，则动物呼吸无明显改变。这说明最基本的呼吸中枢在延髓，而正常呼吸节律的形成需要延髓与脑桥的共同配合（图7-11）。

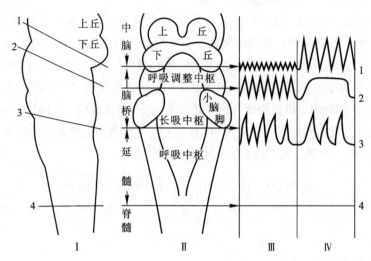

图 7-11 横切动物脑干对呼吸运动的影响

呼吸曲线向上为吸气，向下为呼气

Ⅰ. 脑干左侧面；Ⅱ. 脑干背侧面（1，2，3，4表示各个横切部位）；Ⅲ. 未切迷走神经；Ⅳ. 已切迷走神经

延髓的呼吸相关神经元分为背侧呼吸组和腹侧呼吸组。背侧呼吸组以吸气神经元为主，同时接受肺牵张感受器和外周化学感受器的传入冲动，起着整合信息和调节呼吸运动的作用。腹侧呼吸组含有吸气神经元和呼气神经元。其中的**前包钦格复合体（pre-Bötzinger complex）**可能是呼吸节律起源的关键部位。

当从脑桥上 1/3 处横切后，再将两侧迷走神经切断，实验动物则出现持久的吸气动作和非常短促的呼气，故称此为"长吸式"呼吸，控制吸气动作的中枢则称为"长吸中枢"。如脑桥的上 1/3 部位受到刺激时可以抑制长吸中枢的活动，使呼吸运动的节律性更接近正常，故认为脑桥上部存在着抑制吸气的中枢，称它为呼吸调整中枢。

脑桥的呼吸神经元相对集中于臂旁内侧核和相邻的 Kolliker-Fuse（KF）核，合称 PBKF 核群。PBKF 与延髓呼吸中枢有双向联系，形成调控呼吸的神经网络（图7-12）。

3. 高位脑 脑桥以上的高级中枢对于呼吸运动的调节主要是使不随意的呼

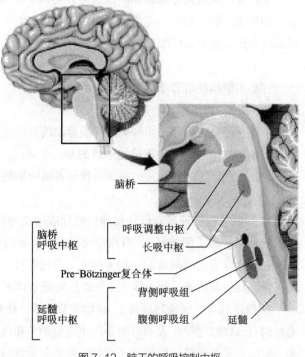

图 7-12 脑干的呼吸控制中枢

吸运动控制变得完善。当体温升高或环境气温增高时，下丘脑体温调节中枢受刺激而间接作用于脑干各呼吸中枢使呼吸变浅，频率加快，以加速水汽蒸发，促进散热。当情绪紧张或激动时，呼吸常随心血管活动的加强而加快加深，这种反应被认为是和边缘系统某些部分的兴奋有关。在日常生活中，人们可以在一定限度内随意控制呼吸的深度与节律，谈话、朗诵、体育活动、练气功时呼吸频率和深度在很大程度上受大脑新皮质的随意控制，而且还可以建立起呼吸条件反射。

（二）呼吸节律的形成

当延髓吸气中枢兴奋时，它一方面向下发出冲动，到达脊髓吸气肌运动神经元引起吸气动作；另一方面又向上发出冲动，到达脑桥上部的呼吸调整中枢使其兴奋。当呼吸调整中枢兴奋时，它可抑制长吸中枢及吸气中枢的活动，使延髓吸气中枢的活动转入抑制，引起被动呼气。此后，由于延髓吸气中枢的活动转入抑制，上传到呼吸调整中枢的冲动减少，呼吸调整中枢的兴奋活动减弱，则对长吸中枢以及延髓吸气中枢的抑制也减弱，延髓吸气中枢又重新兴奋，继而又发生吸气动作。这样就形成了吸气与呼气交替的节律性呼吸运动。

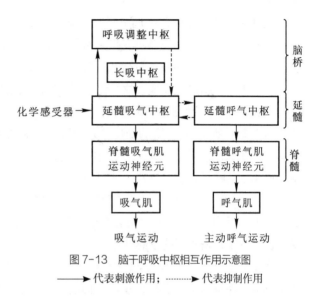

图 7-13　脑干呼吸中枢相互作用示意图
──→ 代表刺激作用；·······→ 代表抑制作用

由此可见，节律性的呼吸运动是延髓吸气中枢的兴奋活动被高位呼吸中枢下传的抑制性冲动（或通过吸气切断机制）周期性的切断所造成的。

对呼吸调整中枢、长吸中枢、延髓呼吸中枢以及脊髓呼吸肌运动神经元之间的相互关系总结如图 7-13。

二、呼吸的反射性调节

呼吸节律虽起源于脑，但呼吸运动也受来自呼吸器官自身以及血液循环等其他器官系统感受器传入冲动的反射性调节。

（一）肺牵张反射

将动物麻醉后，以人工方法使肺部充气，引起肺部扩张时，可引起吸气活动抑制。反之，从肺内抽气使肺缩小时，则引起吸气活动加强。切断迷走神经后，上述反应消失，说明这是由迷走神经参与的反射性反应。这种肺的扩张或缩小而引起吸气的抑制或加强的效应，称为**肺牵张反射**（**pulmonary stretch reflex**）。肺牵张反射的感受器主要分布在支气管和细支气管的平滑肌层中，称为肺牵张感受器。吸气时，肺扩张，当肺内气量达到一定容积时，肺牵张感受器兴奋，发放的冲动增加，冲动沿迷走神经传入纤维到达延髓，抑制吸气中枢的活动，终止吸气，发生呼气。呼气时，肺缩小，对牵张感受器的刺激减弱，传入冲动减少，解除对吸气中枢的抑制，吸气中枢再次兴奋，再次产生吸气，由此开始另一个新的呼吸周期。

平和吸气时，此反射对呼吸节律的调节不起主要作用。只有在深吸气时，肺扩张程度增大，肺牵张反射才可能起作用。

（二）化学感受性呼吸反射

化学因素对呼吸运动的调节也是一种反射性调节。化学因素主要是动脉血液或脑脊液中的 O_2、CO_2 和 H^+。

1. 化学感受器　参与呼吸调节的化学感受器因其所在部位的不同，分为外周化学感受器和中枢化学感受器。

颈动脉体和主动脉体是调节呼吸和循环的重要外周化学感受器。在整体上，当空气中 O_2 分压下降时，这些化学感受器可发生兴奋，经窦神经和主动脉神经传入延髓，兴奋呼吸中枢，从而引起呼吸加快、加深和通气量增加，反射性的加强呼吸运动。由于颈动脉体位于颈内外动脉分叉处，是血液进入脑必经之地，故有化学因素监测站之称。

实验证明，在延髓腹外侧浅表部位有化学感受区或称为中枢化学感受器，它对缺 O_2 并不敏感，但对脑脊液中 H^+ 浓度的变化特别敏感。当血液中 CO_2 浓度增高时，血浆中 CO_2 很容易透过血脑屏障进入脑脊液，使脑脊液的 H^+ 浓度升高，刺激延髓的化学感受区，再通过一定的神经联系，使延髓的呼吸神经元兴奋，呼吸加强。

2. CO_2、H^+ 和 O_2 对呼吸的调节　呼吸的功能之一是维持体液中 CO_2 和 H^+ 浓度的相对稳定。血液中 CO_2 及 H^+ 浓度的改变引起呼吸中枢兴奋性改变的途径有二：一是直接作用于中枢化学感受器，另一是兴奋外周化学感受器。

在正常情况下，中枢化学感受器对 CO_2 分压变化的敏感性比外周的化学感受器强，所以中枢化学感受器在维持 CO_2 分压的稳定方面起主要作用。但当呼吸中枢化学感受区的敏感性受到抑制时，呼吸中枢对于由主动脉体和颈动脉体化学感受器传来的冲动仍能发出加强呼吸的反应。CO_2 浓度过高时，将直接麻痹呼吸中枢，所以不仅不能使呼吸加强，反而使其减弱甚至停止呼吸。

动脉血中 CO_2 分压升高和 H^+ 浓度增加时，也对外周化学感受器起刺激作用，兴奋后发出的冲动沿窦神经和迷走神经传入纤维传到延髓，兴奋呼吸中枢，使呼吸运动加强。

缺 O_2 对呼吸的作用完全是通过外周化学感受器实现的。切断动物的窦神经或切除颈动脉体后，缺 O_2 就不再引起呼吸加强。缺 O_2 对中枢的直接作用是抑制。

（三）呼吸肌本体感受性反射

呼吸肌本体感受性反射是指呼吸肌本体感受器传入冲动引起的反射性呼吸变化。呼吸肌也具有肌梭感受器（属本体感受器），接受肌肉牵张的刺激。当呼吸道阻力增加时，呼吸运动立即加强。如在吸气时增加吸气阻力，则吸气肌收缩加强；在呼气时增加呼气阻力，则呼气肌收缩加强。除去阻力，呼吸恢复原状。切断动物相应的脊神经背根，上述呼吸肌本体感受性反射减弱或消失。而切断迷走神经，这种反射仍然存在。

动物实验中切断颈脊髓和胸脊髓的脊神经背根，可见呼吸运动减弱。这说明呼吸肌本体感受性反射在维持正常呼吸运动中具有一定的作用。

（四）防御性呼吸反射

1. 咳嗽反射　这是一种常见的反射活动。喉、气管和支气管内壁黏膜上皮内的感受器受到机械刺激或化学刺激时，冲动由迷走神经传入纤维传入延髓呼吸中枢，再经传出神经到达声门和呼吸肌，引起咳嗽反射。反射活动开始时，先引起吸气肌收缩，产生短促而深的吸气，接着声门紧闭，然后产生急促而又强烈的呼吸动作，呼吸肌强烈收缩，使肺内压迅速上升，继之声门突然开放，在高气压差推动下，强大的气流从肺快速冲出，把呼吸道中的异物、痰液等排出。因此，咳嗽反射具有清洁、保护和维持呼吸道畅通的作用。

2. 喷嚏反射　由鼻黏膜受刺激所引起，传入神经是三叉神经。喷嚏反射与咳嗽反射相类似，所不同的是打喷嚏时悬雍垂（腭垂）下降，舌压向软腭，使气流主要从鼻孔冲出，可清除鼻孔中的异物或刺激物。

三、运动时呼吸的变化与调节

运动时较安静时机体代谢增强，要求呼吸系统发生变化以适应机体有氧代谢的需要。此时呼吸加深加快，肺通气量增大。潮气量可从安静时的 500 mL 增加到 2 000 mL，呼吸频率亦有明显增加，每分肺通气量可达 100 L 以上。

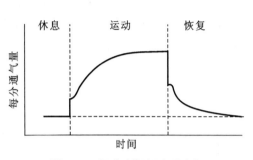

图 7-14　运动时的肺通气量变化

运动时肺通气量的增加有一个过程。开始时通气量骤升，然后缓慢升高，并稳定在一定水平。运动停止，通气量骤降，然后缓慢下降，逐渐恢复到运动前水平（图 7-14）。

在运动开始时通气的骤升与条件反射有关，是在运动锻炼过程中形成的。另外运动肌肉关节的本体感受器受到刺激，其传入冲动也可反射性地刺激呼吸。

在运动初期，机体耗氧量增多，氧的供应暂时不足，所欠下的"氧债"，需要在运动停止后偿还，所以运动停止后的一段时间内，呼吸仍然处于增强状态，通气量的恢复较慢。

小　结

呼吸包括 3 个互相联系的环节：外呼吸（肺通气和肺换气）、气体在血液中的运输和内呼吸（血液与组织细胞之间的气体交换）。

呼吸系统由呼吸器官组成，包括鼻、咽、喉、气管、支气管和肺。肺泡是气体交换的场所。呼吸运动是呼吸肌的舒缩运动，是呼吸肌（肋间肌和膈肌）在神经系统控制下，进行有节律地收缩和舒张所形成的。肺通气的动力来自呼吸运动。

肺通气过程中，肺内压与胸内压随呼吸周期而发生变化。胸内负压可以使肺泡保持稳定的扩张状态，同时促进静脉回流。

呼吸气体透过肺泡壁和肺毛细血管与血液中的气体进行交换，再通过血液运送至全身，透过毛细血管壁和组织细胞膜与细胞进行气体交换，这些交换都是通过物理扩散方式实现的。呼吸气体的交换动力是气体的分压差。肺泡气、血液、组织液之间存在着 O_2 的下坡分压梯度，而 CO_2 分压梯度则相反。由于每种气体存在着分压差，就引起各种气体顺着各自的分压差从分压高处向分压低处扩散。

O_2 和 CO_2 在血液中是以化学结合和物理溶解两种形式运输的。O_2 以与血红蛋白结合的形式运输，CO_2 以 HCO_3^- 和氨基甲酰血红蛋白两种形式运输。

中枢神经系统对呼吸运动的调节包括自律性的控制和随意控制两个方面，分别由延髓和大脑皮质完成。呼吸中枢是指在中枢神经系统内部产生和调节呼吸运动的神经元群，这些神经元分布在中枢神经系统的不同部位。延髓的呼吸中枢可分为背侧细胞群和腹侧细胞群，由吸气神经元和呼气神经元组成。节律性的呼吸运动是延髓吸气中枢的兴奋活动被高位呼吸中枢下传的抑制性冲动（或通过吸气切断机制）周期性的切断所造成的。脑桥的中、下部存在一个长吸气中枢。脑桥的上部位存在着呼吸调整中枢。正常的呼吸有赖于各级中枢间的相互配合。

呼吸的反射性调节包括肺牵张反射、呼吸肌本体感受性反射、防御性呼吸反射以及化学性反射。

参与呼吸调节的化学感受器因其所在部位的不同分为外周化学感受器和中枢化学感受器。颈动脉体和主动脉体是调节呼吸和循环的重要外周化学感受器。延髓腹外侧浅表部位有中枢化学感受器。

（华南师范大学　李东风）

复习思考题

1. 名词解释

外呼吸　内呼吸　肺通气　肺换气　呼吸运动　胸内压　潮气量　肺活量　无效腔　呼吸膜　氯转移　呼吸中枢　肺牵张反射

2. 呼吸的全过程及生理意义是什么？

3. 胸内负压的成因及其生理意义是什么？

4. 肺通气的动力是什么？

5. 影响肺换气的因素有哪些？

6. 比较深而慢和浅而快的呼吸，哪一种呼吸效率高，为什么？

7. 无效腔对呼吸运动有何影响？

8. 体内缺 O_2、CO_2 增多、酸中毒时，对呼吸有何影响？

9. 呼吸节律是如何形成的？

10. 吸烟对呼吸系统有何危害？

参 考 文 献

［1］陈守良. 动物生理学.3 版. 北京：北京大学出版社，2005.

［2］朱大年. 生理学.7 版. 北京：人民卫生出版社，2008.

［3］Ganong W F. Review of Medical Physiology. 22th ed. New York：McGraw-Hill，2005.

［4］Sherwood L. Human Physiology. 4th ed. Pacific Grove：Brooks/Cole，2001.

网上更多……

✎ 课后同步练习

第八章
消化系统

第一节 概述

人体在生命活动过程中，必须不断从外界环境中摄取营养物质，作为生命活动能量的来源，满足机体生长、发育、生殖、组织修补等一系列新陈代谢活动的需要。营养物质的摄取是由消化系统来完成的。

一、消化系统的组成与功能

消化系统由消化管和消化腺两部分组成（图 8-1）。消化管是一条从口腔至肛门的迂曲的长管。根据位置、形态和功能的不同，分为口腔、咽、食管、胃、小肠和大肠。小肠盘曲于腹腔内，自上而下分为十二指肠、空肠和回肠 3 段。大肠位于小肠周围，分为盲肠、阑尾、结肠、直肠和肛管 5 部分，肛管末端以肛门通向体外。消化腺是分泌消化液的腺体，可分大、小两种。大消化腺是独立存在的器官，有唾液腺、胰和肝，它们以导管与消化管相通。小消化腺位于消化管管壁内，如食管腺、胃腺、肠腺等，它们直接开口于消化管管腔内（图 8-2）。

消化系统的主要功能是消化食物，吸收营养，并把食物残渣（粪便）排出体外，另有内分泌和免疫等功能。本章主要讨论消化、吸收及其调节。

消化（digestion）是指食物通过消化管的运动和消化液的作用被分解为可吸收成分的过程。消化的方式分为两种：一种是**机械性消化（mechanical digestion）**，即通过消化管的运动，将食物磨碎，并使其与消化液充分混合，同时将其向消化管远端推送；另一种消化方式是**化学性消化（chemical digestion）**，即通过消化液的各种化学作用，将食物中的营养成分分解成小分子物质。通常两种消化方

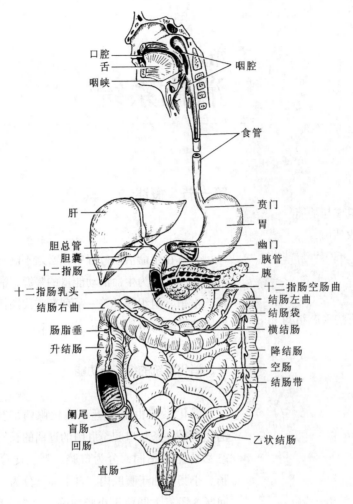

图8-1 消化系统模式图

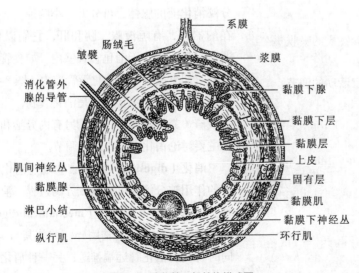

图8-2 消化管一般结构模式图

式同时进行，相互配合。食物经消化后，透过消化管黏膜上皮，进入血液和淋巴循环的过程称为吸收（absorption）。消化和吸收是以摄取营养为目的而相辅相成、紧密联系的两个过程。

二、消化管的一般结构

消化管各部具有一定的形态结构和功能特点，但也具有一些共同特征。除口腔和咽外，消化管壁由内向外一般分为黏膜、黏膜下层、肌层和外膜 4 层（图 8-2）。

（一）黏膜

黏膜（mucous membrane）位于腔面，由上皮、固有层和黏膜肌组成，是消化管各段结构差异最大、功能最重要的部分。

1. 上皮　衬在消化管壁的内表面，上皮的类型因其所在部位和功能不同而异。口腔、咽、食管和肛门的上皮为复层扁平上皮，以保护功能为主；其余各部均为单层柱状上皮，以消化吸收功能为主。上皮陷入固有层或黏膜下层，形成小消化腺，分泌黏液和消化酶。

2. 固有层　为疏松结缔组织，内含血管、淋巴管、小腺体和淋巴组织。

3. 黏膜肌层　为薄层平滑肌，一般为两层，内层为环行肌，外层为纵行肌。其收缩可使黏膜活动，促进固有层内的小腺体分泌物排出和血液运行，利于物质的消化和吸收。

（二）黏膜下层

黏膜下层（submucosa）由疏松结缔组织构成，内有较大的血管、淋巴管和黏膜下神经丛。

（三）肌层

除口腔、咽、食管上段和肛门处的肌层（muscular layer）为骨骼肌外，其余部分均为平滑肌。肌层一般分为内环行、外纵行两层。两层之间有肠肌神经丛，支配平滑肌的活动。肌层的收缩和舒张可促使消化液与食物充分混合成食糜，并不断推进食糜以利于消化和吸收。

（四）外膜

由薄层结缔组织构成者称纤维膜，分布于食管和大肠末段，与周围组织无明显界限，主要起连接作用。由薄层结缔组织与间皮共同构成者称浆膜，见于胃、大部分小肠与大肠，其表面光滑利于胃肠的活动。

三、消化管平滑肌的生理特性

消化管平滑肌具有肌组织的一般特性，如兴奋性和收缩性等，同时又有自己的特点。

（一）兴奋性

消化管平滑肌兴奋性较低，收缩缓慢。它的收缩需较长的时间才能发动起来，而恢复原有长度的过程也极慢。平滑肌收缩的潜伏期、收缩期和舒张期所占时间都比骨骼肌长。

（二）伸展性

消化管平滑肌有很大的伸展性，需要时可比原来的长度伸长 2~3 倍。如胃进食后的容积可比进食前的容积扩大数倍。

（三）紧张性

消化管平滑肌经常保持一种微弱的收缩状态，使消化管保持一定的张力或紧张性。消化管平滑肌的紧张性是肌肉本身的生理特性，对维持胃肠的形态和位置起重要作用。

（四）自动节律性

消化管平滑肌离体后，放入适宜的环境中，仍能进行节律性收缩，但收缩的节律不如心脏那样规则，且收缩非常缓慢。平滑肌这种自动节律性运动起源于肌肉本身，但在整体情况下是受中枢神经系统调节的。

（五）对理化刺激的敏感性

消化管平滑肌对电刺激不敏感，对机械牵张、温度变化和化学刺激较敏感，对一些生物组织产物的刺激特别敏感。如微量的乙酰胆碱可使它收缩，肾上腺素则使它舒张；牵拉肠段或降低其温度可使肠段收缩，升高温度则可使之舒张。消化管内的食物和消化液是平滑肌活动的自然化学刺激物。

四、消化腺的分泌功能

人每日由各种消化腺分泌的消化液总量达 6～8 L。消化液主要由水、无机盐和少量的有机物组成。其中最重要的成分是具有蛋白质性质的消化酶。消化酶有多种，可分别分解不同性质的食物（表 8-1）。消化液的主要功能有：①分解食物中的各种成分，最后变成适于吸收的物质。②为各种消化酶提供适宜的 pH 环境。③稀释食物，使其渗透压与血浆的渗透压相等，以利于吸收。④保护消化管黏膜，免受理化性损伤。

表 8-1　各种消化液的主要消化酶及其消化作用

消化液	分泌量/(L·d^{-1})	pH	主要成分	消化作用
唾液	1.0～1.5	6.6～7.1	唾液淀粉酶	淀粉→麦芽糖
胃液	1.5～2.5	0.9～1.5	胃蛋白酶（原）	蛋白质→䏡、胨
胰液	1.0～2.0	7.8～8.4	胰淀粉酶	淀粉→麦芽糖→葡萄糖
			胰脂肪酶	脂肪→甘油、脂肪酸
			胰蛋白酶（原）	蛋白质→多肽、氨基酸
			糜蛋白酶（原）	
			肽酶（原）	
胆汁	0.8～1.0	7.4（肝）	胆盐	乳化脂肪
		6.8（胆）		
小肠液	1.0～3.0	7.6	肠淀粉酶、二糖酶	淀粉→麦芽糖→葡萄糖
			肠脂肪酶	脂肪→甘油、脂肪酸
			肠肽酶	多肽→氨基酸
大肠液	0.5	8.3	黏液	

消化液是由具有分泌功能的腺细胞分泌的。它的产生包括腺细胞从周围摄取原料，在细胞内合成分泌物，并以颗粒等形式贮存，以及将分泌物排出等一系列复杂过程。以上过程是腺细胞的

主动活动，是新陈代谢的结果，需要消耗能量。

第二节　消化器官的形态结构

一、消化管

（一）口腔

口腔（oral cavity）是消化管的起始部，有吸吮、咀嚼、吞咽、感受味觉、初步消化食物和辅助发音等功能。口腔前为上、下唇，两侧为颊，上为腭，下为口腔底。向前经口唇围成的口裂通向外界，向后经咽峡与咽相通。口腔内有牙、舌等结构（图8-3）。

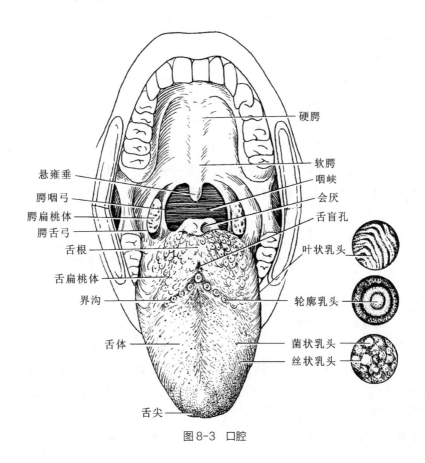

图8-3　口腔

1. **口唇**　可分上、下唇，外面覆以皮肤，中间是肌层，主要有口轮匝肌，内面衬有黏膜。上唇外面中线处有一纵行浅沟，称人中，为人类所特有。外表看到的红色部分为皮肤与黏膜的移行部，含有丰富毛细血管，呈鲜红色。

2. **颊**　位于口腔两侧，由黏膜、颊部肌肉和皮肤构成，在上颌第2磨牙牙冠相对的颊黏膜上有腮腺管的开口。

3. 腭　是口腔的顶，分隔鼻腔与口腔。前 2/3 为硬腭，以骨为基础，后 1/3 为软腭，以肌肉为基础。腭表面均覆盖有黏膜。软腭后部向后下倾斜的部分称腭帆，其后缘游离，正中部有垂向下方的突起称腭垂（悬雍垂）。软腭于两侧各向下方分出两条黏膜皱襞，前方一对为腭舌弓，后方一对为腭咽弓。腭垂、腭帆游离缘、两侧的腭舌弓、腭咽弓及舌根共同围成咽峡，它是口腔通咽的分界（图 8-3）。

4. 舌　位于口腔底，是肌性器官，具有协助咀嚼、吞咽、发音和感受味觉之功能。舌可分为舌尖、舌体、舌根 3 部分（图 8-3）。舌尖游离，舌根附着于舌骨，根与体之间以人字形的界沟分界。舌表面覆盖黏膜。舌下面正中线上的黏膜折成皱襞称舌系带，舌系带过短可影响舌的活动，不利于发音。舌系带根部的两侧有小的隆起称舌下阜，内有舌下腺和下颌下腺导管的开口。舌根部的黏膜内含有淋巴组织密集而成的小结节称舌扁桃体。在舌的表面可见许多小的黏膜突起，称舌乳头。舌乳头有 4 种类型：①轮廓乳头，7～9 个，排列在界沟的前方，体积大，乳头中央隆起，含有味蕾，为味觉感受器，司味觉。②菌状乳头，数目较少，体积稍大，呈红色钝圆的突起，散在于丝状乳头之间，多见于舌的侧缘及舌尖，含有少量味蕾。③叶状乳头，位于舌体后部两侧，亦含有味蕾，小儿较清楚，成人的已趋退化。④丝状乳头，体积小，数量最多，呈白色，遍布舌体的上面，似丝绒状，无味蕾，司一般感觉（图 8-3）。

5. 牙　为人体最坚硬的器官，镶嵌在上、下颌骨的牙槽内，有咬切、撕裂、研磨食物等功能。人一生中先后出现两副牙齿，在生后 6 个月左右开始长出乳牙，2～3 岁全部萌出，共 20 个，上、下颌各 10 个。自 6 岁开始至 12 岁期间，乳牙脱落，恒牙逐渐长出，共 32 个，上、下颌各 16 个。恒牙除第三磨牙（又称智牙）外，约于 13 岁前出齐。智牙一般在 18 岁以后才长出，也可终身不出，因此人的恒牙 28～32 个均为正常。根据牙的形态与功能，可把牙分为切牙、尖牙、前磨牙和磨牙。乳牙、恒牙的数目和排列情况可用下列牙式表示（左侧上、下颌牙）。

	切牙	尖牙	前磨牙	磨牙
乳牙	Ⅱ	Ⅰ	0	Ⅱ
	Ⅱ	Ⅰ	0	Ⅱ
恒牙	2	1	2	3
	2	1	2	3

从以上牙式可以看出，恒牙上、下颌牙齿每侧各有切牙 2 枚，尖牙 1 枚，前磨牙 2 枚，磨牙 3 枚。乳牙无前磨牙，磨牙只有 2 枚。口腔科诊治病牙时，为了迅速、准确地记录牙的部位，常以被检查者方位为准，以 "十" 记号划分为上、下颌及左右侧，共 4 个区，并以罗马数字 Ⅰ～Ⅴ 标示乳牙，用阿拉伯数字 1～8 标示恒牙，如 "⌊7" 表示左侧上颌第二恒磨牙；"Ⅴ⌋" 则表示右侧下颌第二乳磨牙。

牙在外形上分为牙冠、牙颈和牙根 3 部分（图 8-4）。牙冠是牙暴露于口腔内的部分。牙根嵌于牙槽骨内。牙颈是牙冠与牙根交界部，为牙龈所包被。牙由牙质、釉质、牙骨质和牙髓构成。牙质构成牙的大部分。在牙冠部的牙质外面覆有釉质，釉质为全身最坚硬的组织。在牙根的牙质外面包有牙骨质。牙腔内为牙髓，由结缔组织、神经和血管共同组成。根尖有一小孔称牙根尖孔，是神经、血管出入牙腔的孔道。牙髓一旦发炎，牙腔内压增高，压迫神经末梢引起剧烈的牙疼。平时应注意口腔卫生以防龋齿等牙齿疾病。

（二）咽

咽（pharynx）是漏斗形肌性管道，长约 12 cm，位于颈椎前方，上端起于颅底，下端约在第六颈椎下缘平面移行为食管（图 8-1）。咽的前壁不完整，自上而下分别与鼻腔、口腔和喉腔相通，据此可将咽分为鼻咽、口咽和喉咽三部分。食物由口腔经咽峡入咽腔再进入食管，鼻腔的空气经鼻后孔入咽腔再进入喉，然后进入气管。由于腭的形成，使口腔和鼻腔完全隔开，但在咽部仍有部分管道是消化和呼吸的共有通道。

（三）食管

食管（esophagus）是肌性管道，上端在平齐第六颈椎下缘处与咽相续，下行穿膈肌与胃的贲门相连。食管全长约 25 cm，有 3 个狭窄部。第一狭窄

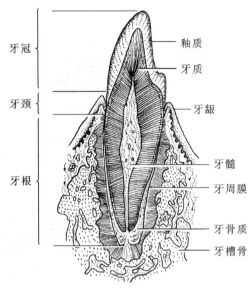

图 8-4 牙的构造

部位于起始处；第二狭窄部位于越过左支气管处；第三狭窄部位于穿膈肌处。第一狭窄部可阻止在吸气时空气从咽进入食管，第三狭窄部可防止内容物逆流入食管，第二狭窄部常是异物嵌顿滞留及食管癌的好发部位。食管的黏膜上皮为复层扁平上皮。肌层在食管上段为骨骼肌，中段为骨骼肌和平滑肌混合组成，下段是平滑肌。

（四）胃

胃（stomach）是消化管最膨大的部分，上连食管，下续十二指肠。其大、小和形态因胃充盈程度、体位、体形、年龄、性别的不同而有差异。

1. 胃的位置、形态与分部　胃大部分位于左季肋区，小部分位于腹上区。胃有上、下两口，大、小两弯和前、后两壁。胃的上口称贲门，接食管。下口称幽门，续十二指肠。前、后壁在上、下分别以弓状缘相接，上方为胃小弯，下方为胃大弯。胃小弯较短，凹向右上方，胃小弯的最低处为角切迹，它是胃体与幽门部在胃小弯的分界。胃大弯较长，凸向左下方。胃可分为 4 部，即近贲门的部分为贲门部；自贲门向左上方膨出的部分称胃底；胃的中部是胃体；角切迹至幽门之间的部分称幽门部。幽门部又分为幽门管和幽门窦（图 8-5）。新生儿的胃底不明显，进食时容易发生呕吐。

2. 胃壁的结构特点　胃壁由黏膜层、黏膜下层、肌层和浆膜层 4 层结构组成（图 8-6）。4 层结构中，黏膜层和肌层均比消化管其他部位厚。

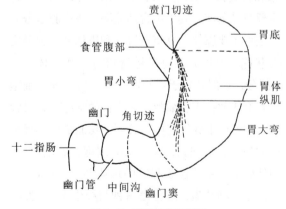

图 8-5 胃的形态与分部

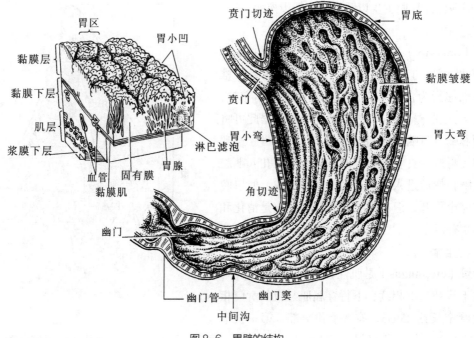

图 8-6　胃壁的结构

在胃的腔面，胃黏膜和黏膜下层向腔面突出形成高低不一，排列不甚规则的胃襞。当食物充盈时胃襞即可消失，胃空虚时胃襞增多。胃黏膜表面遍布不规则的浅沟，并交织成网状，将胃黏膜表面分隔成许多小丘样隆起，称胃区。胃区表面有许多小凹陷，称胃小凹，是胃腺的开口处。胃黏膜的上皮为单层柱状上皮，上皮细胞的顶端含有黏原颗粒。黏原颗粒排出后覆盖在黏膜表面，形成**黏液屏障（mucus barrier）**，能防止胃液内高浓度的盐酸与胃蛋白酶对胃黏膜的侵蚀。在固有层内布满由上皮下陷形成的许多小腺体，称胃腺。根据部位不同，胃腺分为贲门腺、幽门腺和胃底腺。贲门腺和幽门腺由黏液细胞组成，主要分泌黏液，其中不含消化酶。胃底腺是分泌胃液的主要腺体，分布于胃底和胃体部，为分支管状腺（图 8-7）。每条腺管可分为颈、体、底3部分，颈部开口于胃小凹的底。胃底腺的细胞主要有3种：①主细胞，又称胃酶细胞，数目较多，主要位于腺管的体、底部，功能是分泌胃蛋白酶原。②壁细胞，又称泌酸细胞，数量较少，胞体较大，主要位于腺管的颈体部，底部较少，功能是分泌盐酸，还分泌一种与维生素 B_{12} 吸收有关的物质——内因子。③颈黏液细胞，数量很少，多位于腺管的颈部，功能是分泌黏液。

胃的肌层较厚，由内斜行、中环行和外纵行

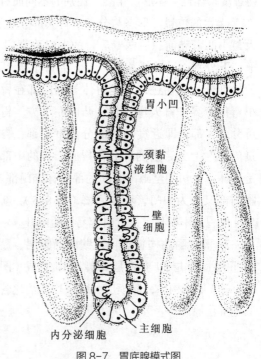

图 8-7　胃底腺模式图

3层平滑肌组成。中环行平滑肌在幽门处较厚，形成幽门括约肌。

（五）小肠

小肠（small intestine）上起幽门，下接盲肠，成人全长 5～7 m，是消化管中最长的一段（图 8-1）。

1. 小肠的分部　小肠分十二指肠、空肠和回肠 3 部。十二指肠长度为 20～25 cm，约为十二横指而得名。十二指肠呈 "C" 形，环抱胰头，可分上部、降部、水平部和升部。上部近幽门的一段肠管称十二指肠球，是十二指肠溃疡的好发部位。降部的后内侧壁上有一小乳头状隆起，称十二指肠乳头，是胆总管的开口处。水平部自右向左横跨第三腰椎体前方然后上升。升部接水平部上升至第二腰椎体左侧急转向前下方，形成十二指肠空肠曲，移行为空肠。空肠与回肠盘曲于腹腔的中、下部，借肠系膜固定于腹后壁。上段为空肠，约占全长的 2/5；下段为回肠，约占全长的 3/5。空肠与回肠两者之间无明显的分界线。

2. 小肠壁的结构特点　小肠壁的组织同样分为 4 层，但又有其适应消化吸收的结构特点（图 8-8）。

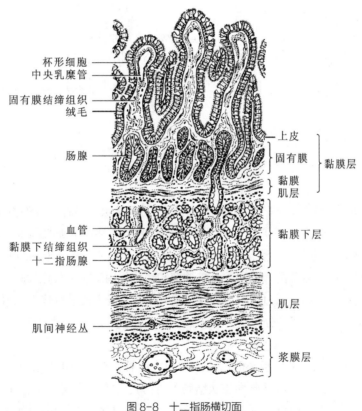

图8-8　十二指肠横切面

（1）环状襞　是由小肠的黏膜层和黏膜下层向肠腔突出的横行皱襞，这些皱襞在小肠扩张时也不消失。皱襞在小肠上段较发达，向下逐渐减少和变矮。环状襞扩大了小肠腔面的表面积。

（2）黏膜上皮　为单层柱状上皮，主要有吸收细胞和杯形细胞两种。吸收细胞为高柱状，核卵圆形位于基底部。肠绒毛表面的吸收细胞游离面有明显的纹状缘。电镜下观察，纹状缘是由许多细小的、密集的、规则排列的微绒毛构成。微绒毛使吸收细胞扩大了吸收表面积。杯形细胞散在于吸收细胞之间，胞体如杯形，分泌黏液，有润滑和保护作用。

（3）小肠绒毛　是位于环状襞表面细小的指状突起（图8-9）。小肠绒毛是黏膜上皮和固有层向肠腔突出形成的，十二指肠和空肠绒毛较高而且密集，回肠绒毛则较稀疏并逐渐变低。绒毛表面上皮主要有吸收细胞和杯形细胞。固有层组成绒毛的中轴，内含丰富的毛细血管网、神经和散在的平滑肌细胞，在绒毛的中轴有一纵行的以盲端起始的毛细淋巴管，称中央乳糜管，此管的另一端汇入黏膜下层的淋巴管。经吸收细胞吸收的氨基酸、葡萄糖、水和无机盐等进入毛细血管；吸收的脂肪物质主要进入中央乳糜管。绒毛中轴平滑肌细胞的舒缩，使绒毛不断伸缩以推动淋巴与血液运行，促进营养物质的吸收和输送。

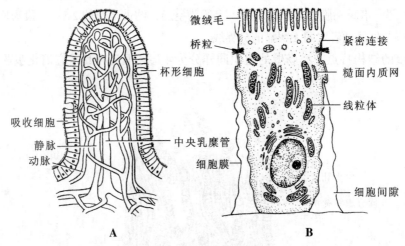

图 8-9　小肠绒毛与吸收细胞模式图
A. 小肠绒毛　B. 吸收细胞超微结构

（4）肠腺　是由小肠上皮下陷入固有层中所形成的管状腺，腺管开口于相邻绒毛根部之间，腺上皮与绒毛上皮互相连续（图8-8）。组成肠腺的细胞有5种：①吸收细胞，类似于绒毛上皮的吸收细胞，内含多种酶类，与消化有关。②杯形细胞，分泌黏液。③ paneth 细胞，常三五成群聚集在肠腺底部，内含溶菌酶和肽酶，具有杀菌和消化作用。④未分化细胞，分布于肠腺的下半部，是小肠上皮的干细胞，通过增殖、分化、迁移，对小肠上皮进行修复和再生。⑤内分泌细胞，散在于其他上皮细胞之间，分泌肽类激素。

（六）大肠

大肠（large intestine）是盲肠至肛门之间的粗大肠管，全长约 1.5 m，可分为盲肠、阑尾、结肠（包括升结肠、横结肠、降结肠和乙状结肠）、直肠、肛管5部分（图8-1）。大肠有区别于小肠的3个结构特点，即表面有三条纵行的结肠带；各带间有横沟隔成的囊状结肠袋；在结肠带附近有大小不等的肠脂垂（图8-1）。阑尾和直肠没有这些结构特点。大肠壁的结构特点是：黏膜表面光滑，无绒毛和环状襞；固有层内大肠腺较发达；肠上皮和大肠腺杯形细胞多。杯形细胞和肠腺分泌黏液，以润滑肠腔，保护肠黏膜。

二、消化腺

（一）唾液腺

唾液腺（salivary gland）　人的口腔除有若干小唾液腺（如唇腺、颊腺、舌腺等）外，还有 3 对大唾液腺，即位于耳前下方的腮腺、位于下颌骨体内面的下颌下腺和位于口腔底黏膜深面的舌下腺。大唾液腺为管泡状腺，腺泡分泌的唾液，由导管排入口腔。腮腺导管开口于正对上颌第二磨牙的颊黏膜上，下颌下腺和舌下腺的导管均开口于舌系带两侧的舌下阜（图 8-10）。

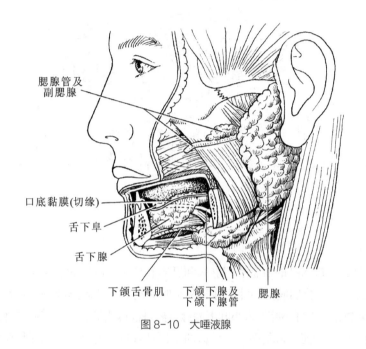

腮腺管及
副腮腺

口底黏膜(切缘)

舌下阜

舌下腺

下颌舌骨肌　　下颌下腺及　　腮腺
　　　　　　　下颌下腺管

图 8-10　大唾液腺

（二）胰

胰（pancreas）　为一带状腺体，横位于腹后壁。胰腺分头、体、尾 3 部。胰头被十二指肠环绕，中部为胰体，胰尾伸向左上方，与脾相接触。胰腺的实质由外分泌部和内分泌部组成。外分泌部占组织的绝大部分，为复管泡状腺，包括腺泡和导管两部分。腺泡分泌胰液，含各种消化酶。主导管称胰管，胰管从胰尾经胰体走向胰头，与胆总管汇合后开口于十二指肠乳头（图 8-1）。内分泌部是位于外分泌部腺泡之间大小不等的腺细胞团，称为胰岛（详见内分泌系统）。

（三）肝

肝（liver）　是人体内最大的消化腺，成人肝的质量男性为 1 230～1 450 g，女性为 1 100～1 300 g。肝质柔软，呈赤褐色。

1. 肝的位置和形态　肝大部分位于右季肋区和腹上区，小部分位于左季肋区。肝似楔形（图 8-1），可分上、下两面和前、后、左、右 4 缘。上面隆突光滑，借韧带分为左、右两叶，左叶小，右叶大。下面凹陷不平，中间的横沟称肝门，有左、右肝管、肝固有动脉、门静脉、神经和淋巴管出入。肝门的右前方有胆囊，右后方有下腔静脉。

2. 肝的结构　肝的表面包着一层被膜，被膜的结缔组织伸入肝的实质，将肝的组织分隔成

50 万 ~ 100 万个肝小叶。肝小叶呈多面棱柱体，长约 2 mm，宽约 1 mm。在肝小叶中央贯穿一条中央静脉。在肝小叶的横断面上，可见肝细胞以中央静脉为中心向四周呈放射状排列的肝细胞索。从立体结构上看，肝细胞排列成不规则的板状结构，称为肝板。在肝细胞索和肝板之间有扩大的窦状毛细血管，称肝血窦。肝血窦互相吻合并与中央静脉通连。在相邻肝小叶之间的结缔组织小区称**门管区（portal area）**，其中可见肝门 3 种主要管道的分支与属支，即小叶间静脉、小叶间动脉和小叶间胆管（8-11）。

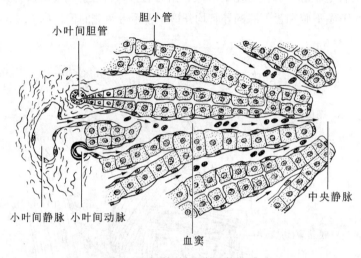

图 8-11 肝小叶与门管区的关系

3. 肝的血液循环　进入肝的血管有门静脉和肝固有动脉，故肝的血液丰富。门静脉和肝固有动脉入肝后，反复分支，分别成为小叶间静脉和小叶间动脉，两者继续分支一并通入肝血窦。再由肝血窦流入中央静脉，出肝小叶汇入小叶下静脉，经肝静脉出肝，注入下腔静脉，进入体循环。

4. 肝的功能　肝的功能非常复杂，对生命的维持具有重要意义，尤其在物质代谢中占有重要的地位。

（1）分泌胆汁　肝细胞分泌的胆汁对脂肪的消化和吸收起重要作用。

（2）代谢功能　体内的蛋白质、脂肪和糖的分解与合成都在肝细胞内进行，并可贮存在肝细胞内。肝细胞可将过多的血糖转化为肝糖原，将血液中的氨基酸转变成蛋白质加以贮存，当身体需要时，将这些物质分解再释放到血液中以供利用。

肝的代谢功能

（3）防御和解毒功能　肝血窦内的肝巨噬细胞有强大的吞噬能力，对人体有防御功能。进入人体的有毒物质和身体代谢产生的有毒物质进入肝后，在肝细胞和肝内各种酶的作用下被转变成无毒或毒性小的物质排出体外。

（4）造血功能　在胚胎时期，肝是重要的造血器官。

5. 胆囊与输胆管道　胆囊位于肝门右前方的胆囊窝内，呈梨形，有贮存、浓缩胆汁及调节胆道压力的作用。胆囊借胆囊管与胆总管相连通。肝细胞分泌的胆汁首先进入胆小管（相邻肝细胞膜内陷形成的小管道），经小叶间胆管汇入左、右肝管，出肝门汇入肝总管，肝总管与胆囊管汇合成胆总管。胆总管与胰管汇合，共同开口于十二指肠乳头。开口处有肝胰壶腹括约肌环绕。平时该括约肌收缩，胆汁经肝管、胆囊管入胆囊贮存。进食后，胆囊收缩和括约肌舒张，使胆汁排入十二指肠。

[附] 腹膜

腹膜为薄而光滑的浆膜，被覆于腹壁、盆壁内面和腹腔脏器表面。覆盖于腹壁及盆壁内面的称壁腹膜，覆盖于腹腔脏器表面的称脏腹膜。两层之间的腔隙称腹膜腔。腹膜经常分泌少量液体，湿润脏器，并减少其活动时的摩擦。此外，腹膜还有吸收液体，固定脏器等功能。

第三节 消化

一、口腔内消化

消化过程是从口腔开始的。食物在口腔内停留的时间很短，主要是被咀嚼磨碎，并与唾液混合湿润形成食团，便于吞咽。

（一）唾液

唾液（saliva）是由人口腔内的腮腺、下颌下腺、舌下腺和众多散在的小唾液腺分泌的混合液。

1. 唾液的性质和成分　唾液是无色、无味、近于中性（pH 6.6～7.1）的液体。其中水分占99%，其余为唾液淀粉酶、溶菌酶、黏蛋白、球蛋白和少量无机盐等。

2. 唾液的作用　①湿润和溶解食物，以便于咀嚼和吞咽，并引起味觉。②清除口腔中食物的残渣，冲淡和中和进入口腔的有害物质，对口腔起清洁保护作用。③唾液中的溶菌酶和免疫球蛋白有杀灭口腔内细菌和病毒的作用。④唾液中的黏蛋白可中和胃酸，并在胃酸作用下发生沉淀，附着于胃黏膜上，形成保护性屏障，以增强胃黏膜对抗胃酸的腐蚀作用。⑤唾液中的唾液淀粉酶，在近中性的环境中，可将淀粉分解为麦芽糖，在食物进入胃后还可以作用一段时间，直至食物 pH 小于 4.5 后才彻底失活。

（二）咀嚼与吞咽

咀嚼（mastication）是由各咀嚼肌按一定的顺序收缩而实现的，是随意运动，但通常是一种反射活动。咀嚼的作用是：①将食物切碎磨细。②将切碎的食物与唾液混合形成食团，便于吞咽。③使食物与唾液淀粉酶充分接触而产生化学性消化。④加强食物对口腔内各种感受器的刺激，反射性地引起胃、胰、肝、胆囊等器官的活动加强，为下一步的消化及吸收过程做好准备。

吞咽（swallowing）虽然可以随意发动，但整个过程是一个复杂的反射活动。根据食团在吞咽时所经过的部位，可将吞咽动作分为 3 期：

第一期：由口腔到咽。这是在大脑皮质控制下随意启动的。舌从舌尖到舌后部依次上举，抵触硬腭并后移，将食团挤向软腭后方至咽部。

第二期：由咽到食管上端。由于食团刺激了腭和咽部的感受器，引起一系列反射动作，包括软腭上升，咽后壁向前突出，封闭鼻咽通道；喉头上升并向前紧贴会厌，封闭咽与气管的通路，呼吸暂停；由于喉头前移，食管口张开，食团从咽被挤入食管上端。

第三期：沿食管下行至胃。食团进入食管后引起食管的蠕动。在食团的下端有一舒张波，上端有一收缩波，将食团逐步推送入胃（图 8-12）。蠕动是消化管（食管、胃、肠）的基本运动形式，是由消化管肌肉顺序舒张和收缩所形成的波形运动。

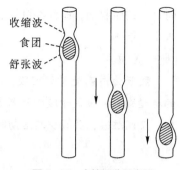

收缩波
食团
舒张波

图 8-12　食管蠕动示意图

二、胃内消化

食物在胃内将受到胃液的化学性消化和胃壁肌肉运动的机械性消化。

（一）胃液的性质、成分和作用

纯净的胃液是一种 pH 为 0.9～1.5 的无色液体。正常人每日分泌量为 1.5～2.5 L。胃液的主要成分包括无机物如盐酸、钠和钾的氯化物等，以及有机物如黏蛋白和消化酶等。

1. 盐酸　又称胃酸，由胃底腺的壁细胞分泌。盐酸的主要作用是：①激活胃蛋白酶原，使其转变成有活性的胃蛋白酶，并为其作用提供所需的酸性环境。②使食物中的蛋白质变性，易于水解。③抑制和杀灭随食物进入胃内的细菌。④盐酸进入小肠内可引起胰泌素的释放，从而促进胰液、胆汁和小肠液的分泌。⑤盐酸形成的酸性环境还有利于铁和钙在小肠内的吸收。盐酸对消化吸收功能有重要作用。盐酸分泌过少，会引起消化不良，食欲不振。胃酸分泌过多对胃和十二指肠黏膜有侵蚀作用，是溃疡病发病的重要原因之一。

2. 胃蛋白酶原　是由胃底腺的主细胞合成分泌的。在盐酸的作用下，或在酸性条件下，无活性的胃蛋白酶原转变为有活性的胃蛋白酶。胃蛋白酶为内切酶，可分解蛋白质产生䏣、胨和少量的多肽及氨基酸。胃蛋白酶作用的最适 pH 为 2.0～3.5，当 pH > 5 时便失活。

3. 黏液和碳酸氢盐　黏液是由胃黏膜的表面黏液细胞和胃腺中的黏液细胞所分泌，可润滑食物。碳酸氢盐（HCO_3^-）主要由表面黏膜细胞产生，可中和盐酸。二者联合作用形成"黏液－碳酸氢盐屏障"，该屏障在胃黏膜表面为不可溶性黏液凝胶层，可有效地保护胃黏膜，防止盐酸、胃蛋白酶以及胃内坚硬食物对胃壁的损伤。

4. 内因子　是由胃底腺壁细胞分泌的一种糖蛋白，它可与食物中的维生素 B_{12} 结合，形成一种复合物，从而促进维生素 B_{12} 的吸收。缺乏这种因子，会引起恶性贫血。

（二）胃的运动

胃运动的功能主要有：①容纳进食时摄入的食物。②对食物进行机械性消化。③以适当的速率向十二指肠排出食糜。胃底和胃体的前部（也称头区）运动较弱，主要是容纳食物。胃体的远端和胃窦（也称尾区）则运动明显。

1. 胃的运动形式

（1）**容受性舒张（receptive relaxation）**　当咀嚼和吞咽时，食物对咽和食管处感受器的刺激可通过迷走神经反射性地引起胃头区肌肉舒张，胃腔容量增加，称为容受性舒张。它适应于摄入大量食物，而胃内压变化不大。

（2）**紧张性收缩（tonic contraction）**　胃壁平滑肌经常保持一定程度的持续性收缩，称为紧张性收缩。这种紧张性收缩有助于保持胃的正常位置和形态，并使胃腔内有一定的压力，有利于消化液渗入食物，以及协助运送食物入十二指肠。

（3）**蠕动（peristalsis）** 食物入胃后 5 min 左右，胃蠕动开始。胃蠕动是朝幽门方向推进的环形收缩波，约每分钟 3 次。一般从胃的中部开始，一个蠕动波到达幽门约需 1 min，因此，常见几个蠕动波相继运行。胃的反复蠕动可将食物与胃液充分混合并推送胃内容物进入十二指肠。

2. **胃排空（gastric emptying）** 胃内食糜由胃排入十二指肠的过程称胃排空。一般在食物入胃后 5 min 即有部分食糜被排入十二指肠。胃排空的速度与食糜的理化性状有关。一般情况下，稀的流体食物比稠的固体食物排空快；颗粒小的食物比大块食物排空快；等渗溶液比非等渗液体排空快。在 3 种主要食物中，糖类排空最快，蛋白质次之，脂肪类最慢。混合性食物由胃完全排空通常需 4～6 h。

胃排空动力主要决定于胃与十二指肠的压力差。当胃内压超过十二指肠内压时，食物即由胃排出。胃的紧张性收缩和蠕动是产生胃内压的原因，也是促进胃排空的动力。因此，凡能增强胃运动的因素都能促进胃的排空；反之，则延缓胃的排空。食物对胃壁的刺激能加强胃的紧张性和胃的蠕动，提高胃内压，有利于胃的排空。当一部分胃内容物进入十二指肠后，食糜对十二指肠壁产生的机械性扩张刺激，以及带有胃酸的酸性食糜对十二指肠黏膜的化学刺激，又反过来通过神经反射作用抑制胃的运动，从而限制了胃的排空。随着肠内盐酸被中和，食物被消化，这种负反馈抑制也渐解除，胃的运动又加强，又逐步将胃内容物推送入十二指肠。因此，胃的排空是间断性的，如此反复进行，直到完全排空为止。幽门在排空中也起一定的作用，它可限制每次胃蠕动排出的食物量，而且可防止十二指肠内容物的倒流。

3. **呕吐** 是将胃及肠内容物从口腔强力驱出的动作。当舌根、咽部、胃、大小肠、胆总管、泌尿生殖器官、视觉和内耳前庭等处的感受器受到刺激时，都可反射性地引起呕吐。呕吐的中枢在延髓。呕吐时，膈肌和腹肌猛烈收缩，挤压胃内容物通过食管而进入口腔。同时，小肠发生逆蠕动，使小肠内容物倒流入胃，故呕吐物中常混有胆汁和小肠液。呕吐是可排出胃内有害物质的防御性反射活动，但频繁剧烈的呕吐可使消化液大量丢失，引起脱水和体内酸碱平衡紊乱。

三、小肠内消化

小肠内的消化极为重要。在这里，食糜受到胰液、胆汁和小肠液的化学性消化，以及小肠运动的机械性消化。食物通过小肠后，消化过程基本完成。许多营养物质也都在这一部位被吸收，食物残渣则从小肠进入大肠。食物在小肠一般停留 3～8 h。

（一）胰液的成分和作用

胰液是无色、无臭的碱性液体，pH 7.8～8.4。正常成人每日分泌胰液 1～2 L，内含有大量的碳酸氢盐和多种消化酶。碳酸氢盐能中和进入小肠的胃酸，使肠内保持弱碱性的环境，以利于肠内消化酶的活动。主要的消化酶有：

1. **胰淀粉酶** 将淀粉水解为麦芽糖。

2. **胰脂肪酶** 在胆汁的协同作用下，能将脂肪分解为甘油和脂肪酸。

3. **胰蛋白酶和糜蛋白酶** 两者都以不具有活性的酶原形式存在于胰液中。肠液中的肠致活酶可激活胰蛋白酶原变为具有活性的胰蛋白酶。此外，酸和胰蛋白酶本身也能激活胰蛋白酶原。糜蛋白酶原在胰蛋白酶作用下转化成有活性的糜蛋白酶。胰蛋白酶和糜蛋白酶的作用极为相似，都能分解蛋白质为䏡和胨。当两者共同作用于蛋白质时，则可使蛋白质分解为小分子多肽和氨基酸。

（二）胆汁的成分和作用

胆汁是黏稠而味苦的液体。人的胆汁呈金黄色，胆囊内胆汁因浓缩而色变深。成人每日分泌胆汁 0.8～1 L。胆汁的主要成分为胆盐、胆色素等。胆色素是血红蛋白的分解产物。胆汁的消化功能主要是通过胆盐的作用而实现的。胆盐的作用有：①加强胰脂肪酶的活性。②和脂肪酸结合形成水溶性复合物，促进脂肪酸和脂溶性维生素 A、D、E、K 的吸收。③乳化脂肪，使脂肪变成微滴，增加与酶接触的面积，便于脂肪分解。总之，胆汁对于脂肪的消化与吸收具有重要意义。

（三）小肠液的成分和作用

小肠液是由小肠的肠腺及十二指肠腺所分泌一种弱碱性液体，pH 约为 7.6。成年人每日分泌量为 1～3 L。大量的小肠液可以稀释消化产物，使其渗透压下降，有利于吸收的进行。小肠液中含有多种消化酶，如肠致活酶、肠肽酶、肠淀粉酶、肠蔗糖酶、肠麦芽糖酶等。由小肠腺分泌入肠腔内的消化酶仅肠致活酶一种，它可激活胰蛋白酶原。其他消化酶存在于小肠上皮细胞的刷状缘上或细胞内，对一些进入上皮细胞的营养物质继续起消化作用，从而阻止没有完全分解的消化产物吸收入血。

（四）小肠的运动

当食糜进入小肠后，小肠运动即增加。小肠运动形式有以下几种：

1. 紧张性收缩　小肠平滑肌的紧张性是其他运动形式的基础。当紧张性降低时，肠腔易于扩张，肠内容物的混合和转运减慢；相反，紧张性升高，小肠的转运作用加快。

2. **分节运动（segmentation）**　是一种以肠管环行肌为主的节律性收缩和舒张运动（图8-13）。在食糜的刺激作用下，由于多处环形肌同时收缩，将食糜分割形成许多节段。随后收缩处舒张，舒张处收缩，使食糜重新分成许多节段，这样反复交替进行。分节运动的作用可使消化液和食糜充分混合，并能增加与肠壁的接触，有利于消化、吸收的进行。此外，它还挤压肠壁，有利于血液和淋巴液的回流。

3. 蠕动　是环行肌和纵行肌都参与的一种波形活动。小肠蠕动始于十二指肠，向大肠方向运行，肠内容物即借此向前推送，但运行速度较慢，每分钟为 1～2 cm。每个蠕动波的运行距离可长可短。小肠的蠕动常伴随分节运动的进行，使经过分节运动作用后的食糜推进到一个新肠段，再开始分节运动。此外，小肠还有一种快速的蠕动称为蠕动冲（peristaltic rush），它可以推进食糜一直到小肠末端，其速度很快，每秒钟可达 2～25 cm。

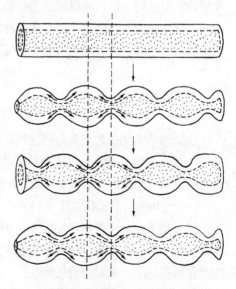

图 8-13　小肠的分节运动模式图

四、大肠内消化

人类大肠内没有重要的消化活动。大肠的主要生理功能是吸收残余的水分、无机盐和暂时贮存粪便。

（一）大肠的分泌物及细菌的活动

大肠腺分泌的大肠液，为浓稠的碱性液体。大肠液内含有少量的二肽酶和淀粉酶，但消化作用不大。大肠液中的黏蛋白，可保护肠黏膜，并润滑粪便。大肠内有大量的细菌，是随食物由口腔进入的，可在大肠内大量繁殖。据估计，粪便中的细菌占粪便固体总量的 20% ~ 30%。细菌中含有酶，能分解食物残渣及植物纤维。细菌对糖及脂肪的分解称为发酵，对蛋白质的分解称为腐败。糖发酵的产物有乳酸、醋酸，二氧化碳等。产气过多时可引起腹胀和腹痛。脂肪发酵的产物有脂肪酸、甘油、胆碱等。蛋白质腐败产生有臭味的吲哚、甲基吲哚、硫化氢和氨等。其中有些成分对机体是有害的。正常情况下，这些有毒物质进入血液后，可在肝内解毒，对健康无显著影响。此外，大肠内细菌能合成维生素 B 族复合物和维生素 K，吸收后对人体有一定的营养作用。

（二）大肠的运动与排便

1. 大肠的运动　大肠的运动形式与小肠相似，但比较微弱而缓慢，这些特点是与其暂时贮存粪便的功能相适应的。此外，大肠还有一种强烈的蠕动，称**集团运动**或**集团蠕动（mass peristalsis）**。这种蠕动速度快，移行距离远，通常从横结肠开始，把肠内容物迅速推进到降结肠或乙状结肠，甚至推入直肠，引起排粪的感觉。这种蠕动每日 3 ~ 4 次，多发生于饭后，最常发生在早饭后，可能是胃内食物进入十二指肠所引起，称十二指肠 – 结肠反射。

2. 排便　排便是一种反射活动。当粪便进入直肠，对直肠壁的机械感受器产生压力刺激，通过传入纤维到脊髓骶部的低级排便中枢，并上达大脑皮质引起便意。大脑皮质可在一定程度上兴奋或抑制脊髓的排便中枢，如便意经常受大脑皮质的抑制，就会逐渐使直肠对粪便的压力刺激失去正常的敏感性。

第四节　吸收

消化管内的**吸收（absorption）**是指食物的成分或其消化后的产物通过上皮细胞进入血液和淋巴的过程。

一、吸收部位

消化管不同部位的吸收能力和吸收速度不同，这主要取决于消化管的组织结构，以及食物在各部位被消化的程度和停留时间。在口腔和食管内，食物不被吸收。在胃内，食物的吸收也很少，只吸收酒精和少量的水分。小肠是吸收的主要部位，糖类、蛋白质和脂肪的消化产物大部分是在十二指肠和空肠吸收的，回肠主要吸收胆盐和维生素 B_{12}。大肠主要吸收水分和盐类（图 8–14）。

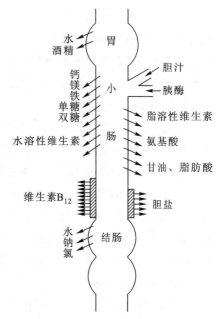

图 8-14　各种物质在胃肠的吸收部位

成人的小肠长 5 ~ 7 m，它的黏膜层和黏膜下层向肠腔突出形成环状襞。环状襞黏膜向表面突起形成大量的绒毛，绒毛上皮吸收细胞顶端质膜突起形成大量的微绒毛（图 8-9）。由于环状襞、绒毛和微绒毛的存在，最终使小肠的吸收面积比同样长短的简单圆筒的面积增加约 600 倍，达到 200 m^2 左右。

二、几种主要营养物质的吸收

营养物质的吸收包括被动性转运和主动性转运两种形式。被动性转运主要有滤过、扩散、渗透等作用。主动性转运是肠黏膜上皮细胞膜的特殊功能来完成的。此外，小肠绒毛的伸缩运动可挤压血液和淋巴液前进，有助于物质的吸收。

（一）糖的吸收

单糖是糖类在小肠中吸收的主要形式，其中以半乳糖和葡萄糖吸收最快，果糖次之，甘露糖吸收最慢。单糖是通过小肠上皮细胞膜主动性转运而吸收的。有的婴儿小肠上皮微绒毛缺乏乳糖酶，小肠不能将乳糖转变成葡萄糖和半乳糖而吸收，致使乳糖在肠内发酵引起腹胀、腹泻等症状。糖被吸收后主要进入血液，经门静脉进入肝，然后在肝内贮存或进入全身循环。

（二）蛋白质的吸收

蛋白质被分解成氨基酸后，才能被小肠吸收。氨基酸的吸收也是主动性转运过程。氨基酸的吸收运输途径是血液循环途径。

（三）脂肪的吸收

在小肠内，脂肪的消化产物脂肪酸和甘油一酯等，很快与胆盐形成混合微胶粒。由于胆盐有亲水性，能携带脂肪的消化产物通过覆盖在小肠绒毛表面的非流动性水层到达微绒毛。在这里脂肪酸和甘油一酯等又从混合微胶粒中释出，并透过细胞膜进入黏膜上皮细胞，而胆盐则被遗留于肠腔内，需在回肠中被吸收。

脂肪吸收的途径为淋巴和血液两条途径。长链脂肪酸和甘油一酯被吸收后，在细胞内合成乳糜微粒，并以胞吐形式释出胞外，经细胞间隙，进入小肠绒毛的中央乳糜管，经淋巴循环再进入血液。中、短链的甘油一酯和脂肪酸是水溶性的，可经上皮细胞进入毛细血管，再经门静脉而到肝脏。因食物中脂肪含长链脂肪酸较多，所以脂质的吸收以淋巴途径为主。

（四）水和无机盐的吸收

在成人，若每日饮水 1.5 L，连同各种消化液中的水分，总量约达 10 L，这些水分除少量随粪便排出体外，绝大部分被消化管吸收。水吸收的主要部位在小肠，大肠可继续吸收食物残渣中的水分。水的吸收是被动的，各种溶质被主动吸收所产生的渗透压梯度是水被吸收的动力。

盐类只有在溶解状态下才能被吸收，肠黏膜对各种无机盐的吸收率各不相同。氯和钠的吸收很快，钙的吸收则较慢，维生素 D 能刺激小肠对钙的吸收。成人对铁的吸收很慢，二价铁易于被吸收而三价铁则不易。在正常情况下，对铁的吸收取决于机体对铁的需要量，当机体大量失血后铁的吸收量则大增。维生素 C 能将三价铁还原为二价铁，以促进铁的吸收。

（五）维生素的吸收

水溶性维生素，以扩散方式被吸收。脂溶性维生素可溶于类脂细胞膜，也通过扩散的方式被吸收，但在吸收前要先经胆盐进行乳化。

第五节　消化器官活动的调节

在消化过程中，机械性消化与化学性消化之间，消化与吸收之间，以及消化器官的活动和人体其他器官生理活动之间，都是密切配合互相联系的。它们的这种协调活动是通过神经调节和体液调节来实现的。

一、神经调节

（一）消化器官的神经支配和作用

大部分消化器官（除口腔、食管的上段及肛门外括约肌外）都受交感神经和副交感神经的支配，而副交感神经的作用最为主要。支配唾液腺分泌的副交感神经来自于面神经和舌咽神经。支配肝、胰分泌的副交感神经来自迷走神经。支配消化管道的神经主要是迷走神经，只有降结肠、乙状结肠及直肠的副交感神经支配为盆神经（图 8-15）。迷走神经的节前纤维进入消化管壁后，首先与壁内神经丛中的节后神经元发生突触联系，然后发出节后纤维支配消化管的平滑肌和腺体。

副交感神经兴奋时，能促进胃肠的运动，使其紧张性增强，蠕动加强加快，因而胃的排空和肠内容物推进加速；能使胆囊收缩，胆汁排放；能引起唾液、胃液、胰液和胆汁的分泌，以及少量小肠液的分泌。交感神经兴奋时，能抑制胃肠的运动，使其紧张性降低，蠕动减弱或停止，因而胃的排空延缓，肠内容物的推进减慢；对胆囊运动起抑制作用；能引起唾液分泌的量少而含黏

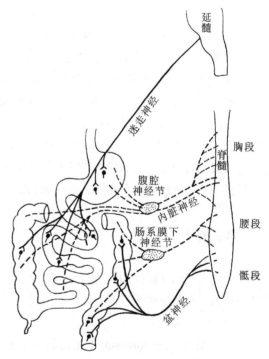

图 8-15　消化管神经支配示意图
——副交感神经系统；-----交感神经系统

蛋白较多，对胃腺仅能使黏液细胞分泌，因而胃液减少，消化力减弱。消化器官受交感神经和副交感神经的双重支配，它们对某一器官的作用往往是互相颉颃的。但在机体内，两者又是互相协调的，这种协调需各级中枢的整合。

（二）消化器官活动的反射性调节

胃肠道的活动和消化腺分泌的神经调节是通过反射来实现的。当食物或与进食有关的刺激作用于人体的某些内、外感受器时，可反射性地引起消化器官的活动。其反射活动包括非条件反射和条件反射。

1. 非条件反射性调节　食物刺激了口腔黏膜的机械、温度或化学感受器时，能反射性地引起唾液分泌。食物对胃肠的刺激可引起胃、肠的运动和分泌。此外，消化管上部器官的活动可影响下部器官的活动。如咀嚼和吞咽食物时刺激了口腔和咽喉等处的化学和机械感受器，引起胃的容受性舒张，以及胃液、胰液、胆汁的分泌。食物入胃后，也能引起小肠和结肠运动的增强。消化管下部器官活动也可影响上部器官。如回肠和结肠内容物的堆积，可减弱胃的运动，使胃排空延缓，而十二指肠中食糜向下移动，又可促进胃排空。

2. 条件反射性调节　人在进食时或进食前，食物的形状、颜色、气味，以及进食的环境和有关的语言，都可引起胃肠的运动和消化腺分泌，这就为食物消化做好了准备。

巴甫洛夫在 1889 年设计假饲实验，研究了迷走神经对胃液分泌的支配作用以及非条件性反射和条件性反射对胃液分泌的调节作用（图 8-16）。

假饲实验具体方法是在狗身上用外科手术做成人工胃瘘，并切断食管，把切口两端分别缝在颈部皮肤上。狗能吞入食物，但食物由食管切口处漏出体外，不能进入胃内。通过假饲发现，食物虽未进入胃内，却在进食后的 5～10 min 即引起胃液分泌，并且持续 2～3 h。这是由于食物刺

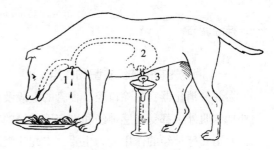

图 8-16　巴甫洛夫的假饲实验
1. 食管在颈部的开口；2. 胃；3. 胃瘘套管

激了口腔、咽喉部的感受器而引起的非条件反射性胃液分泌。如果只让狗观看食物，不让它吃食物也会引起胃液的分泌。这是由于食物的形状、颜色和气味等作用于视觉和嗅觉感受器而引起的条件反射性胃液分泌。如果在胃以上切断双侧迷走神经，则假饲时没有胃液分泌。由此可见，迷走神经中含有可以促使胃液分泌的神经纤维。

二、体液调节

消化管和消化腺的功能活动，除受神经系统的调节外，也受体液因素的调节。体液因素包括胃肠道激素和组织胺等。

（一）胃肠激素

胃肠激素（gut hormone） 是胃肠道黏膜上一些内分泌细胞产生的多种特殊化学物质总称。其化学结构是多肽，可经血液循环调节消化器官的活动。现已发现的胃肠激素种类较多，功能复杂，下面介绍几种主要的激素。

1. **胃泌素（gastrin）**　又称促胃液素，是位于胃窦和小肠上段黏膜中内分泌细胞释放的一种肽类激素。迷走神经的冲动以及对内分泌细胞的化学性刺激，均可引起胃泌素的释放。胃泌素的主要作用是促进胃底腺壁细胞分泌盐酸增多，而对主细胞分泌胃蛋白酶的作用较弱，还能促进胃窦的运动。

2. **胰泌素（secretin）**　又称促胰液素，是由位于小肠上段黏膜内的内分泌细胞产生的。在盐酸和食糜的作用下，可刺激内分泌细胞释放胰泌素。其主要作用是促进胰腺小导管的上皮细胞分泌水及碳酸氢盐，使胰液大量增加，而酶的含量不高。

3. 胆囊收缩素（cholecystokinin，CCK）　是由小肠黏膜中内分泌细胞释放的一种肽类激素。

食物中蛋白质和脂肪的消化产物作用于小肠时，可引起胆囊收缩素的分泌。其主要作用是引起胆囊收缩，胆汁排出，胰腺腺泡细胞分泌胰酶。

4. 肠抑胃素（enterogastrone）　脂肪及其消化产物抑制胃分泌的作用发生在脂肪进入小肠后，而不是在胃内。小肠黏膜内分泌细胞受刺激释放抑制胃分泌的体液因素命名为肠抑胃素。由于肠抑胃素至今未能提纯，认为它可能不是一个独立的激素，而是数种具有此种作用激素的总称。小肠黏膜中的抑胃肽等具有类似肠抑胃素的特征。此类激素的主要作用是抑制胃酸、胃蛋白酶的分泌和抑制胃的蠕动。所以吃含脂肪的食物可使胃液分泌减少，消化力降低，胃排空延缓，饱胀感持久。

（二）其他化学物质的调节

除胃肠激素外，还有其他化学物质调节消化器官的活动。组织胺可加强胃腺壁细胞的分泌活动；5-羟色胺和P物质可加强小肠的运动；胰高血糖素和肾上腺素对小肠运动有抑制作用。

（三）消化器官活动的完整性

消化器官在神经和体液的调节下，整个消化过程是一个完整统一的过程。在通常情况下，消化管各段之间，消化腺之间，消化管与消化腺之间相互影响，相互制约，彼此协作，共同完成消化吸收的生理功能。消化系统与机体各系统的关系也非常密切。消化器官的活动需要循环功能的配合，饭前饭后不宜进行剧烈活动，以免运动时胃肠道活动受抑制，血液供应少，不利于消化吸收的进行。神经系统在调节消化系统的功能方面起着重要的作用，如大脑皮质过度兴奋或抑制，精神过度紧张或植物性神经系统的功能失调等，都会造成消化功能障碍。

小　　结

消化系统的主要功能是消化食物，吸收营养，供给人体生长、发育、组织更新修复所需要的材料以及人体生命活动所需的能量。消化系统在人体生命活动中占有重要的地位。本章介绍了消化系统的组成，消化管和消化腺的位置形态和结构，阐述了消化吸收的过程和机制，以及消化吸收活动的调节机制。

消化系统由消化管和消化腺组成。消化管依次由口腔、咽、食管、胃、小肠和大肠组成，构成了消化吸收、运送食物及排出残渣的"流水作业线"。消化腺分为小消化腺和大消化腺。小消化腺位于消化管管壁内，如胃腺、肠腺等，直接开口于消化管腔内。大消化腺是独立存在的器官，有唾液腺、肝和胰，它们以导管与消化管相通。消化腺是流水作业线上的"化工车间"，分泌的消化液对食物进行化学性消化，以利于物质的吸收。

消化系统的不同器官，特化出与其消化、吸收功能相适应的形态结构，充分体现了形态结构与功能的高度统一性。如小肠内表面突起的环状襞、小肠绒毛、微绒毛等结构，扩大了小肠吸收的表面积。又如小肠的肌层有内环、外纵两层平滑肌，是小肠分节运动和蠕动的基础；胃的内斜、中环、外纵三层平滑肌的协调运动，使胃像"搅拌机"一样将食团与胃液充分混合形成食糜，以利于小肠对物质的进一步消化和吸收；十二指肠乳头开口处肝胰壶腹括约肌的收缩与舒张，控制着胆汁和胰液的排放，使流经的食糜与胆汁、胰液混合在一起同时进入小肠。

消化管不同的部位消化吸收的能力和消化吸收的速度不同。三大物质的消化产物主要是在十二指肠和空肠吸收的。三大物质吸收的形式不同。糖类主要以单糖通过主动性转运吸收；蛋白质以氨基酸通过主动性转运吸收；脂肪以脂肪酸和甘油一酯在胆盐的协助下透过细胞膜进入上皮细胞内，并多以胞吐的方式释出细胞外，经细胞间隙进入中央乳糜管。

消化和吸收是密切配合、互相联系的生理过程。消化器官在神经和体液的调节下，消化管各段之间、消化腺之间、消化管和消化腺之间相互影响，相互制约，彼此协作，共同完成消化和吸收的生理功能。

（曲阜师范大学　郭炳冉）

复习思考题

1. 消化系统由哪些器官组成？什么叫消化、吸收，人体内有哪些消化方式？
2. 试述消化管壁的一般层次结构。
3. 消化管平滑肌有哪些生理特征？
4. 试述胃和肝的位置、形态、结构和功能。
5. 简述胃黏液屏障、肝门管区的概念。
6. 试述小肠壁与消化吸收功能相适应的结构特点。
7. 肝内的血液循环途径如何，胆汁的产生排放途径如何？
8. 试述胃肠道的运动形式和生理意义。
9. 唾液、胃液、胰液、胆汁和小肠液的主要成分和作用如何？
10. 食物在口腔、胃、小肠和大肠内都发生了哪些变化？
11. 三大营养物质的消化产物是在哪些部位被吸收的，怎样被吸收的？
12. 交感神经和副交感神经对消化器官活动的主要调节作用是什么？
13. 试述胃肠激素的概念及主要作用。
14. 根据消化系统整体功能，试述平时饮食卫生应注意哪些问题。

参 考 文 献

［1］段相林，郭炳冉，辜清．人体组织学与解剖学．5版．北京：高等教育出版社，2012.

［2］段相林．人体组织学与解剖学自学指导．北京：高等教育出版社，2013.

［3］王玢，左明雪．人体及动物生理学．3版．北京：高等教育出版社，2009.

［4］王红伟．生理学同步精讲精练．西安：第四军医大学出版社，2005.

［5］岳利民．人体解剖生理学．北京：人民卫生出版社，2011.

［6］朱大年，王庭槐．生理学．8版．北京：人民卫生出版社，2013.

［7］左明雪．人体解剖生理学．2版．北京：高等教育出版社，2009.

［8］Mader S S. Understanding Human Anatomy and Physiolgy. 4th ed. 北京：高等教育出版社，2002.

网上更多……

✎ 课后同步练习

第九章
营养、代谢与体温调节

新陈代谢（metabolism）是生命的基本特征。概括地说，新陈代谢就是生物与周围环境之间的物质交换和能量交换，以及机体内部的物质转变和能量转化。通过物质代谢，人体的组成成分不断得到更新，细胞的分裂、增殖，组织的更新、修复，个体的生长、发育，以及各种生命活动才能实现。由于参与物质代谢过程的有机物质内部蕴藏着化学潜能，在物质的合成与分解时伴有能量的变化。能量用于人体各项生命活动，除肌肉收缩完成机械功外，其余的最后转变为热能，以维持体温并散发到外界环境中。通常把物质代谢过程中所伴随的能量释放、转化和利用称为能量代谢。

第一节　食物的营养成分及其生理功能

食物的营养成分一般分为 5 大类，即糖类、脂肪、蛋白质、无机盐和维生素。糖类、脂肪和蛋白质提供人体的能量和构成组织的原料。无机盐既是人体组织的重要成分，也是机体代谢过程必不可少的。维生素虽然需要量甚微，但对代谢活动却有着重要的作用。

一、糖类及其主要生理功能

糖类（carbohydrate）又称碳水化合物。淀粉是人们膳食中主要的糖的来源。淀粉经人体消化分解成葡萄糖吸收入血液中。肝和肌肉等组织中含量丰富的肝糖原和肌糖原，是葡萄糖在细胞内的贮备形式，需要时可分解成葡萄糖而被组织利用。在体内，葡萄糖经氧化或经无氧分解的途径释放能量，供机体活动的需要。

吸收入血的葡萄糖，一部分直接被组织细胞利用，多余的部分，在肝或肌肉等组织的细胞中合成为糖原或在脂肪组织中转变为脂肪，作为能源物质贮备。此外，非糖物质，如某些氨基酸、脂肪分解产物甘油以及糖类分解产物乳酸和丙酮酸等，由血液运输，在肝组织中可通过**葡糖异生作用（gluconeogenesis）**合成为葡萄糖而释放入血。

血液中的葡萄糖称血糖。成人早晨空腹时测得的血糖浓度为 80~120 mg/100 mL 全血。在正常情况下，由于神经和体液因素的调节，血糖的利用和补充保持着动态平衡，血糖浓度得以保持在相对稳定的水平。但是，如因饥饿而缺乏能源供给，或持续时间过久的劳动和剧烈运动，能量消耗过大，未及时补充能量物质，血糖浓度会降低。当血糖浓度低于 60~70 mg/100 mL 时，可出现头晕、心悸、出冷汗等反应的**低血糖（hypoglycemia）**症，低于 45 mg/100 mL 时，将严重影响脑组织的功能活动，而发生惊厥或昏迷。若因病理情况，以致空腹时血糖含量长期超过 120 mg/100 mL 以上，称为**高血糖（hyperglycemia）**。因胰岛素分泌不足造成糖代谢障碍时，血糖可高达 200~300 mg/100 mL 以上。当血糖超过 150~180 mg/100 mL 时，就会出现**糖尿（glucosuria）**。

在人体的组成成分中，还有一类多分子缩合物，称为黏多糖，包括透明质酸、肝素和硫酸软骨素等。透明质酸是结缔组织间质和细胞间质的特有成分，是组织细胞间的天然黏合剂，在维持细胞环境的相对稳定和细胞的正常生理功能中起着重要的作用。此外，决定生物遗传和蛋白质生物合成功能的核糖核酸和脱氧核糖核酸，其分子中都含有五碳糖——核糖或脱氧核糖。

二、脂肪及其主要生理功能

（一）脂肪

脂肪（fat）的主要功能是贮存和供给能量。脂肪的水解产物——脂肪酸和甘油分别在酶的作用下分解，最后氧化为 CO_2 和 H_2O，在氧化过程中释放大量能量。膳食中的脂肪除供给能量以外，还提供人体必需的脂肪酸，并能携带脂溶性维生素。

脂肪除主要作为供能物质外，还具有缓冲机械冲击，保护和固定内脏器官的作用，以及防止体热过多散失的保温作用等。

脂肪吸收后可被组织利用，也可由血液运输至脂肪组织而贮存起来。脂肪除食物来源外，人体还能将非脂肪类物质转变为脂肪，即利用糖类和氨基酸等作为原料，在脂肪组织中经过转变而合成为脂肪。

（二）类脂

食物中还含有一类在理化性质上与脂肪类似的物质，称为类脂，包括磷脂和胆固醇。

1. **磷脂（phospholipid）**分子中除有脂肪酸外，还有磷酸、含氮碱等其他成分。人体重要的磷脂类物质有**卵磷脂（lecithin）**和**脑磷脂（cephalin）**等。磷脂是细胞膜和线粒体、高尔基复合体等细胞内膜的主要成分。有髓神经纤维的髓鞘，其成分主要是磷脂和蛋白质。磷脂在细胞内外的物质转运、细胞的物质代谢以及神经活动等方面起着重要的作用。

2. **胆固醇（cholesterol）**是细胞的重要组成成分。在某些组织器官中，胆固醇能转变为具有重要生理功能的固醇类物质，如存在于皮肤中的 7- 脱氢胆固醇，经阳光中紫外线的照射会转变为维生素 D_3；重要的类固醇激素，如肾上腺皮质激素和性腺激素，以及能促进脂肪消化吸收的胆酸等，都可以在有关组织中由胆固醇转化而成。

三、蛋白质及其主要生理功能

（一）蛋白质的营养意义

蛋白质（protein）是一种高分子的有机物，除含碳、氢、氧外，主要还含有氮。蛋白质是由许多氨基酸分子结合而成的，构成人体蛋白质的氨基酸有 20 多种。蛋白质具有极为重要的生理功能，蛋白质是构成细胞的基本成分，是组织生长、修复和更新的主要原料。蛋白质的存在以及蛋白质的新陈代谢是生长、发育、繁殖、运动、分泌、吸收等种种生命现象的基础。血浆蛋白对维持体液平衡，物质运输以及出血时的血液凝固等生理功能起着重要的作用。各种酶、抗体和某些激素的化学本质都是蛋白质。此外，蛋白质也是一种能源，在体内氧化分解时也可产生能量供组织利用。大部分蛋白质存在于细胞内，一般占细胞干物质量的 45%，而肌肉中的蛋白质的含量更高，占细胞干重的 80%。

人体的蛋白质种类甚多，各种蛋白质之间的差异是由它们所含的氨基酸种类、数量以及组成蛋白质分子的氨基酸排列顺序和蛋白质分子的空间结构不同所决定的。

（二）氮平衡

若以含氮化合物，即蛋白质、氨基酸及其他含氮物质（几乎都是来自蛋白质的代谢产物）的含氮量作为计算标准，则正常成人在一段时期内摄食的蛋白质等含氮营养物质的含氮量，应与在同时期内从粪、尿中排出含氮物质的含氮量相等，即保持氮的摄入量与排出量相等的**氮平衡（nitrogen balance）**，它表明机体蛋白质的合成代谢和分解代谢的速率相等。在儿童和青少年生长时期、病后恢复期和妇女妊娠期为正氮平衡，即氮的摄入量多于排出量，意味着蛋白质的合成和贮备多于分解与消耗，以满足组织增长和修复的需要。反之，在长期饥饿、营养不良或消耗性疾病时，则呈负氮平衡。表明蛋白质的分解、消耗多于合成与贮备。

（三）必需氨基酸和非必需氨基酸

在组成人体蛋白质的 20 多种氨基酸中，有 8 种为维持成人氮平衡所必需的氨基酸，它们是蛋氨酸（甲硫氨酸）、赖氨酸、色氨酸、苯丙氨酸、亮氨酸、异亮氨酸、缬氨酸和苏氨酸。因为人体不能从体内其他物质合成这些氨基酸，而必须直接从食物中获得，以满足需要，所以称其为**必需氨基酸（essential amino acids）**。还有一类氨基酸可以通过其他氨基酸的代谢转变而被人体合成，这类氨基酸称为**非必需氨基酸（nonessential amino acids）**。人体内的非必需氨基酸包括谷氨酸、精氨酸、组氨酸等十几种。成年人必需氨基酸的需要量约为蛋白质需要量的 20%，婴儿则为 40%。对成年人来说，组氨酸虽然属非必需氨基酸，但体内合成量不大，故应从食物中得到补充。对婴儿来说，组氨酸是必需氨基酸，因为婴儿体内不能合成，全部依赖食物中供给。

（四）蛋白质的生物价值和互补作用

不同食物中蛋白质含量和品质是不同的。蛋白质的品质是指组成蛋白质的氨基酸质量和比例。在各种食物蛋白质中，必需氨基酸的含量和比例不同，各种食物蛋白质消化吸收后被人体组织利用以构成组织蛋白的效率也就不同，蛋白质的品质高低一般用蛋白质的**生物价值（biological value）**来反映。蛋白质的生物价值是指蛋白质消化吸收后在人体保留量占吸收量的百分比。

$$蛋白质的生物价值 = 蛋白质的保留量 / 蛋白质的吸收量 \times 100\%$$

一般来说，动物性蛋白质的生物价值较高，植物性蛋白质价值较低（表9-1），膳食中如果仅含生物价值较低的蛋白质，则人体对这种蛋白质的需要量也较多。如果混合食用几种生物价值较低的蛋白质，它们所含的氨基酸在种类和数量上可以互相补充，则可以使这种混合食物蛋白质的生物价值提高。

表 9-1　常用食物蛋白质的生物价值

蛋白质	生物价值 /%	蛋白质	生物价值 /%
鸡蛋（全）	94	扁豆	72
鸡蛋黄	96	核桃	56
脱脂牛奶	85	棉籽	62
牛肉	76	花生	59
猪肉	74	南瓜子	63
鱼	83	西瓜子	73
大米	77	芝麻	71
小麦	67	白面粉	52
燕麦	65	高粱	56
大麦	64	小米	57
大豆（熟）	64	玉米	60
大豆（生）	57	马铃薯	67
豆腐	65	红薯	72
绿豆	58	白菜	77
豌豆	48		

四、维生素

糖、脂肪和蛋白质的主要代谢途径及其相互转化

维生素与上述 3 种主要的营养素不同，既不是构成组织结构的原料，也不是供应能量的物质，但却是保证人体正常生长发育和维持健康所必需的。

各种维生素都是有机物，每天需要量不大。大多数维生素人体不能制造，必须经常从食物中得到补充。多数维生素是物质代谢中许多酶的辅酶。食物中如果缺乏某种维生素或维生素的吸收利用发生障碍，就会引起物质代谢异常，影响正常生理功能，以致表现为维生素缺乏症。

各种维生素虽然都是有机物，但它们的化学结构差别很大，按它们的溶解特性，可区分为水溶性维生素和脂溶性维生素两大类。水溶性维生素主要有维生素 B_1、B_2、PP、B_{12}、C 等等。脂溶性维生素有维生素 A、D、E、K 等几种。

（一）水溶性维生素

1. 维生素 B_1　维生素 B_1 又名硫胺素（thiamine），是葡萄糖氧化代谢过程中的一种辅酶。如

果缺乏维生素 B₁ 则糖的分解利用将发生障碍，将会影响组织细胞生命活动所需的能量供应。各种组织，特别是几乎完全依赖糖类作为能源的脑组织缺乏维生素 B₁ 时，其功能活动就会发生严重障碍。人体单纯缺乏维生素 B₁ 时，表现为体重下降、食欲减退、肌肉无力、心动过速、易疲劳、记忆力减退等症状。谷类、豆类种子的胚芽，种皮以及肉类，富含维生素 B₁，酵母中含量尤为丰富。

2. 维生素 B₂　维生素 B₂ 又名核黄素（riboflavin），主要构成一些氧化还原酶的辅酶，是组织细胞中多种物质氧化过程所必需。在人类，如缺乏维生素 B₂，会引起唇炎、口角炎、角膜炎、阴囊皮炎等。酵母的维生素 B₂ 含量最为丰富，其次为乳类、蛋类和肉类，在糙米、粗面粉、绿色蔬菜中含量也较多。

3. 维生素 PP　维生素 PP 包括烟酸（micotinic acid）和烟酰胺（nicotinamide）。维生素 PP 作为辅酶广泛参与体内的氧化还原反应。缺乏维生素 PP 会出现皮炎、腹泻和精神错乱等现象。维生素 PP 在酵母和米糠中含量最为丰富，其次是肝、肾、瘦肉、花生等。

4. 维生素 B₁₂　维生素 B₁₂ 是人体红细胞发育成熟所必需的，主要存在于肝、肉类和酵母中。维生素 B₁₂ 需与正常人体胃液中的"内因子"结合才能被小肠吸收。维生素 B₁₂ 参与叶酸的合成和血红蛋白（血红素）的合成。其主要缺乏症为恶性贫血。

5. 维生素 C　维生素 C 又名抗坏血酸（ascorbicacid），其生理作用是：促进细胞间黏合物质的形成，降低毛细血管的脆性；维持牙齿和骨骼的正常发育；促进胶原蛋白的形成以促进伤口的愈合，以及加强机体抗病力和加强解毒机能等。人体如缺乏维生素 C 会患坏血病，表现为毛细血管脆弱、抗压能力减退、皮下常有出血斑点和齿龈发炎、身体的抵抗力普遍下降等。维生素 C 广泛存在于新鲜瓜果和蔬菜中。橘子、鲜枣、豆芽、番茄中的维生素 C 的含量尤为丰富。

（二）脂溶性维生素

1. 维生素 A　维生素 A 能维持皮肤和黏膜等上皮组织健全。食物中缺乏维生素 A 或其吸收发生障碍会引起维生素 A 缺乏症，其主要症状表现为：消化管、呼吸道、泌尿生殖道等上皮增生与角化，皮肤和黏膜干燥以致对疾病的抵抗力降低。维生素 A 还参与视网膜感光细胞感光物质的代谢，缺乏维生素 A，会引起夜盲症。维生素 A 还能促进生长发育，儿童缺乏维生素 A，会使生长迟缓。维生素 A 只存在于动物性食物中，鱼类的肝中含量丰富。胡萝卜、莴苣、菠菜等含有胡萝卜素（carotene），经人体胡萝卜素酶的作用能形成维生素 A。

2. 维生素 D　维生素 D 参与调节人体的钙磷代谢，促进体内钙、磷的吸收，促进骨的钙化，使钙离子和无机磷在骨中沉积。幼童如缺乏维生素 D，会发生佝偻病（rickets），其特征是成骨作用发生障碍，骨中钙、磷减少，骨质变软，骨化延迟。成人严重缺乏维生素 D 时，则会发生骨钙溶解，骨质变软，称骨质软化症。动物组织肝以及蛋黄和乳中富含维生素 D，人皮肤中有 7- 脱氢胆固醇，经日光中紫外线照射可转变为维生素 D₃，故儿童多作户外活动，经常晒太阳有利于预防维生素 D 缺乏症。

3. 维生素 E　维生素 E 是最重要的天然抗氧化剂，能对抗生物膜磷脂中不饱和脂肪酸的过氧化反应，避免过氧化物产生，保护生物膜的结构与功能。维生素 E 还能促进血红素合成，维持肌肉与周围血管正常功能，防止肌肉萎缩。

4. 维生素 K　维生素 K 参与 4 种凝血因子的形成，因而影响血液凝固反应的进程。维生素 K 在动物性食物中以肝中含量为最多；植物的绿叶中含量也较多，肠内细菌也可以合成。

五、无机盐

无机盐是人体的重要组成成分，可分为主要无机盐元素和微量元素两类。主要元素有钙、磷、镁、钠、钾、氯及硫等，共占无机盐总量的 60% ~ 80%。微量元素是铁、铜、锰、锌、钴、钼、碘、氟、硅、硒、铬、镍、锡和钒等。有的无机盐元素是组成细胞的成分，有的则作为某些酶、激素、维生素等生理活性物质的构成元素。一般来说，大多数酶都需要某类金属离子存在，才能发挥酶的活性作用。人体需要经常从饮食中摄入足量的各种无机盐来补充排出体外的无机盐。

（一）钠、钾、氯

这 3 种元素的离子是维持人体细胞外液和细胞内液正常的渗透压，稳定内环境的酸碱度以及维持组织正常兴奋性所必需。在剧烈呕吐、腹泻致消化液大量丢失或出汗量过多，以及在患肾炎、肾上腺皮质激素分泌异常等情况下，体内钠、钾、氯离子的代谢状况发生紊乱，会严重影响各种生命活动。

（二）钙、镁、磷

这些元素大部分用以构成骨骼和牙齿，其余分布在血液和其他组织中。内环境中钙离子、镁离子的正常含量是维持肌肉、神经等组织正常兴奋性所必需的。镁离子是组织中某些酶的激活剂。肌肉的收缩、腺细胞的分泌和神经递质的释放等过程都有钙离子的参与。钙离子还是血液凝固过程必不可少的物质。磷酸盐和有机磷酸化合物 ATP、DNA、RNA 等分子中都有磷酸基。儿童和青少年维持正常生长对钙、磷的需要量多。妊娠和哺乳期妇女也增加对钙、磷的需要。

（三）铁

铁是组成血红素、肌红蛋白和一些氧化酶的成分。人体内铁含量总计为 4 ~ 5 g。铁供应不足会引起营养性贫血，陆生动物的肝富含人体可利用的铁，蛋黄中含铁量也多。

（四）碘

碘是人体合成甲状腺素的元素，绝大部分碘存在于甲状腺中，有些地区的土壤中缺乏碘，膳食中又不能按需要补充，就会发生地方性甲状腺肿。海产动植物，如海鱼、海虾、紫菜、海带中含碘很丰富。

（五）微量元素

微量元素是指那些在机体中含量极少，但在生理生化反应过程中必不可少的发挥重要功能的物质。

铜是体内一些酶和蛋白质所含的元素，在血红蛋白合成过程中，参与造血组织对铁的利用。

硒是人体必需的一种微量元素。实验表明大白鼠缺乏硒元素，会发生肌萎缩、绝育和肝坏死，并使幼年动物生长缓慢。

锰对机体的糖代谢和类固醇的合成是必需的，是多种酶的辅基。

锌是人体许多酶如碳酸酐酶、碱性磷酸酶，以及多种多肽酶和脱氢酶的组成元素，是 RNA 合成和蛋白质合成所必需的微量元素。如饮食中缺锌，会使人体生长停滞，影响生育，并使味觉感受功能减退，伤口愈合减慢等等。

氟在自然界中广泛存在。正常人体骨骼和牙釉质中均含有微量的氟，以氟化钙形式存在，自然环境中缺氟的地区，往往在儿童中流行龋齿病。氟有利于牙齿钙盐晶状结构的形成，并可能对牙齿表面的细菌产酸作用有一定的抑制作用。但饮用水中含氟量高时，会产生毒性，引起牙齿釉质改变的斑釉症等。

第二节　能量代谢

人体通过物质代谢不断更新自身，并更需要能量来驱动各项生命活动。如维持体温的热能、肌肉收缩的机械能、神经传导兴奋的电能等。糖、脂肪和蛋白质在体内通过分解代谢为人体提供能量。所以体内物质代谢必然伴有能量的转移，通常把物质代谢过程中所伴随的能量的贮存、释放、转移和利用等称为**能量代谢（energy metabolism）**。

一、能量的来源与利用

人体所需的能量主要由糖类物质氧化分解提供。体内的糖代谢是以葡萄糖为中心进行的。随着供氧情况的不同，糖分解供能的途径也不同。在氧供应充分的情况下，1 mol 葡萄糖完全氧化所释放的能量可供合成 38 mol ATP。脂肪氧化分解释放的能量比糖多，但在体内的主要功能是贮存能量。蛋白质的主要功能是构成细胞的成分，氨基酸用于合成酶、激素等生物活性物质，为机体供能则是它的次要功能。

虽然机体所需的能量来源于食物，但机体的组织细胞并不能直接利用食物的能量来进行各种生理活动。机体能量的直接提供者为腺苷三磷酸（ATP）。ATP 广泛存在于人体的一切细胞内，1 mol ATP 断裂一个高能磷酸键变成腺苷二磷酸（ADP），可释放 33.47 kJ 的能量。所以 ATP 是体内重要的贮能物质，又是直接的供能物质。ATP 的消耗由营养物质的氧化来补充。

体内含高能磷酸键的化合物还有**磷酸肌酸（creatine phosphate，CP）**。CP 由磷酸和肌酸合成的，主要存在于肌肉组织中。当能量过剩时，通过 ATP 转给肌酸，以合成 CP 而将能量贮存起来。CP 也可将贮存的能量再转给 ADP 生成 ATP，以补充 ATP 的消耗。因此，CP 可以看做是 ATP 的贮存库。ATP 的合成与分解是体内能量转换和利用的关键环节。人体进行的各项生命活动，如肌肉的收缩、神经冲动的产生与传导、体内物质的转运等都需要能量。

二、能量代谢的测定原理和方法

在能量代谢的过程中，人体中的绝大部分能量最终转变为热能。根据能量守恒定律，能量由一种形式转化为另一种形式的过程中，能量既不能增加，也不能减少，这是所有形式的能量相互转化的一般规律。因此，不考虑用于肌肉做功的部分能量，就可通过测定产热量来测定能量代谢。在生理学及营养学上目前通用的能量计量单位是焦耳（J）或千焦耳（kJ）。

测定机体在单位时间内发散的总热量，通常有两类方法：直接测热法和间接测热法。**直接测**

热法（direct calorimetry）是测定整个机体在单位时间内向外界环境发散的总热量。但因其操作繁琐，使用不便，因而极少应用。一般都采用**间接测热法**（indirect calorimetry）。

间接测热法是根据在化学反应中，反应物的量与产物量之间呈一定的比例关系，即定比定律来测量体内营养物质氧化供能的反应。根据每种营养物质氧化分解产生的能量（例如1 g某营养物质氧化的产热量），以及3种营养物质（糖、脂肪、蛋白质）各自氧化的数量，然后根据公式可求出单位时间内机体的产热量。

（一）食物的热价和氧热价

1 g某种食物氧化（或在体外燃烧）时所释放的能量称为该种**食物的热价**（thermal equivalent of food）。热价有生物热价和物理热价之分，分别指食物在体内氧化和在体外燃烧时释放的热量。糖和脂肪的生物热价和物理热价是相同的。只有蛋白质的生物热价和物理热价不相同，因为蛋白质在体内不能被完全氧化。

某种食物氧化时消耗1 L氧所产生的能量，称为该种**食物的氧热价**（thermal equivalent of oxygen）。根据机体单位时间内的耗氧量，可计算出机体的能量代谢率。

（二）呼吸商

机体通过呼吸从外界环境中摄取 O_2，呼出 CO_2。一定时间内呼出 CO_2 的量与吸入 O_2 量的比值（CO_2/O_2）称为**呼吸商**（respiratory quotient，RQ）。

表 9-2　3种营养物质的几种数据

营养物质	食物热价 /（kJ/g）	氧热价 /（kJ/L）	呼吸商
糖	17.15	21.00	1.00
蛋白质	17.99	18.80	0.80
脂肪	39.75	19.70	0.71

由表9-2可以看出，3种营养物质的食物热价、氧热价和呼吸商均不相同，而区分3种营养物质氧化的比例又很困难。因此，通常用简略法来测定能量代谢，即将呼吸商设定为0.82，相应的氧热价为20.18 kJ/L，这样，只需测定出一定时间内的耗 O_2 量，就可以计算出相同时间的产热量。

三、影响能量代谢的因素

人体的能量代谢随着人体所处的状态而有很大变化，许多因素会影响能量代谢水平，主要的影响因素有肌肉活动、食物、神经活动和环境温度等。

肌肉活动对于能量代谢的影响最为显著。剧烈运动时产生热量可超过安静状态时许多倍，停止活动后要经过数小时才逐渐恢复安静状态时的水平，即使轻微的体力活动也会提高代谢率。

当人体处于精神紧张状态时，代谢率比安静时明显增多。这一方面是因为精神紧张会使骨骼肌的紧张性增加，耗氧量和产热量会有所增加；另外，精神紧张时也会引起一些激素类物质分泌量的增加，如肾上腺分泌活动加强，也会增加代谢率。

食物能刺激机体产生额外热量的作用，称为食物的特殊动力作用。人体在进食后一段时间内，产热量却比进食前多。若进食的为蛋白质类食物，则额外增加的热量可达 30% 左右，此种产热主要是肝对某些氨基酸的处理中消耗了能量所致；若进的是糖类或脂肪，则额外增加的产热量为 4% ~ 6%。

此外，环境温度也会对人体的代谢率和产热量 产生较大影响。如环境温度太低，会反射性增加肌紧张和发生寒战，使产热增加。在较高环境温度下（如 30 ~ 45℃）时，代谢率也会升高，这是由于机体汗腺分泌、呼吸、循环等功能增强，引起细胞化学反应过程速度加快的原因。

四、基础代谢

基础代谢（basal metabolism） 是指基础状态下的能量代谢。是人在清醒而极度安静状态下维持生命最低活动所需要的能量。

（一）基础状态

基础状态是指不受肌肉活动和精神紧张的影响，也不受食物的特殊动力作用和环境温度影响时的清醒安静状态。一般要求被测试者测定前至少禁食 12 h，测定时清醒静卧 30 min，室温保持 20 ~ 25℃，精神安宁。这种状态，体内能量的消耗只用于维持一些基本的生命活动。

（二）基础代谢率的测定与正常范围

基础代谢率（basal metabolism rate，BMR） 是指在基础状态下单位时间、单位体表面积的产热量。通常用 $kJ/(m^2 \cdot h)$ 表示。具体方法是测定人体在基础状态 6 min 的耗氧量，用呼吸商为 0.82 时，混合食物的氧热价为 20.18 kJ/L 计算出每小时的产热量。体表面积可用下列公式计算：

$$体表面积（m^2）=0.006\,1 \times 身高（cm）+0.012\,8 \times 体重（kg）-0.152\,9$$

基础代谢率与年龄、性别有关。一般男性的基础代谢率比女性高。儿童的基础代谢率比成年人高，随着年龄的增长，基础代谢率逐渐降低（统计资料表明，3 岁儿童的基础代谢率最高，比 20 岁的人高 40% ~ 50%）。表 9-3 为我国男女各年龄组正常基础代谢率的平均值。疾病会影响基础代谢率。甲状腺功能不足时，基础代谢率比正常低 20% ~ 40%；甲状腺功能亢进的患者，则比正常时高 25% ~ 80%。

表 9-3　我国人正常的基础代谢率平均值 $[kJ/(m^2 \cdot h)]$

年龄	1 ~ 15	16 ~ 17	18 ~ 19	20 ~ 30	31 ~ 40	41 ~ 50	51 以上
男性	195.5	193.4	166.2	157.8	158.6	154.0	149.0
女性	172.5	181.7	154.0	146.5	146.9	142.4	138.6

第三节　体温及其调节

一、体温

体温恒定是机体新陈代谢和正常生命活动的重要条件。生理学所说**体温（body temperature）**，是指身体深部的平均温度，即体核温度。人和高等动物的体内深部温度是相对恒定的。

（一）人体的正常体温

人体温在正常条件下稳定在37℃左右，在实际测量人的体温时，常测直肠、口腔或腋窝温度。人的直肠温度平均值为36.9～37.9℃；口腔（舌下部）是广泛采用的测温部位，所测温度值比较准确，其正常值为36.7～37.7℃；腋窝皮肤表面温度较低，正常值为36.0～37.4℃。

（二）体温的正常变动

人的体温是相对恒定的，但在生理情况下，体温可随昼夜、年龄、性别等因素而变化，但变化的幅度不超过1℃。

1. 体温昼夜周期性变化　在一天内，随着人体代谢水平的昼夜变化，体温也有较小的昼夜周期性变动。一般清晨2～6时体温最低，下午2～8时最高，体温的昼夜差别不超过1℃。体温的昼夜节律（circadian rhythm）同肌肉活动状态以及耗氧量等没有因果关系，而是由一种内在的生物节律所决定的。下丘脑的视交叉上核很可能是生物节律的控制中心。

2. 性别的影响　女子的体温比男子略高，妇女的体温随月经周期呈现规律性的波动，即月经期和月经后的前半期体温最低，后半期明显增高，由低增高的转折点被认为是排卵时期。妇女体温变化随月经周期而变化，与孕激素的分泌状况有关。

3. 年龄的影响　新生儿的体温调节机构还不完善，体温调节能力差，易受环境影响而发生波动。老年人基础代谢降低，体温偏低，体温调节能力也较差。

此外，肌肉活动、情绪、进食等因素都会影响体温，但以上这些因素造成的体温变化都是生理范围内的正常变动。

二、产热与散热

人体之所以能维持相对恒定的体温，是因为人体具有产热和散热两个生理过程，在体温调节机构的控制下，产热和散热两个生理过程处于动态平衡。

（一）产热

体内的热量是由3大营养物质在各组织器官中进行分解代谢时产生的。因此，体内一切组织活动都产生热，人体主要的产热器官主要是肝和骨骼肌。肝是人体内代谢最旺盛的器官，产热量最大。骨骼肌的总质量占全身体重的40%左右，因而具有巨大的产热潜力。骨骼肌紧张度稍有增强，产热量即可发生明显改变。剧烈运动时，产热量可增加40倍之多，此时肌肉的产热量可占人体产热总量的90%以上。寒冷引起肌肉紧张性增加，产热量也明显增加。

产热分为**战栗产热（shivering thermogenesis）**和**非战栗产热（nonshivering thermogenesis）**。战栗产热是由于寒冷刺激，骨骼肌发生不随意的节律性收缩引起产热；非战栗产热又称代谢产热。

（二）散热

人体产生的热量大部分经皮肤散到外界；小部分经呼吸道通过呼气发散；由粪、尿带走的热量更少。皮肤散热有辐射、传导、对流和蒸发这几种方式。

1. **辐射（radiation）**是指人体发出红外线电磁波辐射能的方式散失热量。人体向外界发出辐射热时，周围物体也在向人体辐射热能。当人体皮肤温度高于周围环境物体的温度时，体表发散的辐射热量多于身体吸收的辐射热量，机体通过热辐射散发了体热。

2. **传导（conduction）**是指热量从温度高处经物质分子运动的传递到温度低处。当皮肤与低于皮肤温度的物体接触时，就会发生传导散热。

3. **对流（convection）**是通过气体来交换热量的一种散热方式。当皮肤温度高于空气温度，与皮肤最接近的空气层很快加热而上升，周围较冷的空气即流进补充。通过冷热空气的不断对流，体热得以不断发散。

以上几种散热方式是在环境温度低于皮肤温度时，机体的主要散热方式。当环境温度很高接近于皮肤温度时（如35℃），体热主要以蒸发的方式散热。

4. **蒸发（evaporation）**是机体通过体表散失水分和体热的一种形式。体表每蒸发 1 g 水要吸收 2.43 kJ 热量。水分的来源有二，一是皮肤组织中的水分通过皮肤角质层渗出来，蒸发分**不感蒸发（insensible perspiration）**和发汗两种形式。人即使处于低温环境中，皮肤和呼吸道也会不断有水分渗出并蒸发掉。人体每昼夜皮肤不感蒸发的水分约有 500 mL。发汗是通过汗腺主动分泌汗液的过程，人即使在安静状态下也会发汗，汗液蒸发可以有效地带走热量。

三、体温调节

人和其他恒温动物的体温，在体温调节机构的控制下，通过调节人体产热和散热的途径，如增减皮肤的血流量、发汗、战栗等生理反应，可维持在一个相对稳定的水平。通常将人体通过生理活动变化来调节体温的形式称为**自主性体温调节（autonomic thermoregulation）**。人通过改变姿势或行为，如温度变化时采取增减衣服等行为来调节体温的形式，称为**行为性体温调节（behavioral thermoregulation）**。

自主性体温调节是体温调节的基础，是由体温自身调节系统来完成的。调节的具体过程是经过神经反射和神经-体液调节。体温调节是一个典型的负反馈自动控制过程。

（一）温度感受器

温度感受器包括外周温度感受器和中枢温度感受器两类。温度感受器又可分为冷感受器和热感受器两种。

1. 外周温度感受器　存在于全身皮肤、黏膜和内脏中的游离神经末梢。当局部温度升高时，热感受器兴奋，反之，冷感受器兴奋。外周温度感受器对温度变化的速率更为敏感。

2. 中枢温度感受器　存在于中枢神经系统内对温度变化敏感的神经元。脊髓、脑干网状结构以及下丘脑都含有温度敏感神经元。其中温度升高时冲动发放频率增加的，称为**热敏神经元（warm-sensitive neuron）**；温度降低时冲动发放频率增加的，称为**冷敏神经元（cold-sensitive neuron）**。这两种神经元对温度变化极为敏感，当温度仅变动 0.1℃时，神经元放电频率就会发生变化。

（二）体温调节中枢

调节体温的重要中枢位于下丘脑。视前区-下丘脑前部（preoptic-anterior hypothalamus area, PO/AH）是体内各部位温度传入信息的会聚处，通过对传入信息的整合，广泛地传出信息调节机体的产热和散热过程。一般认为，下丘脑体温调节中枢有两个功能区，即调节产热活动的产热中枢和调节散热活动的散热中枢。

（三）体温恒定与调定点学说

体温调定点学说认为，体温调节如同一个恒温器的调节，在 PO/AH 设定了一个**温度调定点**（**temperature set point**），规定了体温数值（37℃）。实际上，调定点就是热敏神经元和冷敏神经元对温度变化反应的交叉点，当高于37℃时，热敏神经元冲动发放频率增加；低于37℃，冷敏神经元冲动发放频率增加。

体温调节是一个自动控制系统的工作过程。体温调节中枢作为控制系统，产热和散热装置（有关组织器官）作为受控系统，受控系统在控制系统的调控下，通过改变生理活动而产生的结果称为输出变量（体温），体温作用于温度感受器，信息经反馈输入，并将与调定点之间的信号偏差值输给控制系统（中枢），对机体产热和散热过程进行调整，使体温维持在相对稳定的水平。

具体来说，当体温高于调定点温度，热敏神经元冲动发放频率增加，散热中枢兴奋，产热中枢抑制，引起发汗、皮肤血管舒张等散热反应。当体温低于调定点温度，冷敏神经元冲动发放频率增加，产热中枢兴奋，散热中枢抑制，引起皮肤血管收缩，骨骼肌紧张增强或战栗以及甲状腺素、肾上腺素分泌，引起代谢增强等产热反应。

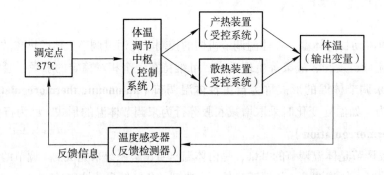

调定点学说认为，由细菌引起的发热，是由于在致热原的作用下，热敏神经元对温度反应阈值升高，而冷敏神经元阈值则降低，调定点因而上移。因此，发热开始前先出现寒战等产热反应，温度上升，直到温度升至热敏神经元升高了的阈值水平，才可能出现散热反应。只要致热因素不消除，体温就会维持在较高水平。

小　结

生命的基本特征之一是新陈代谢，新陈代谢既包括了物质的分解与合成，同时又包括了能量的贮存、释放、转移和利用。

人体生命活动所需的营养物质来自于食物。食物的营养成分一般分为5大类：即糖类、脂肪、蛋白质、无机盐和维生素。糖、脂肪和蛋白质既是构成人体组织的原料，又是人体的供能物质，尤其葡萄糖，是人体内的主要能源物质。水分、无机盐和维生素也是人体生命活动不可缺少的。

物质代谢而产生的能量，除一部分作为肌肉收缩的机械功外，其余的最后都转变为热能。因此，通过测定人体的产热量来反映人体的能量代谢。

能量代谢受肌肉活动，精神活动，进食和环境温度等因素影响。一般测量能量代谢是在避免了上述影响因素的基础状态下进行。采用间接测热法，将混合食物呼吸商定为0.82，食物的氧热价为 20.18 kJ/L，测出每小时耗氧量，计算出单位时间，单位体表面积的产热量，即基础代谢率（BMR）。测定的基础代谢率与正常平均值相差 ±（10%～15%）以内均为正常。

体温恒定是通过调节人体的产热和散热两个生理过程处于动态平衡而实现的。调定点学说认为，在视前区－下丘脑前部设定了一个温度调定点，规定体温数值（37℃），当体温偏离调定点设定的温度时，经温度敏感神经元将信息传到体温调节中枢，引起机体产热或散热装置活动的变化，最终使体温维持在相对稳定的水平。

（陕西师范大学　安书成）

复习思考题

1. 名词解释

必需氨基酸　氮平衡　能量代谢　食物的热价　食物的氧热价　呼吸商　基础代谢率

2. 影响能量代谢的因素有哪些？

3. 什么叫能量代谢？简述体内能量的贮存、释放、转移和利用的过程。

4. 如何用间接测热法测定基础代谢率？

5. 人体的体温是如何维持相对恒定的？

6. 试述人体产热和散热的途径。

参 考 文 献

［1］王玢，左明雪．人体及动物生理学．3 版．北京：高等教育出版社，2009.

［2］张丽萍，杨建雄．生物化学简明教程．4 版．北京：高等教育出版社，2009.

［3］朱妙章．大学生理学．3 版．北京：高等教育出版社，2009.

［4］Vrthur A，Sherman J，Luciano D．Human Physiology．7th ed．New York：McGraw-Hill Companies，1998：373-381.

网上更多……

✎ 课后同步练习

第十章
泌尿系统

泌尿系统（urinary system）对维持机体水平衡和酸碱平衡以及内环境的稳定具有重要意义。泌尿系统由肾、输尿管、膀胱及尿道组成（图 10-1）。

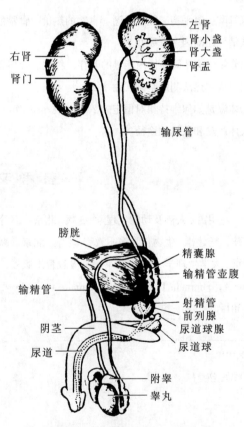

图 10-1　泌尿生殖器模式图（男性）

人体在新陈代谢过程中产生的一些代谢终产物（如尿素、尿酸、肌酐等）和多余的水及各种电解质，以尿的形式由肾排出，故肾是最重要的排泄器官。

尿的生成过程包括 3 个环节：肾小球滤过作用，肾小管与集合管的重吸收作用及其分泌与排泄作用。

肾是维持机体内环境相对恒定的重要器官之一。如果肾功能发生障碍，代谢终产物蓄积于体内，水平衡和酸碱平衡发生紊乱，各种离子浓度和渗透压将变得异常，内环境的稳定就将遭到严重破坏，从而导致各种组织细胞的生命活动不能正常进行。

第一节 肾的构造

一、肾的位置与形态

肾（kidney）形似蚕豆，长约 11.5 cm，平均质量为 120～150 g，位于腹后壁脊柱两侧。成年人肾位于相当于第 11 胸椎到第 3 腰椎的高度，左、右各一，右肾较左肾稍低。肾内侧缘中部凹陷，深入肾内形成一个空腔，称为肾窦。肾窦的开口称为肾门，是肾血管、输尿管、淋巴管及神经等进出肾的部位。肾表面光滑、有结缔组织膜包绕，称为纤维囊。

肾是实质性器官。将肾作额状剖面，肾实质可分为表层的皮质和深部的髓质。肾皮质位于肾的浅部，包围在髓质的周围，厚约 0.5 cm，主要由肾小体与肾小管构成。因富有血管，故呈红褐色。肾髓质位于皮质的深部，约占肾实质的 2/3，血管较少，呈淡红色。髓质由 15～20 个肾锥体组成，各锥体之间的部分是皮质深入髓质部分，称为肾柱。肾锥体呈圆锥形，结构致密而有光泽，可看到许多颜色较深的放射条纹，主要由直的肾小管构成。肾锥体的基部较宽大，接皮质，尖端为钝圆形呈乳头状，每个肾平均有 7～12 个肾乳头。在肾乳头上有许多（10～30 个）肉眼不易看到的乳头孔。肾乳头被漏斗状的膜性短管包绕，此短管称为肾小盏。每个肾有 7～8 个肾小盏，每 2～3 个肾小盏再合并为一个肾大盏。每 2～3 个肾大盏再集合成扁漏斗状的肾盂。肾盂在肾门内逐渐变窄，续接输尿管（图 10-2）。

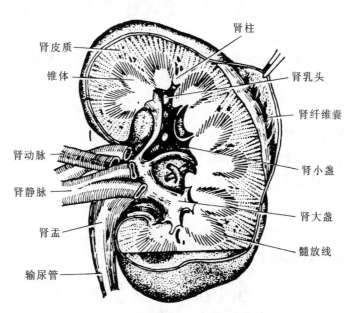

图 10-2 左肾的额状切面（前面）

二、肾的结构特征及其血液循环

（一）肾单位

肾单位（nephron）是肾的基本功能单位。每个肾有 100 万 ~ 130 万个肾单位。每个肾单位由**肾小体（renal corpuscle）**和与之相连的**肾小管（renal tubule）**组成（图 10-3）。

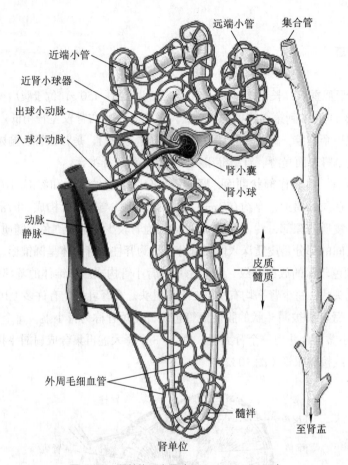

图 10-3　肾单位示意图（sherwood，2003）

肾单位分段名称表示如下：

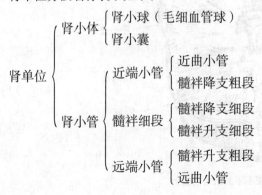

1. 肾小体　肾小体分布在皮质和肾柱中。其核心是一个毛细血管球，称为**肾小球（renal glomerulus）**，血管球外为**肾小囊（renal capsule）**。肾小球断面为圆形，直径约 200 μm 的肾动脉在肾内反复分支，最后形成入球小动脉。入球小动脉进入肾小体先分成 4~8 支，每支又继续分成袢状的毛细血管小叶。毛细血管间又互相吻合，最后各小叶的毛细血管汇合成出球小动脉离开肾小体（图 10-4）。肾小囊是上皮性管道，肾小管盲端膨大并凹陷形成双层囊，外层为壁层，内层称脏层，两层间腔隙为肾小囊腔。壁层由单层上皮细胞组成，与近曲小管相接。肾小囊脏层包在血管球毛细血管外面。

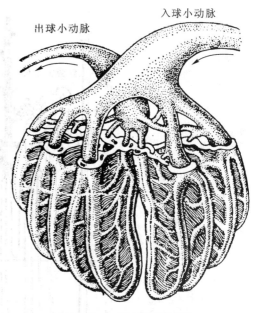

图 10-4　肾小球的模式图
箭头表示血流方向

2. 肾小管　肾小管长 30~50 mm，其管壁由单层上皮细胞构成，外面有一层很薄的基膜。根据肾小管各段结构的特征可分为近端小管、髓袢细段及远端小管 3 部分。

近端小管分为曲部与直部两段。曲部与肾小囊外层相连，盘曲在肾小体周围，约占肾单位总长的一半，是肾小管最粗的一段。管壁由单层立方上皮细胞构成。直部为髓袢降支粗段。

髓袢细段为一"U"字形小管，由 2 段构成，即髓袢降支细段及髓袢升支细段。管壁由扁平上皮细胞构成，管壁最薄。

远端小管也分直部与曲部两段。直部为髓袢升支粗段。曲部盘绕在肾小管附近，与近曲小管相邻。远曲小管比近曲小管粗，管道较短，管壁细胞为立方形。远曲小管的曲部与集合管相连。

（二）集合管

集合管（colecting tubule） 可分为弓状集合小管、直集合小管和乳头管。集合小管与远曲小管连接形成弓状集合小管，然后转入髓放线，汇合成直集合小管，再继续下行移行为较大的乳头管。集合管的管径较粗，上皮细胞呈立方形，细胞界限清楚，腔面有微绒毛。乳头管细胞为单层柱状上皮，尿液最后由此汇入肾盏。集合管也有重吸收和分泌作用，并有浓缩尿的功能。集合管虽不包括在肾单位内，但在功能上与肾小管联系密切。

（三）皮质肾单位与髓旁肾单位

在肾皮质不同部位的肾单位，因髓袢的长短和血管分布有一定差异，因而可再分成皮质肾单位与髓旁肾单位。

皮质肾单位分布在肾皮质外层和中层，约占肾单位总数的 90%。皮质肾单位的髓袢很短，只分布到髓质外层，有的甚至不到髓质。髓袢的薄壁段很短。出球小动脉离开肾小体后第二次分成毛细血管，几乎全部分布在皮质部分的肾小管周围。

髓旁肾单位分布在靠近髓质的皮质内层（图 10-5），其髓袢很长，深入到内髓皮质，有的甚至到达乳头部。肾小球体积大，入球小动脉和出球小动脉的口径无明显差异。出球小动脉离开肾小体后，分成两种小血管：一种是形成毛细血管网，分布于邻近的近曲小管和远曲小管周围；另一种分成许多细长的"U"形直小血管，与髓袢伴行。

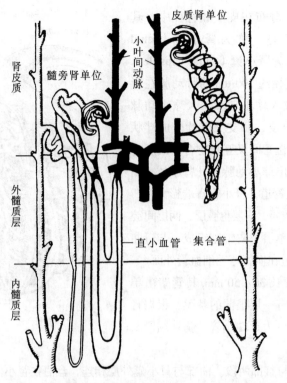

图 10-5　肾单位及血液供应示意图

（四）肾小球旁器

在肾小球附近有三种特殊的细胞群，即球旁细胞、致密斑和球外系膜细胞，总称为**肾小球旁器**（juxtaglomerular apparatus）（图 10-6）。

1. **球旁细胞（juxtaglomerular cell）**　在入球小动脉接近肾小球的一小段上，血管壁的一些平滑肌细胞特化成上皮样细胞，又称颗粒细胞，细胞内含分泌颗粒，能合成、贮存、释放肾素。

2. **致密斑（macula densa）**　位于远曲小管的起始部分，上皮细胞变窄而高，细胞排列紧密，形成一个椭圆形盘状的聚集区，称致密斑。一般认为它是一种化学感受器，能感受小管液中 NaCl 含量的变化，并将信息传递给球旁细胞，调节肾素的释放。

3. **球外系膜细胞（extraglomerular mesangial cell）**　位于入球小动脉、出球小动脉和致密斑之间的三角地带内的一群细胞，具有吞噬功能。

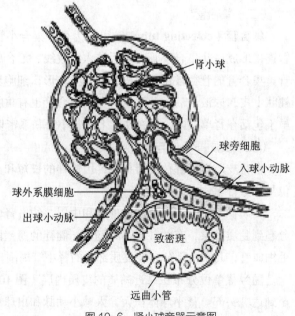

图 10-6　肾小球旁器示意图

（五）肾的血液循环

肾动脉直接起自腹主动脉，血管粗，因此肾的血流量很大，平均每分钟约有 1 200 mL 血液流经双肾，相当于心输出量的 1/5 ~ 1/4，这有利于提高肾小体的有效滤过率，所以肾的血液循环与肾的功能关系极为密切。肾动脉入肾门后，在肾窦内分支，经叶间动脉→弓状动脉→小叶间动脉→入球小动脉，进入肾小体内形成肾小球毛细血管网，再汇合成出球小动脉离开肾小体。然后形成球后毛细血管网，分布于皮质和髓质内的肾小管附近，供应肾小管营养和进行重吸收作用。经过两次毛细血管网，然后汇成静脉，由小叶间静脉→弓状静脉→叶间静脉，进入肾静脉。

肾小球毛细血管网介于皮质入球小动脉和出球小动脉之间，血压较高，有利于肾小球的滤过；而髓质肾小管附近的毛细血管网血压较低，有利于肾小管的重吸收。

第二节　尿生成过程

尿的生成过程包括 3 个环节：肾小球滤过作用、肾小管与集合管的重吸收作用及其分泌与排泄作用。后 2 个环节亦称为肾小管与集合管的转运功能。

一、尿的化学成分与理化特性

（一）尿的化学成分

正常成年人每昼夜排出的尿量约为 1 000 ~ 2 000 mL，平均 1 500 mL。尿量的多少主要取决于每天摄入的水量和由其他途径（如出汗等）排出的水量。若其他因素不变，摄水量多时，尿量增加；如环境温度升高或剧烈运动时大量出汗，尿量则减少。

尿中 95% ~ 97% 是水，3% ~ 3.5% 是溶质。溶质中以电解质和非蛋白含氮化合物为主。电解质中以 Cl^-、Na^+、K^+ 三种离子较多，硫酸盐、磷酸盐次之。非蛋白含氮化合物中以尿素为最多，而肌酐、尿酸、氨等则较少。

（二）尿的理化特性

新鲜尿初排出时呈淡黄色，这主要来自尿胆素和尿色素。当尿量减少浓缩时，尿色变深。尿的密度在 1.015 ~ 1.025 之间。密度的高低与尿量及其成分有关：若摄水量多，尿量增加，则密度降低；反之，若饮水少，尿量增加，则密度增加。

尿的酸碱度随食物的性质而不同，pH 的变动范围在 5.0 ~ 7.0 之间。吃混合食物时，因蛋白质分解后产生的酸根（硫酸根和磷酸根）较多，多呈酸性。长期素食的人，因果蔬类食物中的苹果酸、柠檬酸等化合物可在体内氧化而转变为碳酸氢盐排出，故尿呈弱碱性。

二、肾小球的滤过功能

（一）滤过膜及其通透性

肾小球毛细血管网内血浆成分向肾小囊腔滤过是尿生成过程的第一步。用肾小体微穿刺法抽取肾小囊内的液体进行微量分析，发现囊腔液的化学组成和浓度，除蛋白质外，基本上与血浆的组成相同。

肾小球的滤过作用主要取决于两方面的因素：滤过膜的通透性和有效滤过压。

电子显微镜观察表明，肾小球的滤过膜包括3层结构：毛细血管内皮细胞层、基膜层和肾小囊脏层上皮细胞层。毛细血管内皮细胞层具有大小不等的微细小孔（孔径50~100 nm）。基膜层较厚，血浆中水分和部分溶质可以透过。脏层上皮细胞层，细胞形态特殊，有许多足状突起，称为**足细胞（podocyte）**。每个足细胞伸出许多大突起，每个大突起又伸出许多小突起，小突起的终末即为足，固着在基膜上（图10-7）。各小突起之间有细小的裂孔，孔上有薄膜。实验表明，有些分子较小的物质能透出基膜，却被阻于足细胞之间的裂孔膜，这表明裂孔膜不仅是滤过膜的最后一道屏障，而且是通透性最小的部位。

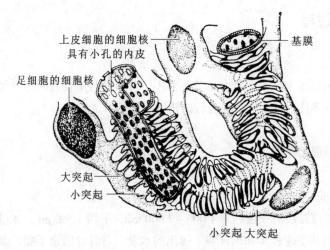

图 10-7　肾小球微细结构模式图

不同物质通过肾小球滤过膜通透性的能力取决于被滤过物质的分子大小及其所带的电荷。小分子物质，如葡萄糖可以自由通过；大分子物质，如血浆球蛋白不能通过。

人的肾单位总数约200万以上，故滤过的总面积很大，估计在1.5 m² 以上。

（二）有效滤过压

肾小球滤过作用的动力是有效滤过压。用微穿刺法测得大鼠肾小球毛细血管压平均值为45 mmHg，为主动脉平均压的40%左右，明显比其他器官的毛细血管压高得多。在滤过作用中，还有两种力量对抗肾小球毛细血管压，即肾小囊内压和血浆胶体渗透压。囊内压大约为10 mmHg。血浆中含有约7%不能滤过的大分子血浆蛋白，它形成的胶体渗透压，平均为25 mmHg（图10-8）。这样，生成原尿的有效滤过压等于肾小球毛细血管内血压减去血浆胶体渗透压和囊内压，按下式计算：

有效滤过压 = 肾小球毛细血管压 −（血浆胶体渗透压 + 肾小囊内压）=45 −（25+10）=10 mmHg

有效滤过压为正值，肾小球毛细血管内血浆成分除大分子血浆蛋白外，均能透出滤过膜而成为肾小球滤液（原尿）。

三、肾小管与集合管的重吸收和分泌

从肾小球毛细血管滤过到肾小囊中的滤液（原尿）量是很大的，大约每天 180 L。而排出的终尿量一般每天仅 1~2 L，为滤液量的 1% 左右。这表明滤液流经肾小管和集合管时，滤液量的 99% 又被肾小管和集合管重吸收回血液。**重吸收（reabsorption）**是指物质从肾小管液中转运至血液中，而**分泌（secretion）**是指上皮细胞将本身产生的物质或血液中的物质转运至肾小管腔内（图 10-9）。物质通过肾小管上皮的转运包括被动转运和主动转运不同形式。肾小管滤液中的葡萄糖和氨基酸可全部被重吸收；Na^+ 和尿素等不同程度地被重吸收；肌酐、尿酸和 K^+ 等还被肾小管分泌入管腔中。

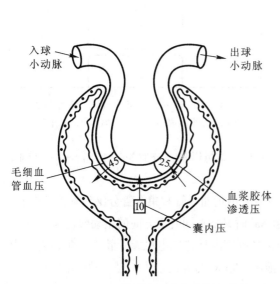

图 10-8 肾小球有效滤过压示意图
图中的数字单位为 mmHg

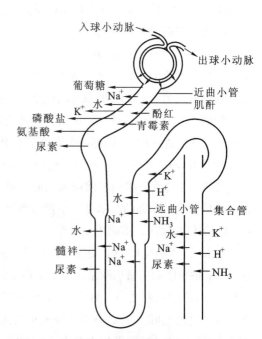

图 10-9 肾小管和集合管的重吸收和分泌示意图

（一）肾小管与集合管的重吸收

肾小球滤液流经近端小管后，滤液中约 70% 的 Na^+、Cl^-、K^+ 和水被重吸收，85% 的 HCO_3^- 也被重吸收，葡萄糖、氨基酸全部被重吸收；H^+ 则被分泌到肾小管中。近端小管重吸收的关键动力是上皮细胞基膜上的钠泵。小管液在流经髓袢的过程中，约 20% 的 Na^+、Cl^-、K^+ 被进一步重吸收。升支粗段 NaCl 的重吸收对尿的稀释和浓缩具有重要意义。

在远端小管和集合管中，约 12% 的 Na^+、Cl^- 被进一步重吸收。集合管重吸收水量约为滤液总水量的 19%。水的重吸收率的多少不仅决定着尿量的多少，而且决定着尿的渗透浓度。如机体缺水时，尿的渗透压将比血浆的高，称为高渗尿，表示尿被浓缩；饮水过量时，水的重吸收率减少，尿的渗透压低于血浆，称为低渗尿，表示尿被稀释。

肾小管对葡萄糖的重吸收能力有一定限度。当血糖浓度达 180 mg/100 mL 时，部分肾小管对葡

萄糖的重吸收已达极限，导致出现糖尿。血糖的这个浓度称为**肾糖阈**（renal glucose threshold）。

（二）肾小管与集合管的分泌与排泄

分泌与排泄都是肾小管上皮细胞的主动活动过程。H^+ 的分泌与 HCO_3^- 的重吸收有关，而 K^+ 的分泌与 Na^+ 的重吸收有密切关系。

1. H^+ 的分泌与 H^+-Na^+ 交换　肾小管和集合管上皮细胞内有碳酸酐酶（CA），能催化 CO_2 和 H_2O 结合生成 H_2CO_3，而 H_2CO_3 快速解离生成 H^+ 和 HCO_3^-。H^+ 产生后可由肾小管上皮细胞管腔膜将 H^+ 主动转运分泌到小管腔液内，而 HCO_3^- 则留在细胞内，这就造成了电位梯度，使小管液中由 $NaHCO_3$ 解离而生成的 Na^+ 被动扩散进入细胞内，以保持细胞内的正负离子平衡。这一过程被称为 H^+-Na^+ 交换（图 10-10）。Na^+ 进入细胞后，由细胞的管周膜上的离子泵主动转运进入组织间液，细胞内产生的 HCO_3^- 也顺着电化学梯度扩散到组织间液，于是这两种离子由组织间液返回到血浆。进入小管液的 H^+ 则可与小管液中的 HCO_3^- 结合生成 H_2CO_3，而 H_2CO_3 再分解成 CO_2 和 H_2O。CO_2 能迅速透过管腔膜而扩散进入细胞，成为细

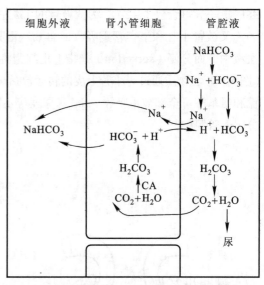

图 10-10　H^+ 的分泌与 H^+-Na^+ 交换示意图
肾小球滤液中的碳酸氢钠通过肾小球时被重吸收

胞内合成 H_2CO_3 来源的一部分。小管细胞每分泌一个 H^+，就可以吸收一个 Na^+ 和一个 HCO_3^- 回血，这对维持体内的酸碱平衡具有重要意义。

2. K^+ 的分泌与 K^+-Na^+ 交换　由尿排出的 K^+ 主要是由远曲小管和集合管分泌到管腔液中的，它与 Na^+ 的重吸收有密切联系。离子泵在主动转运 Na^+ 时又能够同时反方向的主动转运 K^+，这可能是 K^+ 分泌的机制之一。另外，Na^+ 的重吸收会在肾小管内外造成电位差，管内为负，管外为正。这种电位差可促使 K^+ 从组织间液扩散到管腔液中，是 K^+ 分泌的动力，是一种被动转运的过程。由于有了 Na^+ 的重吸收才驱动了 K^+ 的分泌，故这种现象称为 K^+-Na^+ 交换。

3. NH_3 的分泌　肾小管和集合管的上皮细胞在代谢过程中能不断生成 NH_3，其中大部分来自谷氨酰胺。NH_3 是一种脂溶性物质，可向肾小管液扩散。在体内代谢产生大量酸性物质时，小管细胞分泌 NH_3 和 H^+ 的活动均加强。NH_3 和 H^+ 进入小管液后，可结合成 NH_4^+。NH_4^+ 可与小管液内许多强酸盐（如 $NaCl$）解离的负离子（Cl^-）结合生成酸性的铵盐等，随尿排出。强酸盐所解离出来的 Na^+ 则可通过 H^+-Na^+ 交换进入细胞，再与 HCO_3^- 一起转运回血液。由此可见，NH_3 的分泌与 H^+ 的分泌密切相关，它能促进 H^+ 的分泌，具有排酸保碱的作用。

第三节　尿液的浓缩与稀释

尿的浓缩和稀释是指尿的渗透浓度与血浆的渗透浓度相比较而言的。尿的渗透浓度可因体内

水分的多少而出现波动。根据尿的渗透压可以了解肾对尿液的浓缩和稀释能力。尿液的稀释是由于小管液中的溶质被重吸收而水不易被重吸收造成的。尿液的浓缩则是由于小管液中的溶质仍滞留在小管液中造成的。重吸收作用的变化对尿量的影响特别显著，如水的重吸收率减少 1%，尿量就将增加一倍，这充分说明水的重吸收与尿量有很大关系。

动物实验表明，肾髓质的渗透浓度由外向内逐步升高，形成肾髓质的渗透梯度（图 10-11）。髓质渗透梯度的建立成为浓缩尿的必要条件，而髓袢是形成髓质渗透梯度的重要结构。

为了便于理解髓袢在髓质渗透浓度梯度形成中的作用，先用较简单的模型说明逆流倍增现象。如图 10-12 所示，设有一"U"形管，含钠盐的溶液从 A 管口流入，由降支通过管下端的弯曲部分折回，经升支从 B 管口流出，构成一个逆流系统。若此逆流系统的降支与升支之间的膜（M_1）是不通透的，则溶液流过两支管时，渗透浓度不会发生变化。但若此 M_1 膜能主动地将 Na^+ 单方向地由升支转运到降支，而对水的通透性却相对较低，当溶液在降支中由上向下流动时，由于不断地接受由 M_1 膜从升支转运过来的 Na^+，其中的 Na^+ 浓度就会逐渐增高，造成降支内的渗透压自上向下的递增，到下端顶点时可达最高值。而后，溶液折回由升支向上流动，由于 M_1 膜不断地将其中的 Na^+ 转运出去，溶液渗透压乃逐渐降低。这样，就形成了此系统的渗透浓度梯度，从图中的上方向下方其渗透压递增。

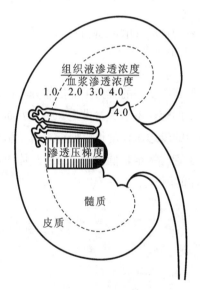

图 10-11 肾髓质渗透梯度示意图
线条越密，表示渗透浓度越高

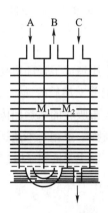

图 10-12 逆流倍增作用模型
A. 管内液体向下流；B. 管内液体向上流；
C. 管内液体向下流
M_1 膜能将液体中 Na^+ 由 B 管泵入 A 管，且对水不易通透；M_2 膜对水易通透

髓袢也是"U"形管结构，其中液体也是逆向流动。髓袢降支管壁的通透性很高，H_2O 和 NaCl 可以自由通透。髓袢升支的粗段能主动重吸收 Na^+ 和 Cl^-，其中 Na^+ 是主动转运重吸收，而 Cl^- 是继发性主动转运重吸收。又因升支粗段对水的通透性很低，水不易通透，故升支粗段内小管液向皮质方向流动时，管内 NaCl 浓度逐渐降低。由于 NaCl 逐渐向管外组织间液中转移，结果是组织间液浓度增高变成高渗，而越向皮质方向小管液的渗透浓度则越低，最后变成了低渗溶液。组织间液渗透浓度升高后，会使一部分 NaCl 顺着浓度差扩散进入降支管内，因而降支内液体在向肾乳头方向流动时，由于不断接受扩散进来的 NaCl，其渗透浓度又逐渐升高，形成一种逆

流倍增作用。由此可见，髓袢降支细段与升支细段构成了一个逆流倍增系统，使内髓组织间液形成了渗透压梯度（图 10-13）。

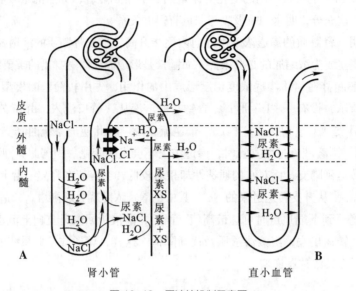

图 10-13　尿浓缩机制示意图
粗箭头表示升支粗段主动重吸收 Na^+ 和 Cl^-，粗线表示髓袢升支粗段和远曲小管
前段对水不通透。字体大小表示溶质浓度，XS 表示未被重吸收的溶质

　　逆流倍增作用造成了肾髓质高渗的渗透压梯度，而这种高渗状态的维持主要依靠分布在肾髓质的 U 形直小血管对溶质的逆流交换作用。一方面使肾髓质的溶质不被大量带走，另一方面将集合管和髓袢降支重吸收的水运回体循环，从而使肾髓质高渗的渗透压梯度得以保持。由于髓袢升支能重吸收溶质而对水相对不通透，故小管液流经到远曲小管时一定是低渗的。最终从体内排出的尿液渗透压，取决于抗利尿激素对肾小管和集合管通透性的调节。

第四节　尿生成的调节

　　肾的主要功能是以泌尿形式排除对机体无用或多余的代谢终产物，保留有用的物质，以达到机体内环境的体液容量、渗透压、电解质和酸碱度的相对稳定。

　　探讨机体对肾泌尿功能的调节，必须考虑肾血流量的调节，还要注意对肾小管壁细胞在水分和各种物质的重吸收及分泌过程中的调节。

一、肾内自身调节

　　肾在肾动脉压发生较大范围的变动时，能通过肾内部的活动变化来保持肾血流量相对稳定的状态。实验证明，肾在完全脱离神经支配后，当肾动脉血压或动脉灌流压在 80～180 mmHg 之间变动时，肾的血流量没有明显改变。

肾小管液中的溶质浓度对小管液渗透压有重要影响。如果小管液溶质浓度高，渗透压高，会影响肾小管对水的重吸收，导致尿量增多。临床上使用可被肾小球滤过而又不被肾小管重吸收的物质，如甘露醇，来提高小管液中溶质的浓度，以达到利尿消肿的目的。这种利尿方式称为**渗透性利尿**（osmotic diuresis）。糖尿病患者尿量增多的原因也在于此。

近端小管对溶质和水的重吸收量，随肾小球滤过率的变动而发生变化。不论肾小球滤过率增大或减小，近端小管的重吸收率始终为肾小球滤过率的 65%～75%，这种现象称为**球管平衡**（glomerulotubular balance）。

二、神经和体液调节

肾的血流量除受肾内因素的调节外，还接受神经系统和各种激素的调节。肾小管的重吸收也接受神经－体液的调节。

（一）肾交感神经的作用

支配肾的交感神经主要分布于肾内各种血管的平滑肌。肾交感神经兴奋可使入球小动脉和出球小动脉收缩，因此影响肾小球滤过率。同时，刺激球旁细胞释放肾素，导致血中醛固酮含量增加，促进肾小管对 NaCl 和水的重吸收。

（二）抗利尿素

抗利尿素（antidiuretic hormone，ADH）是由下丘脑视上核和室旁核神经元分泌的由 9 个氨基酸残基组成的多肽，其主要作用是增加远曲小管和集合管上皮细胞对水的通透性，促进肾小管和集合管对水的重吸收，减少尿量。当机体缺水时，血浆渗透压升高，刺激了下丘脑视上核及其附近的渗透压感受器（特别敏感细胞）兴奋，增加抗利尿素的生成和分泌，降低尿的排出量，保留了体内水分。此外，抗利尿素也能增加髓袢升支粗段对 NaCl 的主动重吸收和内髓部集合管对尿素的通透性，从而有利于尿的浓缩。循环血量的改变也能刺激感受器而反射性地影响抗利尿素的释放，在大静脉、心房壁内就存在着血容量感受器。当动脉血压下降，对颈动脉窦和主动脉弓等处的压力感受器刺激减弱时，也能反射性增加抗利尿素的释放。疼痛、情绪紧张等可促进抗利尿素的释放（图 10-14）。大量饮入清水后，由于血浆渗透压降低，抗利尿素的生成和分泌减少，引起尿量增多，这一现象称为水利尿。

（三）肾素－血管紧张素－醛固酮系统

醛固酮是由肾上腺皮质分泌的一种激素。它的作用主要是促进远曲小管和集合管对 Na^+ 的主动重吸收和促进 K^+ 的排出。在切除了肾上腺的狗的实验中，如以微量的醛固酮注入狗的动脉血中，在短时间内即可看到尿 Na^+ 的排出量显著减少，尿 K^+ 的排出量显著增加，这表明醛固酮具有"保 Na^+ 排 K^+"作用。

醛固酮在维持细胞外液中的 Na^+、K^+ 浓度和细胞外液量相对恒定方面也都具有重要的意义。如果醛固酮分泌减少，则 Na^+、Cl^- 和水大量丢失，K^+ 在体内滞留，造成血浆中 Na^+ 和 Cl^- 浓度降低，K^+ 浓度升高，从而引起血量减少、血压下降、Na^+、K^+ 比例失调等现象，严重者甚至可危及生命。反之，醛固酮分泌过多，造成 Na^+、水滞留、细胞外液量增多而导致水肿。

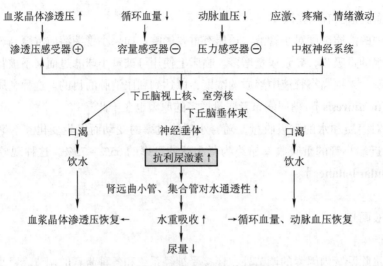

图 10-14　抗利尿素分泌调节示意图

实验证明，每当肾素 - 血管紧张素在血中的浓度增加时，醛固酮在血中的浓度也增加。肾素是肾小球近球细胞分泌的一种蛋白水解酶。当肾素释放进入血液后，能催化血浆中的血管紧张素原生成血管紧张素。血管紧张素可使小动脉收缩，动脉血压升高，同时直接刺激肾上腺皮质分泌醛固酮（图 10-15）。

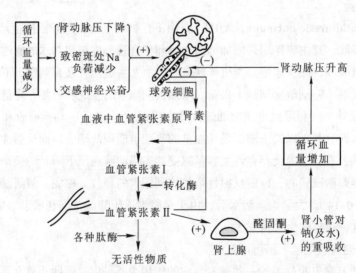

图 10-15　肾素 - 血管紧张素 - 醛固酮的释放及其作用示意图
（＋）表示刺激作用；（－）表示抑制作用

第五节　排尿及其调节

肾生成尿是连续不断的，尿经输尿管进入膀胱暂时贮存。膀胱贮尿有一定限度，当尿液在膀胱内贮存达一定量时，即引起"尿意"，而导致排尿活动。

一、输尿管、膀胱和尿道的构造

（一）输尿管

输尿管（ureter）是细长的肌性管道，长 25～30 cm，直径 0.4～0.7 cm，上端与肾盂相连，在腹后壁沿脊柱两侧下行，下端从膀胱后下方斜行插入膀胱壁，开口于膀胱。在输尿管的开口处有黏膜皱褶，当膀胱充满尿液时，内压上升，输尿管开口因受压而关闭，可以防止尿向输尿管倒流。输尿管壁可分三层，由内向外为黏膜层、平滑肌层和外膜。平滑肌能够缓慢的收缩和舒张，形成向膀胱方向推进的蠕动波。输尿管的蠕动波有促使尿液向膀胱运输的功能，因此，尿自输尿管流入膀胱是间歇性的。

输尿管全长有三个狭窄部：一个在肾盂移行于输尿管处，一个在越过小骨盆入口处，最后一个在穿过膀胱的壁内部，这些狭窄部使肾结石易停留，引起排尿困难和绞痛。

（二）膀胱

膀胱（urinary bladder）为锥体形囊状肌性器官，位于盆腔的前方。膀胱空虚时呈锥体形，充满尿液时变为卵圆形，且顶部高出耻骨上缘，成年人膀胱可贮尿 350～500 mL。膀胱底部有一三角区，称为膀胱三角。三角的尖向前下方，尿道内口开口于此。膀胱三角的两侧后两角是输尿管开口的地方。膀胱壁由三层构成，由内向外为黏膜层、肌层和外膜。肌层由平滑肌纤维构成，称为逼尿肌。逼尿肌收缩可使膀胱内压升高，压迫尿由尿道排出。在尿道与膀胱交界处有较厚的环形肌，形成尿道内括约肌。内括约肌收缩能关闭尿道内口，防止尿自膀胱漏出。

（三）尿道

尿道（urethra）是从膀胱通向体外的管道，起自膀胱，止于尿道外口。男性尿道细长，长约 20 cm，兼有排精的功能；女性尿道粗而短，长 3～5 cm。男性尿道膜部还有一由环形骨骼肌构成的括约肌，称为尿道外括约肌，可由意识控制。女性尿道外口开口于阴道前庭。

儿童尿道较短。新生男孩尿道长 5～6 cm，生长速度较慢，直至青春期才显著增长，13～14 岁时尿道长 12～13 cm。女孩尿道较男孩的短，新生女孩尿道仅为 1～3 cm，15 岁才长至 3～5 cm。

二、输尿管、膀胱和尿道的排尿功能

（一）输尿管的功能

输尿管壁由平滑肌组成，从肾盂向下可做蠕动运动。蠕动波每分钟发生 1～5 次，每秒约前进 3 cm。随着蠕动波的推进，可将尿液送入膀胱。当蠕动波到达两侧膀胱三角时，即引起入口的开放，将尿液输入膀胱。膀胱内充满尿液后，入口处受压而关闭，可阻止膀胱内尿液的倒流。

（二）膀胱和尿道的神经支配

膀胱逼尿肌和尿道括约肌均受神经系统的调节，可接受三种神经的支配：即盆神经、腹下神经和阴部神经。盆神经起于骶部脊髓，为副交感传出纤维，它的兴奋可引起逼尿肌收缩和尿道内括约肌舒张，促进排尿。腹下神经起自腰部脊髓，为交感传出纤维，它的兴奋可使尿道内括约肌收缩，抑制排尿。阴部神经起自骶部脊髓，为躯体神经，支配尿道外括约肌，是高级中枢受意识控制排尿活动的主要传出途径。以上三种神经中也含有传入纤维。膀胱充胀感觉和痛觉的传入纤维分别在盆神经和腹下神经中，而尿道感觉传入纤维在阴部神经中（图10-16）。

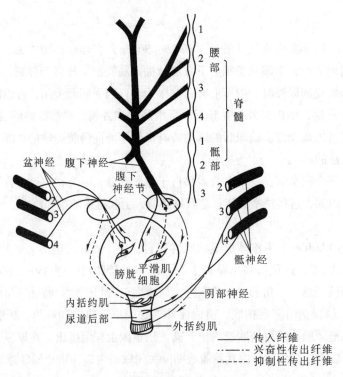

图 10-16　膀胱神经支配示意图

（三）排尿反射

排尿是一种复杂的反射活动。当膀胱内贮尿量达到一定程度时（400 mL左右），膀胱壁内牵张感受器因被动牵拉而发生冲动。冲动经盆神经传入骶部脊髓的初级排尿中枢。该中枢被兴奋后，一部分冲动可向上传至大脑皮质，另一部分经副交感纤维传至膀胱，引起逼尿肌收缩，完成一次排尿反射。同时，当尿液进入尿道时，又刺激了尿道感觉器，冲动沿阴部神经再次传到脊髓排尿中枢，使尿道外括约肌开放，于是尿液排出。排尿反射是一种正反馈过程，需反复进行促使排尿反射一再加强，导致膀胱逼尿肌进一步收缩，使收缩持续到膀胱内尿液排空为止。

在整体内，脊髓初级中枢经常受大脑皮质的控制和调节。幼儿大脑发育尚未完善，对下位初级中枢的抑制能力较弱，故幼儿排尿次数多或有遗尿现象。随着年龄的增长，大脑功能日趋完善，对排尿的控制作用也逐渐增强。老年人常由于皮质功能衰退而出现随意控制排尿能力减弱，常发生尿频或尿失禁现象。

小　结

泌尿系统由肾、输尿管、膀胱及尿道组成。

肾对维持机体水平衡和酸碱平衡以及内环境的稳定具有重要意义。人体在新陈代谢过程中产生的一些代谢终产物和多余的水及各种电解质以尿的形式由肾排出。肾单位是肾的基本功能单位。每个肾单位由肾小体和肾小管组成，它们与集合管共同完成泌尿机能。

尿的生成过程包括3个环节：肾小球滤过作用、肾小管与集合管的重吸收作用及其分泌与排泄作用。

肾小球的滤过作用主要取决于两方面的因素：滤过膜的通透性和有效滤过压。肾小球滤过作用的动力是有效滤过压。重吸收是指物质从肾小管液中转运至血液中，而分泌是指上皮细胞将本身产生的物质或血液中的物质转运至肾小管腔内。物质通过肾小管上皮的转运包括被动转运和主动转运。

水的重吸收率不仅决定着尿量的多少，而且决定着尿的渗透浓度。如机体缺水时，尿的渗透压将比血浆的高，称为高渗尿，表示尿被浓缩；饮水过量时，水的重吸收率减少，尿的渗透压低于血浆，称为低渗尿，表示尿被稀释。尿的浓缩与稀释可以用物理学的逆流系统学说加以解释。

分泌与排泄都是肾小管上皮细胞的主动活动过程。H^+ 的分泌与 HCO_3^- 的重吸收有关，而 K^+ 的分泌与 Na^+ 的重吸收有密切关系。此外还有 NH_3 的分泌。这些分泌对维持体内酸碱平衡具有重要的意义。

尿生成的调节包括肾内自身调节和神经体液调节。

抗利尿素是由下丘脑视上核和室旁核神经元分泌的激素物质。其主要作用是促进肾小管和集合管对水的重吸收，减少排尿量。循环血量的改变也能刺激感受器而反射性地影响抗利尿素的释放。

肾素－血管紧张素－醛固酮系统是机体实现对肾功能调节的重要组成部分。肾素是肾小球近球细胞分泌的一种蛋白水解酶，它能催化血浆中的血管紧张素原生成血管紧张素。血管紧张素可使小动脉收缩，动脉血压升高，同时直接刺激肾上腺皮质分泌醛固酮。醛固酮具有"保 Na^+ 排 K^+"作用。

排尿是一种复杂的反射活动。在整体内，脊髓初级中枢经常受大脑皮质的控制和调节。

（华南师范大学　李东风）

复习思考题

1. 名词解释

   排泄　肾单位　致密斑　足细胞　近球细胞　肾小球有效滤过压　肾阈　球管平衡　排尿反射

2. 简述肾的生理功能。

3. 肾的血液循环特点是什么？有何生理意义？

4. 尿是怎样生成的？简述其基本过程。

5. 影响肾小球滤过率的因素有哪些？

6. 影响肾小管重吸收和分泌的因素有哪些？

7. 大量饮水后和大量出汗后，尿量会发生什么变化？简述其变化原因。

8. 糖尿病患者为何出现糖尿和多尿？

9. 试述抗利尿素和醛固酮的生理作用及其分泌的调节。

10. 尿是如何被浓缩和稀释的？

参 考 文 献

［1］陈守良 . 动物生理学 . 3 版 . 北京：北京大学出版社，2005.

［2］Brenner B M，Rector F C Jr. The Kidney. 6th ed. Philadelphia：Saunders，2000.

［3］Ganong W F. Review of Medical Physiology. 22th ed. New York：McGraw-Hill，2005.

［4］Sherwood L. Human Physiology. 4th ed. Pacific Grove：Brooks/Cole，2001.

网上更多……

课后同步练习

第十一章
内分泌系统

第一节 概述

一、内分泌的概念

内分泌（endocrine）系统是由内分泌腺和分散存在于某些组织器官中的内分泌细胞组成的一个信息传递系统，它与神经系统密切联系，相互配合，共同调节机体的新陈代谢、生长、发育、生殖等功能活动，维持机体内环境的相对稳定。

内分泌腺（endocrine gland）是内分泌细胞集中存在形成的具有独立形态结构的腺体。人体内主要的内分泌腺有垂体、甲状腺、甲状旁腺、肾上腺等（图 11-1）。分散在其他器官中的细胞有两种存在形式：一种是成群集中在一起，形成腺组织，如胰内的胰岛、卵巢内的卵泡及黄体、睾丸内的间质细胞等；另一种是散在于其他细胞之间，如胃肠道和呼吸道黏膜中的内分泌细胞等。

内分泌腺没有导管，故又称**无管腺**（ductless gland），腺体内有丰富的毛细血管和毛细淋巴管。腺细胞分泌的高效能的活性物质称为**激素**（hormone）。激素进入毛细血管或毛细淋巴管，随血液或淋巴液运送至远距离的靶组织而发挥作用，称为**远距分泌**（telecine）；某些激素可以不经血液运输，仅由组织液扩散而作用于邻近细胞，称为**旁分泌**（paracrine）；如果内分泌细胞分泌的激素在局部扩散，又反回作用于该细胞自身而发挥反馈作用，称为**自分泌**（autocrine）。另外，下丘脑有许多具有内分泌功能的神经细胞，它们合成的激素可借轴浆流动运送至神经末梢而释放，这种方式称为**神经内分泌**（neuroendocrine）。

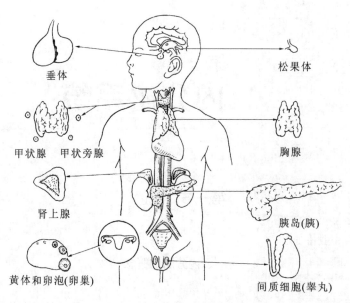

图 11-1　内分泌系统示意图

二、激素的种类和一般特征

（一）激素的种类

人体内激素的种类繁多，来源复杂，按其化学结构可分为三类：一类是含氮激素，包括蛋白质激素（主要有胰岛素、甲状旁腺激素及腺垂体激素等）、肽类激素（下丘脑调节肽、神经垂体激素、降钙素、胃肠激素等）和胺类激素（主要有肾上腺素、去甲肾上腺素和甲状腺激素等）。另一类是类固醇（甾体）激素，包括肾上腺皮质和性腺分泌的激素，如皮质醇、醛固酮、雌激素和雄激素等。脂肪酸衍生物——前列腺激素为第三类激素。

（二）激素作用的一般特征

激素虽然种类很多，作用复杂，但它们在对靶组织发挥调节作用的过程中，具有某些共同的特征。

1. 激素作用的特异性　激素随血液被运送到全身各处，与组织细胞广泛接触，但它们却选择性地作用于某些器官、组织和细胞，此种特性称为激素作用的特异性。被激素选择性作用的器官、组织和细胞，分别称为靶器官、靶组织和靶细胞。激素作用的特异性与靶细胞上存在能与该激素发生特异性结合的受体有关。

2. 激素的信息传递作用　激素作为"信使"，将生物信息传递给靶细胞，只调节靶细胞固有的功能活动或物质代谢反应的强度与速度，而不能发动细胞内本来不存在的新陈代谢过程。

3. 激素的高效能生物放大作用　激素在血中的浓度都很低，一般在 nmol/L，甚至 pmol/L 数量级。虽然激素的含量甚微，但其作用显著。这是由于激素与受体结合后，在细胞内发生一系列酶促放大作用，逐级放大，形成一个效能很高的生物放大系统。

4. 激素间的相互作用　多种激素共同参与某一生理活动的调节时，激素与激素之间往往存在着协同作用或拮抗作用，这对维持其功能活动的相对恒定起着重要作用。例如，生长激素、肾上腺素、糖皮质激素和胰高血糖素等，均能升高血糖，在升糖效应上有协同作用；相反，胰岛素则能降低血糖，与上述激素的升糖效应有拮抗作用。

三、激素的作用机制

激素作用的机制是指激素作为信息物质是怎样"识别"靶细胞并影响其功能活动，最终产生细胞生物效应的。目前，常根据其化学本质的不同，将激素的作用机制分为两大类型。

（一）含氮类激素的作用机制———第二信使学说

第二信使学说是 Sutherland 学派 1965 年提出的。认为激素是第一信使，当激素与受体结合并激活与其偶联的 G 蛋白，通过 G 蛋白再激活膜内的腺苷酸环化酶，催化细胞内的腺苷三磷酸（ATP）转化为环腺苷酸（cAMP）。cAMP 作为第二信使，进一步促进蛋白激酶的活化，影响细胞内许多重要酶和功能蛋白质的活性，引起细胞各种生物学效应，如腺细胞分泌，肌细胞收缩，细胞膜通透性改变，细胞内各种酶促反应等。cAMP 引起生理效应后，可在磷酸二酯酶的作用下转变为 5′- 磷酸腺苷而失活（图 11-2）。后来的研究证明，除了 cAMP 外，还有三磷酸肌醇，二酰甘油和 Ca^{2+} 等均可作为第二信使。

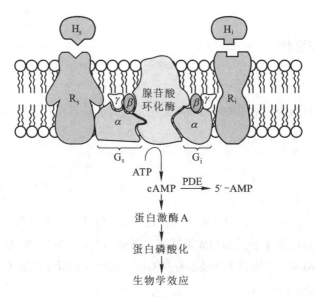

图 11-2　含氮类激素作用机制示意图

H_s，H_i：激素；R_s，R_i：受体；G_s，G_i：G 蛋白；PDE：磷酸二酯酶；5′-AMP：5′- 磷酸腺苷

（二）类固醇激素的作用机制———基因表达学说

类固醇激素是一类小分子脂溶性物质，可透过细胞膜进入细胞。进入细胞后，有的激素（如糖皮质激素）先与胞浆受体结合，形成激素 - 受体复合物，受体蛋白发生构型变化，从而使激素 - 受体复合物获得进入核内的能力，由胞浆转移至核内，再与核受体结合，从而调控 DNA 的转录过程，生成新的 mRNA，mRNA 透出核膜并诱导蛋白质的合成，引起相应的生物效应。另有些激素（如雌激素、孕激素与雄激素）进入细胞后，可直接穿过核膜，与相应的核受体结合，调节基因表达（图 11-3）。

综上所述，含氮激素的作用是通过第二信使传递机制，类固醇激素则是通过调控基因表达而发挥作用。近年研究表明，有些含氮类激素也可以通过调控基因表达而发挥作用，如甲状腺激素，它能进入细胞内，直接与核受体结合调节转录过程。相反，有些类固醇激素也可作用于细胞膜上，引起一些非基因效应。

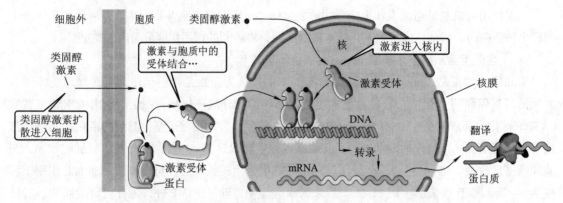

图 11-3　类固醇激素的作用机制示意图（Boron W F. Medical Physiology，2003）

第二节　下丘脑与垂体

下丘脑与垂体之间结构和功能的联系非常密切，共同组成下丘脑－垂体功能单位。

一、下丘脑

（一）下丘脑的结构

下丘脑位于背侧丘脑的下方，包括视交叉、灰结节、漏斗和乳头体等结构。漏斗的中央为正中隆起，下端连接垂体。整个下丘脑构成第三脑室侧壁的下部和底（图 11-4）。下丘脑内部有许多神经核团，与内分泌关系密切的主要核团有视上核、室旁核和漏斗核等（图 11-5）。

（二）下丘脑的内分泌功能

下丘脑的神经分泌细胞分泌神经肽或肽类激素，称为肽能神经元。下丘脑的肽能神经元主要位于视上核、室旁核与"促垂体区"的核团内。抗利尿激素和催产素在下丘脑的视上核和室旁核均可产生，但前者主要在视上核产生，室旁核主要产生催产素。促垂体区的核团主要分布于下丘脑的内侧基底部，包括漏斗核在内的诸多核团，主要产生调节腺垂体激素释放的激素（下丘脑调节肽）。已知的下丘脑调节肽有 9 种，其中化学结构已明确的称激素，化学结构尚不清楚的暂称因子（表 11-1）。

表 11-1　下丘脑调节肽的化学性质与主要作用

种类	英文缩写	化学性质	主要作用
促甲状腺激素释放激素	TRH	三肽	促进 TSH 释放，也能刺激 PRL 释放
促性腺激素释放激素	GnRH	十肽	促进 LH 与 FSH 释放（以 LH 为主）
促肾上腺皮质激素释放激素	CRH	四十一肽	促进 ACTH 释放
生长激素释放激素	GHRH	四十四肽	促进 GH 释放
催乳素释放因子	PRF	肽	促进 PRL 释放
促黑（素细胞）激素释放因子	MRF	肽	促进 MSH 释放
生长激素释放抑制激素（生长抑素）	GHRIH	十四肽	抑制 GH 释放，对 LH、FSH、TSH、PRL 及 ACTH 的分泌也有抑制作用
催乳素释放抑制因子	PIF	多巴胺（？）	抑制 PRL 的释放
促黑（素细胞）激素释放抑制因子	MIF	肽	抑制 MSH 的释放

二、垂体

垂体（hypophysis）是人体内最重要的内分泌腺，其结构复杂，分泌的激素种类繁多，作用广泛，并能调节其他内分泌腺的活动。

（一）垂体的位置、形态和分部

垂体借漏斗连于下丘脑，呈椭圆形，位于颅底蝶鞍的垂体窝内。成年人垂体重 0.5 ~ 0.6 g，妇女在妊娠期可达 1 g。垂体包括腺垂体和神经垂体两部分。腺垂体是腺体组织，由远侧部、中间部和结节部组成；神经垂体是神经组织，由神经部和漏斗（漏斗干和正中隆起）组成（图 11-4）。

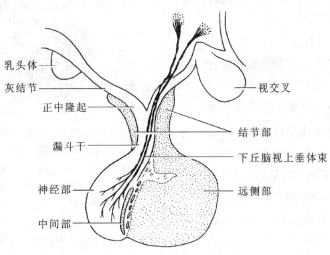

图 11-4　垂体的分部（矢状切面）

（二）垂体的结构

1. 腺垂体的结构　远侧部是腺垂体的主要部分，腺细胞排列成索或团，其间有丰富的窦状毛细血管和少量结缔组织。腺细胞分为嗜酸性细胞、嗜碱性细胞和嫌色细胞3种类型。其中嗜酸性细胞有两种：①生长激素细胞，分泌生长激素。②催乳素细胞，分泌催乳素。嗜碱性细胞有3种：①促甲状腺激素细胞，分泌促甲状腺激素。②促肾上腺皮质激素细胞，分泌促肾上腺皮质激素。③促性腺激素细胞，分泌促卵泡激素和黄体生成素。嫌色细胞是脱颗粒后的嗜酸性细胞或嗜碱性细胞，或是未分化的幼稚细胞。人类垂体的中间部很小，由一些大小不等的囊泡和嗜碱性细胞构成。囊泡的功能尚不清楚，嗜碱性细胞分泌促黑素细胞激素。结节部有一些较小的嗜酸性细胞和嗜碱性细胞。结节部的功能不十分清楚。

2. 神经垂体的结构　神经垂体主要由大量的神经纤维、垂体细胞、丰富的窦状毛细血管和少量的结缔组织构成。神经纤维来自下丘脑的视上核和室旁核，垂体细胞是一种特殊的神经胶质细胞。由视上核和室旁核神经元胞体合成的抗利尿激素和催产素，经轴浆输送到神经部，在此暂时贮存或释放入血（图11-5A）。

（三）垂体的血液供应

垂体的血液供应有来自颈内动脉的垂体下动脉和来自基底动脉环上的垂体上动脉。垂体上动脉在正中隆起和漏斗干等处分支构成丰富的窦状毛细胞血管网，称初级毛细血管，这些毛细血管汇集成数条垂体门微静脉，经结节部下行进入远侧部，再一次形成窦状毛细血管网，称次级毛细血管，这套血管系统称为垂体门脉系统（图11-5B）。

（四）神经垂体释放的激素及生理作用

1. 抗利尿激素（ADH）　又称血管升压素（VP），具有升高血压和抗利尿的功

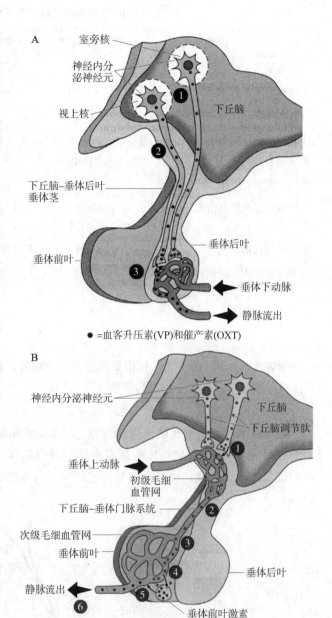

图11-5　垂体与下丘脑的关系（修改自 Sherwood L. Human Physiology，5th ed，2004）

A. 下丘脑与垂体后叶（神经垂体）：①视上核和室旁核中的大神经内泌细胞分泌血管升压素（抗利尿激素）和催产素；②激素通过轴突运送到神经垂体并贮存到那里；③当神经元兴奋时，贮存在神经轴突终末的激素被释放进入血液循环。B. 下丘脑与垂体前叶（腺垂体）：①下丘脑促垂体区中的小神经肽细胞分泌的各种调节肽类激素进入初级毛细血管网；②初级毛细血管网并入垂体门脉系统，与腺垂体次级毛细胞网相连；③进入腺垂体毛细血管网；④激素透过毛细血管网进入腺垂体，控制腺垂体激素的释放；⑤在下丘脑释放激素作用下，腺垂体分泌的激素进入毛细血管网；⑥腺垂体激素进入血液循环

能。抗利尿激素的主要作用是促进肾远曲小管和集合小管对水的重吸收，使尿量减少，产生抗利尿的作用。在正常生理状态下，抗利尿激素的分泌量不足以引起加压效应，但在脱水或失血情况下，由于该激素释放增多，可使血管收缩，血压升高，对维持血压恒定有一定的作用。

2. 催产素（OXT）　催产素具有促进乳汁排出和刺激子宫收缩的作用。人的子宫在妊娠末期对催产素的反应非常敏感。

（五）腺垂体的主要激素及生理作用

腺垂体分泌的激素至少有7种，其中促甲状腺激素（TSH）、促肾上腺皮质激素（ACTH）、促卵泡激素（FSH）和黄体生成素（LH）均有各自的靶腺，通过促进靶腺分泌激素而发挥作用（图11-6）。生长素（GH）、催乳素（PRL）与促黑素细胞激素（MSH）是直接作用于靶组织和靶细胞而发挥作用。

1. 促激素　促甲状腺激素，促进甲状腺组织增生和甲状腺激素的合成与分泌。促肾上腺皮质激素，促进肾上腺皮质分泌糖皮质激素和性激素。促性腺激素有两种：即促卵泡激素，刺激卵巢中卵泡的发育和睾丸中精子的生成；黄体生成素，又称间质细胞刺激素，有促进卵巢黄体生成和刺激睾丸间质细胞的功能。

2. 生长素　生长素能促进机体生长和体内物质代谢，主要作用：①提高细胞合成蛋白质的速度。②抑制组织对糖的利用，使血糖升高。③促进脂肪的分解，使

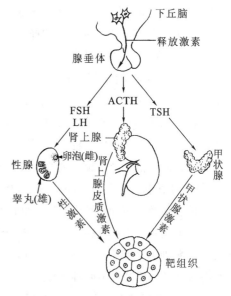

图 11-6　腺垂体调节靶腺功能示意图

体内脂肪量减少。④促进骨、软骨、肌肉以及其他组织细胞的分裂增殖。人幼年时期如缺乏生长素，则生长发育停滞，身材矮小，称为"侏儒症"；如果生长素过多则患"巨人症"。成年后生长素过多，长骨不再生长，而刺激肢端短骨、面骨及其软组织增生，以致出现手足粗大，鼻和下颌突出等现象，称为"肢端肥大症"。

3. 催乳素　催乳素的主要作用是使发育完全（乳腺的发育主要靠卵巢激素的作用）而具备泌乳条件的乳腺始动并维持泌乳。此外，小量的催乳素对雌激素与孕激素的合成有促进作用，而大量的催乳素则有抑制作用。

4. 促黑素细胞激素　该激素主要是作用于皮肤、毛发、虹膜及视网膜色素上皮等处的黑素细胞，促进生成黑色素。

三、下丘脑－垂体－靶腺之间的联系

下丘脑不但是行为和植物性神经的整合中枢。而且也是内分泌的整合中枢，下丘脑对内分泌系统的调节控制作用是通过与垂体结构上的密切联系实现的。

（一）下丘脑与神经垂体的联系

下丘脑与神经垂体的联系途径是下丘脑－垂体束。下丘脑的视上核、室旁核神经元胞体合成

的抗利尿激素和催产素，经下丘脑－垂体束的轴浆流动运送至神经垂体的轴突末梢贮存（图11-5A）。在各种有效刺激下，视上核或室旁核的神经元发生兴奋，神经冲动沿神经纤维传至末梢，引起神经末梢内贮存的激素释放入血，由血液循环将激素运送到靶组织发挥作用。

（二）下丘脑与腺垂体的联系

下丘脑和腺垂体的联系途径是垂体门脉系统（图11-5B）。下丘脑"促垂体区"的神经内分泌核团，产生的调节腺垂体激素释放激素属于多肽类化学物质，所以也称下丘脑调节肽。促进腺垂体分泌活动的调节肽，称为"释放激素"或"释放因子"。相反，抑制腺垂体分泌活动的调节肽，称为"释放抑制激素"或"释放抑制因子"。垂体调节肽对腺垂体的分泌具有特异性刺激作用或抑制作用（前述，见表11-1）。

下丘脑"促垂体区"的神经分泌细胞合成的下丘脑调节肽，沿结节垂体束，经轴浆顺向流动，运送至位于正中隆起的神经末梢，并释放出来，弥散入垂体门脉系的初级毛细血管网，然后沿门微静脉运送至腺垂体的次级毛细血管网，在此弥散至腺垂体的分泌细胞，促进或抑制该处细胞的分泌活动。下丘脑"促垂体区"的神经分泌细胞构成脑和内分泌系统的中间环节，通过它们的作用，使中枢神经系统精确地调节内分泌系统的活动（图11-5）。

（三）靶腺激素对下丘脑－垂体的反馈调节

前已述及，下丘脑可促进腺垂体的分泌，腺垂体分泌的促激素又促进靶腺激素的分泌，这是调节功能的一个方面。另一方面，靶腺激素对下丘脑－腺垂体的分泌也有影响。即在下丘脑、腺垂体、靶细胞之间存在一种相互依赖、相互制约的关系，这是一种反馈性调节。按反馈的性质，可分为正、负反馈调节两种类型。

1. 负反馈调节 下丘脑－腺垂体激素促进靶腺的分泌，但当血液中的靶腺激素增多时，能反过来抑制下丘脑－腺垂体激素的分泌，这类反馈称负反馈。例如，下丘脑产生的CRH促进腺垂体分泌ACTH，ACTH促进肾上腺皮质分泌肾上腺皮质激素，但当血液中肾上腺皮质激素浓度过高时，可反过来抑制下丘脑CRH的分泌和腺垂体ACTH的分泌。当血液中肾上腺皮质激素的浓度过低时，负反馈作用减弱，使下丘脑CRH和腺垂体ACTH的分泌增加。负反馈调节的生理意义在于维持激素在血液中水平的相对恒定（图11-7）。

2. 正反馈调节 正反馈调节与负反馈调节的作用相反。当血液中靶腺激素浓度升高时，对下丘脑－腺垂体激素的分泌不是起抑制作用，而是起兴奋作用。例如，性腺激素对下丘脑－腺垂体分泌的影响就是正反馈调节。在月经周期的增生期（卵泡期），由于垂体分泌的FSH和LH的作用，卵巢分泌雌激素增多，当增多到一定程度（接近排卵期），雌激素对腺垂体LH的分泌起促进作用（正反馈），于是LH的分泌剧增，促使卵泡排卵。

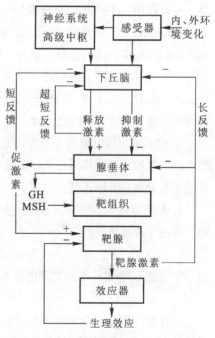

图11-7 下丘脑－腺垂体－靶腺之间的反馈联系示意图

第三节　甲状腺与甲状旁腺

一、甲状腺

（一）甲状腺的位置、形态和结构

甲状腺（thyroidgland）位于颈前部，呈"H"形，由左叶、右叶和甲状腺峡组成。左叶和右叶略呈锥体形，贴于喉和气管两侧，甲状腺峡连接左、右叶，位于第2—4气管软骨的前方。有时自峡部向上伸出一个锥体叶（图11-8）。甲状腺的表面包有纤维囊，并伸入腺实质，将腺组织分隔为若干小叶。小叶内有许多大小不等的滤泡和散在的滤泡旁细胞。滤泡由单层立方上皮围成，腔内充满胶体，为滤泡上皮细胞的分泌物。胶体的主要成分是甲状腺球蛋白。滤泡旁细胞常单个位于滤泡壁的基底部或成群分布于滤泡间（图11-9）。滤泡旁细胞分泌降钙素，主要功能是促进成骨细胞的活动，使钙盐沉积于骨质内，从而使血钙降低。

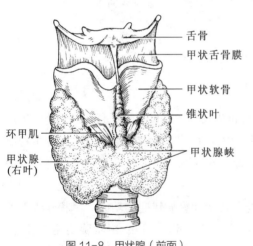

图 11-8　甲状腺（前面）

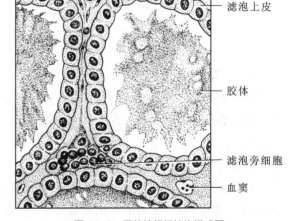

图 11-9　甲状腺组织结构模式图

（二）甲状腺激素的合成与释放

甲状腺分泌甲状腺激素，其中包括**四碘甲腺原氨酸（tetraiodothyronine，T_4）**，即甲状腺素，以及少量的**三碘甲腺原氨酸（triiodothyronine，T_3）**。甲状腺激素的形成经过合成、贮存、碘化、重吸收、分解和释放等一系列生理过程。滤泡上皮细胞摄取酪氨酸等氨基酸，在粗面内质网合成甲状腺球蛋白的前体，运至高尔基复合体加上糖的部分，并浓缩成分泌颗粒，以胞吐方式排入滤泡腔内贮存。滤泡上皮细胞基底面的胞膜上有碘泵，可将碘离子逆浓度差摄入细胞内，在过氧化物酶的作用下活化，然后透过细胞膜进入滤泡腔，与甲状腺球蛋白的酪氨酸残基结合形成碘化的甲状腺球蛋白，贮存于滤泡腔的胶体内。

在腺垂体分泌的促甲状腺激素的作用下，滤泡上皮细胞以胞饮方式将滤泡腔内的碘化甲状腺

球蛋白重吸收入胞质内，吞饮小泡与溶酶体融合，溶酶体内的蛋白水解酶可分解甲状腺球蛋白，形成 T_4 和 T_3。T_4 和 T_3 释放入血液，随血液循环到达靶组织（图 11-10）。

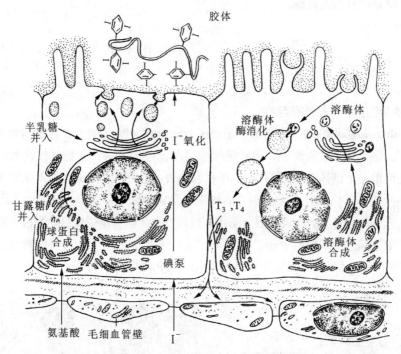

图 11-10　甲状腺激素的合成与释放示意图

（三）甲状腺激素的生理功能

甲状腺激素的主要作用是促进物质与能量代谢，促进生长和发育过程，提高神经系统的兴奋性。甲状腺分泌 T_4 的量较多，约占甲状腺激素总量的 90％ 以上，T_3 分泌量较少，但 T_3 的生物活性比 T_4 约大 5 倍。在外周组织中，T_4 可作为 T_3 的激素原，转变为 T_3。T_4 和 T_3 都具有同样的生理作用。

1. 对代谢的影响　甲状腺激素具有很强的促进能量代谢和物质代谢的功能。甲状腺激素可加速许多组织内糖和脂肪的氧化分解过程，增加耗氧量和产热量。所以，甲状腺功能亢进时，基础代谢率增高，产热量增加，患者喜凉怕热，极易出汗；而甲状腺功能低下时，基础代谢率降低，产热量减少，患者体温低，喜热畏寒。在正常情况下，甲状腺激素能促进蛋白质的合成，这对幼年时期的生长发育具有重要作用。但过量的甲状腺激素反而促使蛋白质的分解。所以甲状腺功能亢进时，由于组织中的蛋白质、糖及脂肪大量分解，患者常感饥饿、乏力，且明显消瘦。

2. 对生长发育的影响　甲状腺激素具有促进组织分化、生长和发育成熟的作用。切除甲状腺的蝌蚪，生长与发育停滞，不能变态成蛙，若及时给予甲状腺激素，又可恢复生长发育。甲状腺激素对维持骨和脑的发育非常重要。甲状腺功能低下的儿童，表现为以智力迟钝和身材矮小为特征的**呆小症（cretinism）**。

3. 对中枢神经系统的影响　甲状腺激素对中枢神经系统的发育和维持神经系统的正常功能活动均起重要作用。出生后的动物手术切除甲状腺，则造成呆小的实验动物。甲状腺功能低下可出现条件反射活动迟缓、智力下降、记忆力减退、嗜睡等。相反，当甲状腺功能亢进时，患者神经系统兴奋性升高，表现为激动紧张、心动过速、烦躁、失眠等。

（四）甲状腺的功能障碍

1. 缺碘对甲状腺功能的影响　碘是甲状腺合成甲状腺激素的必要原料。正常人每天需从食物中摄取 150~500 μg 的碘，其中约 1/3 用于合成甲状腺激素。缺碘患者甲状腺激素合成减少，通过反馈作用可使垂体前叶分泌较多的促甲状腺激素，从而使甲状腺组织代偿性增生、肿大，增加甲状腺激素的合成，因此，病人的基础代谢率基本正常。有些地区因土壤、水和食物中含碘量低，易造成地方性甲状腺肿，患者脖子肿大，呼吸困难。如母体缺碘，可使胎儿甲状腺发育不全，易患呆小症或不同程度的智力低下。海带中含有丰富的碘，孕妇经常食用可防止该病的发生。对缺碘地区，强调食用加碘盐，可有效地预防地方性甲状腺肿的发生。

2. 甲状腺功能不足（低下）　在幼儿期患甲状腺萎缩或甲状腺激素分泌不足时，会出现呆小症。成人时期，甲状腺激素分泌不足时，会出现前已述及的症状，并可使皮肤增厚，过多的黏液蛋白样物质积存于皮下组织，称为黏液性水肿。

3. 甲状腺功能亢进（甲亢）　甲亢是由于甲状腺分泌功能过盛引起的，临床表现前已述及。这种病人的甲状腺激素分泌量可比正常人大 10 倍。

二、甲状旁腺

（一）甲状旁腺的位置、形态和结构

甲状旁腺（parathyroid land） 的数目和位置差异较大，一般有上、下各一对，贴附于甲状腺左、右叶的后面（图 11-11），也有的埋入甲状腺组织内。甲状旁腺呈棕黄色，为扁椭圆形，总质量约 0.1 g。腺的实质主要有主细胞和嗜酸性细胞组成。主细胞胞体小，数量多，构成腺实质的主体，分泌甲状旁腺素。嗜酸性细胞数量少，胞体较大，单个或成群存在于主细胞之间，胞质内充满嗜酸性颗粒（图 11-12）。这种细胞从 4~7 岁开始出现，并随年龄增长逐渐增多，其功能尚不清楚。

（二）甲状旁腺素的生理功能

甲状旁腺素的主要作用是调节机体的血钙浓度。由于钙有形成新骨，参与血凝，提高心肌兴奋性与降低神经、骨骼肌兴奋性的功能，因此，若甲状旁腺素分泌不足，或因手术时甲状旁腺被误切除时，可使血钙浓度迅速下降，而导致手足搐搦症，甚至死亡。甲状旁腺功能亢进时则引起骨质过度溶解，易发生骨折。

甲状旁腺素主要通过以下途径影响血钙水平：①作用于骨，促进骨内破骨细胞的活性，使骨组织溶解，释放磷酸钙入血。②作用于肾，促进肾小管对钙的重吸收。③作用于肠道，促进肠对钙的吸收。以上途径均有升高血钙的作用。而甲状腺滤泡旁细胞分泌的降钙素，能作用于骨中的成骨细胞，促进钙盐沉积于骨的基质形成新骨，并抑制破骨细胞的功能活动，减少骨质溶解，使血钙降低。甲状旁腺素和降钙素共同调节血钙浓度，维持相对稳定。正常情况下，它们的分泌受血钙浓度的影响。

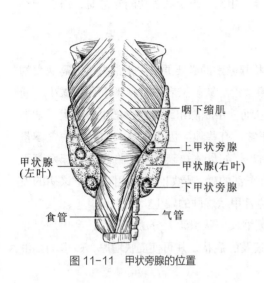

图 11-11 甲状旁腺的位置

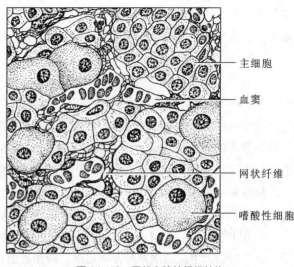

图 11-12 甲状旁腺的组织结构

第四节 胰岛

一、胰岛的位置、形态和结构

胰岛（pancreatic islet）是散在于胰腺中的内分泌细胞团，人约有 17 万～200 万个，胰尾处胰岛较多。胰岛细胞依其形态和染色特点，一般分为 4 种类型，分别称为 A 细胞、B 细胞、D 细胞及 PP 细胞。A 细胞约占胰岛细胞的 20%，分泌**胰高血糖素（glucagon）**；B 细胞约占胰岛细胞的 75%，分泌**胰岛素（insulin）**；D 细胞占胰岛细胞的 5% 左右，分泌生长抑素；PP 细胞的数量很少，分泌胰多肽。

胰岛素是一种可溶性蛋白质激素。我国科学工作者于 1965 年首先用化学方法人工合成了具有生物活性的结晶牛胰岛素，开创了人工合成蛋白质的先例。随后又对胰岛素的空间结构及其功能进行了进一步的研究。

二、胰岛素的生理作用

胰岛素是调节体内糖、蛋白质和脂肪代谢，维持血糖正常水平的一种重要激素。胰岛素分泌失调时，将引起机体代谢的严重障碍。

（一）对糖代谢的作用

胰岛素促进细胞对葡萄糖的摄取和利用，促进葡萄糖合成肝糖原和肌糖原，贮存于肝和肌肉中，促进葡萄糖转变成脂肪酸，贮存于脂肪组织，并抑制糖的异生，其结果使血糖水平下降。

（二）对脂肪代谢的作用

胰岛素促进肝脏合成脂肪酸，然后转运到脂肪细胞贮存。胰岛素抑制脂肪酶的活性，减少脂肪的分解。

（三）对蛋白质代谢的作用

胰岛素促进蛋白质的合成过程，具体作用是：①促进氨基酸通过细胞膜的转运进入细胞。②加快细胞核的复制和转录过程，增加 DNA 和 RNA 的生成。③作用于核糖体，加速翻译过程，促进蛋白质的合成。另外，胰岛素还抑制蛋白质的分解。当体内胰岛素分泌不足时，血糖浓度升高，如超过肾糖阈，尿中将出现糖，引起糖尿病。患者尿糖增加，引起渗透性利尿，使水、电解质从体内大量丢失，引起病人繁喝多饮。由于大量的葡萄糖丢失，加上组织利用葡萄糖的能力大减，此时脂肪和蛋白质被大量分解利用，病人体重减轻和消瘦。由于细胞内糖缺乏，下丘脑摄食中枢活动加强，使病人食欲增加。因此，糖尿病患者出现多尿、多饮、多食而体重减少的"三多一少"症状。

三、胰高血糖素的生理作用

胰高血糖素是 A 细胞分泌的一种多肽类激素。其生理作用与胰岛素正好相反，是一种促进分解代谢的激素。胰高血糖素具有很强的促进糖原分解和糖异生的作用，使血糖升高。胰高血糖素还激活脂肪酶，促进脂肪分解。另外，胰高血糖素可促进胰岛素和胰岛生长抑素的分泌。药理剂量的胰高血糖素可使心肌细胞内环腺苷酸（cAMP）增加，能增强心肌的收缩力。

四、胰岛分泌功能的调节

（一）血糖浓度的直接影响

血糖浓度是调节胰岛素和胰高血糖素分泌的重要因素。当血糖浓度升高时，胰岛素分泌增加，而胰高血糖素的分泌受到抑制，从而促进血糖降低。相反，当血糖浓度降低时，胰高血糖素分泌增加，胰岛素分泌减少，从而促进血糖回升。

（二）氨基酸的作用

氨基酸对胰岛素和胰高血糖素的分泌均有促进作用。当血中氨基酸增多时，促进胰岛素释放增多，有利于餐后吸收的氨基酸在胰岛素的作用下迅速被肌肉或其他组织摄取并合成蛋白质。

氨基酸的这种作用，儿童比成人强。氨基酸增多，促进胰岛素释放，使血糖降低的同时，还能刺激胰高血糖素的分泌，这对防止低血糖有一定的生理意义。

（三）激素的作用

影响胰岛素分泌作用的激素有多种，其中大部分是胃肠道激素。还有一部分是胰岛和其他细胞产生的激素。

影响胰岛素分泌的激素主要有：①胃肠激素中的抑胃肽和胰高血糖样多肽的促胰岛素分泌作用最为明显。实验证明，抑胃肽刺激胰岛素分泌的作用具有依赖葡萄糖的特性，口服葡萄糖引起高血糖和抑胃肽分泌的增加是平行的，这种平行关系导致胰岛素迅速而明显的分泌，使血糖降低。②生长素、皮质醇、甲状腺激素以及胰高血糖素等可通过升高血糖浓度间接刺激胰岛素分泌。因此，长期大剂量服用这些激素，有可能使 B 细胞衰竭而导致糖尿病。③胰岛 D 细胞分泌的生长抑素可抑制胰岛素的分泌，而 A 细胞分泌的胰高血糖素直接刺激 B 细胞分泌胰岛素。

　　影响胰高血糖素分泌的激素有胰岛素和生长抑素。胰岛素可通过降低血糖间接刺激 A 细胞分泌胰高血糖素，但胰岛素和生长抑素可直接作用于 A 细胞，抑制 A 细胞分泌胰高血糖素。

　　（四）神经调节

　　胰岛受迷走神经（副交感）和交感神经的支配。迷走神经兴奋时，可直接促进胰岛素的分泌，也可通过刺激胃肠激素的释放，间接促进胰岛素的分泌。交感神经兴奋时，则抑制胰岛素的分泌。

第五节　肾上腺

一、肾上腺的位置、形态和结构

　　肾上腺（adrenal gland）位于左、右肾的上端。左肾上腺呈半月形，右肾上腺呈三角形。肾上腺表面包有结缔组织被膜，肾上腺实质由周围的皮质和中央的髓质两部分构成。

　　（一）肾上腺皮质

　　占肾上腺的 80% ~ 90%。根据细胞排列和功能不同，由外向内可分为球状带、束状带和网状带 3 层（图 11-13）。最外层为球状带，约占皮质的 15%，细胞常排列成球形细胞团，此带细胞分泌盐皮质激素；中间一层为束状带，约占皮质的 78%，细胞呈单行或双行排列成索状，此带细胞分泌糖皮质激素；最内层为网状带，约占皮质的 7%，细胞吻合成网，此带分泌性激素（包括雄激素和少量雌激素）。

　　（二）肾上腺髓质

　　位于肾上腺中央，占肾上腺的 10% ~ 20%。髓质主要有髓质细胞和少量的交感神经节细胞组成。髓质细胞体积较大，胞质内含有许多分泌颗粒，用铬盐处理，颗粒显棕黄色，所以髓质细胞又称嗜铬细胞。人类的髓质细胞内有两种颗粒，分别含有肾上腺素和去甲肾上腺素。

二、肾上腺皮质激素

　　肾上腺皮质激素包括盐皮质激素、糖皮质激素和性激素 3 大类。

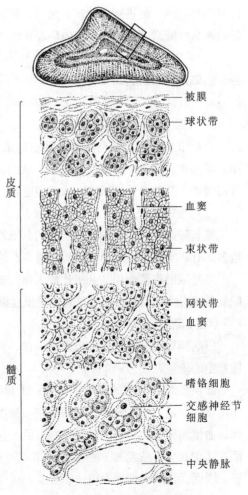

图 11-13　肾上腺的组织结构

（一）盐皮质激素的生理作用及其分泌调节

1. 盐皮质激素的生理作用　盐皮质激素以醛固酮为代表，它对水盐代谢的作用最强。醛固酮促进肾远曲小管和集合管重吸收钠、水和排出钾，即保钠、保水和排钾作用。

2. 盐皮质激素分泌的调节　醛固酮的分泌主要受肾素 – 血管紧张素系统的调节，即肾的球旁细胞感受血压下降和钠量减少的刺激，分泌肾素增多，肾素作用于血管紧张素原生成血管紧张素，血管紧张素可刺激肾上腺皮质球状带合成和分泌醛固酮，使钠和水的重吸收增强，以此维持水、盐代谢的平衡。另外，血 K^+ 升高和血 Na^+ 降低的浓度变化可以直接作用于球状带细胞，影响醛固酮的分泌。

（二）糖皮质激素的生理作用及分泌功能的调节

1. 对物质代谢的作用　糖皮质激素对糖、蛋白质和脂肪代谢均有作用。

（1）糖代谢　糖皮质激素促进糖异生，抑制葡萄糖的氧化，使血糖升高。如果糖皮质激素分泌过多，可使血糖升高，甚至出现糖尿。相反，该激素分泌不足，则可出现低血糖。

（2）蛋白质代谢　糖皮质激素促进肌肉组织和结缔组织蛋白质的分解，加速氨基酸转移至肝，生成肝糖原。糖皮质激素分泌过多时，由于蛋白质分解增强，合成减少，将出现肌肉消瘦，骨质疏松，皮肤变薄，生长停滞等。

（3）脂肪代谢　糖皮质激素促进脂肪分解，降低脂肪的合成。肾上腺皮质功能亢进时（或服用大剂量的糖皮质激素），可引起体内脂肪重新分布，出现面、胸、腹及背的脂肪增多，而四肢脂肪减少的"向心性肥胖"体形。

2. 在应激反应中的作用　糖皮质激素能增强肌体的应激功能。当机体受到各种有害刺激（包括缺氧、创伤、手术、休克、饥饿、疼痛、寒冷、高温、惊恐和疼痛等）时，会出现一系列生理功能的改变，以适应各种有害刺激，这些生理变化即为机体的应激反应。在这一反应中，有害刺激作用于下丘脑和腺垂体而引起 ACTH 分泌增多，随之糖皮质激素分泌增多，从而改变机体的物质代谢和能量代谢，以抵抗有害刺激。人类肾上腺皮质功能低下的患者或切除肾上腺的动物，上述任何刺激，都极易引起死亡。

3. 糖皮质激素的其他功能

（1）对血细胞的作用　糖皮质激素可使血中红细胞、血小板和中性粒细胞的数量增加，而使淋巴细胞和嗜酸性粒细胞减少。

（2）对循环系统的作用　糖皮质激素可提高血管平滑肌对去甲肾上腺素的敏感性，有利于提高血管的张力和维持血压。另外，糖皮质激素可降低毛细血管壁的通透性，减少血浆的滤出，有利于维持血容量。

（3）对水盐代谢的作用　糖皮质激素对远曲小管和集合管重吸收 Na^+ 和排出 K^+ 有轻微的促进作用。

4. 糖皮质激素分泌的调节

（1）应激性刺激　在应激状态下，应激性刺激作用于神经系统的不同部位，最后通过递质，将信息汇集于下丘脑，使下丘脑释放促肾上腺皮质释放激素（CRH），进而腺垂体分泌促肾上腺皮质激素（ACTH），最后促进肾上腺皮质束状带分泌糖皮质激素增加。

（2）反馈性调节　当血液中糖皮质激素的浓度达到一定水平时，能反馈性抑制下丘脑释放 CRH 和抑制腺垂体释放 ACTH。血中的 ACTH 达到一定浓度时，也能反馈作用于下丘脑，抑制

CRH 的释放。

综上所述，下丘脑 – 垂体 – 肾上腺皮质组成一个协调统一的功能活动轴，从而维持血中糖皮质激素的浓度相对稳定和在不同状态下的适应性变化。

（三）性激素的作用

肾上腺皮质网状带分泌性激素的量很少，作用不明显。但皮质网状带增生或形成肿瘤时，会引起性激素分泌增加（主要是雄激素），男性患者会毛发丛生，女性患者会出现男性化的病理状态。

三、肾上腺髓质激素

（一）肾上腺髓质激素的生理作用

肾上腺髓质分泌的肾上腺素和去甲肾上腺素，生理作用颇为相似。髓质激素与交感神经系统构成交感 – 肾上腺髓质系统，其生理作用与交感神经系统紧密联系，共同完成应急反应。当机体遭遇特殊紧急情况时，如畏惧、焦虑、剧痛、失血、脱水、乏氧、窒息、低血糖、暴冷、暴热以及剧烈运动等，交感 – 肾上腺系统立即被调动起来，髓质激素分泌量大为增加，它们作用于中枢神经系统，提高其兴奋性，使机体处于警觉状态，反应灵敏；呼吸加强、加快，肺通气量增加；心跳加强加快，血压升高，血流量增大，内脏血管收缩，骨骼肌血管舒张，全身血液重新分配，以利于应急时重要器官得到更多的血液供应；肝糖原及脂肪分解，使血糖和游离脂肪酸增加，葡萄糖与脂肪酸氧化增加，以适应在应急情况下对能量的需求。应急反应的各种刺激，也是引起应激反应的刺激，当机体受到伤害性刺激时，同时引起应急反应和应激反应，两者相辅相成，共同维持机体的适应能力。

（二）肾上腺髓质激素分泌的调节

1. 交感 – 肾上腺系统　肾上腺髓质经常处于交感神经系统的控制之下，机体安静时，髓质激素分泌量较少，交感神经兴奋时，髓质激素分泌增多。

2. ACTH 与糖皮质激素　二者间接或直接作用于肾上腺髓质，促进髓质激素的合成与分泌。

第六节　其他内分泌腺和激素

除上述主要的内分泌腺外，在体内还有一些腺体或组织也分泌具有生物活性的物质，这些物质也属于激素之列。现将其中比较主要的几种，作以简要介绍。

一、松果体

松果体（pineal body）是一个圆锥形小腺体，位于四叠体的左右上丘之间的凹陷内。人的松果体在幼儿期较大，7 岁后开始退化，青春期前萎缩并钙化。松果体分泌褪黑素，白天分泌量减少，黑夜分泌量增加，呈现明显的昼夜节律变化。褪黑素的主要生理作用是抑制下丘脑 – 腺垂体 – 性腺轴的功能活动。实验表明，褪黑素可抑制下丘脑促性腺激素释放激素的释放和抑制腺垂体促卵泡激素与黄体生成素的分泌，同时也可直接抑制性腺的活动。近年来研究表明，褪黑素具有促进睡眠的作用，而且褪黑素的昼夜分泌节律与睡眠的昼夜时相完全一致，因此认为褪黑素是睡眠的促发因子，并参与昼夜睡眠节律的调控。此外，褪黑素还具有抗氧化和增强免疫的功能。

二、胸腺

胸腺（thymus）位于胸骨后，属于淋巴器官。人的胸腺发育至青春期达到最高峰，20 岁后开始退化，逐渐被结缔组织代替。胸腺内的上皮网状细胞分泌多种胸腺激素，如胸腺素、胸腺生成素等，它们均有促进 T 淋巴细胞生长和分化的作用，因而与机体免疫功能有关。

三、前列腺素

前列腺素（prostaglandin，PG）曾经被误认为是由前列腺分泌而得名，现认为它是广泛存在于人体组织中的一大类激素。根据 PG 分子结构的不同，可将其分为 A、B、D、E、F、G、H、I 等型。PG 是在组织局部产生、释放并引起局部调节的一种激素，当流经肺和肝时，即被迅速降解。PG 的生理作用非常广泛而复杂，对机体各组织器官的功能几乎都有影响。不同类型的 PG 对某些组织的生理作用相同或相异，如 PGE 和 PGF 均能使血管平滑肌松弛，PGE 也能使支气管平滑肌松弛，但 PGF 却能使支气管平滑肌收缩。同一类型的 PG 对处于不同状态组织的生理作用有所不同，如 PGE 使非妊娠子宫平滑肌松弛，但对妊娠各阶段的子宫平滑肌均起收缩反应。

四、胃肠激素、APUD 细胞系与 DNES

胃肠激素是消化管壁黏膜的内分泌细胞产生的多种肽类激素的总称，详见消化系统。除消化管壁分布的内分泌细胞外，机体还有许多部位，如甲状腺、呼吸道和泌尿生殖道等处也存在一些类似的内分泌细胞，它们具有共同的生化特性，即细胞内含胺量高，具有摄取胺前体，并进行脱羧基反应产生肽类或胺类物质的能力，这些细胞统称 APUD（amine precursor uptake and decarboxylation）细胞系。随着对 APUD 细胞系研究的深入，发现该细胞系与神经系统有着十分密切的关系，如血管活性肠肽、神经降压素和脑啡肽等，既可由胃肠道的内分泌细胞产生，又可由脑内的某些神经元产生，因此，目前把具有内分泌功能的神经元和散在的内分泌细胞合称为**弥散神经内分泌系统**（deffuse neuroendocrine system，DNES）。目前已知属于弥散神经内分泌系统的细胞有 40 余种。

环境激素

小　结

内分泌系统是人体的一个信息传递系统，它与神经系统密切联系，相互配合，共同调节机体的新陈代谢、生长、发育、生殖等功能活动，维持机体内环境的相对稳定。本章重点讨论了激素的一般特征、激素的作用机理、主要内分泌腺分泌激素的生理作用及调节机制。

人体内激素种类繁多，作用复杂，但对靶组织发挥调节作用的过程中具有一些共同的特征，即作用的特异性、"信使"作用、高效能生物放大作用、激素间的协同或拮抗作用等。根据化学本质的不同，将激素的作用机理分为两大类型，即含氮类激素通过第二信使传递机制使细胞产生生物效应；类固醇激素通过调节基因表达而发挥作用。

内分泌系统分泌的各种激素，调节靶器官、靶组织或靶细胞的生理功能。分泌腺之间、激素之间存在着相互协同或拮抗的对立统一关系。如下丘脑－垂体－靶腺之间的联系，靶腺激素对下丘脑－垂体的反馈调节，降钙素与甲状旁腺素对血钙的调节，胰岛素与胰高血糖素对血糖的调节等。激素的正常水平以及激素之间的对立统一关系维持着机体正常的生命活动和内环境的相对稳定。

（曲阜师范大学　郭炳冉）

复习思考题

1. 试述激素作用的一般特征。

2. 试述氮类激素和类固醇激素的作用机制。

3. 下丘脑产生哪些主要激素？

4. 垂体分几部分，各部的主要结构和功能如何？

5. 腺垂体分泌的激素及生理作用。

6. 神经垂体释放的激素及生理作用。

7. 下丘脑与神经垂体和腺垂体是怎样联系的？

8. 腺垂体的分泌是怎样调节的？

9. 试述甲状腺激素合成与释放的过程。

10. 甲状腺激素有何生理作用？

11. 甲状旁腺素和降钙素各有什么生理作用？

12. 胰岛素、胰高血糖素各有什么生理作用？

13. 肾上腺皮质激素和肾上腺髓质激素各有什么生理作用？

参 考 文 献

［1］段相林，郭炳冉，辜清. 人体组织学与解剖学.5版.北京：高等教育出版社，2012.

［2］段相林. 人体组织学与解剖学自学指导.北京：高等教育出版社，2013.

［3］王玢，左明雪. 人体及动物生理学.3版.北京：高等教育出版社，2009.

［4］王红伟. 生理学同步精讲精练.西安：第四军医大学出版社，2005.

［5］岳利民. 人体解剖生理学.北京：人民卫生出版社，2011.

［6］朱大年，王庭槐. 生理学.8版.北京：人民卫生出版社，2013.

［7］左明雪. 人体解剖生理学.2版.北京：高等教育出版社，2009.

［8］Mader S S. Understanding Human Anatomy and Physiolgy. 4th ed. 北京：高等教育出版社，2002.

网上更多……

✎ 课后同步练习

第十二章
生殖系统

生殖（reproduction）是生命的最基本特征之一，是成熟生物体产生与自己相似的子代个体的过程。生物体生长发育到一定阶段后，生物能够产生后代和繁衍种族，是生物界普遍存在的一种生命现象。它既是生物群体延续种族，生物体繁殖自身的重要生命活动，也是遗传物质分离、重组、传递和结合的循环过程。生殖分有性生殖和无性生殖两种。动物的有性生殖分为卵生、胎生和卵胎生，而无性生殖则有出芽生殖和细胞生殖两种。人类和哺乳动物的生殖是由一些的专门器官来完成的，高级动物的生殖系统是指参与和辅助生殖过程及性活动的组织及器官的总称，包括雄性和雌性的性腺及附属性器官。

第一节　生殖系统的构造和机能

人和高等哺乳类动物的生殖器官可以按功能可分为主要性器官和附属性器官。前者主要为产生性激素和配子的性腺，后者则是为辅助性活动将配子运送到受精地点以及保障正常发育的各种器官。也可以按解剖位置分为内生殖器和外生殖器，内生殖器官包括性腺及其相关的附属腺体。

一、男性生殖系统

男性生殖系统由内生殖器和外生殖器组成，内生殖器由睾丸、附睾、输精管和附属性腺组成，外生殖器包括阴茎和阴囊。在神经和内分泌系统的精密调控下，这些器官协调工作以产生精子，并将这些精子输送到雌性生殖道内。单倍体的精细胞在睾丸内生成，并在通过附睾时完成其成熟过程。输精管将附睾的精子运送到壶腹部，它们在此与精囊腺分泌物混合，之后又在射精管与前列腺液混合排入前列腺尿道部（图12-1）。最后，精子在与来自附属腺体（精囊腺、前列腺、尿道球腺）的射精分泌物混合后经阴茎的尿生殖道排出体外。

（一）内生殖器

1. 睾丸　雄性生殖系统的主要性器官是**睾丸**（ testis ），它既是产生精子的场所，也是分泌雄性激素以维系雄性性征的重要器官。

胎儿期的睾丸位于腹腔内，大多数雄性动物在出生前或出生后不久，睾丸才由腹腔通过腹股沟管进入位于腹壁的阴囊内，这一过程称为睾丸下降（ descent of testicle ）。

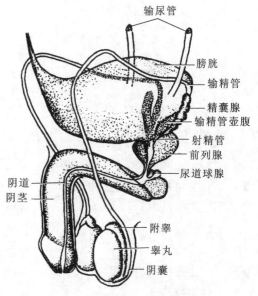

图 12-1　雄性生殖系统的解剖图

睾丸形似卵圆体、表面光滑、左右各一，其外有阴囊包裹。成人睾丸重 10~15 g。睾丸由数百根紧密堆积在一起的曲细精管组成，其体积占睾丸体积的 85.8%，睾丸间质和睾丸膜分别占总体积的 7.7% 和 6.5%，虽睾丸**间质细胞**（ leydig cell ）只占睾丸总体积的 2.2%。然而，它们却负责调控整个生殖系统乃至全身的功能状态。

睾丸鞘膜脏层的深面为一层较厚的白膜，白膜在睾丸后缘处增厚，形成睾丸纵隔，从纵隔发生许多结缔组织隔膜，放射状伸入睾丸内部，称睾丸小隔，并将睾丸分隔成 200 个左右的锥形小叶，每个小叶内有 1~4 根弯曲的小管，即曲细精管。曲细精管间的疏松结缔组织构成睾丸间质，其中有间质细胞。曲细精管在近睾丸纵隔处移行为较短的直精小管，在睾丸纵隔汇合成睾丸网（ rete testis ）（图 12-2）。

（1）睾丸曲细精管　精子发生的整个过程均在曲细精管（也称生精小管）内完成。曲细精管的直径为 150~250 μm，长度约为 50 cm，其体积总计占睾丸总体积的 60%~80%，主要由**支持细胞**（ **sertoli cell** ）、**生殖细胞**（ **germ cell** ）及**管周肌样细胞**（ **myoid cell** ）组成。

曲细精管被特殊的固有层（ lamina propria ）包绕，其中包括胶原层（ layer of collagen ）构成的基底膜和管周细胞（ peritubular cell，又称肌样纤维细胞 ）。支

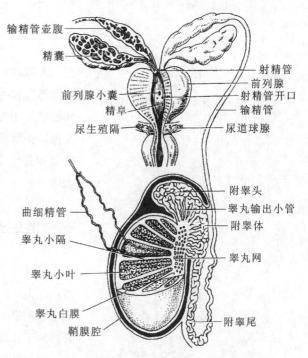

图 12-2　雄性生殖道结构示意图

持细胞位于管壁基底膜并延伸至管腔部分，横贯整个生精上皮，精原细胞发育至成熟精子的所有形态、生理变化过程都在此发生。支持细胞既是生精上皮的支持结构，同时亦影响精子发生的过程。

支持细胞是位于生精上皮的壁细胞，属上皮来源的一类细胞，参与构成曲细精管的管壁。相邻的支持细胞基部侧突相接，在精原细胞近管腔侧形成紧密连接（tight junction），将生精上皮分为基底区和近腔区，并可阻止淋巴液中的大分子物质到达近腔区，起到屏障的作用，故称此结构为**血睾屏障（blood-testis barrier）**。生精细胞处于连续分裂和分化的不同阶段，自基底面至管腔可分为**精原细胞（spermatogonium）**、**初级精母细胞（primary spermatocyte）**、**次级精母细胞（secondary spermatocyte）**和**精子细胞（spermatid）**。精子细胞进一步分化成精子（**spermtozoon**），这一过程与支持细胞密切相关。曲细精管的管周围有一层类肌样细胞，具有收缩功能，使曲细精管收缩蠕动，从而将精子送至附睾。该细胞还可产生一种因子，刺激支持细胞分泌蛋白的合成，调节支持细胞的功能（图 12-3）。

在曲细精管之间存在疏松结缔组织，称间质组织，含丰富的血管和淋巴管。间质除存在一般的结缔组织细胞外，还存在一种具有内分泌功能的特殊细胞，称睾丸间质细胞（leydig cell），具有分泌雄激素的功能。

成熟精子形似蝌蚪，全长 60 μm，可分为头部和尾部。头部正面观呈卵圆形，侧面观似梨形，长 4～5 μm，宽 2.5～3.5 μm，厚约 1.0 μm。精子是一种高度特化的细胞，核内染色质高度缩合、致密，并且其结构特异。精子头的前部有一扁平膜性囊泡，称为**顶体（acrosome）**。精子的尾部又称鞭

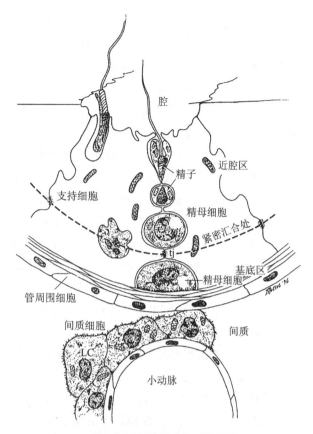

A 睾丸内细胞间的结构关系示意图

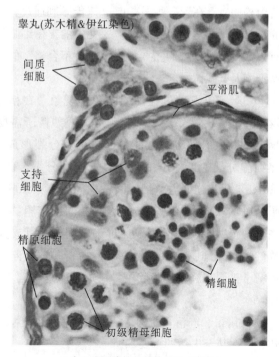

B 睾丸内细胞间的结构关系（家兔）

图 12-3　睾丸内细胞间的结构关系

毛，长约 55 μm，是精子的运动结构，分颈段、中段、主段和末段。构成尾部的轴心是轴丝，其结构与纤毛的结构基本一致，由外周的 9 组双微管及两根中央微管构成（图 12-4）。

（2）精子发生 雄性哺乳动物在性成熟时期，睾丸内的精原细胞并非是同步发育为精子的，而是曲细精管各自按照自己的周期由精原细胞增殖分化并发育成为精子的，因此，整个睾丸内会不断有精子生成。**精子发生（spermatogenesis）**包括精原干细胞自身的增殖与分化，由精原细胞分化而来的精母细胞再经过一次复制和两次连续的成熟分裂（减数分裂），形成单倍体的圆形精细胞，后者经过改变形态（变态）形成具有头颈尾特征明显的精子，最后的变态过程（在图 12-5 中从 1 到 19 阶段）又被称为**精子形成（spermiogenesis）**。

每一精原细胞都要有序地经历精子发生的所有阶段才能最终形成有特定形态的精子，但这并不是说各个阶段的生精细胞最后都能够形成精子，睾丸内可能具有一定的机制来保障精子的质量与数量，虽然其具体细节还不完全清楚，但是在细胞周期的各个检验点存在着一些"关卡"，未能顺利通过者将通过细胞凋亡等途径被降解。睾丸中的支持细胞具有强大的吞噬功能，主要负责清除"不合格"的生殖细胞及其残体。

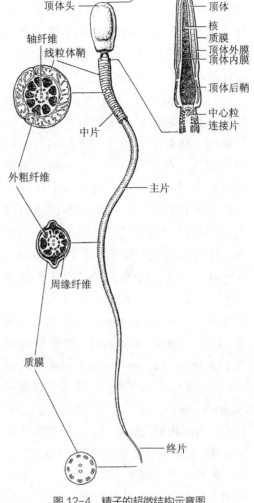

图 12-4 精子的超微结构示意图

（3）精子发生过程中的同源群现象 在精子发生过程中，从精原干细胞到形成成熟精子需要经过多次细胞分裂，而其中除了在精原细胞早期的几次有丝分裂是能够通过细胞分裂形成独立的子细胞外，剩余的细胞分裂都不完全，在细胞分裂的末期子细胞间并未完全分裂，而是由大约 1 μm 宽的细胞质间桥（cytoplasmic bridge）相互连通着，细胞间桥把同一精原细胞分裂而来的同族细胞连成一个细胞群，它们按照精确的秩序严格地同步发育。在同族细胞群之间，小的细胞器、营养物质、信号物质和某些蛋白质、糖及离子可以通过细胞间桥相互交换，在整个细胞分裂过程中，随着细胞分裂次数的增加，细胞数量不断成倍增加，并不断向管腔方向移动，最终由同族细胞群所形成的成熟精子被同步释放到管腔中。精原细胞这种同步发育和成熟释放的过程被称为同源群现象（图 12-6）。

2. 附睾、输精管的构造 附睾和输精管不仅仅是精子输出的管道，而且还是精子进一步成熟、贮存甚至失活的重要场所。

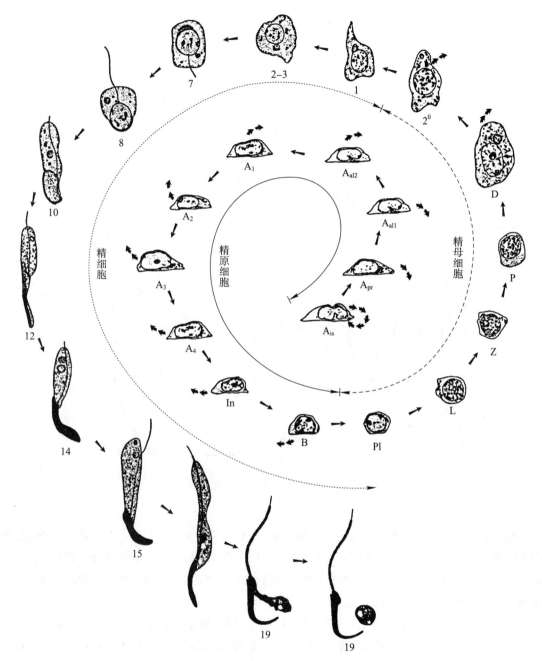

图 12-5　大鼠精原干细胞经历所有过程形成精子的发生模式

两端带箭头的螺旋线表示精子发生的 3 个主要阶段：增殖（proliferative）、减数分裂（meiotic）和精子形成（spermatogenic）阶段，分别对应于精原细胞、精母细胞和精子细胞。箭头分别表示有丝分裂和减数分裂。其中：A_{is}（$A_{isolated}$，或 A_s，A_{single}）. 单个 A 型精原细胞；A_{pr}（A_{pair}）. 成对 A 型精原细胞；A_{al}（$A_{aligned}$）. 成链精原细胞；In. 中间型精原细胞，B. B 型精原细胞；Pl. 前细线期精母细胞；L. 细线期精母细胞；Z. 偶线期精母细胞；P. 粗线期精母细胞；D. 双线期精母细胞

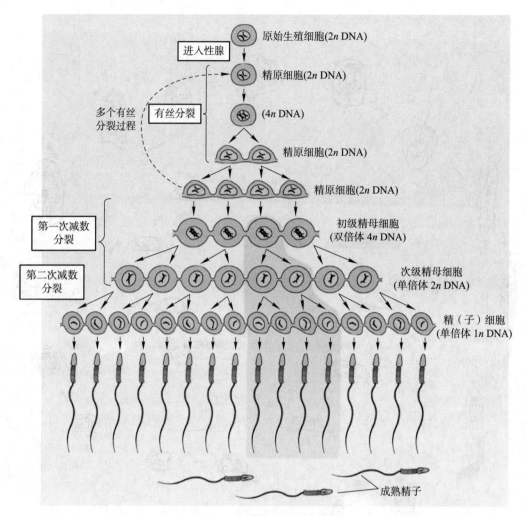

图 12-6　精子细胞的同步发育

附睾位于睾丸的后上外方，为长而粗细不等的圆柱体，分为 3 个部分：位于睾丸上极的头部膨大而成钝圆形，睾丸的输出小管由此进入附睾；位于睾丸下极、呈细圆的部分称附睾尾，转向后上方，移行为输精管。头尾之间为附睾体，借疏松结缔组织与睾丸后缘相连，输精管起于附睾尾部，至射精管全长 30 ~ 40 cm。

附睾主要由输出小管及附睾管构成，输出小管有 10 ~ 20 条，起于睾丸网，通入附睾管。附睾管为长而弯曲的管道，起始段由输出小管汇入，尾部与输精管相连。输出小管及附睾管上皮外为基底膜，基底膜外为固有膜，内含少量的平滑肌，平滑肌收缩有助于精子的排出。

3. 精囊腺、前列腺及尿道球腺的构造　精囊腺、前列腺和尿道球腺（Cowper gland，库玻氏腺）共同成为附属性腺，它们参与维持精子的生命与活力，并保障其成功地运送到雌性生殖系统内，最终与卵子受精。射精后精液体积的 95% 以上源自附属性腺组织而不是来自睾丸。一个男人的射精量大约为 3 mL，其 0.2 mL 源自尿道球腺，0.5 mL 来自前列腺，其量最大的部分由精囊腺分泌，约 2 mL，它也是射精过程的最后一部分。

精囊腺为一对长椭圆形囊状腺体，位于膀胱底的后方，输精管壶腹的外侧，左右各一，形状为上宽下窄，上端游离较膨大，为精囊底，下端直细为排泄管。

前列腺是男性生殖器官中最大的腺体，形如前后扁平的栗子，位于膀胱颈部下方包绕尿道前列腺部。在成人，其直径为 3~4 cm，重约 20 g。前列腺在幼年时不发达，随着性成熟而迅速生长。老年时常因发生病理性肥大导致排尿困难。

尿道球腺又称 Cowper 腺，为一对圆形小体，质坚硬，呈黄褐色，位于尿道球部的后上方，尿道膜部的后外侧，包埋在尿生殖膈的会阴深横肌内，大小与豌豆相似，每一腺体有一排泄管，长 30~40 mm，开口于尿道的阴茎部。

（二）外生殖器

1. 阴茎　阴茎（penis）分为三部分：阴茎根、阴茎体及阴茎头，由 3 个圆柱形海绵体构成，周围有结缔组织被膜包裹。

阴茎前端膨大称阴茎头（龟头），其顶端为尿道外口，后端膨大称尿道球部，位于两侧阴茎脚之间。在阴茎头下方正中有包皮皱襞，称为包皮系带。海绵体的内部由许多结缔组织构成的小梁和小梁间的腔隙组成，内含有大量的胶原纤维、弹性纤维、平滑肌和迂曲行走的螺旋功脉。海绵体的腔隙又称海绵体窦，交互通连并与动、静脉直接相通。阴茎的这种结构又称为勃起组织（图 12-7）。性兴奋时由于充血可以使阴茎体变硬以利性交时插入。

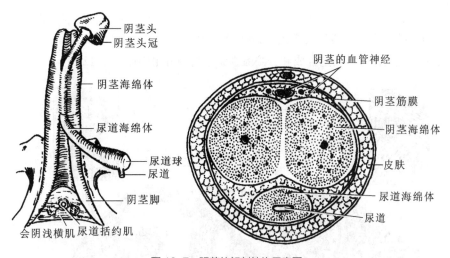

图 12-7　阴茎的解剖结构示意图

2. 阴囊　阴囊（scrotum）位于耻骨联合的下方，为阴茎与会阴间的皮肤囊袋，内有睾丸、附睾及精索下部，由阴囊的内膜隔，将阴囊分为左右两个囊。

阴囊的组织层次由外向内是皮肤、内膜、会阴浅筋膜、精索外筋膜、提睾肌、精索内筋膜及睾丸固有筋膜（图 12-8）。阴囊不仅是一个体腔，而且还是一个具有保障精子发生的环境调控结构，它通过一系列调控使睾丸处于一个比体温稍低的温度环境（约 33℃），精子发生只能在此条件下进行。出生后如睾丸无法下降到阴囊里则形成隐睾（即睾丸隐藏在腹腔内），此时，睾丸在腹腔的体温（37℃）下则无法完成精子发生过程，只有通过手术等将其引入温度较低的阴囊中，精子发生才能重新恢复。

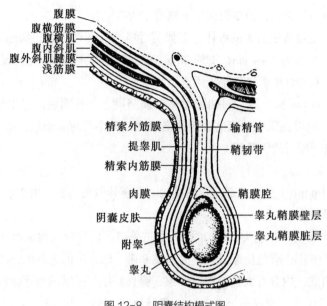

图 12-8 阴囊结构模式图

二、女性生殖系统

女性生殖系统的主要性器官是**卵巢（ovary）**。与睾丸类似，卵巢也具有双重功能，它既是产生和排放卵子的生殖器官，又是合成和分泌雌性激素的内分泌腺体（图 12-9）。

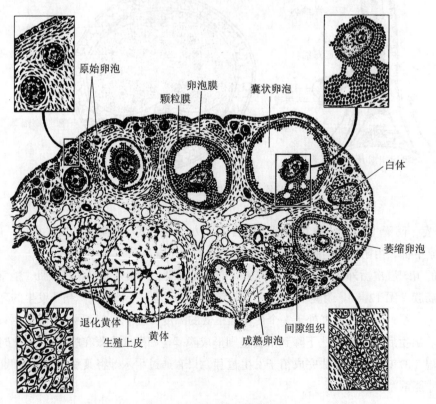

图 12-9 卵巢卵泡发育模式图

（一）内生殖器

内生殖器包括卵巢、输卵管、子宫、阴道等。

1. 卵巢　卵巢为呈灰白色的一对扁椭圆形的实质性器官。成人卵巢重 5～6 g，绝经后逐渐萎缩。卵巢表面有一层厚的纤维组织膜称为白膜，膜下外层为皮质，含有卵泡及纤维结缔组织。髓质在卵巢中心部位，无卵泡，为疏松结缔组织，含有丰富的血管、淋巴和神经。卵巢在胚胎发育时便形成了大量的卵原细胞，青春期后在每个月经周期都有一定数量的卵原细胞发育，最终在卵巢形成成熟的优势卵泡，在 LH 高峰的诱发下，卵泡排卵后被输卵管伞收集进入输卵管。卵巢内还有大量的内分泌细胞，在月经周期的不同阶段分泌相应的激素，对子宫内膜、阴道等组织发挥一定的调节作用，同时，也通过负反馈影响垂体及下丘脑的激素分泌。因此，卵巢既是卵子发生的场所，也是雌激素和孕激素的分泌腺，是雌性生殖的关键器官。

2. 输卵管　输卵管（oviduct）是一对细而长的弯曲管道，近端与子宫两角相连，并开口于子宫腔内；远端游离，开口向着腹腔，接近卵巢，全长 8～14 cm。它是由子宫部（也称子宫壁间质部，或称子宫–输卵管连接部）、峡部、壶腹部与漏斗部（伞端）组成，其中，子宫部为输卵管位于子宫肌壁内的部分，故子宫部又称壁内部（interstitial or intramural portion），长约 1 cm，管腔极细，直径 0.5～1 mm。子宫–输卵管连接部和峡部对通过的精子在数量和活动能力方面具有一定的调控功能，而壶腹部则是精、卵结合的受精部位（详见本章第三节配子运行部分）。输卵管壶腹部向外逐渐膨大呈漏斗状，为漏斗部（infundibulum）。漏斗部中央的开口即输卵管–腹腔口。漏斗周缘有多个放射状的不规则突起，称为输卵管伞（fimbria）。伞的长短不一，一般为1～1.5 cm。伞内面覆盖有黏膜，其中较大的伞有纵行黏膜襞，与卵巢的输卵管端相接触，称为卵伞（fimbria ovarica），有"拾卵"作用（"picking ova" action）。

3. 子宫与阴道　子宫（uterus）和阴道（vagina）是生殖道的基本组成部分，既是婴儿的产道也是胎儿孕育的必要场所，所以是生殖系统最重要的部分之一（图 12-10）。

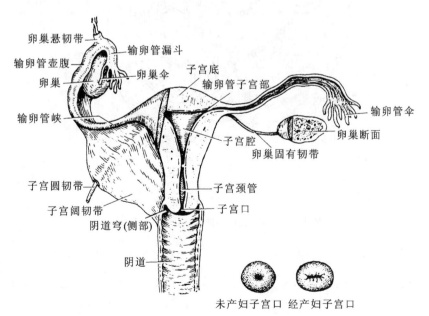

图 12-10　女性内生殖器（前视图）

子宫呈倒梨形，当站立时位于骨盆入口平面下，骨棘水平上，稍向前倾。子宫可分子宫底、子宫体与子宫颈3部分。子宫颈的一部分称阴道上部，另一部分位于阴道内，称阴道部。子宫底部两侧与输卵管腔贯通，称子宫角；子宫底子宫颈之间相对膨大部分称子宫体；子宫体与它交界处0.7~0.9 cm的狭窄部分称子宫峡部。

子宫壁由内向外可分黏膜（子宫内膜）、肌层和外膜等3层。成人的子宫内膜随月经周期呈规律性变化。

阴道开口在前庭，前方有膀胱底与尿道，后面近肛门、直肠。阴道向内到子宫颈，是沟通内外生殖器的管道，月经血经此处排出。阴道是性交的器官，也是胎儿娩出的正常通道。阴道口位于尿道口下方，边缘有一层较薄的黏膜组织覆盖，中央有孔，该组织称处女膜。阴道上端包绕着子宫颈，在子宫颈旁的阴道部分称为穹窿，按部位分前、后、左、右穹窿4个部分。后穹窿较深，其顶端与子宫直肠陷凹紧贴。阴道后壁较长，达10~12 cm，前壁为7~8 cm。

（二）外生殖器

女性外生殖器总称外阴，又称女阴，包括阴阜、大阴唇、小阴唇、阴道前庭及前庭大腺。其中，阴阜为耻骨联合前方隆起的脂肪垫，其皮肤上生长有阴毛（图12-11）。大阴唇和小阴唇为阴道和尿道口两侧的皮肤皱襞，前者有脂肪腺与阴毛，而后者则没有，在两小阴唇之间的上端是神经末梢非常丰富的阴蒂，故该处极为敏感。

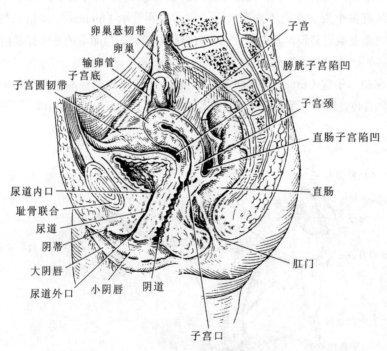

图12-11　女性盆腔器官结构图（正中矢状面）

第二节　生殖机能的调控

人类和哺乳动物的生命必须依靠生殖过程来延续，而生殖过程的实现需要雌雄个体良好的生殖状态来保障，因此，雌雄两性在生理机能上的默契协同对完成生殖任务是至关重要的。

一、雄性生殖功能

（一）睾丸的生精作用

雄性哺乳动物在性成熟时，睾丸内的精原细胞并不是同一时间内都发育为精子，而是每隔一段时间周期性地由一部分精原细胞发育成为精子。精原干细胞的自我更新和增殖，精母细胞经过一次复制和两次连续的成熟分裂，形成单倍体的精子细胞，再经变态形成精子的过程，称为**精子发生（spermatogenesis）**。精子发生有着严格的周期性变化规律，同一时间内可以见到各个发育时期的生精细胞有规律地次序排列在曲细精管的不同部位。精原细胞紧靠曲细精管的基底膜，由基底膜向管腔依次排列为不同发育时期的生精细胞：初级精母细胞、次级精母细胞、精子细胞和分化中的精子。

精子的发生是一个复杂而高度有序的过程，需要新的基因产物，并且这些基因产物的表达程序非常精确而协调。这些基因表达的调节主要发生在细胞内、细胞间和细胞外三个水平。生精细胞内高度保守的基因序列决定了生精细胞的分化。生精细胞内的特殊基因调控需要来自生精细胞周围细胞提供信息，其中支持细胞在细胞间调控中提供生精细胞必需的营养和调控因子（如生精细胞的增殖以及各个发育阶段）。当然，细胞间的调控也依赖细胞外的影响，主要是睾酮和FSH的作用，这两种激素作用于支持细胞和肌样细胞，它们间接作用于生精细胞。

1. 精子发生过程　精子发生过程既受下丘脑－垂体－睾丸性腺轴的内分泌调控，也受到睾丸自身分泌的各种细胞因子的调控。曲细精管是产生精子的部位，曲细精管上皮主要由生精细胞和支持细胞构成。生精细胞（spermatogenic cell）包括精原细胞、初级精母细胞（又分为细线前期、细线期、合线期、粗线期、双线期和终变期精母细胞）、次级精母细胞、精子细胞和精子。精子发生过程包括精原细胞增殖、精母细胞成熟分裂和精子形成（spermiogenesis）3个阶段。

人类的精原细胞位于生精上皮的基底部，分为A、B两种类型。A型精原细胞进一步分为Ad型和Ap型精原细胞。在正常情况下，Ad型精原细胞不发生任何有丝分裂，应该被视为精子发生的精原干细胞；Ap型精原细胞则通常分化增殖为两个B型精原细胞。B型精原细胞分裂增殖为初级精母细胞，随后，初级精母细胞开始DNA合成过程。

精母细胞经历了减数分裂的不同阶段。粗线期时RNA的合成十分活跃。减数分裂的结果产生单倍体生精细胞，又称精子细胞。在精子发生过程中，减数分裂是一个非常关键的过程，在这个阶段，遗传物质相互重组、染色体数目减少并最终形成精子细胞。次级精母细胞产生于第一次减数分裂后。这些生精细胞含有双份单倍体染色体。在第二次减数分裂精母细胞演变为单倍体的精子细胞。第一次减数分裂前期持续 1~3 周，而除此之外的第一次减数分裂的其他阶段和第二次减数分裂在 1~2 d 之内完成。

第二次减数分裂后形成精子细胞，是没有减数分裂活性的圆形细胞。圆形的精子细胞经过复杂的显著变化转变为不同长度的精子细胞和精子。在第二次减数分裂中，细胞核内染色体包装更为致密，体积缩小，细胞器形态改变，同时鞭毛形成和胞浆明显扩张。全部精子细胞变形的过程称为精子形成。

2. 精子的结构与功能　虽然不同动物精子的形态、体积和结构具有较大的差异，但是，其基本结构是相似的，即都由头部、颈部和尾部所构成。

精子细胞经过形态改变成为成熟精子的过程中，其体积急剧减小，细胞核内染色体包装变得更加致密，核蛋白的成分变成碱性蛋白与 DNA 结合，核内染色质细丝逐渐变粗，形态发生了较大变化，但其基本遗传信息并未发生改变，相当于将其信息进行了适当的压缩以便移动和转移而已。

（二）睾丸的功能及其内分泌活动

睾丸的主要功能是产生生殖细胞，即产生精子。正常的生精过程有赖于睾丸间质细胞合成的雄激素，而雄激素的合成与释放又受到下丘脑和垂体释放的促性腺激素释放激素和促性腺激素的精确调控（图 12-12）。

1. 精子发生的内分泌调控　睾丸的生精及合成雄激素两项功能都通过负反馈受到下丘脑和脑垂体的调节。

睾酮可以抑制 LH、FSH 的分泌。LH 促进睾丸间质细胞合成睾酮，FSH 则控制支持细胞的调节精子生成作用。睾酮在睾丸间质中的作用对于精子发生过程也十分重要。精子发生的初次生精过程一般在 FSH 和 LH 的影响下完成。激素在生精维持、生精再激活中同样有重要作用。

（1）下丘脑促性腺激素释放激素（GnRH）　GnRH 由下丘脑弓状核内的神经内分泌细胞合成及分泌，通过两条途径进入垂体门脉系统：一条是从 GnRH 神经元释放的 GnRH 直接进入门脉，这是主要的通道；另一条是 GnRH 神经元通过室管膜细胞然后进入垂体门脉，GnRH 随血流到达腺垂体前叶，并与促性腺细胞膜上的 GnRH 受体相结合，刺激促性腺细胞合成并分泌**促性腺激素（GTH）**，因刺激 LH 的分泌较刺激 FSH 的分泌作用更为明显，所以 GnRH 也被称作 LHRH，或 LRH。

GnRH 以一系列脉冲的方式释放入垂体门脉循环中，通过细胞膜受体激发 FSH 和 LH 的释放，长时间占据 GnRH 受体会导致垂体细胞 FSH 和 LH 激素减少分泌，即出现促性腺细胞的脱敏现象。GnRH 脉冲的幅度或频率的改变，将导致促性腺细胞对其敏感性以及 LH/FSH 比值的变化。

（2）腺垂体促性腺激素　垂体促性腺激素（GTH）有两种：一是卵泡刺激素（FSH）；二是黄体生成素（LH）。FSH 主要作用于睾丸的曲细精管中的支持细胞，从而促进精子的生成，精子的生成和成熟需要 FSH 及睾酮的共同作用。FSH 还可刺激支持细胞发育，并促进其产生一种能结合雄激素的**雄激素结合蛋白（androgen binding protein，ABP）**，ABP 可提高和维持雄激素在曲细精管内的局部浓度，同时支持细胞还能分泌一种被称为抑制素 B（inhibin B）的蛋白质激素，它能反过来抑制垂体细胞分泌 FSH。LH 主要作用于睾丸的间质细胞，促进其合成和分泌睾酮，FSH 还能增强 LH 的这种作用。GTH 分泌的调节一方面来自下丘脑的 GnRH，促进 GTH 的合成和释放，另一方面也接受睾丸雄激素和抑制素的负反馈调节，从而维持机体内分泌环境的相对平衡状态。

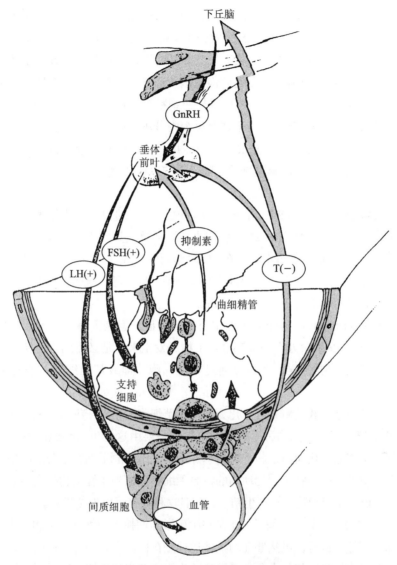

图 12-12　睾丸功能的内分泌调节

FSH. 促卵泡激素；LH. 黄体生成素；GnRH. 促性腺激素释放激素；T. 睾酮

　　男性性腺轴系的下丘脑、垂体和睾丸的各种细胞均有非常复杂的功能，几乎都涉及内分泌、旁分泌甚至自分泌形式的调节。睾丸的反馈调节主要体现在间质细胞分泌的睾酮和双氢睾酮对下丘脑、垂体的负反馈调节以及支持细胞分泌的抑制素（inhibin）和激活素（activin）对垂体分泌 FSH 分别产生负反馈及正反馈调节作用。

　　使用抗体将体内 FSH 免疫中和后可以明显减少灵长类动物以及男子的精子发生。在抑制内源性促性腺激素分泌后，外源性 FSH 可以持续地维持生精过程。另外，受到睾丸产生的抑制素的作用，FSH 的分泌可以受到抑制。LH、FSH 以及睾酮的协同作用对维持正常生精和生精再激活必不可少。

　　2. 睾丸内不同细胞的功能

　　（1）**支持细胞（sertoli cell）**　是睾丸曲细精管中唯一的体细胞，除参与构成血睾屏障、防止精子自身抗原与机体免疫系统接触及避免有害因子进入曲细精管，以维持一个有利于精子发生的适宜的微环境（niche）以外，还具有重要的内分泌功能。支持细胞具有参与精子发生所需各种激素的受体，如 FSH、雄激素、胰岛素及生长激素等受体，在这些激素或因子的共同协调作用下，支持细胞参与生精功能的调节。在促卵泡激素（FSH）的作用下，支持细胞可合成分泌雄激素结合蛋白和抑制素，ABP 与睾酮结合以维持曲细精管局部高浓度的睾酮环境，从而促进生精过程，而抑制素则通过影响 FSH 分泌来调节整个内分泌系统。此外，支持细胞对生精细胞具有支持和营养作用，对生精过程具有重要的调节作用，缺少由它形成的微环境，精子发生过程将会被阻断。此外，支持细胞还能够鉴别并吞噬受损的生精细胞，分泌多种活性物质参与睾丸作用的调节。

（2）**睾丸间质细胞（leydig cell）** 分布于曲细精管之间，细胞表面具有**黄体生成素（LH）**受体，虽然其细胞总量少于睾丸体积的 2%，但却决定睾丸及全身雄激素合成与分泌的水平。睾丸内的睾酮水平远高于睾丸血液睾酮水平，在 LH 的作用下合成与分泌雄激素，FSH 具有增强 LH 刺激睾酮分泌的作用。间质细胞还分泌少量的双氢睾酮、雌二醇、雄烯二酮、去氢表雄酮、前列腺素等，其中前列腺素能刺激支持细胞分泌 ABP。

（3）**生殖细胞（germ cell）** 是睾丸中的主要细胞类群，但是因为处于不同的发育阶段，也具有许多不同的类型。以睾酮为主的雄激素对于精子发生来说是必需的，但实验表明，生殖细胞的发育本身并不直接需要睾酮，睾酮是通过支持细胞（抑或其他细胞）来间接影响精子发生的。

在睾丸中存在着能够自我更新并可分化为各种生殖细胞的精原干细胞，其数量虽然不多，却使精子发生能够连续进行。不同物种生精周期的长短主要由这些生殖细胞而不是由支持细胞决定，但是生精能力随着老龄化而出现的下降似乎并不是由于精原干细胞本身的问题，而是由于支持细胞的老化所造成的，因为将老龄化动物的精原干细胞移植到年轻动物的支持细胞环境后，该精原干细胞仍然能够像年轻动物一样产生精子，而且这种移植可以连续进行。

3. 睾丸功能的自身局部调节 精子发生是在生殖激素调控下的细胞增殖和分化过程，需要在生精上皮的特殊微环境中进行，虽然睾丸的生精过程是在体内激素的统一协调下完成的，但曲细精管内的生殖细胞和支持细胞却具有各自不同的行为模式和变化周期，这说明生精上皮的活动仅有内分泌调控是不够的，还需要其他的调控机制来补充。

睾丸自身具有其精细的细胞调控机制。睾丸具有精子发生和激素生成两大功能，即曲细精管是精子产生的场所也是某些激素分泌的地方，而曲细精管外的间质细胞是分泌雄激素的主要内分泌细胞，实际上睾丸的各种主要细胞一方面直接或间接受促性腺激素的调节（分别受垂体分泌的 FSH 和 LH 的调节），另一方面它们又分别合成、分泌许多激素和因子调节垂体和下丘脑的内分泌功能，同时睾丸的各种细胞又有极为复杂的旁分泌和自分泌功能，来自支持细胞、间质细胞、管周细胞和生殖细胞的各种激素和因子彼此相互作用形成了多种细胞相互作用、互相依赖的功能统一体。间质细胞通过雄激素影响支持细胞的功能，而支持细胞既可以分泌雄激素结合蛋白（ABP）来调节雄激素的作用，又能够通过营造生殖细胞特需的微环境来调控生精过程，而生殖细胞也能反过来影响支持细胞和间质细胞的活动（图 12-13）。

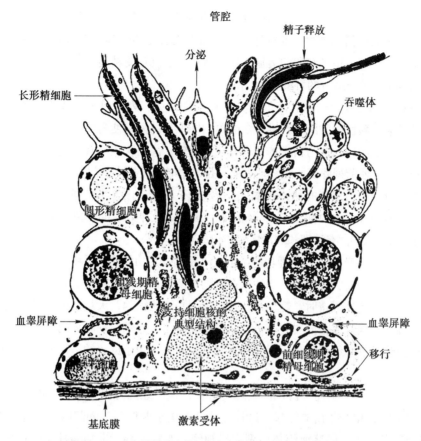

图 12-13　曲细精管内支持细胞及生殖细胞间的功能联系示意图

（三）附属性器官的功能及其调节

1. 附睾　睾丸中的生精细胞经过精原细胞的增殖、精母细胞的减数分裂和精子细胞的变态（改变形态），形成染色体为单倍体的蝌蚪状的精子，但此时的精子尚未到功能上的成熟，只有在进入附睾后，在附睾贮存及附睾中运行的过程中，其形态结构、生化代谢和生理功能方面发生深刻的变化，才最终获得运动、精卵识别和受精能力，实现精子的成熟。

附睾由附睾头、体和尾 3 部分组成，其头部通过睾丸输出管与睾丸相连，而尾部则通过输精管开口于雄性的尿生殖道。附睾内部主要由一系列管道所构成，其管道内黏膜由具有纤毛的柱状主细胞和基底细胞构成，基底膜外有一些平滑肌细胞围绕。输精管部分的管道内则主要由假复层上皮细胞构成，分别是高纤毛的细胞（纤毛较少）和矮吸收细胞，在基底膜外也由平滑肌细胞围绕，只是肌层厚度增加。现已清楚，由于附睾各段上皮呈高度特异的区域化，各段有不同的吸收和分泌功能，才创造了有利于精子成熟和贮存的微环境。

精子对透明带的黏附和识别能力也是在附睾中发育的。附睾管细胞能够生成多种因子，参与精子和附睾上皮细胞渗透压的调节，也参与精子和附睾上皮细胞的代谢过程。附睾还具有在管道内运送精子和保护精子免受有害物质影响的作用，所有这些功能都以极其精确的方式相互协调以确保产生完全活跃的精子。

2. 精囊腺、前列腺及尿道球腺　精囊腺的分泌物是精液的主要成分，约占精液量的 60%，是一种白色或淡黄色、具有弱碱性的黏稠液体，其分泌受雄激素的调节，分泌物中含果糖、前列腺素、凝固因子、去能因子、蛋白酶抑制剂等多种成分，其中果糖含量丰富，可被精子直接代谢，释放供精子运动所需的能量。前列腺素经阴道吸收后能够引起子宫和输卵管平滑肌的收缩，从而在雌性生殖道有助于精子和卵的运输，如前所述，在到达受精地点之前精液的整体运动比单个精子自身的运动对配子运行的贡献更大。

前列腺分泌物的量仅次于精囊液，约占精液量的20%，为乳白色稀薄的液体，弱酸性，内含有丰富的柠檬酸、酸性磷酸酶、纤维蛋白酶等。纤维蛋白酶可使凝固的精液液化，酸性磷酸酶可把磷酸胆碱水解成胆碱，这与精子的营养有关。此外，前列腺还具有一定的内分泌功能。射精时，交感神经兴奋，使前列腺平滑肌蠕动收缩，是射精时最先排出的部分。

尿道球腺的分泌物为清亮的黏性液体，能拉成细长的丝，内含半乳糖、半乳糖胺、半乳糖醛酸、唾液酸、甲基氨糖、ATP酶及5-核苷酸酶。其分泌受神经系统的精细调控，在性兴奋时首先分泌并排出（射精前），有清理和润滑尿生殖道的功能。

3. 阴茎、阴囊　阴茎的主要生理功能是性交时勃起，其功能活动受中枢神经系统的控制。勃起是各种相关刺激引起的神经反射，当性兴奋达到高潮时，则发生射精。阴茎松弛时，海绵体窦内含有少量的血液，当性兴奋时，螺旋动脉及小梁内平滑肌松弛，大量血液注入海绵体窦，阴茎变大、变硬而勃起。当性兴奋减弱时，平滑肌恢复原有张力，螺旋动脉关闭，进入海绵体的血量减少，原有的血液从静脉缓慢流出，阴茎又恢复松软状态。由于尿道的一部分在内穿行，阴茎还具有排尿功能。

阴茎勃起是一系列复杂而又协调的生理学过程，是神经内分泌调节、血流动力学变化以及心理效应等多种因素相互作用的结果，这种协调性取决于调控阴茎勃起收缩与舒张因素的一致性。在适当刺激条件下，阴茎海绵体内副交感神经、非肾上腺素非胆碱能（non-adrenergic non-cholinergic，NANC）神经末梢和血管内皮细胞在一氧化氮合酶（NOS）的催化下，合成并释放一氧化氮（NO），NO一方面激活钾离子通道诱发平滑肌细胞膜超极化，阻止电压依赖性钙离子通道的开放，从而降低胞浆内钙离子浓度；另一方面活化胞浆内可溶性鸟苷酸环化酶，转化5-GTP为3，5-cGMP，后者降低平滑肌细胞胞浆内钙离子浓度，引起平滑肌松弛，阴茎血流灌注增加使阴茎勃起。

大量研究证实雄激素对阴茎海绵体平滑肌的收缩与舒张功能有调节作用。雄激素可通过维持阴茎的组织学结构、调节与勃起有关神经递质的活性、影响阴茎海绵体血流动力学等途径来对勃起功能发挥作用。

阴囊除保护其内容物外，最主要的功能是调节睾丸的温度，有利于睾丸的生精功能。

（四）男性性生理概述

男性性行为的基础是阴茎的勃起，这是性兴奋的第一效应。勃起的程度与精神的或物理的刺激程度相关。勃起是来自骶部支配阴茎的副交感神经所引起，它使阴茎动脉舒张，可能同时也使静脉收缩，因此动脉血流入阴茎勃起组织的血窦，使之充血而勃起。

当性兴奋时，副交感神经的冲动还可使前列腺和尿道球腺分泌碱性黏液，使尿道和阴茎头滑润，并中和尿道内的酸性环境，保护精子的活动。当性刺激变得极为强烈时，脊髓的反射中枢开始发放有节律的交感神经冲动传到生殖器，使精液排出。排精是从附睾、输精管以及壶腹部的收缩开始，将精子排入尿生殖道。由于精囊腺和前列腺的平滑肌膜收缩，使精囊液和前列腺液驱动精子向前移动，所有这些液体和尿道球腺所分泌的黏液混合形成了精液排出体外。

一旦性行为使阴茎头的兴奋感达到高潮和尿道充满精液所引起的信号传递到脊髓的骶部，脊髓即发出节律性神经冲动到达包绕于阴茎基部的横纹肌（坐骨海绵体肌和球海绵体肌），引起其节律收缩，使勃起组织内的压力呈节律性的波状增加，将精液从尿生殖道快速喷出，此过程即为射精。射精后阴茎很快疲软，性兴奋性迅速下降，短时间内很难再次性唤起，这一时期被称为不应期。

二、雌性生殖功能

（一）生殖细胞的变化

女性在出生前，卵巢中有卵原细胞，它是在卵泡中生长发育的。妊娠 3 个月时，胎儿卵巢中很多卵原细胞进入减数分裂，成为初级卵母细胞，出生后所有女性生殖细胞都成为初级卵母细胞，含 46 条染色体，减数分裂停滞在分裂前期，并可长期停滞达 50 年之久，最后成熟的只有少数，大多数都走向了凋亡。

原始卵泡是由一个初级卵母细胞和包围它的单层卵泡细胞构成。随着卵泡的发育，卵母细胞逐渐增大，卵泡细胞不断增殖，由单层变为多层的颗粒细胞层。

卵巢中的生殖细胞在胎儿 5 个月时数目最高，约 700 万个。卵泡发育过程中伴有闭锁及卵母细胞凋亡。由于卵母细胞不断凋亡，在出生时已减少为 200 万个，青春期约 30 万个。青春前期也有卵泡发育，但到了一定阶段都闭锁。育龄妇女多个卵泡发育，伴有一个优势卵泡形成及排卵，其他（约 95%）都在发育过程中闭锁。妇女的一生在生育年龄期只有 400~500 个卵泡完全发育成熟并排卵，绝经期妇女的卵巢已不存在卵母细胞。

（二）卵泡发育过程的调节

1. 两种促性腺激素学说　动物实验表明卵泡的发育及**雌二醇（estradiol，E_2）**的生成需两种细胞，即颗粒细胞和卵泡内膜细胞，以及两种促性腺激素，FSH 和 LH 的合作。卵泡内膜细胞具有 LH 受体，在 LH 刺激下产生 C-19 产物，即雄激素包括雄烯二酮（androstenedione，A）及**睾酮（testosterone，T）**，分泌到血液，或经基底膜到颗粒细胞。颗粒细胞上有 FSH 受体，FSH 活化芳香化酶系统，使雄激素转化为 E_2，并使颗粒细胞增殖；颗粒细胞还具有 E_2 受体，使颗粒细胞再增殖，卵泡长大。E_2 可进入血流，作用于靶细胞，并集中在卵泡液中（图 12-14）。

各个卵泡对 FSH 的敏感度不同。对 FSH 作用阈值最低的生长最快。卵泡周期第 9~10 天颗粒细胞也获得 LH 受体而对 LH 起作用。每一个卵泡都有各自的卵泡液激素微环境。在排卵前，卵泡的卵泡液中雌激素和黄体酮（**孕酮**）（**progesterone，**

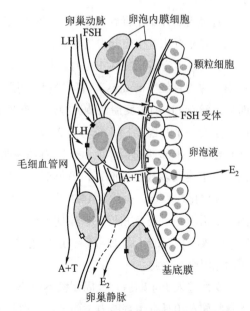

图 12-14　两种细胞、两种促性腺激素学说示意图
FSH. 促卵泡激素；LH. 黄体生成素；A. 雄烯二酮；T. 睾酮；E_2. 雌二醇

P）水平较高，而雄激素水平低；小卵泡的雄激素水平较高，而 E_2 及 P 水平较低。

2. 排卵和黄体形成　成熟卵泡壁发生破裂，卵细胞、透明带及放射冠同卵泡液冲出卵泡，称为排卵。排卵后，塌陷卵泡内的颗粒细胞与内膜细胞转变为黄体细胞而形成黄体。如卵子未受精，则黄体维持二周后即萎缩；如卵子受精，黄体继续长大，则称为妊娠黄体。

（三）卵巢的内分泌功能

女性类固醇激素的分泌主要来自卵巢，分泌的雌激素主要为雌二醇，孕激素主要为孕酮。卵巢也分泌少量的雄激素。肾上腺也能分泌一些雌激素的前体物，在外周皮下脂肪层转化成雌激素与雄激素。

1. 雌激素的合成　卵巢在排卵前由卵泡分泌雌激素，在排卵后由黄体分泌孕激素和雌激素。颗粒细胞是产生雌激素与孕激素的主要场所用。卵泡内膜细胞在 LH 作用下产生雄激素，通过扩散转运至颗粒细胞，在 FSH 作用下增强颗粒细胞内芳香化酶的活性，从而将雄激素转变为雌激素。排卵后，黄体细胞合成孕激素，也能分泌较多的雌激素。

2. 孕激素的合成　颗粒细胞与卵泡膜间质细胞一样承担了合成孕激素的工作，细胞内的胆固醇是类固醇激素生成的来源，血液循环中的脂蛋白在合成孕激素过程中起重要作用。低密度脂蛋白颗粒可以与细胞膜上的特殊受体结合，结合后的复合物进入细胞内与溶酶体融合，使游离的胆固醇转运至线粒体，然后产生孕酮与雄激素；排卵前卵泡液中不含或仅含少量低密度脂蛋白。当排卵活动开始后，黄体形成，黄体周围血管丰富，颗粒黄体细胞中的低密度脂蛋白增加，开始合成孕酮。

（四）生殖周期

生殖周期（reproductive cycle）是哺乳动物普遍具有的生命现象，表现为雌性生殖能力出现周期性变化。人类女性从青春期到绝经期出现周期性排卵，而怀孕和哺乳都能造成一段时间内排卵的中断。

月经周期开始于青春发育期，正常成年女性具有规则的月经周期。女性进入更年期后，月经周期的终止意味着生殖能力的丧失。

少女进入青春期的标志是月经初潮，外部表现为阴道出血，其实质是子宫内膜脱落后由阴道排出，称为月经（menses）。青春发育阶段，月经周期通常不规则并且不发生排卵，这是因为此时雌二醇对 LH 的正反馈调节途径还没有真正建立。一般将一次月经开始到下一次月经开始的时间，定为一个月经周期，平均为 28 天。月经周期可分为卵巢周期和子宫内膜周期。卵巢周期包括颗粒期、排卵期和黄体期；子宫内膜周期包括增殖期、分泌期和月经期。以月经周期 28 天为例，对于绝大多数女性而言，黄体期（卵巢）或分泌期（子宫），即从排卵到下次月经开始的时间，相对比较稳定，平均为 14.2 天。这主要是由于卵巢从黄体形成到退化为白体的过程，具有较固定的活动期。与此相反，颗粒期（卵巢）或月经期和增殖期（子宫），即从月经开始到排卵的时间是极不稳定的（图 12-15）。这是造成月经周期不稳定的因素之一，随着年龄增长月经周期缩短的原因也在于此。

女性进入更年期后月经周期极不规律，表现为长短不一和月经血量不定，最终导致绝经。对于育龄妇女（具有生育能力）而言，一般只有在怀孕和哺乳期月经停止。月经周期还受生理、心理和社会等因素的影响。

月经周期受下丘脑 - 腺垂体 - 卵巢轴调节，其中下丘脑分泌的 GnRH，腺垂体分泌的 FSH 和

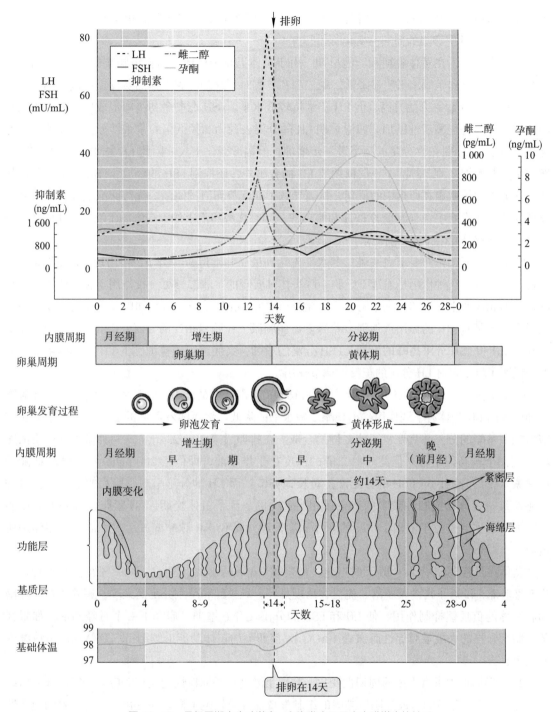

图 12-15　月经周期中生殖激素、卵泡发育及子宫内膜增生的关系

LH，卵巢分泌的雌二醇和孕酮在月经周期中分别呈现紧张性和脉冲性分泌模式，这是形成卵巢周期和子宫内膜周期的前提条件。卵巢周期和子宫内膜周期在月经周期中同步出现。子宫内膜周期的形成直接受卵巢激素的调节，卵巢周期的形成受腺垂体激素的调节，而腺垂体的功能受下丘脑激素的调节。因此，下丘脑－腺垂体－卵巢轴中各种激素的周期变化，最终决定了月经周期中各

个时期的形成。图 12-15 示月经周期中激素、卵巢和子宫内膜的变化及其相互关系。

1. 月经周期中卵巢的周期性变化

（1）卵泡期 在黄体晚期和卵泡早期，由于黄体退化为白体，而初级颗粒的合成能力较低，因此血浆雌二醇和孕酮水平明显降低，雌二醇和孕酮对下丘脑 - 腺垂体的负反馈抑制作用显著减弱，使血浆 FSH 水平开始升高，但 LH 仍维持较低水平。FSH 能刺激初级卵泡成熟，表现为颗粒细胞增生，芳香化酶活性增加。卵泡早期 LH 的分泌表现为高频低幅的紧张性分泌。随着雌二醇含成的增加，LH 紧张性分泌的频率进一步增加，但幅度变化不大，因此 LH 总水平无明显变化。卵泡中期和晚期，雌二醇除了正反馈调节 LH 的分泌外，还抑制 FSH 的释放，FSH 水平的降低将伴随非芳香化雄激素在卵巢中的积累，从而导致了非优势卵泡的闭锁。优势卵泡上存在高密度的 FSH 受体，卵泡液中含有大量的 FSH 和雌二醇；同时优势卵泡上的颗粒细胞上获得了 LH 受体的表达，这些都是发生排卵的前提条件。

（2）排卵期 排卵要求血浆雌二醇水平先达到最高并维持 36~48 h，再出现 LH 分泌高峰并维持 24~36 h，这种作用是通过下丘脑 - 腺垂体轴实现的。雌二醇可直接作用于腺垂体促性腺细胞，对 GnRH 产生允许和强化作用，使促性腺细胞上 GnRH 受体数目增加以及受体对 GnRH 敏感性提高，于是 GnRH 的作用被加强。雌激素还能刺激下丘脑 GnRH 的分泌，GnRH 分泌的增加最终导致 LH 和 FSH 分泌高峰的出现。FSH 分泌的增加，又促进了颗粒细胞上 LH 受体的增加。以上都说明了雌二醇对 LH 分泌的正反馈调节作用。

（3）黄体期 LH 水平的升高抑制了颗粒细胞产生雌二醇的能力，这是由于高水平的 LH 对颗粒细胞上的 LH 受体有下调作用，出现雌二醇水平的降低。然而随着黄体的成熟，黄体中颗粒细胞增加了孕酮的分泌并且恢复了雌二醇的合成。在排卵后第 20~23 天，这两种激素的血浆浓度均达到一个较高的平台，但此时雌二醇的浓度小于排卵前，即低于 200 pg/mL。黄体早期随着性激素水平的升高，对 FSH 的分泌产生负反馈调节。而 LH 的分泌呈现高频高幅的特征，这种分泌对维持黄体功能和性激素的产生是相当重要的。到了黄体晚期，LH 紧张性分泌的幅度明显降低，这主要是由于依赖于孕酮的阿片肽能神经元受 GnRH 脉冲或波动发生器的抑制作用所造成。

黄体在月经周期第 24~26 天时退化，血浆雌二醇和孕酮浓度明显下降，子宫内膜血管发生痉挛性收缩，随后子宫内膜脱落、流血，出现月经。雌二醇和孕酮分泌的减少，解除了对下丘脑和腺垂体的负反馈抑制作用，使 LH 和 FSH 的分泌又开始增加，启动下一个月经周期。如果怀孕，胎盘分泌的**人绒毛膜促性腺激素（hCG）**，使卵巢的黄体功能继续维持。黄体功能可持续到妊娠第 5~6 个月。

2. 月经周期中子宫内膜的周期性变化 与卵巢激素水平周期性变化相对应，子宫内膜的组织学特征、子宫颈黏液的组成和阴道黏膜的细胞学特征等都发生了显著的变化。子宫内膜的周期性变化可分为 3 个时相：增殖期、分泌期和月经期。

（1）增殖期 增殖期相当于颗粒的中、晚期。子宫内膜在雌激素的作用下增生，表现为内膜细胞数目增多、体积变大、内膜细胞层增厚、内膜腺体增加、内膜中出现大量的螺旋小动脉。

（2）分泌期 排卵后子宫内膜在孕酮和雌二醇的协同作用下继续增生。表现为内膜细胞产生并贮存了大量的糖原颗粒；腺体分泌大量含糖类丰富的黏液；内膜基质增厚，螺旋小动脉卷曲程度加剧。随着孕酮分泌高峰的出现，至排卵后第 6~8 天，内膜厚度达到最大以待受精卵的植入。

（3）月经期　随着黄体的萎缩，血浆雌_醇和孕酮水平降低，使子宫内膜细胞中的溶酶体破裂，释放出蛋白水解酶，前列腺素在水解酶的作用下被释放出来。前列腺素引起螺旋小动脉痉挛，造成内膜表面缺血。蛋白水解酶将缺血的内膜组织进行消化，使血管破裂，内膜层脱落，于是血和细胞碎片一并由阴道排出体外，形成月经。月经期一般为 4~6 天，平均血量为 50~70 mL。由于内膜细胞能产生纤溶酶，因此，正常月经血不呈凝固状态。

（五）女性性生理概述

女性的性行为与男性类似，同样需要精神的和局部的性刺激。其性的感觉信号是由阴部神经和骶丛传递到脊髓的骶节，这些信号一旦传到脊髓，它们就被传入大脑。

女性的勃起组织位于阴蒂和阴道的入口周围并延伸到阴道内，这种勃起组织类似于阴茎，受骶丛发出的勃起神经和外生殖器的副交感神经所控制。性交时，女性外生殖器和阴道壁因摩擦刺激引起的反射反应，和男性的射精类似，也受中枢神经系统的影响，也可出现高潮。阴茎插入刺激了女性外阴部、阴蒂和阴道，冲动传入后，反射性地引起海绵体充血、阴蒂勃起（勃起程度因人而异），同时阴道壁充血，前庭腺分泌物使阴道润湿，外观呈紫红色，大阴唇也因充血而肿胀。当性高潮出现时，可发生频繁的阴道痉挛性收缩；子宫的收缩从子宫底部开始，延及子宫下段。这时心率加快、血压升高、皮肤泛红、肌肉痉挛，并伴有心理上极大的快感。

性高潮后，阴蒂勃起消失，阴唇和阴道口恢复原来的大小，子宫和阴道壁松弛，并回到原来的状态。女性生殖器反射反应的时间，可能比男性长，而且不像男性那样在两次高潮之间出现较长的不应期，所以女性可以连续多次出现性高潮。

第三节　有性生殖过程

受精是由成熟雌雄个体产生的单倍体配子相结合，使双亲遗传物质重新组合，恢复为二倍体的合子，并决定个体性别的过程。它标志着新生命的开始，是有性生殖个体发育的起点。在人类和哺乳动物，雌性配子为卵子而雄性配子则为精子，它们各为合子（受精卵）提供一套染色体，卵子中的这套染色体被称为母本染色体，精子中的那套染色体被称为父本染色体，精、卵子融合为以后的胚胎提供了两个完整的基因组（二倍体染色体），这就是构建新生命的所有遗传信息。

受精之后的**合子（zygote）**通过连续的有丝分裂产生大量的细胞，所产生的细胞聚集在一起，共同构建新生命所有必需的器官。受精的实质是把父本精子的遗传物质引入母本的卵子内，使双方的遗传性状在新的生命中得以表现，促进物种的进化和遗传品质的提高。同时，也是配子和胚胎生物学研究的重要内容之一。

一、受精过程

受精是雌雄配子结合形成合子的过程。机体具有精确的生理机制确保雌、雄配子同时到达受精目的地以完成受精过程，同时还需要及时将受精卵运送到子宫的适当部位以便与母体建立联系，从而继续完成体内胚胎发育（怀孕）过程。

（一）配子的运行

配子的运行是指精子由射精部位（或输精部位）、卵子由排出的部位到达受精部位（输卵管壶腹部）的过程。与卵子相比，精子运行的路径更长、更复杂些。

人射精后，精液入阴道穹窿，射出的精液首先凝固为半胶冻状态，之后开始液化。精子具有充分的运动力，并借助于阴道、子宫和输卵管肌层的收缩和生殖道纤毛细胞的纤毛摆动作用，使精子运送到输卵管壶腹部（受精部位），其余大部分精子则从阴道中排出。精子通过输卵管的速率主要受雌激素、孕激素及前列腺素的影响，说明在控制配子运行方面，虽然精子本身也具有自主游动能力，但雌性生殖道的运动要比精子自身的运动在个体尺度上占有更大的比重。也就是说，在整个配子运行过程中，到达受精部位主要依靠的是生殖道的运动，精子自身游动的距离非常有限，但精子自身的游动在最终受精过程中具有重要的意义。

（二）精子获能

早期研究表明，从附睾或自然射精后获得的精子不能通过体外方式受精与卵子结合。大多数哺乳动物刚排出的精子虽具有运动能力，但不能穿过卵子的放射冠和透明带，即无受精能力。只有接受雌性生殖道的分泌物（获能因子）的作用后，才具有受精能力，这种现象称为精子获能，意即获得受精的能力，它仅在哺乳动物是必需的。精子表面除了覆盖着精浆物质外，还有些在附睾获得的蛋白，精浆中胆固醇含量非常高，它对精子获能具有显著的抑制作用，尤其是其中存在着某些抗受精物质，称为去能因子，去能因子可阻断精子的受精能力。一般认为，精子获能没有种属特异性，也就是说某物种的精子也可以在另外物种雌性个体生殖道内完成受精。在获能过程中，精子在子宫或输卵管中去除或改变精子表面覆盖的精浆物质（包括胆固醇及其脂质）及非共价键结合的糖蛋白（去能因子），使精子表面特异性受体、离子转运通道暴露，增强精子细胞膜流动性从而获得受精能力。获能后精子表面阻止受精的附睾蛋白和精浆蛋白被清除或改变，质膜胆固醇流失，与卵子结合的受体暴露。获能期间，钙通道被激活、耗氧量和糖酵解明显增加，pH升高，腺苷酸环化酶激活，导致胞内 cAMP 含量升高，蛋白激酶 A 活化，精子活力增加，处于一种超激活状态，顶体酶原转化为有活性的顶体酶。

（三）顶体反应

顶体反应是指获能精子受到诱导物的刺激，其质膜与顶体外膜发生融合并释放出顶体内容物的过程。顶体是哺乳动物精子头部的一个帽状结构，它覆盖在精子核的前面，是精细胞的高尔基体衍化的囊性结构，其内充满各种水解酶类。当获能的精子接近卵子透明带时被激活，其头部发生胞吐（exocytosis），释放其内的水解酶帮助精子穿过透明带。顶体反应发生是一个连续的过程，顶体帽部分质膜与顶体外膜在多处发生融合，使顶体内的物质从融合处释放出来（图 12-16）。正常情况下，精子的赤道段和顶体后区的质膜是会保留的，但在顶体反应后，该区段的质膜往往会发生一定的生理变化，使之能够与卵子质膜相互识别并发生融合。一般认为，只有获能的精子才能发生顶体反应，而经过体顶体反应的精子才能

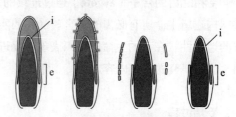

图 12-16　哺乳动物顶体反应过程中膜变化示意图
（Ryuzo Yanagimachi, 2011）

深色表示精子核区，浅色表示顶体内容物；i. 顶体内膜；e. 残留的顶体外膜，是顶体赤道段

通过透明带并与卵质膜融合，因此，顶体反应至少具有双重功能：一是释放水解酶使精子穿过透明带，二是暴露精子内膜可以与卵子质膜相识别的配体和受体，从而促进配子细胞融合。

关于精子进入透明带的机制有两种观点，一是认为顶体反应后暴露出顶体内膜及其下方的穿孔器，精子依靠其穿孔器及本身的机械运动进入卵子。另一种观点认为顶体释放出的各种酶类才使其进入卵子的，也许精子可以同时依靠两种方式穿过透明带。

顶体反应与受精

（四）受精

两性配子即成熟卵子与精子结合形成合子（图12-17）的过程称为受精。受精是单倍体精子与卵子恢复二倍体而启动新生命的过程，是哺乳动物个体发育的开始，也是双亲遗传物质重新组合并决定性别的复杂程序。

成熟的精子与卵子在输卵管壶腹部相遇，即开始发生受精作用。受精包括精子的**获能（capacitation）**、**顶体反应（acrosome reaction）**、皮质反应（cortical reaction）、原核形成和融合等一系列复杂生理生化过程（图12-18）。

一般说来，受精过程如下：

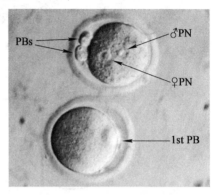

图 12-17　光镜下的卵子与合子
PB. 极体；PN. 原核

1. 顶体反应　获能精子在卵子附近开始顶体反应。此时，钙离子大量进入精子，在钙离子的影响下覆盖在顶体表面的细胞膜与顶体外膜形成间断性的融合，产生许多小孔，剩余的质膜与顶体外膜形成许多小泡，原来封存在顶体中的酶逸出，在后端与细胞膜相连的顶体内膜暴露。在生理状况下输卵管中的钙离子浓度高，故有利于顶体反应的产生。顶体中与受精有关的酶，主要有透明质酸酶、放射冠分散酶和顶体蛋白酶等。

哺乳动物卵子被一层糖蛋白外衣即细胞外基质包裹着。精子在抵达卵质膜前，必须穿过透明带。在排卵时，透明带外还有卵丘包围。而卵丘由卵丘细胞和细胞外基质组成。细胞外基质主要由透明质酸多聚体组成。长期以来人们认为从顶体反应释放出来的透明质酸酶消化细胞外基质，并经顶体反应后精子表面携带的顶体酶促使精子穿过透明带。虽然这种意见有待重新评价，但是毫无疑问，只有经过顶体反应的精子才能通过透明带，并与卵质膜融合。因此，顶体反应至少具有双重功能：①使精子穿过。②是精子质膜与卵质膜融合的必要前提。

2. 精子穿入放射冠　顶体释放的透明质酸酶和放射冠分散酶有分解卵丘细胞和放射冠细胞基质的作用，使精子穿过卵周的细胞层与透明带接触。

3. 精子穿入透明带　精子穿过放射冠后，顶体内膜暴露并与透明带上的精子受体识别结合。顶体内膜上含有顶体蛋白酶（又称顶体素），其作用类似胰蛋白酶，在钙离子激活下具有活性，在接触部位将透明带分解，形成一条通道，使精子通过透明带，到达卵周间隙。

4. 精子与卵细胞膜融合　精子进入卵周隙，顶体后端的细胞膜与卵细胞膜接触并融合。精子内所含成分，包括尾部均进入卵细胞质，精子与卵细胞膜合并形成的合子细胞膜是一种嵌合膜。精子与卵细胞透明带的识别有严格的种属特异性，但两者细胞膜的融合则无特异性。人们应用此特性，在体外受精工作中用去透明带的田鼠卵子与人获能精子混合，观察其与卵结合的功能状况。

5. 卵细胞对精子穿入的反应　精子与卵子开始融合时，使卵子激活，产生两种有功能性意义

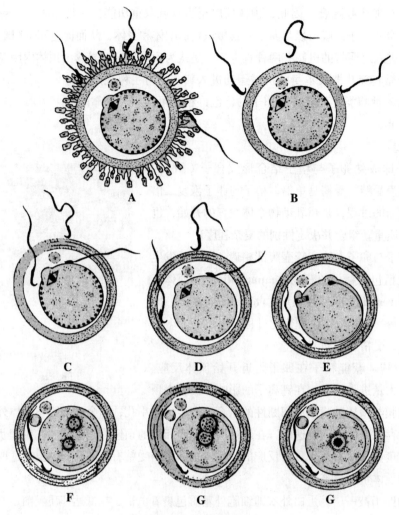

图 12-18　受精过程模式图

的反应。

（1）完成第二次成熟分裂　次级卵母细胞形成一个成熟卵子和第二极体。

（2）皮质反应与透明带反应　精子进入卵子后，激发卵质膜下的皮质颗粒发生胞吐，即**皮质反应（cortical reaction）**。皮质颗粒的胞吐是"爆炸性的"，从精子入卵点开始迅速向四周扩散。皮质反应在阻止多精子受精中发挥作用。一旦精子与卵子融合，皮质反应后胞吐到卵周隙中的酶类引起透明带糖蛋白的变化，从而阻止多精子入卵，称之为**透明带反应（zona reaction）**。

当精子与卵子相接触时卵细胞激活，细胞膜立即产生膜电荷变化，成为早期防止多精受精环节，又称**快封闭**。皮质颗粒中含有一些蛋白酶抑制剂，如精子受体水解酶，可使透明带的精子受体结构分解，此外皮质颗粒中还含有糖蛋白，可黏附于透明带，使其变性，精子与透明带结合能力丧失，顶体酶的作用受阻，制止其余精子再穿越透明带；正在穿入的精子亦被封固于透明带中。皮质反应和透明带反应是防止多精受精的主要环节，比卵膜电荷改变慢，故称为**慢封闭**。

6. 雌、雄原核的形成与融合　卵子受精、第二次成熟分裂完成，留在卵内的雌性单倍体染色体向细胞中央移动。核膜逐渐形成，先在核周形成膜性小泡，随后连成完整的单位膜包在核周，同时染色体疏散成为染色质，雌原核形成。卵细胞中的雄原核生长因子是控制雄原核形成的因子。精子核进入卵细胞后，核膜破裂，高致密度的染色体疏散。新形成的原核膜包在染色质外周，雄原核显著增大。两个原核逐渐移到卵中央，核膜消失，两原核染色体组互相混合，配对排列于赤道板，纺锤体出现，进行第一次卵裂，新的生命开始。通常一个精子与一个卵子结合形成一个二倍体受精卵，发育为新的个体。若是两个精子参与受精，称为双精（子）受精，形成三倍体（含有 69 条染色体）胚胎，这种胚胎均流产，即便出生也都死亡。三倍体胚胎也可由于第二次成熟分裂后第二极体与卵细胞未分离而致，因此卵细胞具有 46 条染色体，两个雌原核参与受精。

二、受精卵发育及性别分化

即使是圆形的卵子（昆虫的卵是椭圆形的），其内部结构也是不对称的，也就是说，卵子具有极性结构。卵母细胞（二倍体前体细胞）的核通常并不位于中心，而是在细胞外周靠近表面的部分，减数分裂产生卵子的过程中，极体就从这里形成。

极体释放的位点通常叫做**动物极（ animal pole ）**，相应的另一极叫做**植物极（ vegetative pole 或 vegetal pole ）**。母体物质一般贮存于植物极，在发育后期形成原肠，或者掺入原肠腔中。在这里"动物"（animal）一词指的是之后形成的典型动物器官，如眼睛或中枢神经系统往往在卵子动物极附近形成。"植物"指源于原肠的营养器官，它们执行食物处理等相对"次要"的生理功能。

卵子受精和激活之后发生卵裂。精卵融合后，受精的卵子仍然是单个细胞，其任务是产生含有数以百万计细胞的多细胞有机体，因此，细胞必须发生迅速分裂。发育的这一时期叫做卵裂（图 12-19）。

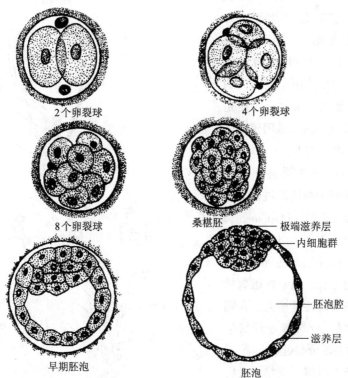

图 12-19　受精卵的早期分裂与发育

人的性别是由受精卵（合子）所含的性染色体来决定的。精子所含染色体为 23 条，分 23，X 和 23，Y 两种类型。卵子所含染色体为 23，X。含 Y 染色体（图 12-20）的精子与卵子受精，合子染色体为 46，XY，发育成男性，原始性腺发育为睾丸；含 X 的精子与卵子受精，合子染色体为 46，XX，发育成女性，性腺为卵巢。

在人类受精后第 19 ~ 21 天，位于卵黄囊后壁近尿囊处出现来源于内胚层的大而圆的原始生殖细胞（primordial germ cell，PGC），PGC 沿着背侧肠系膜向生殖腺嵴迁移，PGC 的定向迁移与生殖腺嵴的吸引力、迁移路径周围的细胞外基质和细胞生长因子的合成在时间和空间上密切相关。

决定哺乳动物性别的基因（sex determination region in Y chromosome，sry）位于 Y 染色体短臂上，它被称作雄性性腺分化的开关，能够使原始性腺向雄性方向发育，缺乏或阻断该基因的作用时，原始性腺就自然向着雌性方向发育，即便是 XY 型的个体由于该基因的缺失也会发育为雌性，同样，即便是 XX 型个体只要设法导入 sry 基因该个体也会发育为雄性（图 12-21）。

卵裂（cleavage）是指受精卵经过分裂，将卵质分配到子细胞的过程，分裂产生的细胞叫做分裂球（blastomere）。卵裂和一般有丝分裂相似，但不经过间期，所以卵裂期间仅仅是细胞数目的增加，不伴随着细胞生长。随着细胞数量增加，子细胞的核质比逐渐增大，直到接近正常核质比时，分裂球才开始生长，进入到一般的有丝分裂过程。

哺乳动物的卵裂较慢，受精 1 天后才开始卵裂，8 细胞之前，分裂球之间

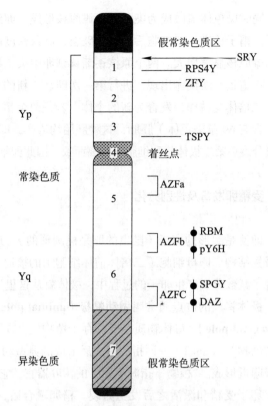

图 12-20 哺乳动物 Y 染色体结构图

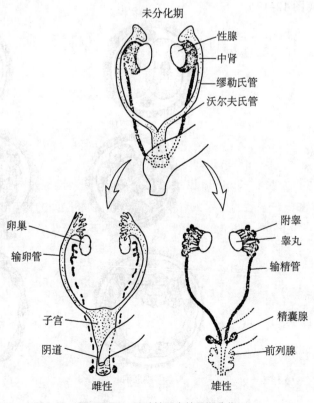

图 12-21 胚胎性器官的早期分化

结合比较松散，8 细胞之后突然紧密化（compaction），即：通过细胞连接形成致密的球体。16 细胞期，内部 1～2 个细胞属于内细胞团，将来发育为胚胎，而其外周细胞变为滋养细胞，不参与组成胚胎结构，而是参与形成绒毛膜。

通常动物的胚胎在 64 细胞以前为实心体，称为桑椹胚，在 128 细胞阶段，细胞团内部空隙扩大，成为充满液体的**囊胚腔（blastocoel）**，此时的胚胎称为囊胚。

囊胚继续发育，部分位于外表面的细胞通过各种细胞运动方式（如移入、内卷、内陷）进入内部从而形成一个两层或三层的原肠胚。这种细胞迁移运动过程称为**原肠形成（gastrulation）**。留在外面的称为**外胚层（ectoderm）**，迁移到里面的称为**内胚层（endoderm）**或中、内胚层（mesoendoderm）。原来的囊胚腔亦随原肠腔的形成而逐渐消失。

三胚层形成的组织和器官有：外胚层形成神经系统、表皮、皮肤腺、毛发、指甲、爪和牙齿等；中胚层形成骨骼、肌肉、泌尿生殖系统、淋巴组织、结缔组织、血液；内胚层形成呼吸系统、消化道、肝、胰等。

第四节　着床、妊娠与授乳

精子和卵子的结合标志着妊娠的开始。受精之后，受精卵立即开始卵裂。由于受精卵的能量供应很有限，胚胎必须在相当短的时间内植入子宫，才能保障其胚胎发育的正常进行，同时，乳房在妊娠期作必要的同步发育是子代出生后成长的基本需要。

卵子由卵巢排出后，从输卵管伞向输卵管壶腹部运动，这一过程不仅依赖于输卵管伞的收缩及其上皮细胞纤毛的协调运动，还依赖于卵子放射冠中颗粒细胞的功能，并且受排卵期血浆雌二醇水平的影响。由于输卵管伞直接开口于腹腔中，若卵子在进入输卵管之前发生受精，则受精卵不能正常进入子宫，可能造成**不育（infertility）**或**宫外孕（ectopic pregnancy）**。

一、着床

着床（implantation）也称植入，是胚胎经过与子宫内膜相互作用最终在子宫内膜发生细胞和组织联系的过程，它涉及子宫内膜和胚胎间的相互识别等复杂的分子对话。它包括受精卵的生长、卵裂、胚泡的形成和脱透明带，还涉及子宫内膜容受性（endometrial receptivity）的建立，胚泡在子宫内膜的定位、黏附、侵入等环节。着床的必要条件是胚泡脱去透明带，子宫内膜由非容受状态转变为容受状态，而且胚胎和子宫内膜的发育要同步化。胚泡着床是妊娠的第一步，也是妊娠成功的关键，哺乳动物的受精卵只有在子宫内膜植入以后，才能从母体获取营养物质，逐步发育、分化、生长，并通过胎盘排泄代谢产物，最终发育为一个完整的新个体。

卵母细胞在输卵管壶腹部受精后，在输卵管内运行，受精卵 24 h 分裂成 4 个分裂球，72 h 分为 12～16 细胞的实心细胞团，外面仍为透明带包裹，体积不变，在输卵管蠕动和收缩的协调作用下，此细胞团，形似桑棋，称**桑堪胚（morula）**，通过输卵管峡部进入宫腔，游离约 3 天，从腺体分泌液吸取营养，并继续细胞分裂，内中出现囊腔，谓之**胚泡（blastocyst）**，并逐渐靠近宫壁。胚泡的一端有一团细胞聚集称内细胞体（团），是将来发育成胚胎的始基。胚泡周围有一层细胞称滋养层，是受精卵接触母体的部分，日后形成胎盘和绒膜。滋养层由单层具有紧密连接的脂肪细胞构成。滋养层参与了胚胎着床，还能分泌 hCG。随着颗粒的发育，滋养层最终分化为两层：内层为细胞滋养层，由较大的多边形细胞构成；外层为合胞体滋养层，由大量的多核巨细胞构成，在合胞体滋养层细胞间存在大量的血窦。

胚胎从原来受精卵的大小，逐渐长大，从透明带中孵出。胚胎能否着床要看胚胎的质量及子宫的容受性及二者（胚胎和子宫内膜）是否同步。着床发生于排卵后第 7、8 天，要经历几个过程：①透明带脱落，随着胚泡的膨胀，子宫液蛋白水解酶消化透明带，暴露出滋养层。②胚泡和内膜接触前的定向，即内细胞体部位在着床部位的对面。③胚胎和内膜的对位及细胞接触。④胚胎绒毛和内膜黏附，在细胞表面糖蛋白的识别作用下，受精卵被黏附到子宫内膜上。⑤胚囊侵入内膜，胚泡的植入刺激了子宫内膜的蜕膜反应（decidual reaction），此过程包括子宫内膜血管舒张，毛细血管通透性增大，内膜出现水肿，以及内膜腺体和细胞增生。蜕膜反应的确切机制目前尚不清楚，推测 CO_2、组胺、类固醇激素、前列腺素以及与怀孕相关的蛋白都参与了这个过程。（图 12-22）。

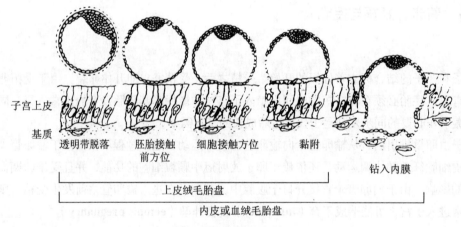

图 12-22　胚泡植入过程

在整个月经周期中，子宫内膜只有在特定的时期才对胚胎具有接纳能力，被称为子宫内膜的容受性。人的子宫内膜只有在月经周期的第 20～24 天才具备这样的容受性，又被称为子宫内膜的"着床窗"（window of implantation）。在此之前或一旦超过了该时期，子宫内膜的"着床窗"就关闭了对胚胎的容受性，不论胚胎发育得如何都无法发生植入过程了。

胎盘中血管如树枝样穿入到蜕膜的血管中，绒毛上皮细胞分泌人绒毛膜促性腺激素（hCG），支持母体的黄体，并分泌其他免疫因子调节母体免疫功能，限制组织相容性抗原（MHC）及干扰素（interferon，IFN）等在母-胎交界表面上的表达，使胎盘不受排斥。胎盘是同种异体移植，具有父、母双方的抗原，并形成母方及胎儿血流的屏障，保证胎儿不为母体免疫所排斥。

二、妊娠

受精卵着床成功就意味着胎儿与母体间已经建立了实质性的联系结构，而这种关系的维系就是由妊娠期的临时性器官——胎盘来实现的，因此，胎盘的结构和功能对于妊娠中的母体状态和胎儿发育都是至关重要的（图 12-23）。

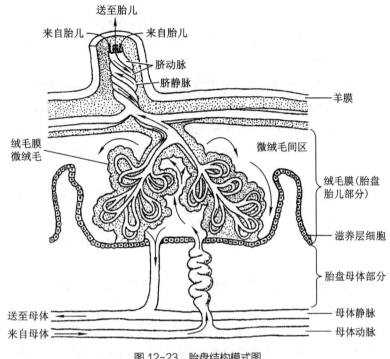

图 12-23 胎盘结构模式图

囊胚植入子宫，并重塑子宫血管，使胎儿血管浸泡在母体血管中。合胞体滋养层组织使胚胎和子宫联系更进一步。接着，子宫向合胞体滋养层发出血管，并最终与合胞体滋养层接触。胚外中胚层和滋养层上的突起相连，产生血管，把营养由母体输送给胎儿。胚胎和滋养层相连的胚外中胚层狭窄的基柄最终形成脐带（umbilical cord）。合胞体滋养层充分发育后，形成由滋养层组织和富含血管的中胚层构成的器官——绒毛膜（chorion）。绒毛膜和子宫壁融合形成胎盘。因此，胎盘既含有母体成分（子宫内壁），又含有胎儿成分（绒毛膜）。绒毛膜和母体组织有时候可能紧密接触，以至于不损伤母体和胎儿不能将两者分开，如包括人在内的多数哺乳类的脱落胎盘（deciduous placenta）；但有时又很容易分开，如猪的胎盘（contact placenta）。

胎盘不仅是母体与胎儿之间物质和能量的交换器官，而且还是一个重要的内分泌器官——即信息交换单位，它能合成多种生物活性物质。胎盘的内分泌功能弥补了妊娠期下丘脑-腺垂体-卵巢轴功能的减弱，对维持正常妊娠起了重要作用。在妊娠早期，胎盘分泌的人绒毛膜促性腺激素（hCG）有效地延长了卵巢的黄体功能；在妊娠晚期，胎盘分泌的孕酮和雌激素替代了卵巢功能，使子宫内膜的结构能长时间维持，以适应胚胎发育的需要。此外，胎盘还能产生 GnRH、**人胎盘催乳素**（**human placental lactogen，hPL**）、促肾上腺皮质激素释放激素（CRH）和胰岛素样生长因子等。

三、分娩

分娩（delivery）是成熟的胎儿从子宫经阴道排出体外的过程，通常分为三个时期：即子宫颈扩张，娩出胎儿，最后娩出胎盘。整个过程是通过胎儿和母体间的相互作用，调节子宫肌的收缩而完成的。人类的妊娠期约为（270 ± 14）天，一般是从最末次月经的第一天开始计算，严格说应该从受精那一刻开始计算。不协调的宫缩开始于妊娠期的最后一个月，分娩是由强烈而有节律的宫缩引起的，一般可持续几个小时，最终将产生足够的力量使胎儿娩出。分娩过程受多种因素的影响，包括孕酮、雌激素、前列腺素、催产素和松弛素等激素的调节；还包括子宫肌和子宫颈壁中的牵张感受器的作用。

孕酮的主要作用是降低子宫肌的兴奋性和收缩性，并通过抑制磷脂酶 A_2 的活性而抑制前列腺素的合成。雌二醇对子宫的作用与孕酮相反。因此孕酮是防止早产的主要激素，此作用称为孕酮阻断。在多数动物类群中，若血浆孕酮水平降低而雌二醇水平升高，将导致分娩。在人类，分娩前并不出现血浆孕酮水平的明显降低，而表现为胎盘中孕酮结合蛋白浓度增加及孕酮受体数目减少。

前列腺素 $F_{2\alpha}$ 和 E_2 是引起子宫收缩的最有效的刺激剂，它通过增加平滑肌内 Ca^{2+} 浓度而激活了收缩机制。前列腺素可由子宫肌层、子宫蜕膜层和绒毛膜产生，在分娩前的很短时间内，羊水中前列腺素的浓度出现急剧增加。阿司匹林或消炎痛是前列腺素合成的抑制剂，它们能延迟或延长分娩。

催产素是另一个能引起宫缩的激素，它既可由母体也可由胎儿的垂体产生。任何应激刺激，如疼痛、恶劣气候、极度紧张和繁重劳动等，都可造成孕妇催产素分泌增加而引起流产或先兆流产。同样，分娩时的阵痛将刺激催产素的分泌，通过加剧子宫收缩而促进分娩。

松弛素对分娩具有辅助作用。松弛素能使宫颈口松弛以利于胎儿通过，还能增加子宫肌层催产素受体的数目而加强宫缩。然而在人类妊娠末期，并不出现松弛素浓度的升高，因此，它对人类妊娠的作用还不清楚。

绝大多数动物的胚胎对分娩具有重要作用。在绵羊妊娠的最后 2~3 天，羊胎血浆 ACTH 和糖皮质激素水平升高。摘除羊胎的垂体或肾上腺后，将延长妊娠期；而体外注射 ACTH 或可的松则可引起早产。糖皮质激素可以加速孕酮转变为雌二醇，改变血浆孕酮与雌二醇的比率，还可增加前列腺素的分泌。但糖皮质激素的上述作用在人类并不明显。

分娩首先是由胎儿启动的。具体过程是：胎儿垂体分泌的催产素作用于子宫内膜受体，引起子宫内膜分泌前列腺素，前列腺素刺激子宫肌收缩，子宫的收缩又刺激了子宫肌层的牵张感受器，牵张感受器的兴奋经传入神经到达母体的下丘脑，引起母体催产素的分泌。催产素进一步加剧了子宫肌的收缩，强烈的宫缩又进一步增强了对牵张感受器的刺激，引起更多催产素的分泌，直到最后胎儿和胎盘一并被排出母体。因此，分娩过程属于一个正反馈的调节环路。

四、授乳

授乳虽然是生殖的最后阶段，乳汁却是新生命诞生后的最先需要的物质，对个体发育的质量具有重要的作用。

1. 乳腺的基本结构和功能　成年女性的乳腺由 15~25 条输乳管构成，每条输乳管都独立地汇集到乳头上，而另一端与丰富的乳腺腺泡连接，乳腺腺泡由形态和功能高度特化的乳腺细胞构成（图 12-24）。腺泡细胞的顶部有丰富的纤毛，基部被具有收缩能力的肌样上皮细胞所包绕。腺泡细胞内含有发达的内质网、高尔基器、线粒体和脂滴。腺胞细胞膜上存在催乳素受体，催乳素能刺激腺泡细胞的分裂和分化，并增加乳汁的合成，它还能通过 mRNA 的表达刺激酪蛋白的分泌。

虽然乳腺原基质的发育在出生前的胎儿时期就形成了，但是最显著的发育是从青春期才开始的，而其腺体的实质发育则只在妊娠期间进行。多种激素参与了乳腺的生长、分化以及乳汁的产生和释放。在妊娠期，由于大量雌激素的作用，以及生长素、甲状腺素、胰岛素、皮质醇等的刺激，再加上胎盘分泌的多种激素，乳房的体积可增长约一倍，尤其腺泡的生长最为显著。在妊娠 4~6 个月时，乳腺终末腺泡取代了大部分结缔组织，分化成为分泌细胞。乳腺泌乳能力的提高需要以上激素的协同作用。妊娠期间高浓度的孕酮抑制了催乳素的活动，乳房发育但并不泌乳。卵巢类固醇激素表现为与催乳素协同刺激乳腺增生，但却拮抗催乳素的泌乳作用。分娩后，由于胎盘类固醇激素水平下降，启动了泌乳功能。

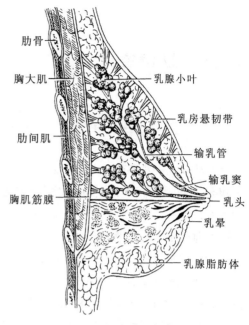

图 12-24 乳腺结构

2. 泌乳及其调节 婴儿吸吮乳头能刺激乳房中的感觉神经引起射乳反射（milk ejection reflex）。与其他普通的神经反射不同的是，射乳反射弧的传入通路是神经性的，而传出通路却是体液（激素）性的。吸吮刺激能引起催产素、催乳素和 ACTH 的释放，并抑制了促性腺激素的释放。乳头上存在大量的感觉神经末梢，当乳头受到刺激时，传入冲动经脊髓和中脑到达下丘脑，引起视上核和室旁核分泌催产素，并从神经垂体释放入血液；同时下丘脑神经元通过垂体门脉系统，作用于腺垂体促乳细胞，引起催乳素的分泌并释放进入血液循环。当催产素和催乳素到达乳腺时，引起肌样上皮细胞收缩，使乳汁进入乳腺导管中（图 12-25）。

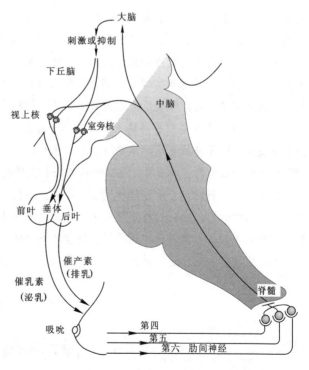

图 12-25 吸吮刺激与排乳反射的路径示意图

第五节　生殖调控 ⓔ

小　结

生物体生长发育到一定阶段后，能产生与自己相似的子代个体，这种功能称为生殖。它是物种绵延的重要生命活动。哺乳动物营有性生殖，其生殖过程是通过两性器官活动实现的，包括生殖细胞的形成，交配和受精以及胚胎的发育等重要环节。

当雄性配子和雌性配子结合形成合子（受精卵）之后，该受精卵就开始进行一分为二的卵裂活动，细胞经过一系列的增殖和分化最后形成一个具有雄性或雌性生殖器官的个体，雄性生殖器官由睾丸和附属性器官组成，其中，睾丸具有生成精子和分泌激素的双重功能。睾丸间质细胞（leydig cell）分泌雄激素，主要成分为睾酮。支持细胞（sertoli cell）除支持、营养生精细胞外，还能分泌抑制素和雄激素结合蛋白（ABP）等为配子发育提供一个特殊的免疫豁免微环境。雄激素主要起维持、促进生精作用，还能促进机体生长发育和男性副性征的出现。雌性生殖器官主要由卵巢及其附属性器官组成，卵巢具有产生、排放卵子和分泌多种激素的双重功能，协调着女性特有的生殖周期现象（月经周期），一次月经周期通常形成一个成熟卵子。卵巢的颗粒细胞主要分泌雌激素和少量雄激素，排卵后，形成主要由颗粒细胞和内膜细胞构成的黄体细胞，黄体细胞分泌孕激素和雌激素。雌激素的主要作用是促进女性生殖器官的发育和副性征的出现。雌、孕激素的主要作用是促使卵泡发育成熟，子宫内膜呈周期性变化。雌雄生殖器官和生殖激素都受到下丘脑—垂体－性腺轴的调节，同时也分泌激素反馈调节下丘脑和垂体的功能。成熟卵子在一定的时间与精子在输卵管壶腹部相遇便可受精，受精后的卵子依赖自身的营养物质经过卵裂形成胚泡，胚泡进一步发育则需要植入子宫内膜与母体建立紧密联系（着床），由胎儿绒毛膜和子宫内膜形成胎盘以便使胎儿从母体获得必需的营养及物质交换，胎盘还能分泌大量类固醇激素、肽类激素和蛋白质激素，其重要作用是维持妊娠和促进胎儿生长发育。

胎儿发育足月后，会通过某种途径与母体交换信号，从而发动分娩，分娩是胎儿及其附属物从母体排出的过程，这一过程不仅使胎儿改变了呼吸方式，同时也触发了母体的泌乳机制，使母体乳腺分泌激活，母体通过排乳反射为新生儿提供体外生活的基本营养食物，其反射包括婴儿对乳头的吸吮刺激和下丘脑－垂体的内分泌协调作用，为新生儿发育奠定物质基础。

（首都师范大学　朱宝长）

复习思考题

1. 何谓男性生殖系统和男性生殖功能？
2. 睾丸是怎样产生精子的，生精过程有何特点？
3. 睾丸支持细胞在生精过程中有哪些作用？

4. 男性附属性器官有哪些，各有何生理功能？

5. 雄激素主要来自哪种细胞，其主要生理功能有哪些？

6. 睾丸功能活动是如何调节的？

7. 雌激素和孕激素各有哪些生物学作用？

8. 月经周期中子宫内膜、卵巢、垂体和下丘脑激素浓度相应变化及其相互关系如何？

9. 何谓雌激素分泌的双细胞学说，其基本内容是什么？

10. 何谓受精和着床，其发生部位、过程及影响因素如何？

11. 妇女妊娠期间内分泌有何变化，胎盘有何功能？

12. 何谓分娩，分娩是如何发生的？

13. 影响女性乳腺发育和乳汁分泌的因素有哪些，其作用和相互关系如何？

14. 根据现有的生殖生物学知识，已经或可能在哪些方面发展人工调控技术？

参 考 文 献

［1］陈大元. 受精生物学—受精机制与生殖工程. 北京：科学出版社，2000.

［2］王玢，左明雪. 人体及动物生理学. 2 版. 北京：高等教育出版社，2001.

［3］王一飞. 人类生殖生物学. 上海：上海科学技术文献出版社，2005.

［4］张丽珠. 临床生殖内分泌与不育症. 北京：科学出版社，2001.

［5］Avella M A, Dean J. Fertilization with acrosome-reacted mouse sperm: Implications for the site of exocytosis. PNAS 2011，108: 19843-19844.

［6］Brehm R, Steger K. Regulation of Sertoli Cell and Germ Cell Differentiation. Adr Anar Embryol Cess Biol，2005，181：1-93.

［7］Dadoune J P. New insights into male gametogenesis: what about the spermatogonial stem cell niche? Folia histochemica cytobiologica. 2007,45(3): 141-147.

［8］Dean R C, Lue T F. Physiology of penile erection and pathophysiology of erectile dysfunction. Urol Clin North Am, 2005, 32（4）：379-395.

［9］Guyton A C，Hall J E. U N I T X I V-Endocrinology and Reproduction//Textbook of Medical Physiology. 11th ed. Philadelphi: Elsevier Inc.，2013:1905-1052.

［10］Heffner L J. Human Reproduction at a Glance. Oxford：Blackwell，2001.

［11］Jones. Human Reproductive Biology. 3rd ed. San Diego：Elsevier，2006.

［12］Russel L D, et al. Building a testis. Tissue & Cell，1995，27:129-147.

［13］Russell，et al. Histological and histopathological evaluation of the testis. Clearwater: Cache River Press,1990:1-61.

［14］Yanagimachi R, Mammalian Fertilization//Knobil E，Neill J D. The Physiology of Reproduction. 2nd. New York：Raven Press, 1994.

网上更多……

✐ 课后同步练习

第十三章

人体的胚胎发生和生长发育过程

　　人体的发生从受精卵开始，经过卵裂和胚泡形成、胚层分化、胚体形成直到胎儿发育成熟自母体娩出大约要266天。人体胚胎1~8周的发育阶段称胚胎期，9~38周的发育阶段称胎儿期，胚胎期是整个胚胎发育的关键时期。人体生长表现为全身各部分、各器官、各组织的大小、长度及质量的增加，组织的更新和修复。发育指身体各系统、器官、组织的构造和机能从简单到复杂的变化过程。发育也包括心理、智力和行为的改变。

第一节　人体胚胎发育概论

一、受精

　　1. 受精的过程　受精（fertilization）指精子穿入卵子形成受精卵的过程，它始于精子细胞膜与卵子细胞膜的接触，两者细胞核最后发生融合。受精一般发生在排卵后12~24 h，受精地点多在输卵管的壶腹部。应用避孕套、输卵管黏堵或输精管结扎等措施，可以阻止精子与卵子相遇，从而阻止受精。

　　精子进入女性生殖管道后，由于子宫、输卵管分泌物的作用，将获得受精的能力。受精时，精子释放顶体酶，顶体酶能解离卵子外面的放射冠和透明带，形成一个精子能够穿过的通道，精子与卵子直接接触，受精得以开始。

　　受精开始时，精子细胞膜与卵细胞膜融合，随即精子的细胞核和细胞质进入卵内。精子的核膨大变圆，形成雄性原核。卵子浅层细胞质内的皮质颗粒将释放一种酶，使透明带结构发生变化，从而阻止其他精子穿越透明带。在极少情况下，两个精子同时进入卵子形成三倍体细胞的胚胎，这种胚胎均流产或出生后很快死亡，卵子由于受精时精子的触发，迅速完成第二次成熟分裂，此时精子和卵子的细胞核分别称雄原核和雌原核。两个原核逐渐在细胞中部靠拢，核膜随即消失，染色体混合，形成二倍体的受精卵又称合子（zygote）。

2. 受精的意义　受精的意义在于：

① 受精使卵子由缓慢代谢转入旺盛的能量代谢与生化合成，开始进行细胞分裂启动胚胎的发育进程。

② 恢复了细胞的二倍体核型，维持遗传物质的稳定性。由于来自双亲的遗传物质发生随机组合，生殖细胞在成熟分裂时曾发生染色体联合和片段交换，遗传物质发生重新组合，由受精卵发育而来的新个体既拥有双亲的遗传特点，又具有不同于亲代的特异性。受精决定性别：带有 X 染色体的精子与卵子结合发育为女性，带有 Y 染色体的精子与卵子结合发育为男性。

二、卵裂、胚泡形成和植入

（一）卵裂和胚泡形成

受精卵一旦形成，便开始在输卵管内一边向子宫腔移动，一边进行细胞分裂。受精卵早期的细胞分裂称**卵裂**（cleavage），卵裂产生的细胞称**卵裂球**（blastomere），随卵裂球数目的增加，细胞逐渐变小，到第二天卵裂球数达到 12～16 个，组成一个实心胚外观如桑椹称**桑椹胚**（morula）。

桑椹胚细胞继续分裂，当卵裂球数达到 100 个左右时，细胞间逐渐出现小的腔隙，并逐渐汇合成一个大腔，腔内充满液体。桑椹胚转变为中空的胚泡。胚泡又称囊胚（blastocyst），胚泡在受精后第 4 天形成，并进入子宫腔。透明带开始溶解，胚泡壁由单层扁平细胞构成，称**滋养层**（**trophoblast**），中心的腔称**胚泡腔**（**blastocoele**），腔内一侧的一群细胞，称**内细胞群**（inner cell mass）。胚泡逐渐长大，透明带消失后，直接与子宫内膜接触，植入开始（图 13-1）。

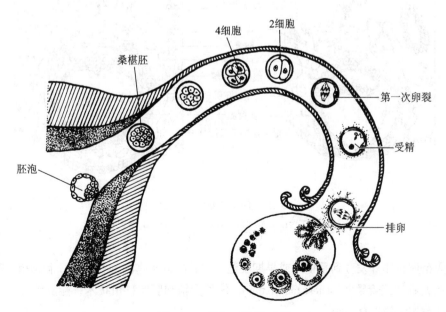

图 13-1　排卵、受精与卵裂

（二）植入

细胞埋入子宫内膜的过程称**植入（implantation）**。植入开始于受精后第5～6天，完成于第11～12天。植入时，内细胞群侧的滋养层先与子宫内膜接触，并分泌蛋白水解酶消化与其接触的内膜组织，在内膜蚀出一个缺口，胚泡随后陷入缺口中，逐渐被包埋其中。缺口随后被修复，植入完成。

胚泡植入的部位通常在子宫体和底部，多见于后壁。胚泡植入的部位即将来形成胎盘的部位，植入部位的正常与否，可影响胚胎发育。若植入位于子宫颈处，在此形成的胎盘称前置胎盘，分娩时胎盘可堵塞产道，导致胎儿娩出困难。若植入子宫以外的部位称宫外孕，常发生在输卵管，宫外孕胚胎多发生早期死亡或流产。

受母体性激素的影响，胚泡植入时子宫内膜保持在分泌期，若子宫内膜的周期性变化与胚泡发育不同步，植入便不能完成。子宫内膜有炎症或有避孕环等异物，均可阻碍胚泡的植入（图13-2）。

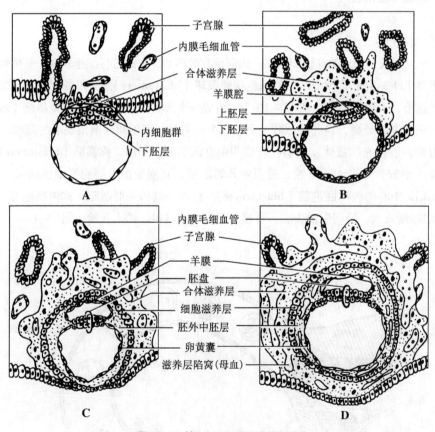

图13-2 植入与二胚层胚盘的形成
A. 第7天；B. 第8天；C. 第9天；D. 第12天

体外受精卵在体外发育到桑椹胚或早期胚泡，再移植到子宫内的技术称胚胎移植。利用此技术得到的胎儿称"试管婴儿"（test tube baby），体外受精和胚胎移植技术，能够解决因输卵管堵塞而不能怀孕妇女的生育问题。

（三）蜕膜

植入后的子宫内膜血液供应更丰富，腺体分泌更旺盛，基质细胞变肥大，内膜壁增厚。子宫内膜功能层的这些变化称蜕膜反应。此时的子宫内膜功能称蜕膜，它将在胎儿分娩时随即脱落而得名。

根据脱膜与胚的位置关系，将其分为三部分：①**基蜕膜（decidua basalis）**，位于胚深部的蜕膜。②**包蜕膜（decidua capsularis）**，覆盖在胚宫腔侧的蜕膜。③**壁蜕膜（decidua parietalis）**是子宫其余部分的蜕膜，随着胚胎的生长发育，包蜕膜逐渐向子宫腔凸起，子宫腔变窄。最后包蜕膜与壁蜕膜相贴，并互相愈合，子宫腔消失。

三、胚层的形成与分化

（一）胚层的形成

1. 二胚层胚盘的形成　在第 2 周胚泡植入时，内细胞群的细胞也增殖分化，逐渐形成一个圆盘状的**胚盘（embryonic disc）**，此时的胚盘由内、外两个胚层组成。**外胚层（ectoderm）**为邻近滋养层的一层柱状细胞。**内胚层（endoderm）**为位居胚泡腔侧的一层立方细胞，两层紧贴在一起（图 13-3），形成圆盘状结构称**二胚层胚盘（bilaminar germ disc）**，胚盘是胎儿发育的基础，在内外胚层形成的同时，外胚层的背侧出现一个腔，称羊膜腔，腔内液体为羊水。在内胚层的腹侧出现一个囊，称卵黄囊。羊膜腔和卵黄囊是提供营养起保护作用的附属结构。

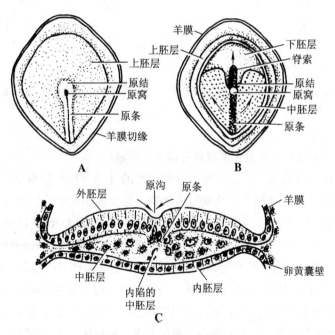

图 13-3　三胚层胚盘的形成

2. 三胚层胚盘的形成　第 3 周初，部分胚盘外胚层细胞增殖较快，在外胚层尾侧正中线上形成一条增厚区，称**原条（primitive streak）**。原条的头端略膨大，为**原结（primitive node）**。原条的出现，胚盘即可区分出头尾端和左右侧。之后在原条的中线出现浅沟，原结的中心出现浅凹，分别称**原沟**（primitive groove）和**原凹**（primitive pit）。原沟深部的细胞在内、外胚层之间向周边扩展迁移，形成松散的间充质。一部分细胞在内外胚层之间形成一个夹层，称胚内中胚层，即**中胚层**（mesoderm），一部分细胞进入原来的内胚层，并逐渐全部置换原来的内胚层细胞（图13-3）。

从原结向头侧迁移的间充质细胞，形成一条单独的细胞索，称**脊索**（notochord），它在早期胚胎起一定的支架作用。脊索向头端生长，原条则相对缩短，最终消失。原条随中胚层的形成而消失，脊索退化残留为椎间盘的髓核（图13-4）。

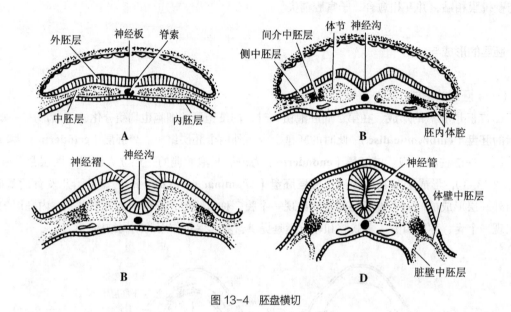

图13-4　胚盘横切

第3周末，胚盘由内、中、外三个胚层组成，它们将分别分化形成人体的各种组织和器官。此时的胚盘呈梨形，头端大、尾端小。

（二）三胚层的分化

在第4~8周，三个胚层逐渐分化形成各种器官的原基。

1. 外胚层的分化　脊索形成后，诱导其背侧中线的外胚层增厚呈板状，称**神经板**（neural plate），神经板随脊索的生长而增长，头端宽于尾侧。神经板中央沿长轴向脊索方向凹陷，形成**神经沟**（neural groove），沟两侧边缘隆起称**神经褶**（neural fold），两侧神经褶在神经沟中段靠拢并愈合，愈合向头尾两端进展，第4周神经沟完全封闭为**神经管**（neural tube）。神经管是中枢神经系统的原基，将分化为脑和脊髓以及松果体、神经垂体和视网膜等。在神经褶愈合过程中，它的一些细胞迁移到神经管背侧成一条纵行的细胞索，继而分裂为两条分别位于神经管的背外侧，称**神经嵴**（neural crest），它将分化为周围神经系统及肾上腺髓质等结构。表面外胚层将分化为皮肤的表皮及其附属器，以及牙釉质、角膜上皮、晶状体、内耳迷路、腺垂体、口腔和鼻腔与肛门的上皮等。

2. 中胚层的分化　中胚层在脊索两旁，从内侧向外侧依次分化为轴旁中胚层、间介中胚层和侧中胚层。分散存在的中胚层细胞称间充质，分化为结缔组织、血管、肌组织等。

轴旁中胚层（paraxial mesoderm）是脊索两侧中胚层细胞迅速增殖形成的一对纵行细胞索，

由它分裂为块状细胞团称体节（somite）。体节左右对称，到第 5 周时，体节全部形成，共 42～44 对。体节将分化为皮肤的真皮、大部分中轴骨骼（脊椎骨、肋骨）及骨骼肌。

间介中胚层（intermediate mesoderm）位于轴旁中胚层与侧中胚层之间，分化为泌尿生殖系统的主要器官。

侧中胚层（lateral mesoderm）是中胚层最外侧部分，两侧侧中胚层在口咽膜的头侧汇合为生心区。随胚体的形成，生心区移到原始消化管腹侧，分化形成心脏。侧中胚层内部会出现一些小腔隙，然后融合为一个大的胚内体腔，将侧中胚层分为两层。与外胚层邻近的一层称**体壁中胚层（parietal mesoderm）**，将分化为体壁（包括肢体）的骨骼、肌肉、血管和结缔组织，与内胚层邻近的一层称**脏壁中胚层（visceral mesoderm）**，覆盖于原始消化管外面，将分化为消化和呼吸系统的肌组织、血管和结缔组织等。胚内体腔最初呈马蹄铁形，从头端到尾端已分为心包腔、胸膜腔和腹膜腔。

3. 内胚层的分化　在胚体形成的同时，内胚层卷折形成原始的消化管。原始消化管将分化为消化管、消化腺、呼吸道和肺的上皮组织，中耳、甲状腺、甲状旁腺、胸腺、膀胱和阴道等的上皮组织。

四、胚体的形成

随着胚层的分化，扁平形胚盘逐渐变为圆柱形的胚体。这是通过胚盘边缘向腹侧卷折的结果。第 4 周初，由于体节及神经管生长迅速，胚盘中央部的生长速度快于边缘，胚盘头尾方向生长速度快于左右侧向，外胚层的生长速度快于内胚层，致使外胚层包于胚体外表，内胚层卷到胚体内，胚体凸到羊膜腔内，并形成了明显的纵向平面的头褶和尾褶，横向平面的侧褶。第 4 周末，胚盘变成了头大尾细的圆柱状，侧面观呈"C"形弯曲。随着胚胎的生长发育，头尾褶及侧褶在腹侧的卷折缘越来越靠近，最终在胚体腹侧形成圆索状结构，即原始脐带，它连通于胚体和胚外。胚体发育至第 26～28 天出现肢芽，至第 8 周末，胚体外表已可见眼、耳、鼻、指（趾）等结构，胚体初具人形（图 13-5）。

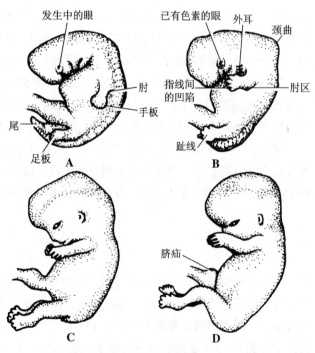

图 13-5　5～8 周人体外形
A. 33 天；B. 48 天；C. 52 天；D. 56 天

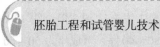
胚胎工程和试管婴儿技术

第二节　人体发育的一般规律

出生后期的生长发育可分为4个时期。第一期为胎儿期，该期生长占优势，机能分化少。初生儿体重3~3.5 kg，一年后增为3倍，成人后增为20多倍，成人体重约为受精卵的30亿倍。第二个时期为初生儿到成人时期，该期生长发育快，使生长和功能分化基本达到平衡。第三个时期为成人期，绝大部分组织、器官生长仅局限于对损伤和废弃组织的修复和更新，及疾病后的康复。第4个时期为老年期，该期各种功能缓慢衰退。

人体的生长包括身高、体重增长和整体中各部分比例的变化。

一、身高

人一生中，身高的增长出现两次高峰。第一次生长高峰发生在出生后第一年内（图13-6）。幼儿后半期至学龄前半期生长比较缓慢，进入青春期后生长速度大大加快，称青春期生长突增（adolescent growth spurt），为第二次生长高峰。男子身高每年可增加7~9 cm，最快可达到10~12 cm；女子每年可增长5~7 cm，最快可达9~10 cm。

第二生长高峰的起止时间、增长幅度、侧重的部位均有明显性别差异。生长突增开始的年龄范围，男孩为10~14岁，女孩为8~11岁（图13-7）。此外，肩宽、胸围、髋部长度、小腿长等也出现性别差异，结果成年男子身体较高，肩部较宽，而成年女子则身体丰满，髋部较宽。一般而言，男性到23~25岁，女性到18~19岁，身高便基本定型。身高的增长主要为下肢骨和脊椎骨的增长。

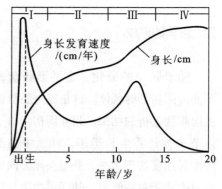

图 13-6　生长发育模式图

二、体重

出生后体重的增长远比身高显著，但突增高峰不如身高明显，其增长时间比身高长，幅度大，性成熟后，体重继续增加。体重的增长除与骨骼增长有关外，与肌肉、脂肪的增长也相关。在青春期，肌肉的增长非常突出。在15~18岁的几年内，肌肉增加可达11.6%。男子肌肉一直持续增长到20多岁才达到高峰。皮下脂肪的增长1~6岁一直很缓慢，女孩从8岁，男孩从10岁起增长加快。女孩进入青春期后，脂肪在乳房、臀部、上臂内侧等处较多。男孩在身高体重突增后，皮下脂肪增长逐渐减少。结果，青春期女性显丰满，男性则因肌肉发达显得强壮。

据调查，我国初生婴儿平均体重为3 kg左右，出生后半年内增到2倍以上，达到8 kg左右。至1岁末达到3倍，约10 kg，至学龄期开始时约为1岁的1倍，即15~20 kg，进入青春期为30~40 kg，至成年为50~60 kg。

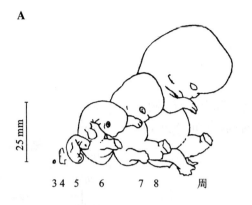

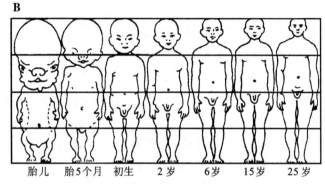

图 13-7　胎儿到成人身体发育的比例变化

A. 3~8 周的胚胎；B. 胎儿至 25 岁

青春期的生长与体内一些激素相关。它们是性激素、肾上腺皮质激素、甲状腺素、胰岛素等。

三、肢体形态的发育

体形的生长发育不仅指身高，还包括肩部、臀部、头、胸围的宽度，头、躯干和上下肢间的比例等。

男性一般身体较高，肩宽于骨盆，肌肉发达，呈具较强支持力的上宽下窄体型，该体型适于负重。女性骨盆宽大，臀部肌肉和皮下脂肪发达，乳房突出，肢体丰满，形成上窄下宽，躯干部比下肢相对较长的体型，这与孕育胎儿适应，也使女子身体平衡能力强于男性。

从发展顺序看，肢体的生长早于躯干。在上、下肢的发育中，足的加速生长开始最早，之后依次是小腿、前臂、大腿、上臂及骨盆和胸部的加宽。

在体形的发育中，身体各部比例变化是不均匀的。发育早期，头的比例最大，如 2 个月胎儿的头几乎占身长的一半，到新生儿时，头约占身高的 1/4，至成人则为 1/8。身体的不同部位间也存在一定的生长发育比例，如从出生到成人的生长发育过程中，头增长 1 倍，躯干增长 2 倍，上肢增长 3 倍，下肢增长 4 倍（图 13-7）。

根据以上发展规律，当处于青春期发育时，应保证充足的营养，并积极参加有利于肢体活动的体育运动。对青春后期的青年，则要注意正确的坐、立、行姿势，以免脊椎发育异常。

第三节 人体各器官的发育

部分器官的生长与身体发育平行，而有些器官则与整体的生长不一致。身体器官或系统的发育可分为 4 种类型（图 13-8）。

一、一般型器官的生长

一般型器官包括骨和骨骼肌、消化系统、呼吸系统、泌尿系统和循环系统等。这些器官的增长大致与整体发育一致，即自出生后到 6 岁生长发育快，以后较慢。到青春期生长发育迅速，进入成年期，生长趋于缓慢。

（一）运动系统的发育

骨的生长大体与整体的生长一致，与体重的增长也大致相同。但骨骼各部分生长速度不同。头部在初生时占很大比例，下肢比例很小，四肢骨和躯干骨的生长速度逐渐增加。四肢骨的发育中，手、足骨先生长，然后是前臂、小腿、上臂、大腿。躯干骨的生长大致与上臂、

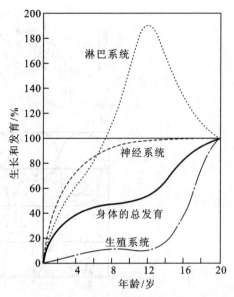

图 13-8　人体各器官发育曲线
图中 100% 是表示达到 20 岁成人的大小

小腿一致。小腿停止生长的时间在躯干和大腿之前。四肢骨的骨骺与骨体结合后，骨的生长随之停止。

出生后脑颅迅速生长。6 岁时脑颅体积已达到成年体积的 90%，但到性成熟以后，脑颅才停止生长。而面颅在初生时所占比例小，后随咀嚼肌、鼻旁窦和牙的生长而比例逐渐增大。

骨骼肌的生长与身高的生长基本一致。儿童、少年时各肌群的发育并不平衡，比较大的肌肉先开始发育，而比较小的肌肉，如手部的小肌肉发育较晚，这也是年幼时从事灵巧活动能力较差的原因之一。从肌肉的质量变化来看，初生儿肌肉占体重的 23.3%，8 岁约占体重的 27.2%，到 17、18 岁时则占 44.2%。儿童、少年时，肌肉的水分含量高，肌纤维较细，肌肉的收缩能力差，易疲劳。随着年龄的增长，肌肉水分逐渐减少，肌肉所含的有机物与无机物增多，肌力也不断增强。进入青春期，由于性激素对男女骨骼肌的影响不同，因而出现了男性骨骼肌比女性骨骼肌发达的明显特征。

（二）循环系统的发育

循环系统与身高、体重几乎同时发育成长。新生儿心脏的质量仅有 20~25 g，以后不断增长，到青春期增长得更显著，其质量约为新生儿时的 10 倍。到青春后期质量可达成人水平，为初生儿的 12~14 倍。不仅如此，由于肌纤维增长，心肌增厚，心脏功能也增强。儿童期心脏发育尚不完全，但新陈代谢旺盛，所以心脏常以增加搏动次数来适应组织活动的需要。支配心脏的神经到 10 岁前后才发育完成，于是心脏搏动也才趋于稳定。在儿童期，因心脏尚未发育完全，故每搏输出量和每分输出量都比成人差。随着年龄的增长，心脏的发育日益完善，每搏输出量增加，因而心搏次数减少，心脏的正常射血功能得以保持且不易疲劳，这样，心脏便能更好地适应身体活动的需要。另外，在少年时期，心脏发育尚不完备，且血管的发育超过心脏的

发育，血管内径大，血流阻力相对较小。所以这时的血压比成人的低。如 11、12 岁时，收缩压为 90 ~ 110 mmHg，舒张压为 60 ~ 70 mmHg。随着年龄的增加，心脏继续增长，心肌收缩力增强，使血压不断上升，到 18 岁前后接近成人数值。

（三）肺的发育

刚出生婴儿的肺很小，约重 50 g，呼吸肌较弱，胸廓狭小。但由于代谢旺盛，对氧的需要量相应较高，因而呼吸频率较快。出生后呼吸频率为 40 次 /min，5 岁约 25 次 /min，而成人为 17 ~ 18 次 /min，10 岁以前儿童肺的生长，主要是肺泡数目的增加。进入青春期后，肺快速生长，这时的质量已超过婴儿的几倍。同时胸廓随着整体的生长而不断扩大，呼吸肌增粗，因此肺的呼吸功能显著增强。尽管肺活量增加，青少年肺内气体交换的效率却比成人差，主要原因是未能把空气中的氧充分留在体内，二氧化碳充分呼出。

（四）消化系统的发育

消化系统在出生后迅速生长。肝的迅速发育不仅在代谢、解毒、排泄等方面有重要作用，而且在新生儿时期还可合成大量的蛋白质，以适应身体迅速发展的需要。5 ~ 6 岁的儿童，肝占体重 3.5%，到成年时降为 2.8%。儿童的肠管相对比成人长，胃肠黏膜柔软而富有血管，肠管黏膜发育较好，血管、淋巴管网也很丰富，很容易把消化了的营养物质吸收到血管和淋巴管中去，但胃壁的肌层和神经组织发育较差，肠管肌肉组织中的弹力纤维还没有发育完善。消化腺功能不够发达，有些酶尚未出现，消化酶含量较成人少。小儿的消化能力在 1 岁以后显著增长，6 岁儿童可以食用成年人的食物。

（五）泌尿系统的发育

刚出生的新生儿在 24 h 内就可排尿，表明肾、膀胱很早就有泌尿和排尿功能。新生儿肾的构造已基本发育，两肾质量在出生时共约 23 g，其质量与体重相比为 1/100 ~ 1/133，成人为 1/200 ~ 1/225。婴幼儿期，肾皮质发育不全，肾功能较差，年龄越小，肾小管较短，特别是髓袢较短，肾小球滤过率、肾小管排泄及重吸收功能均较差。儿童膀胱位置较成年人高，随年龄增长逐渐下降到骨盆腔内，幼儿尿道较成人短，黏膜柔嫩，发育较差，应防止尿道感染。

（六）内分泌系统的发育

大部分内分泌腺属于一般型器官生长，但不同腺体的发育存在差异。如垂体、甲状腺的发育较肾上腺快。垂体在出生时已发育很好，一般在 4 岁以前及青春期，其生长最为迅速，功能也较活跃。垂体分泌的生长激素是从出生到青春期影响生长的重要内分泌激素。该激素的作用同时需要甲状腺素和胰岛素的共同作用。甲状腺在出生后已形成，以后逐渐生长，到青春期腺体发育最快，生理功能达到最旺盛时期。肾上腺到青春期后也急剧发育（图 13-9）。

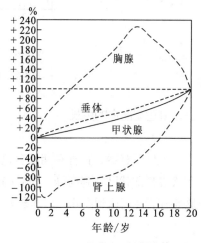

图 13-9　内分泌腺的发育曲线图

二、神经型器官的发育

神经型器官包括脑、脊髓以及视网膜等，它们在出生后迅速生长。脑是支配全身的重要器官，在胚胎时期最先发育形成。早期胎儿头部大小占全身 1/2。出生时，婴儿脑重已达成人时期的25%，而初生儿体重仅占成人体重的5%。出生后一年脑迅速发育，约占出生后脑部发育的50%，第二年仍较快发育，可再增加20%。6岁时，脑重约为成人的90%（图13-10）。

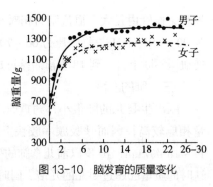

图 13-10 脑发育的质量变化

虽然新生儿大脑皮质内神经元数目已接近成年人，但各层细胞尚未分化，大脑皮质没有完全形成。脑的组织结构在发育中不断完善和复杂化（图13-11）。大脑半球内一切传导通路在6岁左右几乎全部髓鞘化，这样接受刺激后可以很快并能准确进行反应。随发育的进行，大脑皮质沟回增多，脑电波的波形和频率逐渐接近成年人，神经突触日益完善，使兴奋的传递与反馈能力逐渐增强。进入青春期后，思维能力大为加强，理解能力增进，推理、分析、综合、判断能力显著提高。

脊髓的发育开始较早，在小儿，脊髓反射的神经通路已发育完全。与神经系统的发育相对应，神经系统的许多功能如运动、情绪、各种智能，不是同步发展，而是表现出一定顺序。

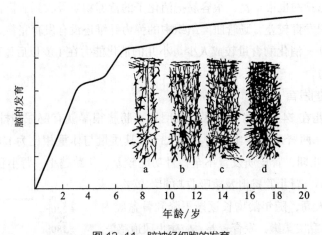

图 13-11 脑神经细胞的发育
a. 出生后；b. 生后3个月；c. 生后6个月；d. 生后2年

三、淋巴型器官的生长

人体所有器官在青春期都有较快生长，但淋巴组织和胸腺例外。淋巴器官发育早、发育快，到青春期前就已达到高峰，随后趋向衰退。淋巴结在儿童时已达成人水平，10～12岁达到高峰，胸腺在青春期达到高峰，后逐渐萎缩退化。

四、生殖系统的发育

男女性生殖系统的生长发育除在儿童期几乎无增长外，其余各期均与身体总的生长发育相似，到青春期发展很快，直至性成熟。

（一）男性

10 岁前性器官发育很慢，进入青春期后才开始加速。首先睾丸体积增大。生精小管在 6 岁后才由实心出现空腔。前列腺发育后出现第一次遗精，此时精液中并无精子。首次遗精的年龄多数为 14～16 岁。18 岁时，97％以上男性均发生首次遗精。附性器官和副性征随睾丸的发育而依序发生和生长。青春期开始后，阴茎的根部首先出现短而纤细的毛，以后逐渐被变黑、多卷曲的毛代替。性成熟时，阴毛可向上、大腿内侧分布。腋毛比阴毛晚 1～2 年出现。唇颊部开始长出胡须，额部发际后移，逐渐形成男性成人面貌。喉结一般从 12 岁开始突起，18 岁时已接近成人大小。喉结突起后，声音变低而粗（图 13-12）。

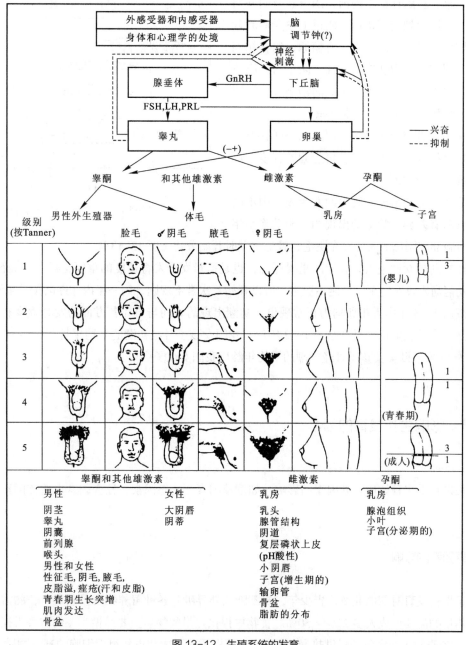

图 13-12　生殖系统的发育

（二）女性

8岁以前卵巢几乎不发育，8～10岁开始发育较快。月经初潮前，卵巢、输卵管及子宫从腹腔降至盆腔，达到成人位置。月经初潮时，卵巢约重6 g，占成熟卵巢质量的30%。经多次无排卵月经周期后，出现有排卵月经周期。月经初潮后，子宫稍向前屈或前倾，使人直立时，子宫几乎呈水平位。10～18岁之间，子宫的长度比幼年增加了一倍。在副性征出现前，阴道和外阴开始变长，一直持续到初潮稍后。阴道上皮受雌激素的刺激增生变厚，其细胞内含有糖原，约在初潮前一年，阴道液由中性变为酸性。阴阜由于脂肪的堆积而丰满。阴唇增大，表面的细皱纹更加明显，大阴唇肥厚，并出现色素沉积。

乳房的发育是女性青春期出现最早的指标。其发育顺序按乳头、乳晕、乳房隆起的程度，可分为5级（图13-12）。

阴毛和腋毛的出现和乳房的发育先后因不同人和种族略有差异。腋毛的出现约比阴毛晚半年至一年。腋部和阴部的大汗腺在阴毛、腋毛出现时开始分化（图13-13）。

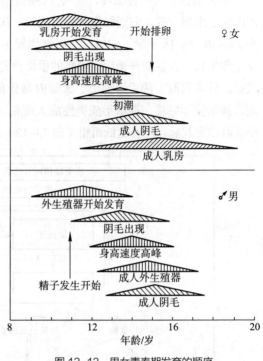

图 13-13 男女青春期发育的顺序

月经初潮是女性进入青春期的重要标志，也是衡量女子发育速度的重要指标。月经初潮时，卵巢的功能尚未发育完全，功能不稳定，所以开始几次常不规则，约一年内才逐渐按月来潮。

初潮后1～3年内无排卵均为正常现象。初潮出现的时间与身体各方面的发育程度有关，一般在身高、体重突增达到最高峰的1～2年后。我国女孩子月经初潮的平均年龄在10～16岁，平均年龄约14岁。欧美女孩子月经初潮的平均年龄比我国女孩子更早。

第四节　影响生长发育的因素

生长发育受多种体内、外因素的影响，如营养因素、生态因素、社会因素、遗传因素等（图13-14）。

一、营养因素的影响

处于生长发育时期的儿童、青少年，要不断从外界吸收各种营养物质以满足生长的需要。青春期对热量的需要比成人多25%～50%。食物中提供热量的物质主要是糖类（约占每天提供热量的46%）和脂肪（约占每天提供热量的40%）。蛋白质是形成和更新组织细胞的基本物质。

青少年时期，新陈代谢的同化作用大于异化作用，蛋白质的需要量较大，尤其要保证供应 8 种必需氨基酸。铁、钙、锌等无机盐与血液、肌肉、骨的生成和一些生理活动的维持相关。合理的膳食应有足够的热量、蛋白质、钙、铁及各种维生素，如膳食中长期缺乏一些营养素，不仅会妨碍正常的生长发育，还会导致各种营养缺乏症，降低机体的抵抗力。如出生前到出生后 1 年出现营养不良，就会影响脑细胞的数量和质量，脑的发育就会落后于正常儿童。青少年时期，骨成分中钙含量少，有机物较多，骨富有弹性，易于弯曲。为防止驼背及胸部变形，适当补充钙，并养成正确的坐、立、行姿势，积极参加体育锻炼。

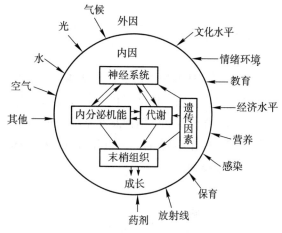

图 13-14　影响生长发育的因素

二、生态因素的影响

人类作为地球生态系统中的一个重要成员，正极大影响和改变生态环境，同时人自身也受到生态环境的影响。自然生态因素与人类的生存、发展密切相关。阳光、空气、水分、食物等是人类赖以生存的物质基础。这些自然生态因素也影响人类的生长发育。它们对人类的身高、肤色、鼻型、发型、头型有较大影响，跟人体胸廓的发育、眼睑、面型、瞳孔颜色、肢体比例也有关系。

统计资料表明，离赤道越远，即从低纬度向高纬度过渡，人类身体有增高的趋势。当然，由于各种族间食物和遗传特性不同，也有一些差别。地理环境对人类肤色的影响也很明显。黑种人多居住于热带地区，白人则多居住于少见太阳的西、北欧。这主要与受到的太阳辐射有关。人类的鼻型主要与气候有关。黑种人多为宽鼻，白种人为狭鼻，我国人多为中鼻。宽鼻与赤道温热气候条件相适应，因为宽大鼻孔可把体内热量迅速排出。而居住于寒带的种族，鼻管向狭长变化，鼻腔缩小。这样可使干燥、寒冷的空气更易变暖，减少肺部所受刺激。

眼色为虹膜的色素分布所致。北欧日照少，光线不强，故眼色碧青，不怕光线射入。而赤道附近的人，瞳孔为黑色，地中海和中国人的瞳孔呈棕色，它们均可防止强烈太阳光的刺激。

长有眼睑的蒙古眼，主要是长期生长于干旱多风沙的地区而形成。人的发型也受自然环境的影响。白人多呈波状发，光滑延展，这主要是由于皮肤较为弛缓，毛囊弯曲，毛囊口受到压缩所致。黑人多为卷发，即发不能伸长，卷曲成环，集成小结，这主要与生活在高温、多雨环境，皮肤少作收缩，而常松弛而致。黄种人多为直发，这主要与生活在温带或较冷地区，尤其是寒流频繁出现的季风气候区，毛囊垂直、皮肤常收缩有关。

我国北方人身高普遍高于南方人，除遗传因素外，还与日照和饮食有关，北方日照长，可刺激人体内分泌系统的活动，使人生长更快。北方以面食为主，南方以米饭为主，而面食的营养成分略高于米饭。

三、遗传因素的影响

遗传因素是影响生长发育的基本因素。人类的遗传差异，体现在人体代谢的生理、生化等功能上。许多危及人体健康和生命的疾病就是受遗传因素控制，如各种先天性代谢疾病、恶性肿瘤、一些心血管疾病、精神发育障碍、糖尿病、高血压、消化性溃疡等疾病，往往由遗传因素与环境因素共同作用而引发。如何改善自身的身体素质并能健康地遗传，得到优良后代，对提高人口素质有重要意义。

四、疾病的影响

急性、慢性传染病对生长发育有直接的影响。有的传染性疾病由于严重的病理变化，可导致重要器官的严重伤害。如由传染性肝炎引起的肝硬化，甚至肝癌，极大威胁生命健康。有的传染性疾病可导致大脑皮质功能失常，造成严重后遗症，如病毒性脑炎。慢性疾病对儿童、青少年生长发育的影响也是很大的。我国某些地方发生的血吸虫病、克山病、结核病、风湿性心脏病等直接威胁青少年的健康发育。如果大量寄生虫如蛔虫、蛲虫等感染人体后，不仅体内营养物质被大量消耗，释放的毒素还影响蛋白质的消化、吸收，必须注意防治。

五、体育锻炼和劳动的影响

体育运动和劳动是促进身体发育和增强体质的有力因素。特别是在儿童、青少年时期进行合理的体育锻炼有重要的意义。体育锻炼可以加强身体的新陈代谢，促进养料和氧的吸收，以及二氧化碳等代谢产物的排出。经常从事体育锻炼，能使心肌发达，收缩力增强，使心输出量增加。心脏经过有效的锻炼，可以提高心脏功能的贮备力。

通过体育锻炼，可以提高肺活量，加大胸围呼吸差。体育锻炼改善了肌肉和血液循环，能使肌纤维增粗，肌肉的体积和质量都会增加。此外，由于肌肉对骨骼肌的牵拉和重力作用，以及血液和新陈代谢的增加，使骨骼变得更加粗壮而坚固。

经常参加体育锻炼和劳动后，机体内不仅异化过程得到加强，同化过程也增强，而且在正常情况下，同化过程总是超过异化过程，因而，可促进身体各部的发育。

经常从事体育锻炼，能使神经系统对外界的刺激反应更快、更准确，因而使人体各系统、各器官的运动更灵活、更协调。

六、精神因素的影响

精神因素对生长发育有重要影响。体内外各种感受器官通过边缘系统与下丘脑发生密切的联系，而下丘脑具有管理调整情绪、食欲、体温、血压等中枢。必须注意排除儿童、青少年不利的精神因素，保证机体各项正常的生理活动。同时还要保持充足的睡眠时间，一般要睡8～10小时，年龄越小睡眠的时间应越长。

第五节　衰老

一、衰老的定义

衰老（aging）在生物学上表现为结构和功能衰退，适应性和抵抗力降低。在病理学上表现为：应激和劳损、损伤和感染、免疫反应衰退、营养不足、代谢障碍。衰老是生物体在其生命过程中整个机体形态、结构、功能逐渐衰退以至死亡概率随年龄逐渐增加的总现象。因此，衰老大致包括两方面，即功能衰退和易损性或死亡概率增加。

二、衰老的生理学特征

衰老表现为形态结构和功能两方面。形态上表现为皮肤松弛发皱，毛发变白而稀少，出现老年斑，牙齿脱落，骨质变脆，性腺及肌肉萎缩，血管硬化，肺和支气管弹性纤维萎缩，细胞结构改变等。在功能上，反应迟钝、行为缓慢，视力、听力降低，记忆力、思维力减退，代谢功能失调，心肺功能降低，免疫力减退，易患各种老年性疾病，如高血压、前列腺炎、老年性痴呆、肺气肿、失眠、忧郁和一些癌症。

衰老是一个缓慢的过程，因此找出一些定量参数作为衰老指标是困难的。另外，即使衰老呈现出一般特征，其某些变化也表现出明显的个体差异。衰老器官的结构改变，主要是由于细胞萎缩而使各器官质量减小。各器官质量改变的曲线大致可反映器官衰老的程度。老年人的性腺、脾、肾质量下降明显，甲状腺、脑的质量下降不显著。肺因异物沉积，纤维化，60 岁左右质量反而增加，以后稍下降。心脏可因高血压变得肥大。前列腺腺体萎缩，但由于形成淀粉样小体，可出现前列腺肥大（图 13-15）。

器官衰老时的功能改变，依不同器官情况有所不同，但总的趋势是：器官的贮备力减少，适应能力降低，抵抗力减退。有的整个器官功能丧失，如更年期后妇女卵巢排卵功能丧失；有的表现出单位细胞功能减退，如老年人神经细胞外形完整，但传导速度减慢；有的是单位细胞功能不变，组织总数出现减少导致器官总的功能减退（图 13-16）。

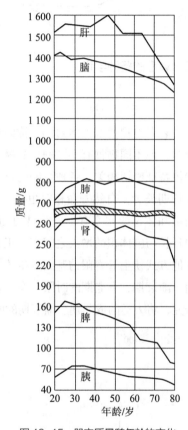

图 13-15　器官质量随年龄的变化

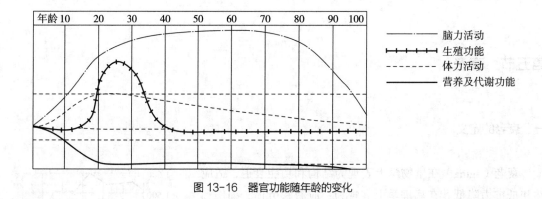

图 13-16　器官功能随年龄的变化

三、衰老的各种学说

（一）自然寿限

衰老过程代表人体内部结构的衰变，其发生是必然的。事实上，各种生物的自然寿命都是有限的，但不同物种有不同的寿命极限。生物自然寿命的长短与生物在漫长进化历程中逐渐形成的遗传特征密切相关。各种生物的自然寿命与其从出生后到性成熟经历的时间长短有一定关系。凡成长期长者，自然寿命相对也长。有研究发现：在 85 种大小不同的动物（从鼠到象）中寿命与脑重和体重的比率有十分明显的相关关系（图 13-17），即在脊椎动物的全部进化时期中，寿命的延长与脑体积的增大之间存在正相关。人的自然寿限可能也由遗传基因安排，只有通过进化或其他方式使主管寿限的基因发生改变后，自然寿限方可改变。尽管如此，人的不同发育期、成熟期、渐衰期、衰老期的时限，在一定范围内是可以改变的。老年学的一个目的就是希望通过科学研究，将人类的成熟期、渐衰期的时限延长。

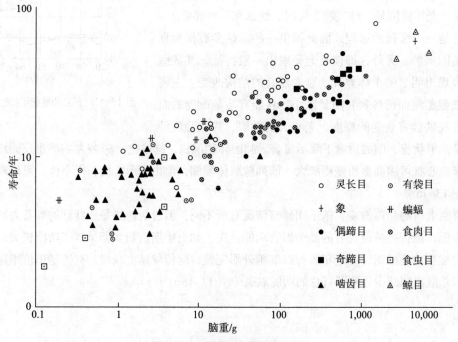

图 13-17　寿命与脑重的相关关系

（二）衰老的基本学说

人们对衰老的原因有不同的理解，提出了上百种学说加以说明。这些学说多从衰老的起因，从衰老这一复杂现象的某一侧面或层次对人类本身或寿命较短动物进行研究，它们只能反映衰老本质的部分原因，还未能形成一个最终完善的理论。

衰老的基本学说可以分为以下几类：①中毒学说，包括大肠中毒和代谢中毒。②细胞结构改变学说，包括胞质凝胶态的改变及蛋白质改变。③自由基学说，包括自由基对细胞的损害和 DNA 突变。④免疫学说，包括免疫系统功能减退及自体免疫。⑤遗传学说，包括基因主宰、生物钟、遗传缺陷。⑥错误成灾说，由于年龄增加，发生变异的分子逐渐累积，旧错误诱导新错误，导致错误成灾，引发衰老。⑦膜电位学说，由于膜电位改变引起衰老。⑧交联学说，包括过氧化物和 DNA 及蛋白质等发生交联，胶原蛋白交联键增多。此外，有人还提出了热量限制和衰老的关系。实验表明，鼠衰老速率可因长期限制饮食中的热量摄取而显著下降。在动物断乳后不久，如喂以正常饮食或营养成分完全，但热量仅能满足慢生长需要的食物，动物生理功能成熟较晚，但如转入正常饮食时，又可恢复正常。这类动物较正常饮食者寿命延长 30%。同时，热量限制个体的衰老相关疾病（癌和呼吸道疾病）也明显下降。

小 结

生长过程是从受精卵开始，直至个体或组织衰亡为止的持续过程。据人体各器官发育的特点，可分为出生前期和出生后期。出生后期的生长发育可分为 4 个时期。第一个时期为胎儿期，该期生长占优势，机能分化少。第二个时期为初生儿到成人时期。第三个时期为成人期，绝大部分组织、器官生长仅局限于对损伤和废弃组织的修复和更新，及疾病后的康复。第四个时期为老年期，该期各种机能缓慢衰退。

整体生长包括身高、体重增长和整体中各部分比例的变化。部分器官的生长与身体发育平行，而另一些器官和整体生长不一致。骨的生长大体与整体的生长一致，与体重的增长也大致相同。但骨骼各部分生长速度不同。头部在初生时占很大比例，下肢比例很小，四肢骨和躯干骨的生长速度逐渐增加。四肢骨的骨骺与骨体结合后，骨的生长随之停止。循环系统与身高、体重几乎同时发育成长。消化系统在出生后迅速生长。婴幼儿期，肾皮质发育不全，肾功能较差。大部分内分泌腺属于一般型器官生长，但不同腺体的发育存在差异。神经型器官包括脑、脊髓以及眼球等，它们在出生后迅速生长。男女性生殖系统的生长发育除在儿童期生殖系统几乎无增长外，其余各期均与身体总的生长发育相似，到青春期发展很快，直至性成熟。

生长发育受体内、外多种因素的影响，如营养因素、生态因素、社会因素、遗传因素等。衰老在生物学上表现为结构和功能衰退，适应性和抵抗力降低。

衰老是人体在其生命过程中整个机体形态、结构、功能逐渐衰退以至死亡概率随年龄逐渐增加的总现象，衰老大致包括功能衰退和易损性或死亡概率增加。

（北京师范大学 曾少举）

复习参考题

1. 人体的生长发育可分为几个时期，各有何特点？
2. 影响人体生长发育的因素有哪些，各有哪些作用？
3. 人体的衰老有哪些主要原因？

参 考 文 献

［1］王庭槐 . 生理学 . 北京：高等教育出版社，2008.
［2］朱大年 . 生理学 . 北京：人民卫生出版社，2008.

网上更多……

📝 课后同步练习

索 引

郑重声明

读者意见反馈

为收集对教材的意见建议，进一步完善教材编写并做好服务工作，读者可将对本教材的意见建议通过如下渠道反馈至我社。

咨询电话　　400-810-0598

反馈邮箱　　gjdzfwb@pub.hep.cn

通信地址　　北京市朝阳区惠新东街4号富盛大厦1座

　　　　　　高等教育出版社总编辑办公室

邮政编码　　100029

防伪查询说明